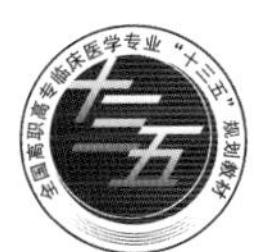

全国高职高专临床医学专业“十三五”规划教材

（供临床医学、预防医学、口腔医学专业用）

病理学与病理生理学

主　编　刘圆月　商战平

副主编　邢国荣　张延新　盛玉荣　姜晓刚

编　者　（以姓氏笔画为序）

王　岈（泰安中心医院）

邢国荣（襄阳职业技术学院）

刘圆月（益阳医学高等专科学校）

刘辉琦（青海大学医学院）

杨雷英［山东第一医科大学（山东省医学科学院）］

张延新（漯河医学高等专科学校）

张继秀（新疆昌吉职业技术学院）

周　晓（山东医学高等专科学校）

周颖婷（江苏医药职业学院）

侯菊花（益阳医学高等专科学校）

姜晓刚（济宁医学院）

盛玉荣（红河卫生职业学院）

商战平［山东第一医科大学（山东省医学科学院）］

蒋丽萍（娄底职业技术学院）

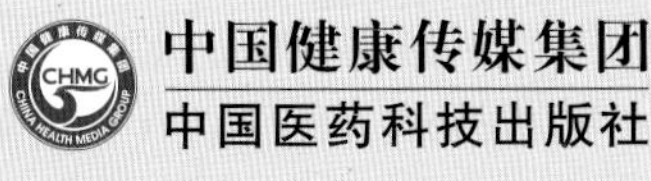

中国健康传媒集团

中国医药科技出版社

内容提要

本教材为“全国高职高专临床医学专业‘十三五’规划教材”之一。教材涵盖病理学和病理生理学内容，上篇病理学共11章，主要从形态学的角度阐明疾病的发生、发展及转归；下篇病理生理学共11章，主要从功能、代谢的角度阐明疾病的发生、发展及转归。本教材重点讲述了基本理论及基本知识，特别强调了各系统常见疾病的病理学与病理生理学临床联系，尽量简化发病机制的叙述。教材内容力求与国家执业助理医师资格考试大纲对接，涵盖了大部分的考点。教材中插有大量彩图、表格、案例讨论、知识链接，章后有小结和习题。

本教材为书网融合教材，即纸质教材有机融合电子教材、教学配套资源（PPT、微课、视频、图片等）、题库系统、数字化教学服务（在线教学、在线作业、在线考试）。内容丰富多彩。

本教材主要供全国高职高专临床医学、预防医学及口腔医学等专业师生教学使用。

图书在版编目（CIP）数据

病理学与病理生理学 / 刘圆月，商战平主编. — 北京：中国医药科技出版社，2018.8

全国高职高专临床医学专业“十三五”规划教材

ISBN 978-7-5214-0113-4

Ⅰ. ①病… Ⅱ. ①刘… ②商… Ⅲ. ①病理学—高等职业教育—教材 ②病理生理学—高等职业教育—教材 Ⅳ. ①R36

中国版本图书馆CIP数据核字（2018）第060682号

美术编辑 陈君杞

版式设计 南博文化

出版 **中国健康传媒集团** | 中国医药科技出版社

地址 北京市海淀区文慧园北路甲22号

邮编 100082

电话 发行：010-62227427 邮购：010-62236938

网址 www.cmstp.com

规格 889 × 1194mm $^{1}/_{16}$

印张 24 $^{3}/_{4}$

字数 526千字

版次 2018年8月第1版

印次 2019年12月第2次印刷

印刷 三河市万龙印装有限公司

经销 全国各地新华书店

书号 ISBN 978-7-5214-0113-4

定价 75.00元

获取新书信息、投稿、为图书纠错，请扫码联系我们。

数字化教材编委会

主　编　刘圆月　商战平

副主编　周　晓　邢国荣　张延新　盛玉荣　姜晓刚

编　者　（以姓氏笔画为序）

王　岫（泰安中心医院）
邢国荣（襄阳职业技术学院）
刘圆月（益阳医学高等专科学校）
刘辉琦（青海大学医学院）
杨雷英［山东第一医科大学（山东省医学科学院）］
张延新（漯河医学高等专科学校）
周　晓（山东医学高等专科学校）
周颖婷（江苏医药职业学院）
侯菊花（益阳医学高等专科学校）
姜晓刚（济宁医学院）
盛玉荣（红河卫生职业学院）
商战平［山东第一医科大学（山东省医学科学院）］
蒋丽萍（娄底职业技术学院）

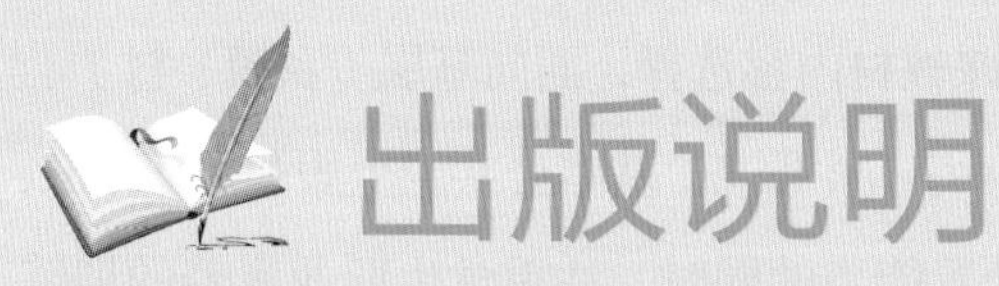

出版说明

为贯彻落实国务院办公厅《关于深化医教协同进一步推进医学教育改革与发展的意见》(〔2017〕63号)等有关文件精神，不断推动职业教育教学改革，推进信息技术与医学教育融合，加强医学人才培养，使职业教育切实对接岗位需求，教材内容与形式及呈现方式更加切合现代职业教育需求，适应"3+2"等多种临床医学专科教育人才培养模式改革要求，大力提升临床医学人才培养水平和教育教学质量，培养满足基层医疗卫生服务要求的临床医学专业人才，在教育部、国家卫生健康委员会、国家药品监督管理局的支持下，在本套教材建设指导委员会和评审委员会顾问、华中科技大学同济医学院文历阳教授，主任委员、厦门医学院王斌教授等专家的指导和顶层设计下，中国健康传媒集团·中国医药科技出版社组织全国80余所以高职高专院校及其附属医疗机构为主体的，近300名专家、教师历时近1年精心编撰了"全国高职高专临床医学专业'十三五'规划教材"，该套教材即将付梓出版。

本套教材包括高职高专临床医学专业理论课程主干教材共计20门，主要供全国高职高专临床医学专业教学使用，也可供预防医学、口腔医学等专业教学使用。

本套教材定位清晰、特色鲜明，主要体现在以下方面。

一、紧扣培养目标，满足培养基层医生需要

本套教材的编写，始终坚持"去学科、从目标"的指导思想，淡化学科意识，遵从高职高专临床医学专业培养目标要求，对接职业标准和岗位要求，培养从事基层医疗卫生服务工作(预防、保健、诊断、治疗、康复、健康管理)的高素质实用型医学专门人才，并适应"3+2"等多种临床医学专科教育人才培养模式改革要求。教材内容从理论知识的深度、广度和技术操作、技能训练等方面充分体现了上述要求，特色鲜明。

二、密切联系应用，强化培养岗位胜任能力

本套教材理论知识、方法、技术等与基层医疗卫生服务实际紧密联系，体现教材的先进性和适用性，满足"早临床、多临床、反复临床"的培养要求。教材正文中插入编写模块(课堂互动、案例讨论等)，起到边读边想、边读边悟、边读边练，做到理论知识与基层医疗实践应用结合，为学生"早临床、多临床、

反复临床”创造学习条件，提升岗位胜任能力。

三、人文融合医学，注重培养人文关怀素养

本套教材公共基础课、医学基础课、临床专业课、人文社科课教材内容选择，面向基层（乡镇、村）、全科导向（全科医疗、全民健康），紧紧围绕基层医生岗位（基本医疗卫生服务、基本公共卫生服务）对知识、能力和素养的基本要求。在强化培养学生病情观察能力和应急处置能力的同时，注重学生职业素养的训练和养成，体现人文关怀。

四、对接考纲，满足医师资格考试要求

本套教材中，涉及执业助理医师资格考试相关课程教材的内容紧密对接执业助理医师资格考试大纲，并插入了执业助理医师资格考试“考点提示”，有助于学生复习考试，提升考试通过率。

五、书网融合，使教与学更便捷、更轻松

全套教材为书网融合教材，即纸质教材与数字教材、配套教学资源、题库系统、数字化教学服务有机融合。通过“一书一码”的强关联，为读者提供全免费增值服务。按教材封底的提示激活教材后，读者可通过 PC、手机阅读电子教材和配套课程资源（PPT、微课、视频、动画、图片、文本等），并可在线进行同步练习，实时反馈答案和解析。同时，读者也可以直接扫描书中二维码，阅读与教材内容关联的课程资源（“扫码学一学”，轻松学习 PPT 课件；“扫码看一看”，即刻浏览微课、视频等教学资源；“扫码练一练”，随时做题检测学习效果），从而丰富学习体验，使学习更便捷。教师可通过 PC 在线创建课程，与学生互动，开展在线课程内容定制、布置和批改作业、在线组织考试、讨论与答疑等教学活动；学生通过 PC、手机均可实现在线作业、在线考试，提升学习效率，使教与学更轻松。此外，平台尚有数据分析、教学诊断等功能，可为教学研究与管理提供技术和数据支撑。

编写出版本套高质量教材，得到了全国知名专家的精心指导和各有关院校领导与编者的大力支持，在此一并表示衷心感谢。出版发行本套教材，希望受到广大师生欢迎，并在教学中积极使用本套教材和提出宝贵意见，以便修订完善。让我们共同打造精品教材，为促进我国高职高专临床医学专业教育教学改革和人才培养做出积极贡献。

中国医药科技出版社

2018 年 5 月

全国高职高专临床医学专业“十三五”规划教材

建设指导委员会

顾　　问　文历阳（华中科技大学同济医学院）

主任委员　王　斌（厦门医学院）

副主任委员（以姓氏笔画为序）

王柳行（吉林医药学院）

乔学斌（江苏医药职业学院）

刘柏炎（益阳医学高等专科学校）

许有华（天津医学高等专科学校）

李卫平（安庆医药高等专科学校）

岳应权（遵义医药高等专科学校）

岳淑英（山东医学高等专科学校）

周建军（重庆三峡医药高等专科学校）

赵志军（漯河医学高等专科学校）

昝雪峰（楚雄医药高等专科学校）

委　　员（以姓氏笔画为序）

王　辉（江苏医药职业学院）

王建国（漯河医学高等专科学校）

邓　山（遵义医药高等专科学校）

史卫红（江苏医药职业学院）

刘　奉（重庆三峡医药高等专科学校）

刘圆月（益阳医学高等专科学校）
江秀娟（重庆三峡医药高等专科学校）
孙　静（漯河医学高等专科学校）
苏衍萍［山东第一医科大学（山东省医学科学院）］
杨林娴（楚雄医药高等专科学校）
杨留才（江苏医药职业学院）
杨智昉（上海健康医学院）
李士根（济宁医学院）
李济平（安庆医药高等专科学校）
张加林（楚雄医药高等专科学校）
张兴平（毕节医学高等专科学校）
张爱荣（安庆医药高等专科学校）
陈云华（长沙卫生职业学院）
罗红波（遵义医药高等专科学校）
周少林（江苏医药职业学院）
周鸿艳（厦门医学院）
庞　津（天津医学高等专科学校）
郝军燕（江苏医药职业学院）
秦红兵（江苏医药职业学院）
徐宛玲（漯河医学高等专科学校）
海宇修（曲靖医学高等专科学校）
黄　海（江苏医药职业学院）
崔明辰（漯河医学高等专科学校）
康红钰（漯河医学高等专科学校）
商战平［山东第一医科大学（山东省医学科学院）］
韩中保（江苏医药职业学院）
韩扣兰（江苏医药职业学院）
蔡晓霞（红河卫生职业学院）

全国高职高专临床医学专业“十三五”规划教材

评审委员会

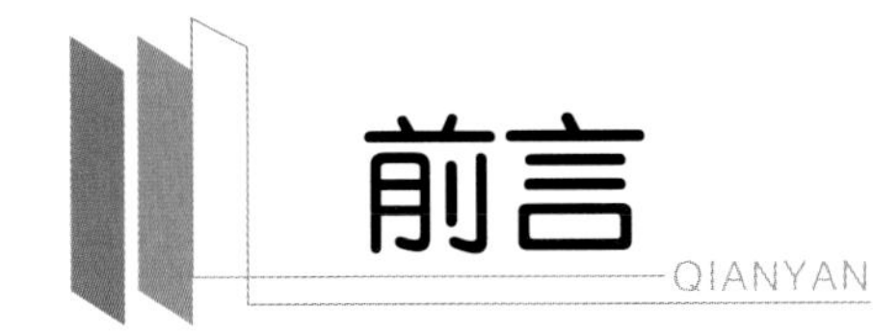

前言

在国务院办公厅《关于深化医教协同进一步推进医学教育改革与发展的意见》系列文件精神指引下，满足为广大社区、农村等基层培养“下得去、用得上、留得住”的适用型医疗卫生技术人才的需要，全国多所以高职高专医学类院校为主体的教授专家通力合作，共同编写了本教材。

在本教材的编写过程中，我们力求充分体现职业教育特色，以全科医学专业教改性人才培养方案作为编写的主导思想，依据知识、能力及素质综合发展的培养目标，突出基本理论、基本知识和基本技能，在保证教材的思想性和科学性的基础上，特别注重教材的适用性和实用性。

全书涵盖病理学和病理生理学内容，上篇病理学共11章，主要从形态学的角度阐明疾病的发生、发展及转归；下篇病理生理学共11章，主要从功能、代谢的角度阐明疾病的发生、发展及转归。重点讲述了基本理论及基本知识，特别强调了各系统常见疾病的病理学与病理生理学临床联系，尽量简化发病机制的叙述。教材内容力求与国家执业助理医师资格考试大纲对接，涵盖了大部分的考点。教材中插有大量彩图、表格、考点提示及案例讨论，每章后编有小结和习题，使病理学与病理生理学教学更贴近社区、农村医疗卫生工作和国家执业助理医师资格考试。另外，我们还制作了与本教材配套的教学课件，内容翔实，紧贴教材，既为教师多媒体教学提供方便，也为学生自学和复习提供指导。教材主要供高职高专临床医学、预防医学、口腔医学等专业使用。各学校可根据实际情况，对使用专业及课时安排做相应调整。

在编写过程中我们得到益阳医学高等专科学校、山东第一医科大学（山东省医学科学院）以及其他编者所在单位领导的大力支持。襄阳职业技术学院的邢国荣、漯河医学高等专科学校的张延新、红河卫生职业学院的盛玉荣、济宁医学院的姜晓刚四位老师为教材的审订做了大量的工作，在此一并致谢。

由于编者水平有限，再加上时间仓促，本教材中疏漏之处在所难免，恳请广大师生提出宝贵意见，以便再版时完善。

编　者

2018年4月

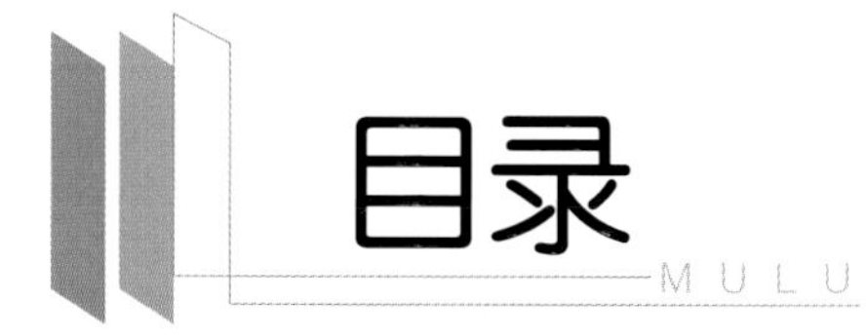
目录
MULU

下篇　病理生理学

绪　论

学习目标

1. **掌握**　病理学与病理生理学的概念及病理学研究方法。
2. 熟悉　病理学与病理生理学的内容、任务、范围。
3. 了解　病理学与病理生理学的学习方法和病理学发展史。

一、病理学与病理生理学的任务与内容

病理学与病理生理学是研究疾病发生、发展规律的科学。它的任务是运用科学方法探讨疾病本质，研究疾病的病因、发病机制、患病机体的形态结构和功能代谢的变化，以及这些变化与临床表现之间的联系，为防治疾病提供科学的理论依据。

本教材分病理学、病理生理学两部分。病理学侧重从形态结构的角度研究疾病发生、发展规律；病理生理学侧重从功能和代谢的角度研究疾病发生、发展规律。在疾病发生、发展过程中，机体形态结构和功能代谢的变化密切联系，所以，病理学和病理生理学之间不能截然分开。

二、病理学与病理生理学在医学中的地位

病理学与病理生理学在医学中的地位主要体现在三个方面。①医学科学研究方面：病理学揭示疾病的规律和本质，从而为疾病的防治提供科学的理论；与此同时，在临床科研工作中都需要以正确的病理学诊断为依据。②医学教育方面：病理学是连接基础医学和临床医学的桥梁。学习病理学以生物学、解剖学、组织胚胎学、生理学、生物化学、病原生物学和免疫学等学科为基础，而病理学本身又是学习临床各科的基础。因此，病理学在医学基础课程和医学临床课程之间起到承上启下的作用。③临床医疗方面：在疾病诊断中，尽管有各种辅助诊断方法，但病理学诊断更具有直观性和客观性，是当今公认的权威性诊断，因而能为临床确诊提供可靠的依据。

三、病理学与病理生理学的研究方法

（一）活体组织检查

根据临床的需要，用钳取、穿刺、局部切除、摘除等方法从患者病变部位取下组织进行病理检查并确立诊断，称为活体组织检查，简称活检，是目前临床广泛采用的检查方法。

（二）尸体解剖

尸体解剖简称尸检，是对死者的遗体进行病理解剖检查。用肉眼和显微镜，系统地检查全身各器官、组织的病理变化，结合临床资料，做出全面的疾病诊断及死因分析。其目的在于：①确定诊断，查明死因，协助临床医生总结诊断和治疗过程中的经验，有利于提高医疗质量和诊断水平；②应用于医疗事故鉴定，明确责任；③及时发现和确诊某些传染病、地方病和新发现的疾病，为采取相关防治措施提供依据；④积累严重危害人类健康和

生命的疾病资料，以便深入研究；⑤收集各种典型疾病的病理标本，为教学服务。

（三）脱落细胞学检查

通过采集病变处的细胞，经过染色后进行细胞学诊断。临床比较常用的有阴道涂片或子宫颈刮片诊断早期宫颈癌，痰涂片诊断肺癌，胸腔积液、腹腔积液涂片诊断转移性肿瘤等。脱落细胞学检查对早期发现肿瘤具有重要价值。

（四）动物实验

通过在动物身上复制人类疾病的模型，研究疾病发生的原因以及疾病过程中机体的形态结构和功能代谢变化。动物实验可以弥补人体试验的局限，并可与人体疾病进行对照研究。但是，动物与人之间存在本质的差异，因此不能将动物实验结果不加以分析套用于人体。

（五）组织培养与细胞培养

应用细胞培养技术通过改变离体组织、细胞生存条件，观察其形态结构和功能代谢变化。这对于研究肿瘤的生长、细胞的癌变、肿瘤的诱导分化以及病毒的复制等具有重要意义。这种研究方法的针对性强、条件易于控制、周期短，因而广泛应用于病理学的研究领域。

四、病理学与病理生理学的学习方法

学习病理学必须理论联系实际，牢固树立运动、发展的观点，切实掌握疾病的特殊与一般规律和局部与整体、微观与宏观、结构与功能之间的辩证关系，才能取得很好的学习效果。

（一）运用运动、发展的观点认识疾病

任何疾病及其病理变化，在发生和发展过程中的各个阶段，都有不同的表现。在病理标本上所见到的病变，只是疾病的某一阶段，并非它的全貌。因此，在观察病理变化时，必须熟悉疾病的发生、发展规律，以便掌握疾病不同时期的病理变化。

（二）正确认识形态结构与功能代谢的关系

疾病过程中，机体必然发生形态结构和功能代谢的变化。而形态结构和功能代谢的变化又相辅相成、互为因果。如风湿性心脏病患者常伴有二尖瓣狭窄和关闭不全，而二尖瓣狭窄和关闭不全不仅引起心脏本身形态、功能和代谢的改变，而且导致全身血流动力学改变，引起全身组织器官功能代谢的变化。

（三）正确认识局部与整体的关系

人体是一个完整的统一体，全身各个系统和器官互相联系、休戚与共，正常情况下，通过神经体液调节活动，以维持机体的和谐及健康。异常情况下，同样通过神经体液调节使局部和整体保持一致，所以，局部的病变影响全身，而全身的改变又往往通过局部表现出来。

（四）树立新的医学模式观，正确认识疾病本质

学习病理学要树立生物－心理－社会的新医学模式观。目前，人类疾病谱发生了明显的变化，与社会、心理、生活方式密切相关的慢性非传染性疾病已经成为危害人类健康的罪魁祸首，我们必须运用新的医学模式观指导病理学的学习，才能更有效地为防治疾病、增进人类健康奠定良好的基础。

五、病理学与病理生理学的发展简史

病理学的发展史就是人类对自身疾病认识的历史。古希腊名医希波克拉底（Hippocrates，约公元前460—前370）提出的液体病理学说，历经两千多年。直到18世纪中叶，意大利临床医学家莫尔加尼（Morgagni，1682—1771）根据尸检积累的材料，发现了疾病和器官的关系，创立了器官病理学，奠定了科学的近代病理学基础。然而由于其研究手段仅限于肉眼水平，对器官病变性质的认识仍是肤浅的。到了19世纪中叶，随着光学显微镜的问世，德国病理学家魏尔啸（Virchow，1821—1902）借助光学显微镜观察疾病时细胞及组织的变化，认为细胞的形态及功能改变是一切疾病的基础，创立了细胞病理学，对病理学乃至整个医学科学的发展做出了划时代的贡献。至今虽然有更精密的光学显微镜甚至电子显微镜，但是观察疾病时机体细胞及组织的变化仍是我们当前研究及诊断疾病的基本方法。

近半个多世纪以来，由于电子显微镜与生物组织超薄切片技术的应用，使病理形态学研究能深入到亚细胞水平来了解组织和细胞的超微结构病变，并可与功能和代谢变化联系起来，不仅加深了对疾病的认识，而且还可用于临床作病理诊断。特别是近20余年来，由于现代免疫学和分子生物学等学科的飞速发展以及免疫组织化学、流式细胞技术、图像分析技术和分子生物学等新技术的发展和应用，极大地推动了病理学的发展。目前病理学不仅在细胞、亚细胞水平上研究疾病，而且已深入到分子水平上研究疾病，大大加深了对疾病本质的认识。21世纪是生命科学主导的时代，病理学将加强与生命科学、分子生物学等新兴学科的结合与渗透，随着人类基因组计划的完成，从分子和基因水平上阐明疾病的本质将为期不远。

在我国几代病理学家的带领和努力下，我国病理学从无到有，从小到大，发展很快。他们在病理学科研、人才培养、师资培训及病理诊断等方面做出了巨大贡献。在前辈病理学家奠定的坚实基础上，经过新一代病理学者的努力，我国病理学又有了极大的进步，特别是队伍和条件建设上得到了快速发展。随着人类社会、心理、生活和行为方式的改变，疾病谱也在不断变化。因此，我们和未来的医学工作者们，都应该既要学习和借鉴国外的先进科学技术，同时还要根据我国的实际情况，在医学工作中不断开拓创新，以适应21世纪我国卫生事业发展及和谐社会进步的需要，使我国的医学水平尽快赶上国际先进水平，以造福全人类，也为医学事业的发展做出应有的贡献。

（刘圆月）

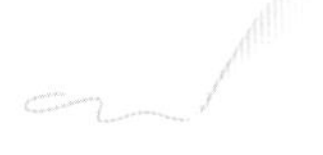

上篇
病理学

第一章　细胞与组织的适应、损伤和修复

扫码“学一学”

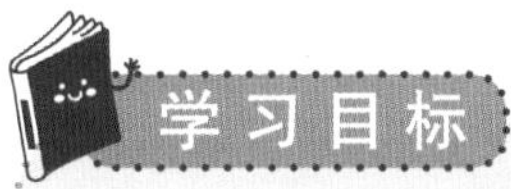

1. **掌握**　萎缩、化生、变性、脂肪变、坏死、坏疽、窦道、机化、再生和肉芽组织的概念；病理性萎缩的类型；玻璃样变的类型；坏死的基本病理变化和结局；各种细胞的再生能力；肉芽组织的病变特点及功能；皮肤创伤愈合的类型及特点。

2. 熟悉　增生、肥大、瘘管、细胞水肿、虎斑心、玻璃样变、修复及创伤愈合的概念；适应的概念及类型；可逆性损伤的类型及病变特点；坏死的类型、病变特点及后果；修复的过程；瘢痕组织的特点。

3. 了解　细胞和组织损伤的原因和机制；凋亡的概念及意义；各种组织的再生过程及机制；骨折愈合的过程；影响创伤愈合的因素。

案例讨论

［**案例**］患者，李某，男，22岁。患者无意被木棍击中左小腿后侧，当时皮肤略有损伤，几天后左足开始钝痛，皮肤发白，皮温低于周围皮肤。近几天左足开始变黑，表皮干燥，有臭味，遂来就诊。体格检查：左足远端呈污黑色，皮肤干燥皱缩，无光泽，无弹性，皮温明显低于周围正常组织，无血管搏动，无痛觉，与周围正常组织分界清楚。入院后行左下肢截肢手术。病理检查：左下肢动脉管腔内查见长8.5cm的混合血栓。左足远端镜下诊断为坏死组织。

［**讨论**］

1. 请做出病理诊断并写出诊断依据。
2. 分析导致左足远端坏死的原因和机制是什么？

生命过程中机体经常受到体内外环境变化等刺激，机体的细胞和组织会做出不同的代谢、功能和形态的反应性调整。当生理性负荷过多或过少时，或者遇到轻度持续的病理性刺激时，细胞、组织和器官表现为适应性反应，即出现萎缩、肥大、增生和化生等变化。如上述刺激超过了细胞、组织和器官的适应能力，则可能引起损伤，出现代谢、功能和形态的变化。轻度的损伤在病因消除后大多可恢复正常，故称为可逆性损伤，如细胞水肿、脂肪变和玻璃样变等。损伤严重时，细胞、组织发生不可逆性损伤，最终导致细胞死亡。组织、细胞的适应性变化和损伤性变化是大多数疾病发生发展过程中的基础性病理变化。

第一节　适　应

当内、外环境改变或各种有害因子刺激作用于机体时，机体的组织、细胞通过改变自

身的功能代谢和形态结构而产生的非损伤性应答反应，称为适应（adaptation）。适应性反应是细胞生长和细胞分化调整的结果，目的在于避免细胞和组织受到损伤。一般而言，病因去除后，大多数适应细胞可逐步恢复正常。适应在形态学上一般表现为萎缩、肥大、增生和化生（图1-1）。

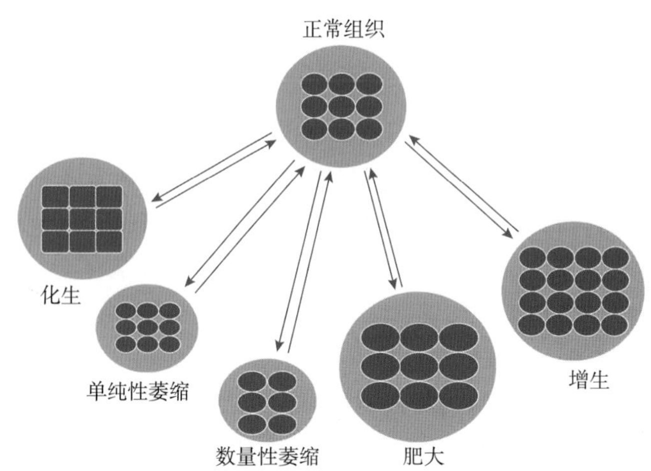

图 1-1　细胞与组织适应性变化之间的关系示意图

一、萎缩

萎缩（atrophy）是指已发育正常的实质细胞、组织或器官的体积缩小。萎缩的细胞功能、代谢能力下降，以适应改变的环境。器官或组织的萎缩，主要是由于细胞物质含量减少而致的实质细胞的体积缩小，还常伴有因萎缩导致细胞死亡而引起的实质细胞数目的减少。发育不全或未发育的组织、器官不属于萎缩的范畴，如侏儒症、幼小的子宫等。

（一）类型

萎缩包括生理性萎缩和病理性萎缩两种类型。

1. 生理性萎缩　是机体的部分组织、器官在机体发育到一定的阶段而出现的萎缩，是生命过程中的正常现象。如青春期后胸腺组织逐渐萎缩，老年人肌肉、骨骼、卵巢、子宫及睾丸的萎缩。

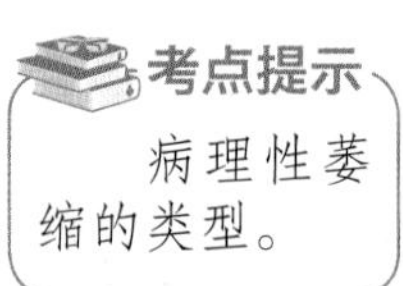

2. 病理性萎缩　根据发生的原因不同可分为以下类型。

（1）营养不良性萎缩　因蛋白质摄入不足、消耗过多或血液供应不足等引起，分为：①全身营养不良性萎缩，如长期饥饿、食管癌等慢性消耗性疾病而引起的全身组织、器官的萎缩。最早萎缩的是脂肪及骨骼肌，其次为脾、肝等器官，心、脑最后受累。②局部营养不良性萎缩，如冠状动脉粥样硬化引起的心脏萎缩，脑动脉粥样硬化引起的脑萎缩。

（2）压迫性萎缩　指组织、器官长期受到压迫引起的萎缩。如肝淤血时，中央静脉和肝血窦扩张，挤压小叶中央区的肝细胞索，引起肝细胞萎缩。尿路梗阻导致的肾盂积水，长期挤压肾的皮、髓质，引起肾萎缩。

（3）失用性萎缩　因组织、器官长期工作负荷减少和功能代谢低下所致，如下肢骨折固定后出现的患肢肌肉萎缩和骨质疏松。

（4）去神经性萎缩　因运动神经元或轴突损害引起效应器萎缩，如脊髓灰质炎时，脊髓前角运动神经元损伤所致的下肢肌肉萎缩。

（5）内分泌性萎缩　由于内分泌功能下降引起靶器官细胞萎缩，如垂体出血坏死时，引起靶器官甲状腺、肾上腺及性腺等萎缩。

（二）病理变化

萎缩的组织、器官肉眼观察，体积缩小，重量减轻，颜色变深，质地变硬。镜下观察，萎缩的实质细胞体积缩小，胞质浓缩，核深染，胞质中常可见褐色颗粒，称脂褐素，常见于心肌细胞及肝细胞胞核的两端，间质纤维结缔组织不同程度增生。

萎缩的组织、器官常表现为功能降低。轻度的萎缩，解除病因后可以逐渐恢复正常，但持续性萎缩的细胞最终可死亡（凋亡）。

二、肥大

由于功能增加，合成代谢旺盛，导致组织、器官的体积增大，称为肥大（hypertrophy）。组织、器官的肥大，主要由实质细胞体积增大引起，有时伴有实质细胞数目增多。

（一）类型

肥大包括生理性肥大和病理性肥大两种类型。根据引起肥大的原因不同，肥大又可以分为代偿性肥大和内分泌性肥大。因组织或器官的功能负荷过重而引起，称为代偿性肥大或功能性肥大；因内分泌激素过多作用于效应器所致，称为内分泌性肥大或激素性肥大。

1. 生理性肥大　如运动员的骨骼肌肥大，是由于功能负荷增加而引起的代偿性肥大；哺乳期的乳腺肥大和妊娠期的子宫肥大，均为内分泌性肥大。

2. 病理性肥大　如高血压时左心室的肥大，一侧肾脏切除后对侧肾脏肥大，属于代偿性肥大；垂体腺瘤时促肾上腺皮质激素分泌过多，导致肾上腺皮质细胞肥大，则属于内分泌性肥大。

（二）病理变化

组织、器官体积增大，重量增加，镜下细胞体积变大，细胞核肥大深染。肥大的细胞代谢旺盛，功能增强，在一定程度上起到代偿功能，但这种代偿作用是有限度的，如高血压引起的左心室心肌细胞过度肥大时，最终因外周阻力负荷过重，冠状动脉供血又相对不足，而致心肌细胞收缩无力，引起左心衰竭，称为失代偿。

三、增生

增生（hyperplasia）是指组织、器官的细胞数目增多，常导致该组织、器官体积增大。增生既可以表现为实质细胞增生，也可以为间质细胞增生。

（一）类型

1. 生理性增生　生理性增生包括内分泌性增生和代偿性增生。如青春期女性乳腺的发育引起的乳腺小叶增生属于内分泌性增生。而高海拔地区居民因空气氧含量较低，外周血红细胞增多为代偿性增生。

2. 病理性增生　病理性增生包括内分泌性增生和代偿性增生。内分泌性增生如肝硬化时由于雌激素水平升高导致男性乳腺的发育。代偿性增生如组织损伤后，因损伤处增多的生长因子的刺激而发生成纤维细胞和毛细血管内皮细胞的增生。

（二）病理变化

增生的组织、器官可表现为弥漫性均匀体积增大或局限性结节状增大，镜下细胞的数量增多，细胞核的体积正常或稍增大，染色加深。细胞增生可为弥漫性或局限性。增生也是间质组织的重要适应性反应。在炎症和修复的过程中，成纤维细胞、血管和实质细胞的

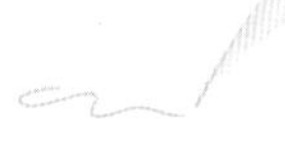

增生是炎症愈合、创伤修复的重要环节。

增生可以起到更新、代偿、防御和修复的作用。大部分增生是受机体调控的，病因解除后细胞停止增生。若细胞增生过程中受到致瘤因素的影响，则演变为失控性肿瘤性增生。

四、化生

一种分化成熟的细胞类型被另一种分化成熟的细胞类型所取代的过程，称为化生（metaplasia），化生只发生在分裂增殖能力较活跃的细胞中。化生不是简单地由原来的成熟细胞直接转化所致，而是从该处具有分裂增殖能力的未分化细胞、储备细胞等干细胞开始转化的结果。

（一）化生的类型

化生通常发生在同源细胞之间，即上皮细胞和上皮细胞之间化生，间叶细胞和间叶细胞之间化生，一般由特异性较低的细胞类型来取代特异性较高的细胞类型。上皮组织的化生大多数是可逆的，但间叶组织的化生一般不可逆。

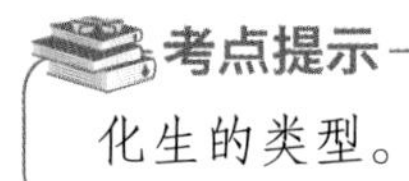

化生的类型。

1. 上皮组织化生

（1）鳞状上皮化生　为最常见的上皮组织化生现象。如慢性支气管炎时，气管和支气管黏膜的纤毛柱状上皮，易化生为鳞状上皮（图1-2）。慢性宫颈炎的宫颈管表面被覆的黏液柱状上皮及宫颈管的腺上皮均可见鳞化现象。

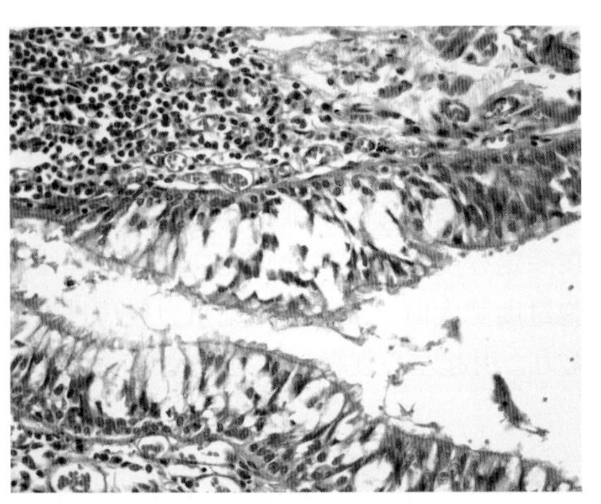

图 1-2　鳞状上皮化生

慢性支气管炎支气管上皮转化为鳞状上皮

（2）柱状上皮化生　腺上皮之间的化生也常见。如慢性萎缩性胃炎导致胃黏膜上皮内出现肠黏膜上皮杯状细胞和吸收细胞，称为肠上皮化生。有时鳞状上皮也可向柱状上皮化生。如Barrett食管，由于胃液反流，引起的食管下段鳞状上皮被胃黏膜上皮取代。

2. 间叶组织化生　结缔组织化生也比较多见。多半由纤维结缔组织化生为骨、软骨或脂肪组织。如骨化性肌炎时，由于外伤引起肢体近端皮下及肌肉内纤维组织增生，并发生骨化生。

（二）化生的意义

化生对机体既有利也有害，如慢性支气管炎黏膜的鳞状上皮化生，虽在一定程度上增加了黏膜对慢性炎症的抵抗能力，但同时丧失了原有柱状上皮的自净功能。另外，若刺激长期或持续存在，则可能引起细胞恶性变。例如，胃黏膜肠上皮化生和胃腺癌的发生有一定的关系；慢性反流性食管炎的柱状上皮化生，则是某些食管腺癌的组织学来源。就此意义而言，某些化生是与多步骤肿瘤细胞演进相关的癌前病变。

第二节　细胞和组织的损伤

当机体内外环境改变超过组织和细胞的适应能力后，可引起受损细胞和间质发生物质代谢、组织化学、形态结构等的异常变化，称为损伤（injury）。损伤的结果既取决于损伤因素的性质、强度以及持续的时间，也与损伤细胞的种类、所处的状态及适应性等有关。

一、损伤的原因

引起细胞和组织损伤的原因多样且比较复杂，凡能引起疾病发生的原因，大致也是引起细胞和组织损伤的原因。

（一）缺氧

缺氧是引起组织和细胞损伤的最重要的因素。缺氧主要损伤细胞膜、线粒体及溶酶体。缺氧分为全身性缺氧和局部性缺氧。前者乃因空气稀薄（如高山缺氧）、循环呼吸系统疾病、贫血、一氧化碳中毒等所致；后者则常由局部血液循环障碍（如动脉粥样硬化、血栓形成、栓塞等）引起。

（二）生物性因素

病原生物是引起细胞损伤最常见的因素，包括细菌、病毒、真菌、螺旋体、支原体、衣原体和寄生虫等。病原微生物侵入机体生长繁殖，造成机体组织机械性损伤，诱发变态反应，亦可释放内、外毒素或分泌某些酶，引起损伤。

（三）理化因素

物理性因素如高温、低温、机械性、电流和射线等作用于机体时，超过机体的耐受可引起细胞的损伤。化学性因素包括外源性物质，如强酸、强碱、有机磷、氰化物等，内源性物质，如尿素、自由基等代谢产物等，都可以引起细胞的损伤。

（四）免疫因素

机体对某些抗原刺激反应过强时，可引起变态反应或超敏反应，引起组织细胞损伤，如肾小球肾炎、过敏性皮炎、支气管哮喘、过敏性休克等。

（五）其他因素

食物中的某些物质，如脂肪、蛋白质、维生素、微量元素摄入不足或过度，均引起细胞损伤。遗传性疾病因染色体突变或重排而导致细胞形态结构、功能代谢等出现异常。衰老及社会–心理因素等也可导致细胞的损伤。

二、损伤的类型

由于组织、细胞受损的轻重程度不同，损伤常表现为可逆性损伤、坏死和凋亡三种类型。

（一）可逆性损伤

大部分轻、中度细胞损伤在应激和有害因素去除后可以恢复正常，称为可逆性损伤。可逆性损伤的形态学改变称为变性（degeneration），是指细胞或细胞间质受到损伤后，由于代谢障碍使细胞内或细胞间质中出现异常物质或正常物质异常蓄积的现象，多伴有细胞功能降低。细胞变性一般是可逆的，而间质的变性往往不可逆。常见的变性包括以下几种类型。

1. 细胞水肿 也称为水变性，指细胞质内的水分增多，一般见于细胞损伤的早期。主要由于缺氧、感染、中毒等因素导致线粒体受损，ATP生成减少，细胞膜Na^+–K^+泵功能障碍，导致细胞内钠离子和水积聚。常累及肝、肾、心等器官的实质细胞。

肉眼观，细胞水肿的组织、器官体积增大，颜色苍白无光泽，如“沸水煮过”，边缘圆钝，包膜紧张，切面外翻。光镜下，细胞体积增大，初期细胞质内呈红染细颗粒状物（图1–3），为肿胀的线粒体和内质网等细胞器，若水、钠进一步积聚，则细胞肿大明显，胞质疏松呈空泡状，细胞核也可肿胀，水肿的极期称为气球样变。细胞基质高度疏松呈空泡状，细胞核也可肿胀，胞质膜表面出现囊泡，微绒毛变形消失，胞体极度肿胀，胞质淡染呈半透明，称为气球样变。

细胞水肿是一种轻度的损伤，去除病因后，可恢复正常。如病因持续存在，则可引起细胞溶解性坏死。

2. 脂肪变 是指甘油三酯蓄积于非脂肪细胞的细胞质中。常见于肝细胞、心肌细胞、肾小管上皮细胞等。一般与缺氧、感染、酗酒、中毒、营养不良、糖尿病及肥胖等有关。

轻度脂肪变，电镜下细胞质内脂肪成分聚积成有膜包绕的脂质小体，进而融合成脂滴。光镜下细胞体积增大，胞质内出现大小不等的圆形脂滴，较大的脂滴充满整个细胞，将细胞核挤至一侧甚至挤压变形（图1–4）。常规石蜡切片时，脂肪被溶剂溶解，所以脂肪滴呈圆形空泡。在冷冻切片中，应用苏丹Ⅲ、苏丹Ⅳ等特殊染色，可将脂肪与其他物质区别开来。

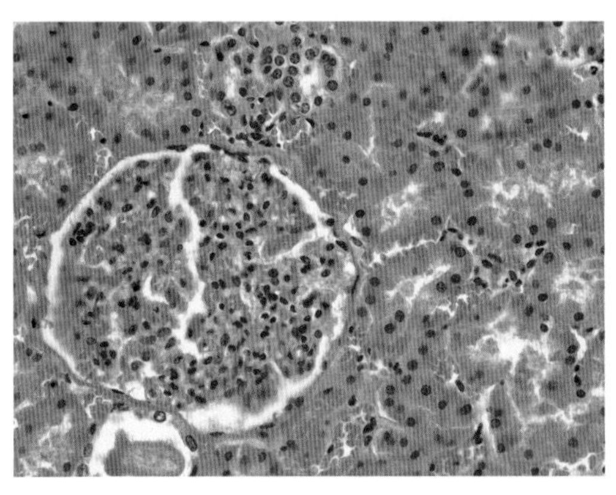

图1–3 肾细胞水肿

肾近曲小管上皮细胞体积增大，胞质内有大量红染颗粒

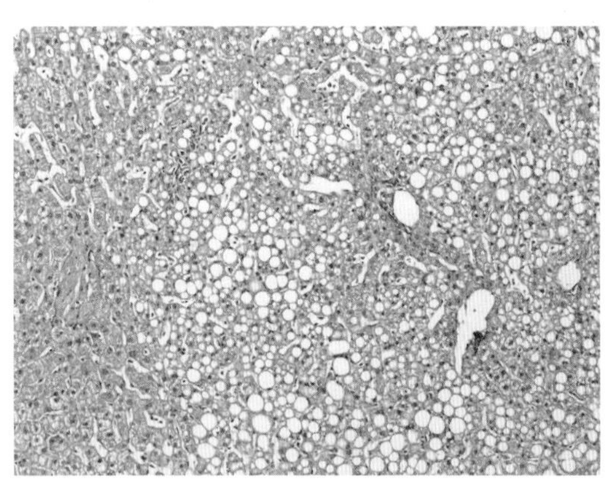

图1–4 肝细胞脂肪变性

肝细胞胞质内可见大小不等的脂肪空泡

最常发生脂肪变的细胞是肝细胞，主要是由于肝细胞是脂肪代谢的重要场所。轻度肝脂肪变一般不影响肝脏的功能。显著弥漫性肝脂肪变称为脂肪肝，重度肝脂肪变可发展为肝坏死和肝硬化，导致肝功能障碍。

肾小管上皮细胞也可发生脂肪变，光镜下脂滴主要位于肾近曲小管细胞基底部，为过量重吸收的原尿中的脂蛋白，严重者可累及肾远曲小管细胞。

心肌脂肪变常见于缺氧和慢性酒精中毒，常累及左心室内膜下和乳头肌部位。脂肪变心肌呈黄色，与正常心肌的暗红色相间，形成黄红色斑纹，称为虎斑心。心肌脂肪变引起心肌收缩力下降。

知识拓展

肝细胞脂肪变的机制

肝细胞脂肪变的机制包括：①肝细胞胞质内游离脂肪酸增多：如高脂饮食或营养不良时，体内脂肪组织分解，过多的游离脂肪酸经由血液入肝；或因缺氧致肝细胞内乳酸大量转化为脂肪酸；或因氧化障碍使脂肪酸利用下降，脂肪酸相对增多；②甘油三酯合成过多：如大量饮酒可改变线粒体和滑面内质网的功能，促进α-磷酸甘油合成新的甘油三酯；③脂蛋白、载脂蛋白合成减少：缺血、缺氧、中毒或营养不良时，肝细胞中脂蛋白、载脂蛋白合成减少，细胞输出脂肪受阻而堆积于细胞内。

3. 玻璃样变　又称透明样变，是指细胞内或间质中出现半透明状蛋白质蓄积，HE染色呈嗜伊红半透明均质状。常见的类型如下。

（1）纤维结缔组织玻璃样变　见于结缔组织增生，是纤维组织老化的表现。肉眼灰白色，质韧。光镜下胶原蛋白由于交联、变性、融合，胶原纤维增粗，均质粉染半透明状，纤维细胞明显减少。见于瘢痕组织、动脉粥样硬化的纤维斑块以及肿瘤的间质等。

（2）细小动脉壁玻璃样变　又称细小动脉硬化（图1-5）。是缓进型高血压的病变基础。由于细小动脉痉挛，损伤内皮细胞，血浆蛋白质渗入内膜，使细小动脉管壁增厚，管腔狭窄，血压升高，受累脏器局部缺血。玻璃样变的细小动脉壁弹性减弱，脆性增加，易继发扩张破裂和出血。

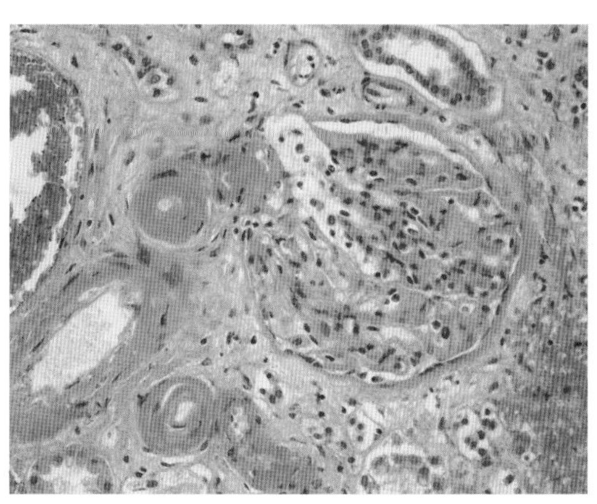

图 1-5　细动脉玻璃样变

管壁均质红染，管腔狭窄

（3）细胞内玻璃样变　细胞质内出现均质红染的圆形小体。如肾炎时肾小管上皮细胞吞饮原尿中的蛋白质，与溶酶体融合，形成玻璃样小滴；浆细胞瘤的瘤细胞胞质内出现的Rusell小体（免疫球蛋白在粗面内质网蓄积形成）；酒精性肝病时，肝细胞胞质中形成的Mallory小体（中间丝前角蛋白变性引起）。

4. 淀粉样变　是细胞间质内淀粉样蛋白质和黏多糖复合物蓄积，因具有淀粉染色特征而得名。镜下HE染色为淡红色均质状物，并显示淀粉样呈色反应，即刚果红染色为橘红色，遇碘则为棕褐色，再加稀硫酸呈蓝色。淀粉样蛋白质成分源于血清α-免疫球蛋白轻链、非免疫球蛋白（淀粉样相关蛋白）等。淀粉样变可为局部性或全身性。

5. 黏液样变　细胞间质内黏多糖类（葡萄糖胺聚糖、透明质酸等）物质和蛋白质的蓄积，称为黏液样变（mucoid degeneration）。镜下间质疏松，灰蓝色，少量的纤维细胞散布其中。常见于间叶组织肿瘤、动脉粥样硬化斑块、风湿病灶和甲状腺功能低下等。

6. 病理性色素沉着 病理情况下某些色素沉积于细胞内或细胞间质内，称为病理性色素沉着。常见的色素如含铁血黄素、脂褐素、黑色素及粉尘等。

（1）含铁血黄素（hemosiderin） 是巨噬细胞吞噬降解红细胞血红蛋白所产生的铁蛋白微粒聚集体，系 Fe^{3+} 与蛋白质结合而成。镜下HE染色为金黄色或棕褐色颗粒，普鲁士蓝染色为蓝色。巨噬细胞破裂后，含铁血黄素释放间质中。生理情况下，肝、脾、淋巴结和骨髓内可有少量含铁血黄素形成；病理情况下，如陈旧性出血和溶血性疾病时，细胞组织中含铁血黄素蓄积。

（2）脂褐素（lipofuscin） 是细胞自噬溶酶体内未被消化的细胞器碎片残体，镜下为黄褐色微细颗粒状，其成分是磷脂和蛋白质的混合物。在老年人和慢性消耗性疾病的患者心肌细胞及肝细胞核周围常见，又称为消耗性色素。

7. 病理性钙化 系骨骼和牙齿之外的组织中固态钙盐沉积，可位于细胞内或细胞外。病理性钙化是许多疾病常见的伴随病变。病理性钙化（pathological calcification）包括营养不良性钙化和转移性钙化两种类型。营养不良性钙化指的是体内钙磷代谢正常，钙盐沉积于坏死或即将坏死的组织或异物中，称为营养不良性钙化，如结核的干酪样坏死灶、粥样斑块及血栓等。转移性钙化是由于全身钙磷代谢失调（高血钙）而致钙盐沉积于正常组织内。主要见于甲状旁腺功能亢进、维生素D摄入过多及某些骨肿瘤，钙盐沉积在血管及肾、肺和胃的间质组织。

综上所述，不同的正常或异常物质在细胞内或细胞间质中蓄积会引起不同类型的可逆性损伤，几种常见可逆性损伤的特征如表1-1所示。

表 1-1 常见可逆性损伤的特征

类型	蓄积物质	病变部位
细胞水肿	水和 Na^{+} 蓄积	细胞内
脂肪变	甘油三酯蓄积	细胞内
玻璃样变	某些变性的血浆蛋白、胶原蛋白、免疫球蛋白等蓄积	细胞内、细胞间质
淀粉样变	淀粉样蛋白质和黏多糖复合物蓄积	细胞内、细胞间质
黏液样变	黏多糖类物质和蛋白质蓄积	细胞间质
病理性色素沉着	含铁血黄素、脂褐素、黑色素等沉着	细胞内、细胞间质
病理性钙化	磷酸钙、碳酸钙沉积	细胞间质、细胞内

（二）坏死

坏死（necrosis）是以酶溶性变化为特点的活体内局部组织中细胞的死亡。坏死大多由可逆性损伤发展而来，也可因致病因素强烈直接发生。基本表现是细胞肿胀、细胞器崩解和蛋白质变性。坏死的细胞代谢停止，功能丧失，并出现一系列形态学改变。

1. 坏死的基本病变 肉眼观有五个特征：无光泽（失去正常组织的）、无弹性、无血液供应、无神经支配、无温度（失去正常组织的）。

> **考点提示** 坏死的镜下标志。

镜下特点：细胞核的变化是细胞坏死的主要形态学特点，包括：①核固缩：细胞核染色质浓缩，核体积减小，嗜碱性增强。

②核碎裂：核膜破裂，染色质崩解成碎片分散于胞质中。③核溶解：非特异性DNA酶和蛋白酶激活，分解核DNA和核蛋白，核染色质嗜碱性下降，死亡核在1~2天内将会完全消失（图1-6）。

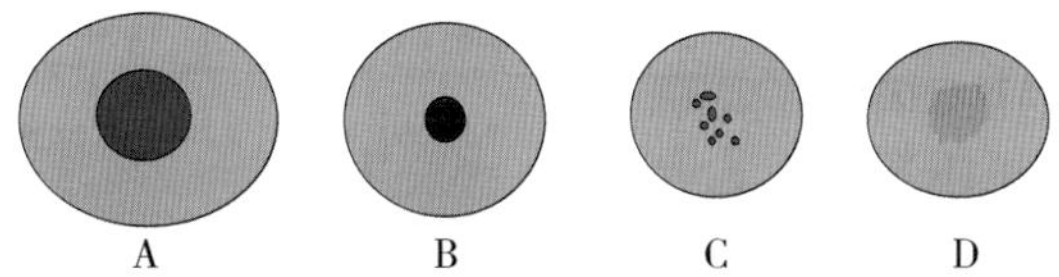

图1-6　坏死细胞核变化示意图

A. 正常细胞核　B. 核固缩　C. 核碎裂　D. 核溶解

坏死细胞的胞质发生凝固或溶解。间质细胞对于损伤的耐受性大于实质细胞，因此间质细胞出现损伤的时间迟于实质细胞。间质细胞坏死，胶原纤维断裂，细胞外基质也逐渐崩解液化，最后融合成片状模糊的无结构物质。

坏死时细胞膜通透性增加，细胞内具有组织特异性的酶释放入血，可作为临床诊断某些细胞坏死的参考指标。如心肌梗死时，血清肌酸激酶升高；肝细胞坏死，血清谷丙转氨酶升高。血清中酶的变化要早于超微结构的变化至少几小时，因此有助于细胞损伤的早期诊断。

2. 坏死的类型

由于酶的分解作用或蛋白质变性所占地位的不同，坏死组织会出现不同的形态学变化，通常分为凝固性坏死、液化性坏死和纤维素样坏死三个基本类型。此外，还有干酪样坏死、脂肪坏死和坏疽等一些特殊类型的坏死。

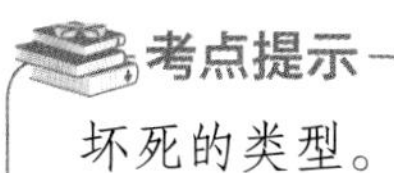

坏死的类型。

（1）凝固性坏死　蛋白质变性凝固且溶酶体酶水解作用较弱时，坏死区呈灰黄、干燥、质实状态，称为凝固性坏死。凝固性坏死最为常见，多见于心、肝、肾和脾等实质器官，常因缺血缺氧、细菌毒素、化学腐蚀剂作用引起。坏死与正常组织界限较清楚，组织细胞虽已坏死，但组织轮廓仍可保存，坏死区周围形成充血、出血和炎症反应带。

（2）液化性坏死　由于坏死组织中含可凝固蛋白质少，或坏死细胞自身及浸润的中性粒细胞等释放大量水解酶，或组织富含水分和磷脂等，细胞组织坏死后易发生溶解液化，称为液化性坏死。见于细菌或某些真菌感染引起的脓肿、缺血缺氧引起的脑软化，以及有细胞水肿发展而来的溶解性坏死等。

（3）纤维素样坏死　纤维素样坏死，是结缔组织及小血管壁常见的坏死形式。病变部位形成细丝状、颗粒状或小条块状无结构物质，由于其与纤维素染色性质相似，故名纤维素样坏死。见于某些变态反应性疾病，如风湿病、新月体性肾小球肾炎，以及急进型高血压等。

（4）干酪样坏死　在结核病时，坏死灶中含脂质较多，故外观呈灰黄色，质软细腻，状似干酪，称为干酪样坏死。镜下为红染无结构的颗粒状物，原组织结构消失（图1-7）。

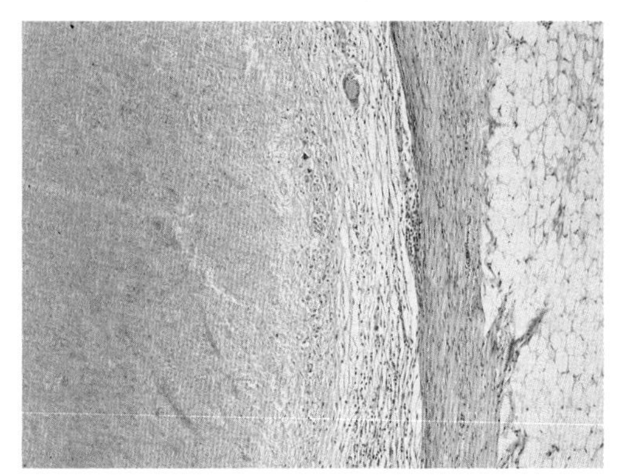

图1-7　淋巴结结核

坏死组织呈红染无结构组织

（5）脂肪坏死　包括酶解性脂肪坏死和创伤性脂肪坏死两种类型，也属液化性坏死范畴。酶解性脂肪坏死如急性胰腺炎时胰脂酶外溢，引起胰腺周围脂肪坏死。创伤性脂肪坏死如乳房挤压伤引起的脂肪细胞破裂。

（6）坏疽　局部组织大块坏死并继发腐败菌感染，称为坏疽，分为干性、湿性和气性等类型，前两者多为继发于血液循环障碍引起的缺血坏死。①干性坏疽：常见于动脉阻塞但静脉回流尚通畅的四肢末端，因水分散失较多，故坏死区干燥皱缩呈黑色（系红细胞血红蛋白中Fe^{2+}和腐败组织中H_2S结合形成硫化铁的色泽），与正常组织界限清楚，腐败变化较轻（图1-8）。②湿性坏疽：多发生于与外界相通的内脏，如肺、肠、子宫、阑尾及胆囊等，也可发生于动脉阻塞及静脉回流受阻的肢体。坏死区水分较多，腐败菌易于繁殖，故肿胀呈蓝绿色，且与周围正常组织界限不清。③气性坏疽：也属湿性坏疽，系深达肌肉的开放性创伤，合并产气荚膜杆菌等厌氧菌感染。除发生坏死外，还产生大量气体，使坏死区按之有捻发感。

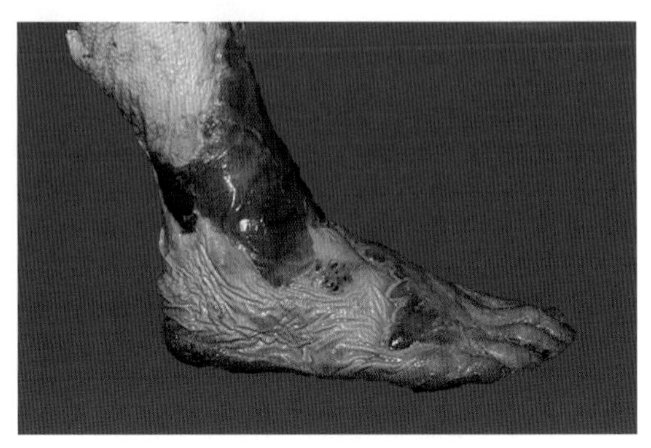

图1-8　足干性坏疽

坏死组织呈黑色，与正常组织分界清楚

3. 坏死的结局

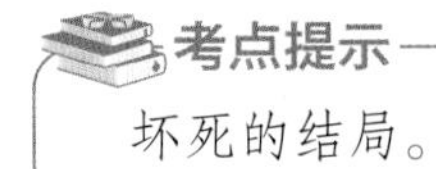

坏死的结局。

（1）溶解吸收　坏死灶较小时，由坏死细胞及周围中性粒细胞释放的水解酶溶解液化，液体由淋巴管或血管吸收，组织碎片巨噬细胞吞噬清除。坏死液化范围较大时，可形成囊腔。

（2）分离排出　发生于表皮黏膜的大片坏死物可被分离，形成组织缺损。皮肤、黏膜浅表的组织缺损称为糜烂，较深的组织缺损称为溃疡。组织坏死后形成的只开口于皮肤黏膜表面的深在性盲管，称为窦道。连接两个内脏器官或从内脏器官通向体表的通道样缺损，称为瘘管。肺、肾等内脏坏死物液化后，经支气管、输尿管等自然管道排出，所残留的空腔称为空洞。

（3）机化与包裹　新生肉芽组织长入并取代坏死组织、血栓、脓液、异物等的过程，称为机化。如坏死组织范围大，肉芽组织难以向中心部完全长入或吸收，则由周围增生的肉芽组织将其包围，称为包裹。

（4）钙化　组织坏死后，易继发营养不良性钙化。

4. 坏死的后果　坏死组织的功能完全丧失，对机体的影响与下列因素有关。①坏死细胞的生理重要性，如心、脑、肝脏等重要组织的坏死后果严重。②坏死细胞的范围大小，如广泛的肝细胞坏死，可致肝衰竭而致机体死亡。③坏死细胞周围同类细胞的再生情况，如肝、表皮等易于再生的细胞，坏死组织的结构功能容易恢复，而神经细胞、心肌细胞等坏死后无法再生。④坏死器官的储备代偿能力，如肾、肺等成对器官，储备代谢能力较强，坏死多能代偿，后果较轻。

（三）凋亡

凋亡（apoptosis）是活体内单个细胞程序性细胞死亡。凋亡是由体内外因素触发细胞内预存的死亡程序而导致的细胞主动性死亡方式，在形态和生化特征上有别于坏死（表1-2）。凋亡与生物胚胎发生发育、成熟细胞新旧交替、激素依赖性生理退化、萎缩、老化、炎症以及自身免疫和肿瘤发生进展中，都发挥不可替代的重要作用。

表 1-2　凋亡与坏死的比较

	凋亡	坏死
机制	基因调控的程序化细胞死亡，主动进行（自杀性）	意外事故性细胞死亡，被动进行（他杀性）
诱因	生理性或轻微病理性刺激因子诱导发生，如生长因子的缺乏	病理性刺激因子诱导发生，如严重缺氧、感染、中毒等
死亡范围	多为散在的单个细胞	常为集聚的多个细胞
形态特征	细胞固缩，核染色质边集，细胞膜及细胞器膜完整，膜可发泡成芽，形成凋亡小体	细胞肿胀，核染色质絮状或边集，细胞膜及细胞器膜溶解破裂，溶酶体酶释放使细胞自溶
生化特征	耗能的主动过程，依赖 ATP，有新蛋白合成，凋亡早期 DNA 规律降解为 180~200bp 片段，琼脂凝胶电泳呈特征性梯状带	不耗能的被动过程，不依赖 ATP，无新蛋白合成，DNA 降解不规律，片段大小不一，琼脂凝胶电泳通常不呈梯状带
周围反应	不引起周围组织炎症反应和修复再生，但凋亡小体可被邻近实质细胞和巨噬细胞吞噬	引起周围组织炎症反应和修复再生

知识拓展

细胞凋亡

细胞凋亡是由 Kerr 教授根据形态学特征最先提出的，主要强调的是这种细胞凋亡是自然界中的生理学过程，是受基因调控的主动的生理性细胞自杀行为。为此，在形态学上把细胞凋亡分为 3 个阶段：第一个阶段是凋亡的开始。此阶段只是进行数分钟，细胞中所表现的特征是：微绒毛消失，细胞间接触消失，但是质膜保持完整性，线粒体大体完整，核糖体逐渐与内质网脱离，内质网囊腔膨胀，并与质膜发生融合，染色质固缩等等。第二阶段是形成凋亡小体。核染色质发生断裂，形成许多的片段，与一些细胞器聚集在一起，然后被细胞质膜包围，形成凋亡小体。第三阶段是凋亡小体被吞噬细胞所吞噬，而其残留物质被消化后重新使用。细胞凋亡是一个主动性自杀过程，所以它是一个耗能的过程，需要 ATP 提供能量。其次，此过程中质膜保持完整，内含物也不发生外泄。

第三节　损伤的修复

组织细胞损伤后，机体对损伤形成的缺损进行修补恢复的过程，称为修复（repair）。修复的形式有两种：①再生（regeneration），是指由损伤周围的同种细胞进行修复，如能完全恢复原组织的结构和功能，称完全再生；②纤维性修复，是指由纤维结缔组织进行的修复，也称瘢痕修复。多数情况下，由于有多种组织发生损伤，故上述两种修复过程常同时存在。

一、再生

再生包括生理性再生和病理性再生。生理性再生是指在生理过程中，某些细胞、组织不断老化、凋亡，新生的同种细胞不断增生补充，以保持原有的结构和功能。例如，表皮的表层角化细胞极易脱落，其基底细胞不断地增生、分化，予以补充；子宫内膜周期性脱落，由基底部细胞增生加以恢复；胃黏膜上皮1~2天就更新一次；红细胞寿命平均为120天，白细胞的寿命长短不一，短的如中性粒细胞，只存活1~3天，因此需大量新生的细胞不断地进行补充。病理性再生是指病理状态下细胞、组织缺损后发生的再生，如病毒性肝炎时，肝细胞的再生。

（一）不同类型细胞的再生能力

机体内不同类型细胞因细胞周期长短不一，在单位时间内可进入增殖期的细胞数也不相同，因此具有不同的再生能力。一般而言，低等动物比高等动物的细胞再生能力强，幼稚组织比高分化组织的再生能力强；平时易受损伤的组织及生理状态下经常更新的组织再生能力强。根据细胞再生能力的强弱可分为以下三类。

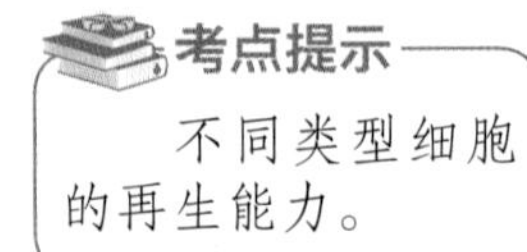

不同类型细胞的再生能力。

1. 不稳定细胞（labile cells） 又称为持续分裂细胞，此类细胞在生理情况下不断更新，再生能力非常强，如表皮细胞、呼吸道和消化道黏膜上皮细胞、男女生殖器官表皮及黏膜被覆细胞、淋巴及造血细胞、间皮细胞等。干细胞（stem cell）的存在是这类组织不断更新的必要条件，干细胞在每次分裂后，子代之一继续保持干细胞的特性，另一个子代细胞则分化为相应的成熟细胞。

2. 稳定细胞（stable cells） 又称为静止细胞，此类细胞在生理情况下较稳定，一旦受到损伤的刺激，则表现出较强的再生能力。这类细胞包括各种腺体或腺样器官的实质细胞，如胰、肝脏、涎腺、内分泌腺、汗腺、皮脂腺和肾小管的上皮细胞等。如肝脏，部分切除以后，肝细胞表现出非常强的再生能力，数月后，肝脏恢复原来的大小和重量。

3. 永久性细胞（permanent cells） 又称为非分裂细胞，此类细胞无再生能力，如神经细胞、骨骼肌细胞及心肌细胞，在出生后都不能分裂增生，一旦遭受破坏则成为永久性损伤。如心肌梗死，坏死的心肌只能由瘢痕组织来修复。

（二）各种组织的再生过程

1. 被覆上皮再生 表皮损伤后，由损伤边缘或基底细胞增生并逐渐向缺损的中心区迁移，开始为单层上皮覆盖创面，以后再增生分化成复层鳞状上皮并角化。胃肠黏膜被覆的柱状上皮损伤缺失后，也由邻近上皮的基底细胞或由残存的腺体的腺颈部上皮增生，覆盖缺损区的表面。

2. 腺上皮再生 因腺体受损的情况不同而异。如腺体基底膜完好，则残存的腺上皮细胞增殖，可完全性修复；如基底膜破坏，则难以再生恢复原来的结构。肝细胞的再生主要取决于网状纤维支架的完整性，只要肝小叶网状支架完整，从肝小叶周边区再生的肝细胞可沿支架延伸，恢复其正常结构，如网状支架塌陷，此时再生的肝细胞难以恢复原有肝小叶结构，成为结构紊乱的肝细胞团，如肝硬化时形成的假小叶。

3. 血管的再生 毛细血管的再生过程称为血管形成，是以毛细血管的内皮细胞肥大、分裂、增生开始，向外突起以出芽的方式形成实心的细胞条索，进而由血流不断冲击形成（图1-9）。新生的毛细血管可逐步改建为小动脉或小静脉。大血管断裂后，需手术吻合，吻合处的内皮细胞可分裂增生，互相连接，形成内膜，离断的肌层由瘢痕修复。

4. 纤维组织的再生 纤维组织具有很强的再生能力，由受损处成纤维细胞分裂、增生完成。成纤维细胞可由静止状态的纤维细胞和未分化的间叶细胞转化而来，转化后的成纤维细胞增生分化，向细胞外分泌前胶原蛋白和基质，前胶原蛋白再聚合形成胶原纤维，成纤维细胞则逐渐演变为纤维细胞（图1-10）。

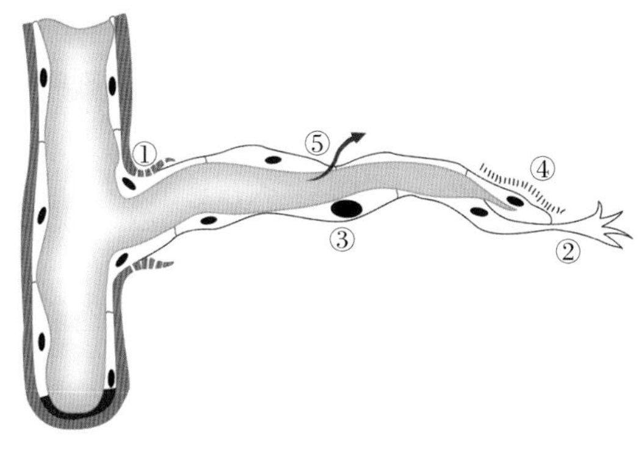

图 1-9　毛细血管再生模式图

①基底膜溶解；②细胞移动和趋化；③细胞增生；④细胞管腔形成、成熟及生长抑制；⑤细胞间通透性增加

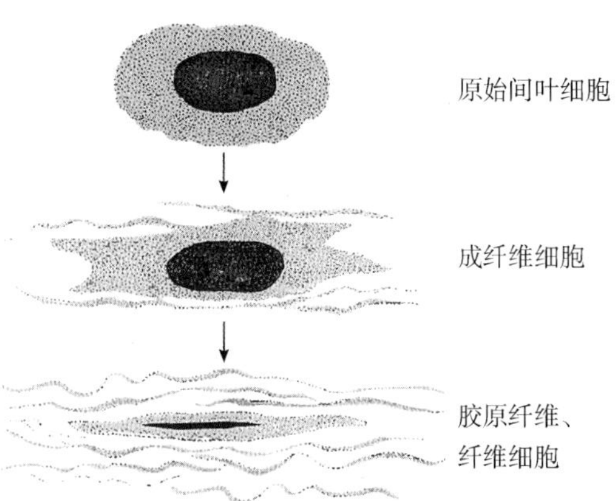

图 1-10　纤维组织再生模式图

5. 神经纤维的再生　神经纤维断裂后，如神经细胞完好，则可以完全再生。首先，断处两侧的神经纤维髓鞘及轴突崩解，并被吸收；然后由两端的神经鞘细胞增生形成带状的合体细胞，将断端轴突以每天约1mm的速度向远端生长，穿过神经鞘细胞带，最后达到末梢细胞，鞘细胞产生髓磷脂将轴索包绕形成髓鞘。若断端相隔太远，或者两端之间有瘢痕或其他组织间隔，或者因截肢失去远端，再生轴突均不能到达远端，而与增生的结缔组织混杂、卷曲成团，形成创伤性神经瘤，可引起顽固性疼痛。

二、纤维性修复

当损伤引起的缺损不能完全再生修复时，可通过肉芽组织填补缺损，并逐渐转化为瘢痕组织，以完成组织器官的修复。

（一）肉芽组织

考点提示

肉芽组织概念及作用。

1. 肉芽组织的成分及形态　肉芽组织（granulation tissue）由新生的薄壁毛细血管和成纤维细胞及炎细胞构成，是一种幼稚的结缔组织。肉眼呈现鲜红色，颗粒状，触之易出血，柔软湿润，形似鲜嫩的肉芽，故而得名。镜下新生的毛细血管垂直于创面生长，有的形成管腔样结构，有的是内皮细胞围成的实性条索，内皮细胞核大，呈椭圆形，向腔内突出。毛细血管周围有许多新生的成纤维细胞，胞体大，椭圆形或星芒状，胞核椭圆形、淡染，有1~2个核仁。胞质丰富，略呈嗜碱性。此外，常有大量渗出液及炎细胞。炎细胞中以巨噬细胞为主，也有多少不等的中性粒细胞及淋巴细胞（图1-11）。巨噬细胞及中性粒细胞能吞噬细菌及组织碎片，之后被破坏释放出各种蛋白水解酶，分解坏死组织及纤维蛋白。肉芽组织中无神经组织，故无感觉。

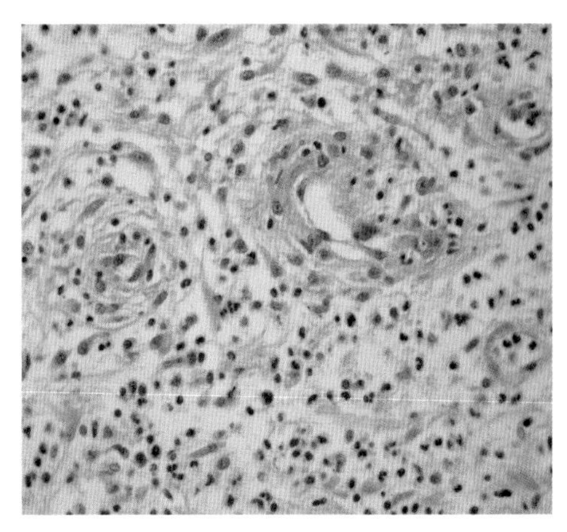

图 1-11　肉芽组织

2. 肉芽组织的作用　肉芽组织在组织损伤修复过程中发挥以下作用：①抗感染保护创面；②填补创口及其他组织缺损；③机化或包裹坏死、血栓、炎性渗出物及其他异物。

3. 肉芽组织的结局　肉芽组织按生长的先后顺序，逐渐纤维化，演变为成熟的纤维组织，即瘢痕组织。表现为间质的水分逐渐被吸收而减少；炎细胞逐渐减少并消失；毛细血管管腔数目明显减少，少数毛细血管管壁增厚，改建为小动脉和小静脉；成纤维细胞产生越来越多的胶原纤维，同时成纤维细胞数目逐渐减少、胞核变细长而深染，变为纤维细胞。

（二）瘢痕组织

瘢痕（scar）组织是指肉芽组织经改建成熟形成的纤维结缔组织。肉眼呈苍白色，半透明，质硬韧并缺乏弹性。镜下由大量平行或交错分布的胶原纤维束组成，纤维束大多发生玻璃样变。纤维细胞及血管均很少。

瘢痕组织的作用可概括为两个方面。

1. 有利的一面 ①它能把损伤的创口或其他缺损长期填补并连接，可使组织器官的结构保持完整。②由于瘢痕组织含大量胶原纤维，可使组织器官保持其坚固性。

2. 不利的一面 ①瘢痕收缩，特别是发生于关节附近和重要器官的瘢痕，常引起关节挛缩或器官活动受限，如类风湿关节炎致关节挛缩，消化性溃疡致幽门梗阻。②瘢痕性粘连，特别是在器官之间或器官与体腔壁之间发生的纤维性粘连，常影响其功能。器官内损伤发生广泛纤维化玻璃样变，可导致器官硬化。③瘢痕组织增生过度，又称肥大性瘢痕。如果这种肥大性瘢痕突出于皮肤表面并向周围不规则地扩延，称为瘢痕疙瘩（临床上又常称为“蟹足肿”）。

三、创伤愈合

创伤愈合（wound healing）是指机体遭受外力作用后，组织出现离断或缺损后的愈复过程。临床常见皮肤软阻织创伤愈合和骨折的愈合。

（一）皮肤软组织的愈合

1. 创伤愈合的基本过程 轻度的创伤仅限于皮肤表皮层，可通过上皮再生愈合。稍重者包括皮肤和皮下组织出现伤口；严重的创伤可有肌肉、肌腱、神经的断裂及骨折。以皮肤手术切口为例，叙述创伤愈合的基本过程如下。

（1）伤口的早期变化　伤口局部有不同程度的组织坏死和血管断裂出血，数小时内便出现炎症反应，表现为充血、浆液渗出及白细胞游出，故局部红肿。早期白细胞浸润以中性粒细胞为主，3天后为巨噬细胞为主。伤口中的血液和渗出液中的纤维蛋白原很快凝固形成凝块，有的凝块表面干燥形成痂皮，凝块及痂皮起着保护伤口的作用。

（2）伤口收缩　2~3日后边缘的整层皮肤及皮下组织向中心移动，伤口迅速缩小，直到14天左右停止。伤口收缩的意义在于缩小创面。不过在各种具体情况下，伤口缩小的程度因伤口部位、伤口大小及形状而不同。伤口收缩是由边缘新生的肌成纤维细胞的牵拉作用引起，与胶原无关。因为伤口收缩的时间正好是肌成纤维细胞增生的时间。

（3）肉芽组织增生和瘢痕形成　约第3天开始从伤口底部及边缘长出肉芽组织填平伤口。毛细血管以每日延长0.1~0.6mm的速度增长。其方向大都垂直于创面，并呈袢状弯曲。肉芽组织中没有神经，故无感觉。第5~6天起成纤维细胞产生胶原纤维，其后一周胶原纤维形成活跃，以后逐渐缓慢下来。随着纤维越来越多，瘢痕开始形成。大约在伤后1个月，瘢痕完全形成。可能由于局部张力的作用，瘢痕中的胶原纤维最后与皮肤表面平行。

（4）表皮及其他组织再生　创伤发生24小时内，伤口边缘的基底细胞即开始增生，并在凝块下面向伤口中心迁移，形成单层上皮，覆盖于肉芽组织的表面。当这些细胞彼此相遇时，则停止迁移，并增生、分化成为鳞状上皮。健康的肉芽组织对表皮再生十分重要，因为它可提供上皮再生所需的营养及生长因子。如果肉芽组织长时间不能将伤口填平并形成瘢痕，则上皮再生将延缓；在另一种情况下，由于异物及感染等刺激而过度生长的肉芽组织高出皮肤表面，也会阻止表皮再生，因此临床上常需切除。若伤口过大（一般认为直径超过20cm时），则再生表皮很难将伤口完全覆盖，往往需要植皮。皮肤附属器（毛囊、汗腺及皮脂腺）如遭完全破坏，则不能完全再生，需瘢痕修复。肌腱断裂后，初期也是瘢痕修复，但随着功能锻炼而不断改建，胶原纤维可按原来肌腱纤维方向排列，达到完全再生。

考点提示

皮肤创伤愈合的类型。

2. 创伤愈合的类型

根据损伤程度及有无感染，创伤愈合可分为以下两种类型。

（1）一期愈合　见于组织缺损少、创缘整齐、无感染、经黏合或缝合后创面对合严密的伤口。这种伤口只有少量的血凝块，炎症反应轻微，表皮再生在24~48小时内便可将伤口覆盖。肉芽组织在第三天就可从伤口边缘长出并很快将伤口填满。5~7天伤口两侧出现胶原纤维连接，已可拆线，切口达临床愈合标准，然而肉芽组织中的毛细血管和成纤维细胞仍继续增生，胶原不断积聚，切口可呈鲜红色，甚至可略高出皮肤表面。随着水肿消退，浸润的炎细胞减少，血管改建数量减少，第二周末瘢痕开始“变白”。这个“变白”的过程需数月的时间。1个月后覆盖切口的表皮结构已基本正常，纤维结缔组织仍富含细胞，胶原组织不断增多，抗拉力强度在3个月达到顶峰，切口数月后形成一条白色线状瘢痕（图1–12）。

（2）二期愈合　见于组织缺损较大、创缘不整、哆开、无法整齐对合，或伴有感染的伤口。这种伤口的愈合和一期愈合比较有以下不同：①由于坏死组织多或感染，继续引起局部组织变性、坏死，炎症反应明显。只有等到感染被控制，坏死组织被清除以后，再生才能开始；②伤口大，收缩明显，从伤口底部及边缘长出多量的肉芽组织将伤口填平；③愈合的时间较长，形成的瘢痕较大（图1–13）。

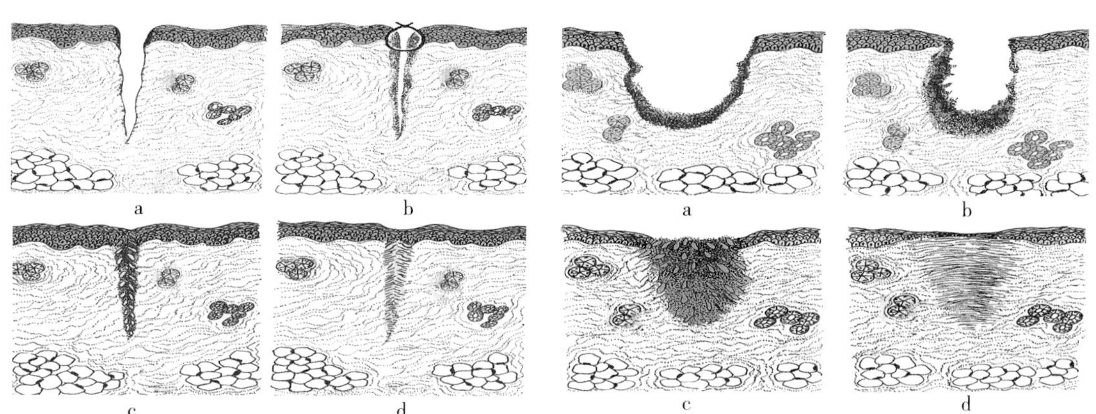

图1–12　创伤一期愈合模式图　　图1–13　创伤二期愈合模式图

（二）骨折的愈合

骨折（bone fracture）通常可分为外伤性骨折和病理性骨折两大类。骨的再生能力很强，经过良好复位后的单纯性外伤性骨折，几个月内便可完全愈合，恢复正常结构和功能。骨折愈合过程包括以下几个阶段（图1–14）。

1. 血肿形成　骨折后，断端及其周围有大量出血，形成血肿，数小时后血肿发生凝固。与此同时常出现轻度炎症反应。

2. 纤维性骨痂形成 骨折后的2~3天，血肿开始由肉芽组织取代而机化，继而发生纤维化形成纤维性骨痂，或称暂时性骨痂，肉眼及X线检查见骨折局部呈梭形肿胀。

3. 骨性骨痂形成 上述纤维性骨痂逐渐分化出骨母细胞，并形成类骨组织，以后出现钙盐沉积，类骨组织转变为编织骨（woven bone）。纤维性骨痂中的软骨组织经过软骨化骨演变为骨组织，形成骨性骨痂。

4. 骨痂改建或再塑 为了适应骨活动时所受应力，经过锻炼，编织骨进一步改建成为成熟的板层骨，皮质骨和髓腔的正常关系以及骨小梁正常的排列结构也重新恢复。改建是在破骨细胞的骨质吸收及骨母细胞的新骨质形成的协调作用下完成的。

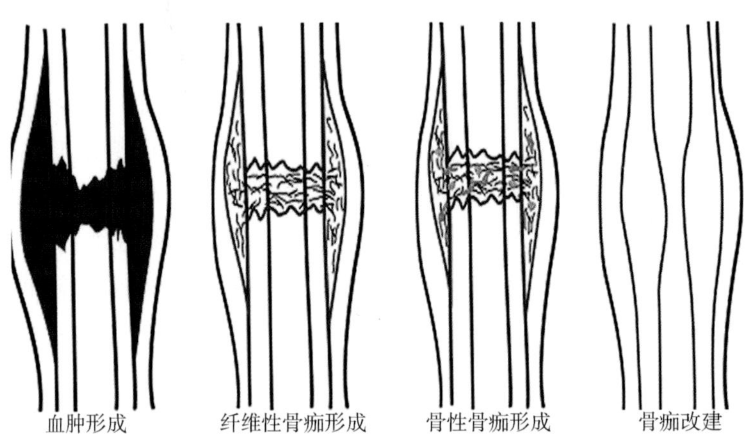

图 1-14　骨折愈合过程示意图

（三）影响创伤愈合的因素

影响创伤愈合的因素除了组织损伤的程度和再生能力之外，还与以下因素有关。

1. 全身因素

（1）年龄　青少年的组织再生能力强、愈合快。老年人则相反，组织再生能力差，愈合慢，这与老年人血管硬化，血液供应减少有很大关系。

（2）营养　严重的蛋白质缺乏，尤其是含硫氨基酸（如甲硫氨酸、胱氨酸）缺乏时，肉芽组织及胶原形成不良，伤口愈合延缓。维生素C对愈合也很重要。这是由于多肽链中的两个主要氨基酸——脯氨酸及赖氨酸，必须经羟化酶羟化，才能形成前胶原分子，而维生素C具有催化羟化酶的作用，因而维生素C缺乏时，前胶原分子难以形成，从而影响了胶原纤维的形成。在微量元素中锌对创伤愈合有重要作用；手术后伤口愈合迟缓的患者，皮肤中锌的含量大多比愈合良好的患者低，因此补给锌能促进愈合。其作用机制可能与锌是细胞内一些氧化酶的成分有关。

2. 局部因素

（1）感染与异物　感染对再生修复的影响很大。许多化脓菌产生一些毒素和酶，能引起组织坏死，溶解基质或胶原纤维，加重局部组织损伤，妨碍创伤愈合；伤口感染时，渗出物很多，可增加局部伤口的张力，常使正在愈合或已缝合的伤口裂开，或者导致感染扩散加重损伤；坏死组织及其他异物，也妨碍愈合并有利于感染。因此，伤口如有感染，或有较多的坏死组织及异物，必然是二期愈合。临床上对于创面较大，已被细菌污染但尚未发生明显感染的伤口，施行清创术以清除坏死组织、异物和细菌，并可在确保没有感染的情况下，缝合创口。这样有可能使本来是二期愈合的伤口，达到一期愈合。

（2）局部血液循环　局部血液循环一方面可保证组织再生所需的氧和营养，另一方面对坏死物质的吸收及控制局部感染也有重要作用。因此，局部血供良好时，则再生修复较为理想，相反，如下肢血管有动脉粥样硬化或静脉曲张等病变，使局部血液循环不良，则该处伤口愈合迟缓。

（3）神经支配　正常的神经支配对组织再生有一定的作用。例如麻风引起的溃疡不易愈合，是神经受累致使局部神经性营养不良的缘故。自主神经损伤，使局部血液供应发生变化，对再生的影响更为明显。

（4）电离辐射　能破坏细胞、损伤小血管、抑制组织再生，因此可影响创伤的愈合。

本章小结

适应是一种非损伤性应答反应，包括萎缩、肥大、增生和化生四种类型。萎缩包括生理性和病理性萎缩，其中病理性萎缩又分为营养不良性、压迫性、失用性、去神经性和内分泌性萎缩。化生指一种分化成熟的细胞类型被另一种分化成熟的细胞类型所取代的过程。化生一般发生在同源组织之间，化生的组织易癌变。

损伤包括可逆性损伤和坏死及凋亡。可逆性损伤包括细胞水肿、脂肪变、玻璃样变等类型。细胞水肿是胞质内水分增多，极期为气球样变。脂肪变为胞质内甘油三酯蓄积引起，最常发生在肝细胞。玻璃样变包括纤维结缔组织、细小动脉壁和细胞内玻璃样变。坏死是以酶溶性变化为特点的活体内局部组织中细胞的死亡。坏死的标志：核固缩、核碎裂和核溶解。坏死类型包括凝固性坏死、液化性坏死、纤维素样坏死和坏疽等。凋亡是活体内单个细胞程序性细胞死亡。

损伤的修复包括再生和纤维性修复两种方式。再生是同种细胞增生来修复的过程。根据再生能力不同，可分为不稳定细胞、稳定细胞和永久性细胞。纤维性修复包括肉芽组织和瘢痕组织形成两个过程。肉芽组织由新生的薄壁毛细血管和成纤维细胞及炎细胞构成，具有抗感染保护创面、填补创口和机化包裹作用。肉芽组织纤维化后，演变为瘢痕组织。由于伤口状态不同，皮肤的创伤愈合分为一期和二期愈合。骨折的愈合包括血肿形成、纤维性骨痂形成、骨性骨痂形成和骨痂改建或再塑四个时期。

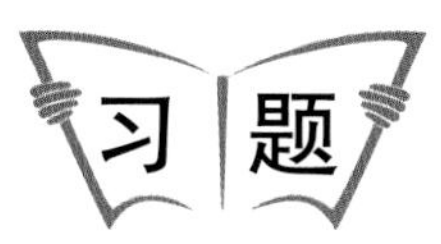

一、选择题

【A1/A2 型题】

1. 细胞和组织的适应性反应不包括

　A. 萎缩　　B. 再生　　C. 肥大　　D. 化生　　E. 增生

2. 四肢骨折石膏固定后引起的骨骼肌萎缩，主要属于

　A. 去神经性萎缩　　B. 失用性萎缩

　C. 压迫性萎缩　　D. 营养不良性萎缩

　E. 生理性萎缩

3. 细胞水肿和脂肪变性常发生在

A. 肺、脑、肾　　B. 心、脾、肺
C. 心、肝、肠　　D. 肝、肾、脾
E. 心、肝、肾

4. 高血压病患者的左心室肌壁增厚是由于心肌的

A. 增生　B. 化生　C. 变性　D. 水肿　E. 肥大

5. 以下哪项叙述不正确

A. 病理性钙化包括营养不良性钙化和转移性钙化
B. 营养不良性钙化常见于结核坏死灶、动脉粥样硬化斑块的变性、坏死区
C. 机体内异物有钙盐沉积是由于血钙过高的结果
D. 转移性钙化是血钙增高、钙盐沉积在未损伤的组织所致
E. 转移性钙化可见于甲状旁腺功能亢进或有严重骨质破坏的骨髓瘤患者

6. 最能代表细胞坏死的三种改变是

A. 核膜破裂、核碎裂、胞质浓缩
B. 核溶解、胞质少和胞膜破裂
C. 核溶解、胞质浓缩和胞膜破裂
D. 核固缩、核质固缩、细胞膜皱缩
E. 核固缩、核碎裂、核溶解

7. 液化性坏死常发生在

A. 肠和肺　　B. 肝和肾
C. 肾和脂肪　　D. 脑和脊髓
E. 脾和肺

8. 下述肿瘤中哪一个与化生有关

A. 肾盂移行细胞癌　　B. 胃腺癌
C. 支气管鳞状细胞癌　　D. 肝胆管上皮癌
E. 食管鳞状细胞癌

9. 凝固性坏死的组织学特点是

A. 核碎片常见　　B. 细胞膜破裂
C. 细胞、组织轮廓残留　　D. 间质胶原纤维崩解
E. 基质解聚

10. 有一老年患者，诊断动脉粥样硬化症十几年，曾出现跛行，左下肢第一足趾逐渐变黑而疼痛，此足趾病变可能为

A. 贫血性梗死　　B. 出血性梗死
C. 干性坏疽　　D. 湿性坏疽
E. 黑色素瘤

11. 下列细胞再生能力排序，正确的是

A. 软骨细胞>表皮细胞>心肌细胞
B. 呼吸道假复层纤毛柱状上皮>肾小管上皮细胞>神经细胞
C. 肝细胞>横纹肌细胞>周围神经
D. 间叶细胞>心肌细胞>软骨细胞

E．胃黏膜柱状上皮＞神经细胞＞成纤维细胞

12．关于肉芽组织，下列说法错误的是

A．肉眼观为红色、细颗粒状、状似肉芽　　B．触之易出血

C．有痛感　　D．为幼稚的纤维结缔组织

E．最终老化为瘢痕组织

13．肉芽组织具有抗感染作用主要是由于

A．成纤维细胞

B．毛细血管

C．炎细胞，包括巨噬细胞和中性粒细胞等

D．能刺激抗体产生免疫反应

E．以上都不对

14．下列哪项不符合二期愈合

A．愈合时间长　　B．瘢痕大

C．伤后8小时内经过清创手术的伤口　　D．损伤范围大，坏死物多

E．创缘不整齐

【B型题】

（15~17题共用备选答案）

A．凝固性坏死　　B．液化性坏死

C．干酪样坏死　　D．酶解性脂肪坏死

E．固缩坏死

15．急性胰腺炎时，病变区域易发生哪种坏死

16．哪一种坏死在生理状态下常可发生

17．乙型脑炎时，脑组织内产生的坏死灶属于哪种坏死

（18~20题共用备选答案）

A．窦道　　B．溃疡　　C．机化　　D．包裹　　E．钙化

18．皮肤、黏膜的坏死组织经溶解吸收或脱落后，局部留下一深在盲管，属于

19．较大的坏死灶不能完全溶解吸收或机化时，由病灶周围产生新生的结缔组织环绕

20．由新生的肉芽组织取代坏死组织的过程

二、思考题

1．简述常见的变性类型及病变特点。

2．简述坏死的基本病理变化。

3．简述肉芽组织的概念及作用。

4．试比较肉芽组织与瘢痕组织的异同。

扫码“练一练”

（杨雷英）

扫码“学一学”

第二章　局部血液循环障碍

学习目标

1. **掌握**　淤血、血栓形成、栓塞、梗死的概念；淤血、梗死的常见原因及其后果；血栓形成的条件及对机体的影响；血栓栓塞的常见部位及后果。

2. 熟悉　充血的原因及对机体的影响；血栓形成的过程、类型、结局；栓子的运行途径；梗死的类型。

3. 了解　出血的原因、类型及其后果。

案例讨论

[案例] 患者1，女，60岁，患高血压病已十余年。近来常有便秘，4日前大便时突然昏倒，并伴大小便失禁和右侧上下肢麻痹。患者2，男，58岁，6年前已确诊为脑动脉粥样硬化（血管内膜受损），4天前早晨醒来后自觉头晕并发现右侧上、下肢活动不能自如，且病情逐渐加重，次日上午，右侧上、下肢麻痹。患者3，女，28岁，患风湿性心脏病伴亚急性细菌性心内膜炎（二尖瓣有赘生物形成）。一日，当其起床下地活动时，突然感觉头晕，当即卧床，两天后发现右上、下肢麻痹。

[讨论]

1. 上述三位患者共同特点都有头晕和右侧上、下肢麻痹。请结合解剖学知识，判断上述患者病变部位可能在何处?

2. 结合本章的学习内容根据提供的简要病史，初步考虑三位患者的诊断分别是什么？能否提出诊断依据?

正常的血液循环是保证机体进行正常生命活动的基本条件。机体通过血液循环为细胞、组织和器官输送氧气和营养物质，同时带走CO_2和代谢废物，保证新陈代谢的正常进行。血液循环一旦发生障碍，则将引起各器官代谢紊乱，功能失调和形态结构改变，可出现萎缩、变性、坏死等病变，严重者甚至死亡。临床上许多疾病在发生和发展过程中常常伴随有血液循环障碍，如心脑血管疾病的心肌梗死、脑出血、脑梗死等的发生都与血液循环障碍有关。

血液循环障碍可分为全身性和局部性血液循环障碍两大类。全身性血液循环障碍（如心力衰竭、休克）必然伴有局部性血液循环障碍，而有些严重的局部性血液循环障碍会导致全身性血液循环异常。局部性血液循环障碍包括①局部组织血液含量异常（充血、淤血、缺血）；②血液内出现异常物质（血栓形成、栓塞和梗死）；③血管内成分逸出（出血、水肿、积液）等。本章主要叙述局部血液循环障碍。

第一节　充血和淤血

充血和淤血都是指机体局部组织血管内血液含量增多的状态（图2-1）。

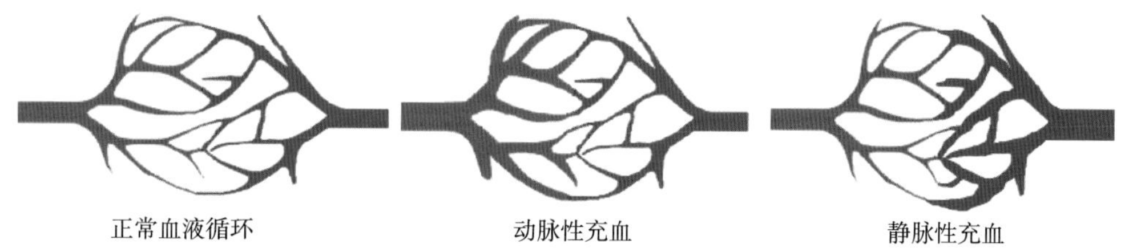

图2-1　局部血液含量改变示意图

一、充血

充血是指动脉输入血量增多导致局部组织、器官动脉血含量增多的状态，又称动脉性充血。动脉性充血多系主动过程，发生快，消退也迅速。

（一）原因及类型

各种原因通过神经和体液的调节，使血管舒张神经兴奋性增高或血管收缩神经兴奋性降低，引起细小动脉血管扩张，血流加快，局部组织血管内动脉血含量增多。动脉性充血按原因可分为如下两类。

1. 生理性充血　局部组织、器官因生理活动增加而发生的充血，称生理性充血。如激动、害羞时的面红耳赤，饭后的胃肠道充血，运动时的骨骼肌充血等。

2. 病理性充血

（1）炎性充血　见于炎症早期，致炎因子的刺激及炎性介质的释放，致使局部细动脉反射性扩张。如结膜炎。

（2）减压后充血　指局部器官或组织长期受压，当压力突然解除时，受压器官、组织内细动脉发生反射性扩张引起的充血，称减压后充血。如一次性抽吸腹腔积液过多过快，腹腔内压力突然下降，腹腔内脏受压动脉反射性扩张充血，严重时引起晕厥。

（3）侧支性充血　局部组织慢性缺血、缺氧时，由于局部酸性物质堆积，刺激血管舒张神经兴奋使缺血组织周围的动脉吻合支扩张充血，对机体有一定代偿意义。

（二）病理变化

动脉性充血的器官或组织内的小动脉和毛细血管扩张，动脉血量增多，代谢增强，致使器官或组织的体积增大，颜色鲜红，局部温度升高。

（三）影响及结局

动脉性充血多是短暂的血管反应，原因消除后，即恢复正常。多数情况下对机体是有利的，能促进局部血液循环，增强局部防御能力和修复功能，如热敷、拔火罐、按摩和红外线照射等。但严重的颅内充血有时会引起头痛、头晕；在动脉已发生器质性病变时（如动脉硬化、脑血管畸形等），动脉性充血可导致血管破裂。如高血压患者情绪激动时动脉充血可使脑血管破裂引起脑出血。

二、淤血

淤血是由于静脉回流受阻，使局部组织或器官的小静脉和毛细血管内血液含量增多的状态，又称静脉性充血。淤血多是病理性的被动过程，具有重要的临床意义。

（一）原因

1. 静脉受压 由于静脉浅、壁薄及压力较低，易受压引起管腔狭窄甚至闭塞，使静脉血液回流受阻。如肿瘤、肠套叠及绷带包扎过紧等均可引起局部静脉受压而发生淤血。

知识拓展

压　疮

压疮也叫褥疮，是指局部组织长时间受压，血液循环障碍，局部持续缺血、缺氧、营养不良而致的软组织溃烂和坏死。易发生在骨质凸出的部位，如骶尾部、坐骨结节、股骨大转子、足跟部等。常见于瘫痪和长期卧床患者。临床上应定时帮患者翻身、按摩，促进局部血液循环以减少压疮的发生。

2. 静脉管腔阻塞 主要见于静脉内血栓形成、栓塞或静脉炎引起的静脉壁增厚等使管腔阻塞、狭窄。

3. 静脉血液坠积 躯体下垂部位的静脉血因重力作用而回流困难，可发生淤血，如长久站立后的下肢淤血，长期卧床患者受压部位可发生坠积性淤血。

4. 心力衰竭 心衰时心脏不能排出正常容量的血液进入动脉，血液滞留，阻碍了静脉的回流，造成淤血。如左心衰竭导致的肺淤血，右心衰竭引起的体循环淤血等。

考点提示

淤血的原因及其后果。

（二）病理变化

肉眼观，淤血组织和器官体积增大，重量增加，颜色暗红；发生在皮肤和黏膜则呈现紫蓝色，称为发绀；局部组织和器官的代谢减缓，功能减退，产热减少，局部温度降低。

镜下观，淤血组织内小静脉及毛细血管扩张，管腔内充满大量红细胞，严重淤血使血管壁通透性增加，血浆和红细胞漏出。

（三）影响及结局

淤血是可复性的，其对机体的影响取决于淤血部位、程度、发生速度和持续的时间、侧支循环代偿情况等。轻度、短时间的淤血，仅引起局部器官的功能降低、代谢减慢，原因去除后，其功能、代谢可逐渐恢复正常。长期淤血可引起如下变化。

1. 淤血性水肿、出血 淤血、缺氧使毛细血管内流体静压升高，血管壁通透性增高，使血管内的液体、红细胞漏出，引起淤血性水肿、淤血性出血。

2. 实质细胞萎缩、变性及坏死 长期淤血使局部组织缺氧，营养物质供应不足，代谢中间产物堆积，导致实质细胞发生萎缩、变性，甚至坏死。

3. 淤血性硬化 长期慢性淤血使实质细胞萎缩或坏死而消失，间质纤维组织增生，组织内网状纤维胶原化，使淤血的器官质地变硬，称为淤血性硬化。

（四）重要器官淤血

1. 慢性肺淤血 常见于左心衰竭。肉眼观，肺体积增大，重量增加，暗红色，切面流出泡沫状红色血性液体。长期慢性肺淤血，还可导致肺泡壁上的纤维组织增生及网状纤维胶原化，晚期肺质地变硬，呈棕褐色，称肺褐色硬化。镜下观，肺泡壁毛细血管和小静脉扩张、充血，肺泡腔内充满水肿液和少量红细胞、巨噬细胞及心力衰竭细胞。心力

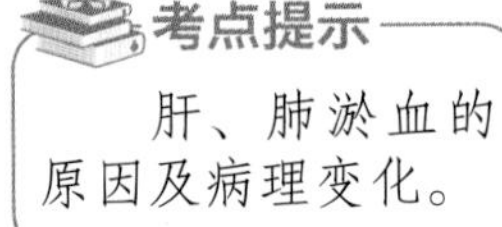

考点提示
肝、肺淤血的原因及病理变化。

衰竭细胞是巨噬细胞吞噬了肺泡腔内红细胞，将红细胞的血红蛋白崩解成棕黄色、颗粒状的含铁血黄素，这种含有含铁血黄素的巨噬细胞，因多见于心力衰竭时，所以称为心力衰竭细胞（图2–2）。临床上患者出现呼吸困难、发绀、咳嗽、咳粉红色泡沫痰等症状。

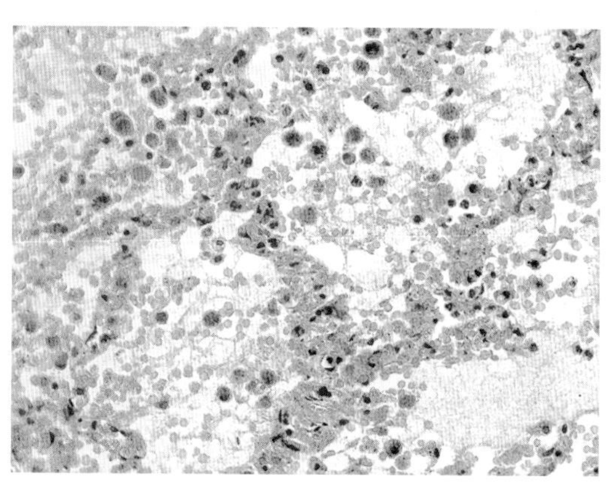

图2–2　慢性肺淤血

肺泡壁毛细血管和小静脉扩张、充血，肺泡腔内充满水肿液和少量红细胞、巨噬细胞及心力衰竭细胞

2. 慢性肝淤血　常见于右心衰竭。肉眼观，肝脏体积增大，重量增加，包膜紧张。切面呈红（淤血）黄（脂肪变性）相间的花纹状结构，状似槟榔的切面，故称槟榔肝（图2–3）。镜下观，肝小叶中央静脉及其附近的肝窦扩张充血，周围肝细胞发生萎缩甚至消失（图2–4），肝小叶边缘肝细胞因淤血性缺氧而发生脂肪变。长期慢性肝淤血，肝脏间质纤维组织增生及网状纤维胶原化，形成淤血性肝硬化。

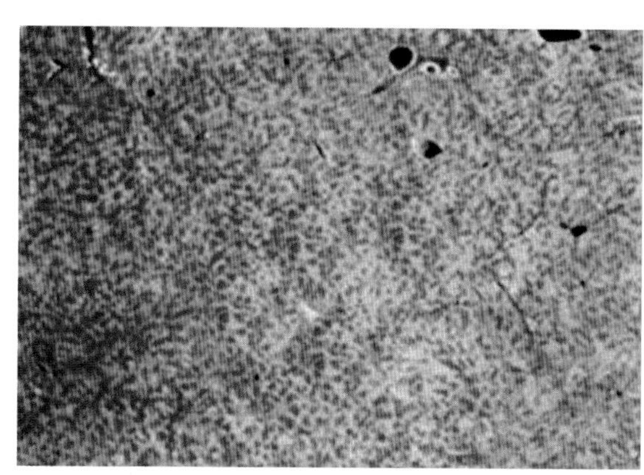

图2–3　槟榔肝

肝切面呈现红、黄相间的花纹

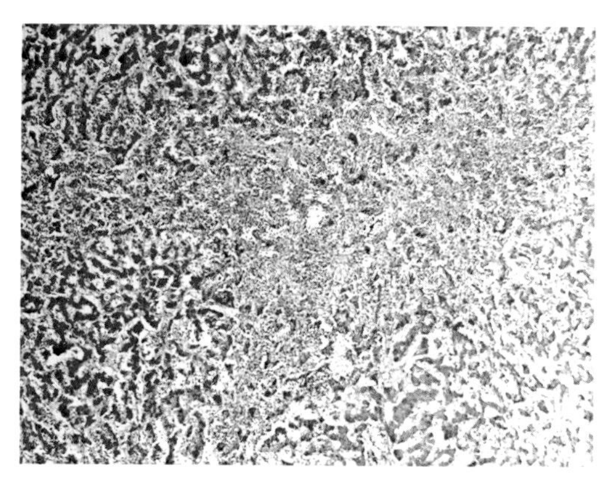

图2–4　慢性肝淤血

肝小叶中央静脉及周围血窦扩张淤血，肝细胞变性、萎缩或消失

第二节　出　血

血液从血管或心腔内逸出的过程，称为出血。血液逸出体外者称外出血，逸出的血液积聚于体腔或组织间隙内者称内出血。

一、原因及发生机制

按出血机制可分破裂性出血和漏出性出血。

（一）破裂性出血

破裂性出血是由于心脏或血管壁破裂所致，一般出血量较大。常见原因如下。

1. **外伤致心脏或血管破裂** 如切割伤、刀刺、枪弹等各种机械损伤引起心脏和器官血管破裂（图2-5），是最常见的出血原因。

2. **心血管本身病变** 心脏或血管破裂如室壁瘤、动脉粥样硬化、动脉瘤、动-静脉发育畸形等。

3. **周围病变破坏血管** 血管壁被周围病变如肿瘤、结核、溃疡等侵蚀破裂出血。

4. **静脉破裂** 常见于肝硬化晚期食管静脉曲张的破裂。

5. **毛细血管破裂** 多见于软组织损伤。

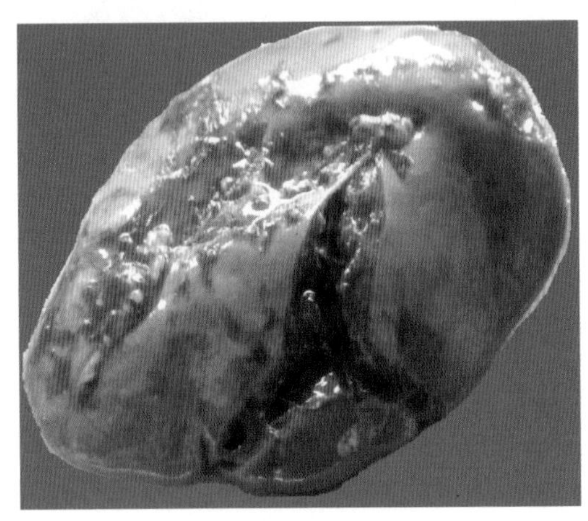

图2-5 外伤致脾破裂出血

（二）漏出性出血

小动脉、毛细血管、小静脉无明显破裂而是通透性增加，红细胞通过扩大的内皮细胞间隙和受损的基底膜漏出血管外所致。一般出血量较小。常见原因如下。

1. **淤血和缺氧** 淤血、缺氧及酸性代谢产物的堆积使毛细血管内皮细胞变性坏死、血管基底膜损伤，毛细血管通透性增高。

2. **严重感染、中毒** 败血症、流行性出血热、钩端螺旋体、蛇毒等均可损伤血管壁，使其通透性增加。

3. **某些药物或食物引起变态反应** 过敏性紫癜等导致的血管壁损伤，通透性增加。

4. **维生素C缺乏** 维生素C缺乏时毛细血管壁内皮细胞连接处的基质和血管外的胶原基质形成不足，致血管脆性和通透性增加。

5. **血小板减少和功能障碍** 见于再生障碍性贫血、原发性血小板减少性紫癜等；血小板功能异常，如先天性血小板缺陷等。

6. **凝血因子缺乏** 如血友病患者凝血因子Ⅷ或Ⅸ缺乏；肝病变时凝血因子Ⅶ、Ⅸ、Ⅹ合成减少；DIC时凝血因子消耗过多等。

二、病理变化

内出血可发生在人体内任何部位。当机体有微小出血时仅能在显微镜下看到组织间隙内有数量不等的红细胞，后期红细胞被分解，可通过镜下观察含铁血黄素颗粒的存在来推断陈旧性的出血。皮下、黏膜或浆膜的少量出血在局部形成较小的出血点称为瘀点，稍大的出血（直径3~5mm）称为紫癜，直径超过1~2cm的皮下出血称为瘀斑，血液积聚在体腔，称为体腔积血，如心包积血、关节腔积血等。在组织内局限性大量出血，称为血肿，如脑出血、脑硬膜下血肿、皮下血肿等。

外出血即血液流出体外。外出血量较大时，可经自然管道排出，如鼻出血排出体外称为鼻衄，肺及支气管出血经口排出称为咯血，消化道出血经口排出称为呕血，经肛门排出称为便血，泌尿道出血经尿排出称为血尿。

三、对机体的影响

出血对机体的影响和结局取决于出血的类型、数量、速度和部位。人体具有止血的功能，缓慢少量的出血，多可自行止血。局部组织或体腔内的少量出血，可通过吸收或机化消除，较大的血肿吸收不完全则可机化或纤维包裹。破裂性出血若出血迅速，在短时间内丧失循环血量20%~25%时，可发生出血性休克。生命器官的出血，即使出血量不多，也可引起严重后果，如心脏破裂出血可导致猝死；大量脑出血可压迫脑干导致患者死亡。漏出性出血若出血广泛时，亦可导致出血性休克。慢性反复出血还可引起贫血。

第三节　血栓形成

在活体的心、血管内，血液发生凝固或血液的有形成分凝集形成固体质块的过程，称为血栓形成。所形成的固体质块称为血栓。

一、血栓形成的条件及机制

生理状态下，在活体的心、血管内流动的血液一般不形成血栓，是因为血管壁内皮细胞完整光滑；体内存在一些天然的抗凝血物质如肝素；血液中存在凝血系统和抗凝血系统（即纤维蛋白溶解系统），二者保持动态的平衡，即不断有凝血因子被激活形成少量的纤维蛋白，同时不断有沉积的纤维蛋白被纤维蛋白溶解系统溶解，既保证了血管的完整性和血液的可凝性，又保证了血液的流体状态，维持了正常的血液循环。如果某些病因触发了凝血过程，使其平衡失调，就会导致血栓形成。

（一）心、血管内膜损伤

心、血管内膜损伤是血栓形成的最重要和最常见的条件。常见于风湿性或细菌性心内膜炎、心肌梗死、动脉或静脉内膜炎、动脉粥样硬化等疾病及反复的静脉穿刺；缺氧、休克、败血症和细菌内毒素等亦可损伤血管内皮导致血栓形成。

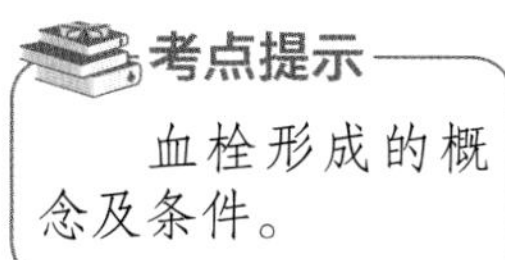

考点提示

血栓形成的概念及条件。

当心血管内膜损伤时，血管内皮粗糙不平，有利于血小板黏集，黏集的血小板和损伤的内皮细胞释出二磷酸腺苷（ADP），ADP又促使更多的血小板黏附及凝集形成固体的血小板堆，成为血栓形成的起始点；同时损伤的内皮细胞可发生变性、坏死或脱落，内皮下胶原暴露，使Ⅻ因子活化，启动内源性凝血系统；损伤的内皮释放组织因子，启动外源性凝血系统，内、外源性凝血系统激活从而引起血液凝固，形成固体的血栓。

（二）血流状态的改变

血流缓慢、血流停止和涡流形成是诱发血栓形成的重要条件。并使已形成的血栓容易固定在血管壁上而不断扩大。常见于手术后、心力衰竭、久病卧床者或静脉曲张患者。

正常时血液在血管内流动是分层的。红细胞、白细胞在血流中的中轴部，血小板位于其外围，构成轴流，血管周边则为黏度较低的血浆，构成边流。当血流缓慢或形成漩涡时，轴流变宽或消失，血小板到达边流与内膜接触的概率增大，易附着于血管壁形成血栓；同时，被激活的凝血因子和凝血酶因血液缓慢不易被冲走，在局部浓度升高，触发机体的凝血机制，诱发血液凝固；此外，血流缓慢引起内膜缺氧，内皮细胞变性、坏死、脱落及胶原暴露，触发内、外源性凝血系统的激活。

临床上静脉血栓比动脉多，下肢静脉血栓比上肢静脉多。原因在于静脉血流速度缓慢，同时静脉管壁薄受压后血流更慢甚至停滞，静脉瓣使静脉血流易形成涡流。动脉血流速度快，一般不易形成血栓。但在病理状态下如血流变慢或涡流形成时，也会有血栓形成，如二尖瓣狭窄时左心房血流缓慢并出现涡流，可形成左心房附壁血栓。

（三）血液凝固性增高

血液凝固性增高血液更易于发生凝固形成血栓。如大面积烧伤的患者，由于大量失液使血液浓缩、黏稠度增高；严重创伤、大手术后的患者反应性血小板、凝血因子数量增多，均易导致血栓形成；妊娠者第三周开始血液凝固性增高，当产科意外时（胎盘早剥等）容易形成血栓，甚至促进弥散性血管内凝血（DIC）形成。

血栓形成往往是多种因素综合作用的结果。如大手术后静脉血栓形成，除手术创伤使血管内膜受损以外，术后卧床使血流缓慢，反应性凝血因子和血小板的生成增多及组织因子入血等使血液凝固性增高，三者均是引起血栓形成的条件。临床上手术过程中，应注意操作轻柔，避免过多的损伤组织和血管；酌情鼓励长期卧床患者作适当运动，以促进血液循环，防止或减少血栓形成等。

二、血栓形成的过程、类型及形态

血栓是逐渐形成的，通常包括血小板析出、血小板黏集和血液凝固两个基本过程（图2-6）。血小板黏集是血栓形成的关键。以延续性血栓为例，首先血小板黏附于心、血管内膜损伤后裸露的胶原表面，血小板被激活并释放活性因子ADP和血栓素A_2，促进血小板聚集成珊瑚状血小板小梁形成白色血栓（头部），随后珊瑚状血小板小梁间由于血流变慢并形成涡流，同时内皮损伤激活内、外源性凝血系统，促使小梁间血液凝固构成混合血栓（体部）。随着混合血栓迅速增大并阻塞血管，最后血流停止，血液凝固形成红色血栓（尾部）。通常根据血栓形成的过程将血栓分为4种类型。

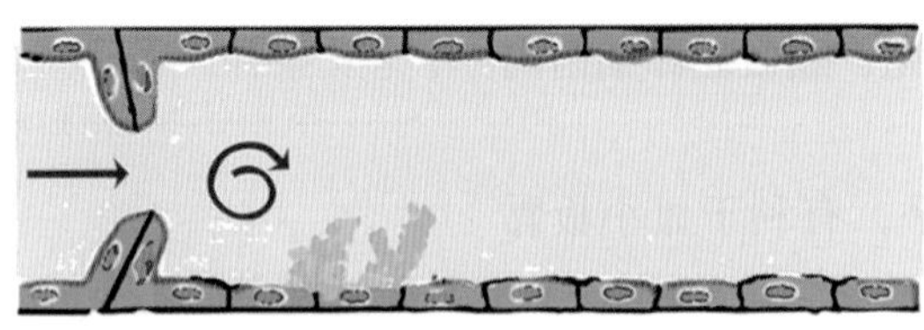

血流通过瓣膜形成漩涡，少量血小板沉积

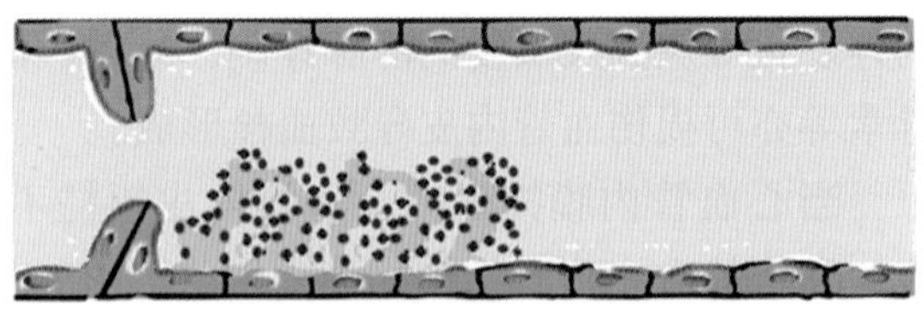

血小板继续沉积形成血小板小梁，小梁周围有白细胞，形成白色血栓

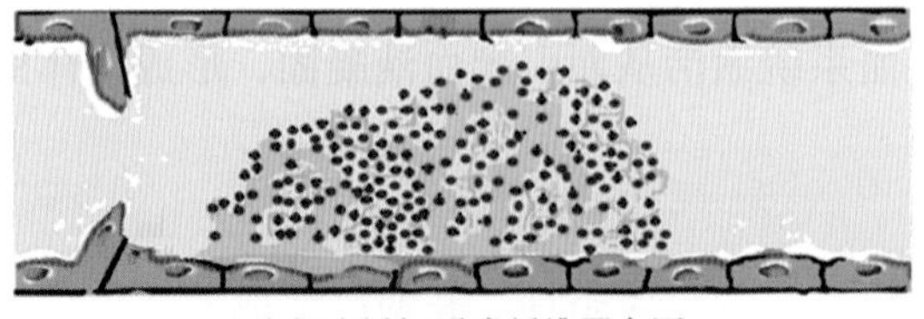

血小板小梁间形成纤维蛋白网，网眼内充满红细胞形成的混合血栓

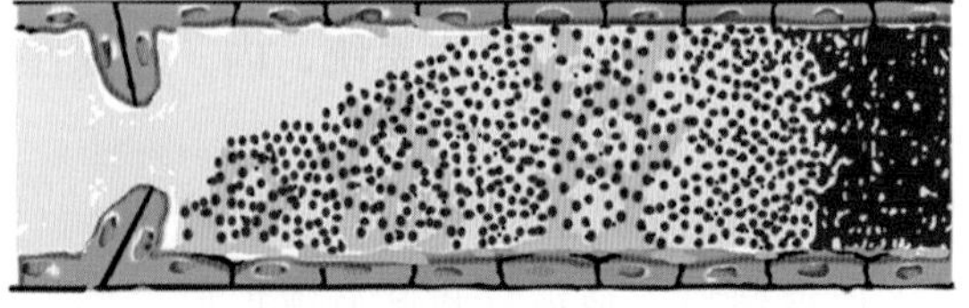

血管腔堵塞，局部血流停滞致血液凝固形成红色血栓

图2-6　血栓形成的过程示意图

（一）白色血栓

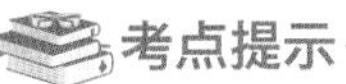

考点提示

血栓形成的过程、类型。

构成延续性血栓的起始部。肉眼观呈灰白色，质实，与心血管壁附着较牢固。镜下由血小板构成珊瑚状小梁，小梁周围有中性粒细胞附着，小梁间夹杂少量纤维蛋白网，网眼中网罗了少许红细胞。白色血栓也可单独存在，主要发生于心瓣膜、心腔或大动脉内，由于血流较快，血液不易凝固，主要由沉积的血小板构成。如急性风湿心内膜炎时，在二尖瓣膜上形成赘生物为白色血栓。

（二）混合血栓

混合血栓常发生在静脉，构成延续性血栓的体部。肉眼观，表面粗糙，干燥，与血管壁粘连比较紧密，呈灰白色和红褐色相间的层状交替结构，又称为层状血栓。镜下观，主要由粉红色分枝状的血小板小梁和小梁之间的纤维蛋白网及其中的红细胞组成，小梁周围有中性粒细胞附着（图2-7）。

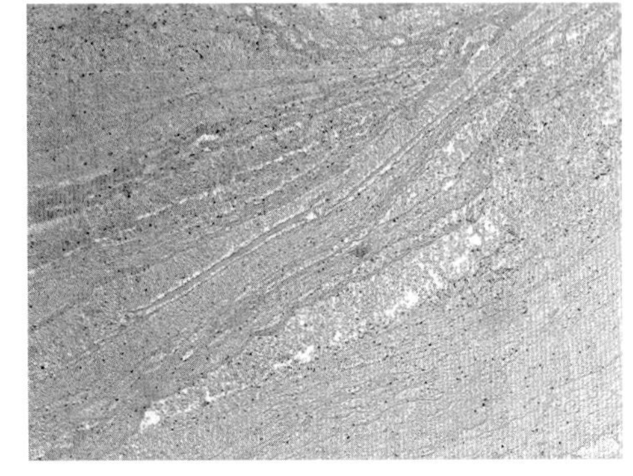

图 2-7　混合血栓

（三）红色血栓

即静脉内延续性血栓的尾部（不独立存在），主要见于静脉内混合血栓逐步增大，使局部血流停止，血液发生凝固而形成。肉眼观，新鲜红色血栓为暗红色，光滑湿润，有一定弹性，与血管壁无粘连，陈旧的静脉血栓因水分被吸收，变得干燥、易碎、无弹性，易于脱落进入血流成为血栓栓子，引起栓塞。镜下见纤维蛋白网眼中充满血细胞。

（四）透明血栓

见于全身微循环小血管内，体积小，只有在镜下可见，又称微血栓。其成分主要是纤维蛋白，又称纤维蛋白性血栓，常见于DIC。

三、血栓形成的结局

（一）溶解吸收

在血栓形成的同时，纤维蛋白溶解系统也被激活，另外血栓内中性粒细胞崩解，释放蛋白溶解酶，可将小的血栓完全溶解变成细小颗粒，它可被血流冲走或被吞噬细胞吞噬，小的血栓可完全溶解吸收而不留痕迹。

（二）软化脱落

较大的血栓，可发生部分软化、溶解，在血流冲击下，整个血栓或血栓的一部分，可脱落形成血栓栓子，随血流运行至他处，引起该部位血管的阻塞，即栓塞。

（三）机化再通

血栓过大而纤维蛋白溶解酶活性不足时，血栓形成后1~2天，由血管壁向血栓内长入新生的肉芽组织并逐渐替代血栓的过程，称为血栓机化。机化的血栓和血管壁紧密相连，不易脱落。较大的血栓完全机化需2~4周。机化后的血栓干燥、收缩或部分溶解，使血栓与血管壁之间及血栓本身出现裂隙，新生的血管内皮细胞覆盖于裂隙表面，形成新的血管腔，这些管腔相互吻合沟通，形成狭窄迂曲的通道，使被阻塞的血管部分重新恢复血流，这一过程称为再通。但局部血流量则不能达到血栓发生前的水平。

（四）钙化

如血栓未溶解吸收或机化，钙盐可在血栓内沉积，使血栓部分或全部钙化成坚硬的质块，形成静脉石或动脉石，此过程称钙化。

四、血栓对机体的影响

血栓形成对机体的影响取决于发生部位、大小、阻塞血管的程度以及有无侧支循环形成，通常有有利和不利两个方面。

（一）有利方面

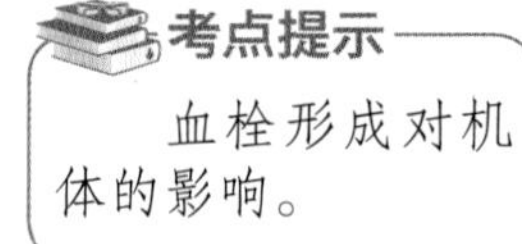

1. 止血、防止出血 在损伤破裂的血管内血栓形成，可及时止血。某些疾病如溃疡底部或结核性空洞壁血管内血栓形成，可在病变侵蚀前形成血栓防止大出血。

2. 防止炎症扩散 炎症病灶周围血管内血栓形成，可防止病原体及毒素蔓延扩散。

（二）不利方面

1. 阻塞血管 阻塞动脉，当侧支循环尚未有效建立时，则引起组织缺血性坏死，如冠状动脉血栓形成引起的心肌梗死、脑动脉血栓形成引起的脑梗死等。阻塞静脉，可导致淤血、水肿，严重者发生坏死，如血栓闭塞性脉管炎可引起患肢坏疽。

2. 栓塞 血栓全部或部分软化脱落后，形成栓子，随血流运行，引起栓塞。

3. 心瓣膜变形 主要见于风湿性心内膜炎。由于心瓣膜上的血栓形成，机化后可引起瓣膜增厚、皱缩、粘连、变硬，导致瓣膜口狭窄或关闭不全，形成慢性心瓣膜病。

4. 广泛性出血和休克 见于DIC。当微循环内广泛的微血栓形成时，可使凝血因子和血小板耗竭，造成血液的低凝状态，及继发性纤维蛋白溶解系统功能亢进，可引起患者全身广泛性出血和休克。

第四节 栓 塞

在循环血液中出现不溶于血液的异常物质，随血流运行阻塞血管的现象称栓塞。这些异常物质称为栓子。栓子可以是固体、液体或气体。如血栓栓子、空气栓子、脂肪栓子、肿瘤细胞栓子、羊水栓子、寄生虫和虫卵栓子等，其中最常见的栓子是血栓。

一、栓子运行的途径

考点提示

栓子的运行途径。

栓子运行的途径一般与血液流向一致，最终停留在口径与其相当的血管并阻断血流（图2-8）。

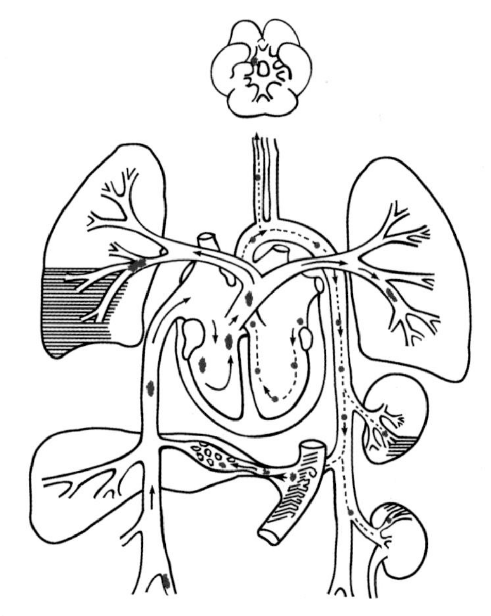

图2-8 栓子运行的途径

（1）来自左心和体循环动脉系统的栓子，随血流运行，栓塞于体循环动脉系统的小动脉分支。常见于脑、脾、肾、下肢等器官的动脉栓塞。

（2）来自右心和体循环静脉系统的栓子，随血流运行，可栓塞在肺动脉及其分支内。若栓子体积微小，并有一定弹性如脂肪栓子、气体栓子，可以通过肺间隔毛细血管进入左心及体循环动脉系统，引起脑、脾、肾等器官细小动脉分支的栓塞。

（3）来自肠系膜静脉等门静脉系统的栓子，随血流进入肝脏，栓塞于肝内门静脉分支。

但也有极少数栓塞如先天性心脏病，房间隔或室间隔缺损的患者，心腔内的栓子由压力高的心腔通过缺损进入压力低的心腔，再随动脉血流栓塞相应的分支，形成交叉性栓塞。患者胸内压、腹内压骤增时，下腔静脉的栓子逆血流而行，栓塞下腔静脉所属分支，形成逆行性栓塞。一般罕见。

二、栓子类型及对机体的影响

栓子的种类不同，引起栓塞的类型也不同。栓塞对机体的影响主要取决于栓子的种类、大小、栓塞的部位以及侧支循环建立的情况。

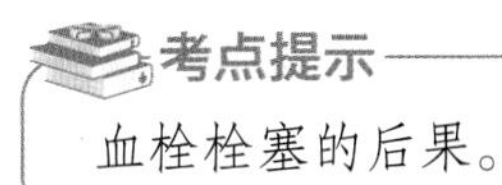

血栓栓塞的后果。

（一）血栓栓塞

血栓全部或部分脱落引起的栓塞称为血栓栓塞，是最常见的栓塞类型，占栓塞的99%以上。

1. 肺动脉栓塞　95%的栓子来源于下肢深部静脉，特别是股静脉和髂静脉，偶尔来自右心和盆腔静脉的血栓栓子。其后果有：①较小栓子栓塞肺动脉个别小分支，不引起严重后果，因肺组织有肺动脉和支气管动脉双重血液供应。②若栓塞前，肺已有严重淤血，致该区微循环内压力明显升高，侧支供血受阻，可引起肺出血性梗死。③栓子数量多，广泛栓塞于肺动脉的多数小分支，即使体积不大，也可引起急性右心衰竭猝死。④栓子较大栓塞于动脉主干或其大分支，患者可猝死。

2. 体循环动脉栓塞　80%的栓子来自左心。常见于细菌性心内膜炎时心瓣膜上的赘生物脱落、二尖瓣狭窄时左心房附壁血栓及主动脉粥样硬化溃疡面的血栓脱落。栓塞以脾、肾、脑、心和四肢的动脉较常见。当被栓塞的动脉分支较小，又有足够有效的侧支循环形成时常不引起严重后果；当栓塞到动脉大分支，而侧支循环又不能及时形成时，则可引起局部组织的缺血坏死，严重者可危及生命，如脑血管血栓栓塞可引起脑梗死甚至导致患者死亡。

（二）脂肪栓塞

循环血流中出现脂肪滴阻塞血管的过程，称为脂肪栓塞。常发生于肺、脑等器官。多见于长骨骨干骨折、脂肪组织严重挫伤时，骨髓或脂肪组织的脂肪细胞破裂，脂滴大量游离出来，经破裂的静脉进入血液循环，随血流入右心，再到达肺，引起肺动脉分支、小动脉或毛细血管的栓塞。直径小于20μm的脂肪栓子可通过肺间隔毛细血管经肺静脉至左心达体循环的分支，引起全身多器官的栓塞，最常阻塞脑内毛细血管。

脂肪栓塞的后果因脂滴的多少而异，少量脂滴入血，可被巨噬细胞吞噬或被脂酶分解清除，无不良后果。但若大量脂滴（9~20g）或较大脂滴（直径大于20μm）短期内进入肺循环，使肺部血管广泛栓塞并发生反射性痉挛，可引起窒息和急性右心衰竭而导致患者猝死。

（三）气体栓塞

大量气体快速进入血液循环或原已溶于血液中的气体迅速游离出来，形成气泡阻塞心血管，称为气体栓塞。前者多为空气栓塞，后者为氮气栓塞，又称为减压病。

1. 空气栓塞　正常时血液仅能溶解很小量的空气，若大量空气于短时间内进入血流，则可形成栓子引起空气栓塞。多见于具有负压的颈静脉、锁骨下静脉外伤破裂时，外界空气由破损处进入血流造成空气栓塞。因为这些大静脉靠近心脏，吸气时胸廓扩张，静脉压更低，空气因静脉腔内负压吸引而进入血液循环。也可见于人工气腹胸、加压输血输液时。此外，在分娩、人工流产及胎盘早期剥离时，因子宫收缩，宫腔内压力升高也可将空气压入开放的子宫静脉内引起栓塞。

大量气体（超过100ml）快速进入血液，随血流进入右心，在心脏的搏动中，气体和血液搅拌成泡沫状。这些泡沫状血液具有可压缩性，心脏收缩时，收缩的动能压缩空气使其体积变小，泵血能力减弱，心输出量下降；心脏舒张时，心腔压力降低，空气体积增大占据右心室腔，静脉血回流受阻，造成严重的循环障碍。患者可出现呼吸困难，重度发绀，甚至猝死。

2. 氮气栓塞（减压病） 当从高气压环境急速转入低气压环境时，溶解于血液中的气体迅速游离出来所引起的气体栓塞，称为减压病。本病是由于在体外大气压骤然降低情况下，原来溶解于血液中的氧气、二氧化碳和氮气很快被释放出来，形成气泡。其中氧气和二氧化碳可以再溶解，经呼吸排出体外，而氮气溶解较慢，可在血液或组织中形成小气泡或相互融合成大气泡，阻塞血管引起广泛栓塞。主要见于潜水员从深海迅速浮出水面或飞行员从低空快速升入高空而机舱又未密封时。气泡所在的部位不同，临床表现有所不同，可引起皮下气肿、肠道、四肢等部位末梢血管阻塞出现痉挛性疼痛，大量气泡阻塞冠状动脉时可导致患者猝死。

（四）羊水栓塞

羊水栓塞是分娩过程中一种罕见而严重的并发症（1/50000人），死亡率大于80%。多见于羊膜早破或胎盘早期剥离，特别是分娩中胎儿阻塞产道时，由于子宫强烈收缩，宫内压增高，羊水被挤压入子宫壁破裂的静脉窦内，随血液循环栓塞肺动脉各级分支和毛细血管内，可引起肺内广泛的DIC，导致急性呼吸循环衰竭。临床上患者常在分娩过程中或分娩后突然出现呼吸困难、发绀、抽搐、休克、昏迷至死亡。2/3的患者在1小时内因急性呼吸循环衰竭而死亡。少量羊水还可通过肺毛细血管经肺静脉达左心，引起体循环动脉系统的小血管栓塞。羊水栓塞的形态学诊断依据是显微镜下肺小动脉和毛细血管内见到羊水的成分，如角化的鳞状上皮、胎毛、胎脂、胎粪等。偶尔也可在患者血液涂片或其他器官的小血管内找到羊水的成分。

羊水栓塞导致孕妇死亡的原因除肺循环阻塞外，可能与下列因素有关：①羊水内含有凝血致活酶物质，激活了母体凝血过程，发生DIC；②羊水中胎儿代谢产物入血引起过敏性休克；③羊水栓子阻塞肺动脉及羊水内含有血管活性物质引起反射性血管痉挛等可能也是致死的原因。

（五）其他栓塞

（1）含大量细菌的血栓或细菌集团，侵入血管或淋巴管内，不仅阻塞管腔引起栓塞，而且能引起炎症的扩散。细菌栓塞多见于细菌性心内膜炎及脓毒血症。

（2）寄生虫及虫卵常栓塞肝内门静脉分支。

（3）恶性肿瘤细胞如侵入血管内，可随血流运行至其他部位，形成瘤细胞栓塞，部分病例瘤细胞在该处能继续生长而形成转移瘤。

第五节 梗 死

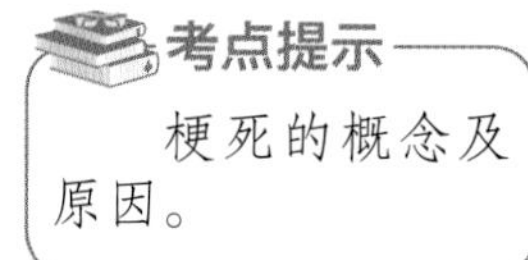

机体局部组织或器官由于动脉供血中断，而侧支循环又不能及时建立，引起的缺血性坏死称为梗死。

一、原因和条件

（一）梗死的原因

1. **血栓形成**　是梗死最常见的原因。冠状动脉和脑动脉粥样硬化合并血栓形成，分别引起心肌梗死和脑梗死。

2. **动脉栓塞**　多为动脉血栓栓塞。也可为气体、脂肪栓塞，导致肾、脾、肺等器官梗死。脾、肾和肺的梗死中，由血栓栓塞引起者多于血栓形成。

3. **血管受压**　肿瘤或机械性压迫可使血管受压闭塞引起梗死，如嵌顿性疝、肠扭转、肠套叠等可使肠动静脉受压引起肠梗死；卵巢囊肿蒂扭转压迫血管引起囊肿的梗死。

4. **动脉痉挛**　很少见。在血管原有病变基础上，由于情绪激动、过度劳累、严重刺激等，可引起血管持续痉挛，致血流中断而发生器官和组织的梗死。如冠状动脉、脑动脉粥样硬化时，动脉管腔狭窄，此时如果再发生持续性痉挛、则可引起心肌梗死和脑梗死。

（二）梗死的条件

动脉血流供应中断后局部组织或器官是否发生梗死，还与下列条件密切相关。

1. **侧支循环能否及时有效建立**　机体大多数器官的血管都有丰富的吻合支，有的器官有双重血液供应，一般情况下不易发生梗死（肺、肝），但在严重淤血的基础上或动静脉同时受阻时，则发生梗死。心、脾、肾、脑，因动脉吻合支较少，一旦动脉阻塞，不易建立侧支循环，容易发生梗死。侧支循环的建立还与血流中断的速度有关，急速发生的血流中断侧支循环不能及时形成，易发生梗死，缓慢发生的血流中断则不易发生梗死。

2. **组织对缺血缺氧的耐受性**　脑组织神经细胞对缺氧耐受性最低，5~6分钟缺血缺氧即可坏死，心肌细胞的耐受性也较低，缺血20~30分钟可坏死，骨骼肌、纤维结缔组织对缺氧的耐受性最强，一般不易发生梗死。

3. **动脉血的氧含量**　在严重贫血、失血、心力衰竭时，动脉血氧含量降低，可促进梗死的发生。

二、梗死类型及病理变化

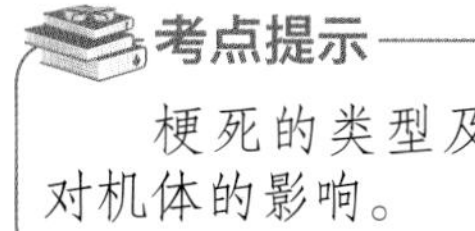

梗死的类型及对机体的影响。

根据梗死灶含血量多少和是否合并细菌感染，可分三种类型（表2-1）。

表2-1　贫血性梗死与出血性梗死的区别

	贫血性梗死	出血性梗死
好发器官	组织结构致密，侧支循环不丰富的器官如心、肾、脾、脑	组织结构疏松，有双重动脉供血或吻合支丰富的器官，如肺、肠
发生条件	动脉供血中断、组织结构致密、侧支循环不丰富	组织结构疏松、严重静脉淤血合并动脉供血中断
形态变化	颜色苍白，有暗红色充血出血带，与正常组织界限清	颜色暗红，无明显充血出血带，与正常组织界限不清
结局	较好，多由瘢痕修复	较差，常可发展为坏疽

（一）贫血性梗死

贫血性梗死多发生于组织结构致密、侧支循环不丰富的实质器官，如心、肾、脾和脑等器官。当这些器官的动脉血流阻断后，供血区内及其邻近的动脉分支发生反射性痉挛，将血液从该区挤压出去，该区的组织细胞因缺血而变性、坏死，组织崩解、局部渗透压升高，挤压间质内的小血管，使该区保持贫血状态。故梗死区内缺乏血液而呈灰白色或灰黄色，又称白色梗死。

肉眼观，呈灰白色，质较硬，梗死灶周围有明显的充血、出血带，与周围组织分界清楚。梗死灶的形状取决于该器官的血管分布。

镜下观，心、肾、脾的梗死属于凝固性坏死，早期梗死区的组织轮廓尚存，梗死灶周围有明显的炎症反应，可见炎细胞浸润及充血、出血带。陈旧的梗死灶，梗死区组织轮廓消失，呈均匀、红染、颗粒状，充血、出血带消失，周围有肉芽组织长入，最后形成瘢痕。脑梗死属液化性坏死，镜下组织常发生液化而轮廓不清。

脾、肾梗死多因栓塞引起，呈灰黄（白）色，脾、肾的血管呈树枝状分布，其梗死灶呈圆锥形，切面呈扇形或楔形（图2-9）。

心肌梗死多见于冠心病，多由冠状动脉粥样硬化继发血栓形成引起。心冠状动脉分支不规则，故心肌梗死灶形状亦不规则或呈地图状（图2-10）。

脑梗死常因脑动脉粥样硬化继发血栓形成或栓塞，因脑组织含有多量类脂质和水分，故多发生软化、液化而形成囊腔。

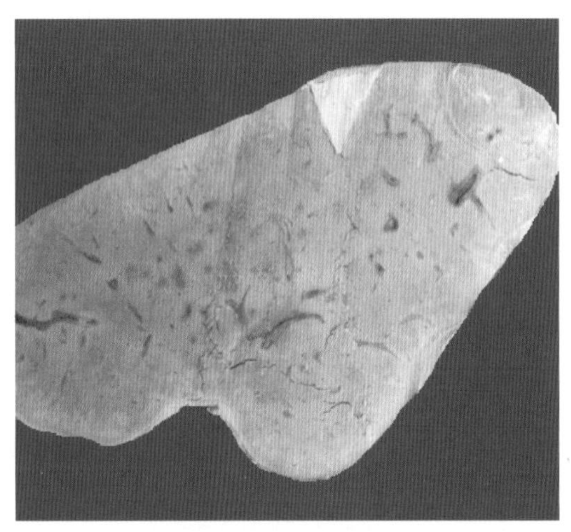

图2-9　脾梗死

梗死灶呈灰白色、圆锥形

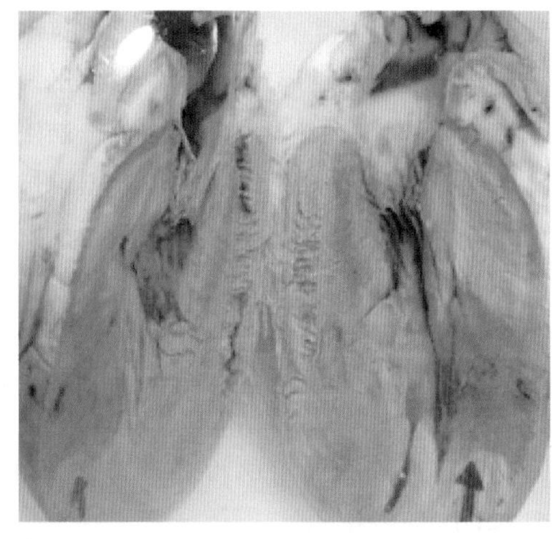

图2-10　心肌梗死

心肌梗死灶形状不规则或呈地图状

（二）出血性梗死

出血性梗死特点是在梗死区内有严重的出血，梗死灶呈暗红色。出血性梗死的形成，除动脉阻塞这一基本原因外，还与下列条件有关：①严重的静脉淤血，使静脉和毛细血管内压增高，侧支循环难以克服局部淤血的阻力；②具有双重血供或吻合支侧支丰富的器官（如肺、肠）；③组织疏松，梗死发生后，血液不能被挤出梗死区，而导致弥漫性出血现象。

肺出血性梗死：肺有肺动脉和支气管动脉双重供血，在肺动脉分支堵塞时，可通过支气管动脉的侧支循环维持血液供应，一般不会发生梗死。但肺严重淤血（左心衰竭）时，肺静脉和毛细血管压力增高使支气管动脉的侧支循环不能建立，此时若合并肺动脉供血中断，肺组织因缺血而发生梗死。梗死区淤积的静脉血大量漏出形成弥漫性出血。肉眼观：肺梗死灶呈锥体形，切面为楔形，暗红色，多位于肺下叶，尖端朝向肺门，底部靠近胸膜面。镜下观，梗死灶内充满红细胞，肺泡壁结构不清，周围未坏死的肺组织内，多有弥漫性淤血水肿现象。充血出血带不明显。

肠出血性梗死：多发生在肠套叠、肠扭转、嵌顿疝、肿瘤压迫等使肠系膜静脉受压后发生高度淤血的情况下，继而肠系膜动脉受压或阻塞，侧支循环不能及时形成，引起肠出血性梗死。肠梗死灶多发生在小肠，肠系膜血管呈扇形分布，故梗死灶呈节段状。肉眼观，梗死的肠壁因弥漫性出血而呈紫红色（图2-11），因淤血水肿及出血，肠壁增厚，质脆弱，易破裂；肠腔内充满浑浊的暗红色液体，浆膜面可有纤维蛋白性渗出物。镜下见，肠壁各层组织坏死及弥漫性出血。肠梗死容易发生肠穿孔，引起弥漫性腹膜炎，进而危及生命。

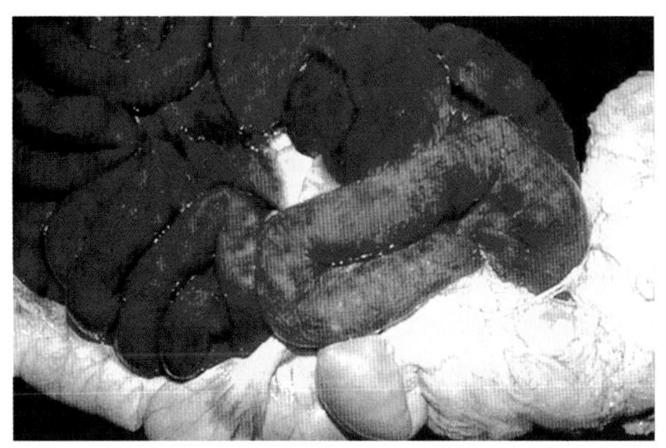

图 2-11　肠出血性梗死

梗死的肠壁因弥漫性出血而呈紫红色

（三）败血性梗死

是指含有细菌的栓子阻塞血管引起梗死。常见于急性感染性心内膜炎，含细菌的栓子从心内膜脱落，随血流运行引起相应组织、器官动脉栓塞。梗死灶内可见细菌团，若化脓性细菌引起脓肿。

三、对机体的影响

梗死对机体的影响取决于梗死灶的大小、梗死发生的部位，以及梗死灶内有无感染等。如小范围的肾梗死仅出现肾区疼痛和血尿，对肾功能无明显影响；肺梗死出现胸痛与咯血，较大范围的梗死可引起呼吸困难；脑梗死可引起相应部位的功能障碍或致患者死亡；心肌梗死可引起心前区剧痛，甚至心律失常、心力衰竭和猝死；肠梗死引起剧烈腹痛、呕吐及弥漫性腹膜炎，严重者可穿孔，若继发腐败菌感染，还可发展为湿性坏疽。

梗死的结局即为坏死的结局，微小梗死灶可溶解吸收，小梗死灶可完全被肉芽组织取代，最后形成瘢痕（机化）。较大梗死灶不能完全机化时，可被纤维包裹和钙化。脑梗死灶常液化成囊腔，周围由增生的神经胶质纤维包绕，最后形成胶质瘢痕。

本章小结

血液循环障碍分为全身性和局部性。局部血液循环障碍引起充血、淤血、出血、血栓形成、栓塞及梗死。这些病理过程既各自独立存在又相互影响。

充血是指局部组织、器官动脉内血量增多，多系主动过程。淤血是由于静脉受压、静脉管腔阻塞、心力衰竭等引起的静脉回流受阻，使局部组织或器官的小静脉和毛细血管内血液含量增多。淤血远较充血多见，长期淤血可以引起淤血性水肿、出血、实质细胞损伤和淤血性硬化等后果。左心衰竭导致肺淤血，右心衰竭导致体循环淤血是临床上常见的类型。

红细胞从血管或心腔内逸出的过程，称为出血。出血分为破裂性出血和漏出性出血。破裂性出血以机械性创伤最常见，漏出性出血多见于缺氧、感染、中毒、过敏等。出血对机体的影响取决于出血的类型、数量、速度和部位等。

血栓形成以静脉尤其是下肢静脉最多见，多发生在心血管内膜损伤、血流缓慢或涡流形成、血液凝固性增高时，包括血小板析出、血小板黏集和血液凝固两个基本过程。血栓形成可对机体造成阻塞血管、栓塞、形成心瓣膜病、出血等影响，血栓形成后可溶解与吸收、软化与脱落、机化与再通和钙化。

不溶于血液的异常物质，随血流运行阻塞血管的现象称栓塞，最常见的是血栓栓塞。栓子的运行途径与血流方向基本一致。来自左心和体循环动脉系统的栓子常栓塞在体循环的小动脉，来自右心和体循环静脉系统的栓子，常栓塞在肺动脉及其分支内，引起肺动脉栓塞。

组织或器官因血流中断而引起的缺血性坏死，称为梗死。最常见的原因是血栓形成。梗死分为贫血性梗死、出血性梗死和败血性梗死。心、肾、脾的梗死属于贫血性梗死，凝固性坏死，而脑梗死属于贫血性梗死，是液化性坏死。肺、肠梗死多为出血性梗死。

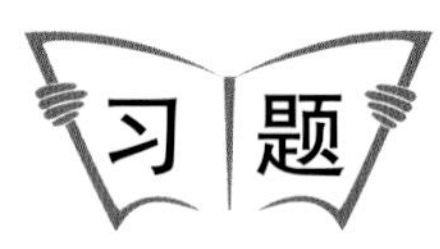

一、选择题

【A1/A2 型题】

1. 慢性肺淤血时，肺泡腔内出现胞质内含有含铁血黄素的巨噬细胞，称为

   A. 脂褐素细胞　　B. 含铁血黄素细胞
   C. 异物巨细胞　　D. 心力衰竭细胞
   E. 尘细胞

2. 出血量在短时间内达循环血量的多少时，即可发生失血性休克

   A. 1%~5%　　B. 5%~10%
   C. 15%　　D. 20%~25%
   E. 30%~40%

3. 槟榔肝的形成是由于

   A. 肝细胞水肿和肝淤血　　B. 肝淤血和肝脂肪变性
   C. 肝慢性淤血和出血　　D. 肝脂肪变和纤维组织增生
   E. 肝淤血和肝细胞坏死

4. 下述哪项是错误的

   A. 双重血液循环的器官不易发生梗死
   B. 全身血液循环状态对梗死的形成无影响
   C. 动脉痉挛促进梗死的形成

D．有效的侧支循环的建立可防止梗死的发生
E．梗死多由动脉阻塞引起

5．来源于门静脉系统的栓子，常栓塞于
A．心　B．肝　C．肺　D．肾　E．脾

6．下述关于肺淤血的描述哪一项是错误的
A．肺泡壁毛细血管扩张　B．肺泡内中性粒细胞和纤维素渗出
C．肺泡腔内有水肿液　D．可发生漏出性出血
E．常可见心衰细胞

7．循环血液中的凝血块，随血流运行至相应大小的血管，引起管腔阻塞的现象称为
A．血栓　B．血栓形成
C．血栓栓子　D．梗塞
E．血栓栓塞

8．构成血栓头部的主要成分是
A．红细胞　B．淋巴细胞
C．血小板　D．中性粒细胞
E．纤维蛋白

9．弥散性血管内凝血时可见
A．白色血栓　B．混合血栓
C．疣状血栓　D．透明血栓
E．红色血栓

10．下肢深静脉内的血栓脱落后，随血流运行常引起
A．脑栓塞　B．脾栓塞
C．肾栓塞　D．肠栓塞
E．肺栓塞

11．栓塞最常见的类型是
A．血栓栓塞　B．气体栓塞
C．羊水栓塞　D．脂肪栓塞
E．瘤细胞栓塞

12．左心的附壁血栓脱落后可引起
A．肺动脉栓塞　B．脑动脉栓塞
C．股静脉栓塞　D．门静脉栓塞
E．肝静脉栓塞

13．血栓被肉芽组织逐渐取代的过程称为
A．溶解　B．吸收　C．再通　D．机化　E．钙化

14．潜水员从深水中快速升到水面易发生
A．脂肪栓塞　B．血栓栓塞
C．氮气栓塞　D．羊水栓塞
E．瘤细胞栓塞

15．贫血性梗死常发生在
A．脾、肾、肠　B．肺、肾、脑

C. 脾、肝、肺
D. 脾、肾、心
E. 心、脑、肠

16. 肠扭转可引起肠壁发生
A. 干性坏疽
B. 湿性坏疽
C. 气性坏疽
D. 贫血性梗死
E. 出血性梗死

17. 下列梗死中，哪项属于液化性坏死？
A. 肺梗死
B. 脑梗死
C. 肠梗死
D. 肾梗死
E. 脾梗死

18. 心肌梗死的肉眼形状常为
A. 楔形
B. 不规则形
C. 锥体形
D. 节段形
E. 点灶状

19. 引起梗死最常见的原因是
A. 血管受压闭塞
B. 动脉痉挛
C. 血栓形成
D. 淤血
E. 动脉内膜炎

20. 一次性放腹腔积液过多可使腹腔器官发生
A. 静脉性充血
B. 毛细血管充血
C. 炎性充血
D. 贫血后充血
E. 减压后充血

二、问答题

扫码“练一练”

1. 血栓形成对机体有什么影响？
2. 分析淤血、血栓形成、栓塞和梗死的关系。
3. 简述栓子的运行途径。

（邢国荣）

第三章　炎　　症

扫码"学一学"

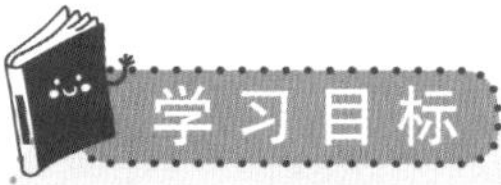

1. **掌握**　炎症、变质、纤维素性炎、脓肿、蜂窝织炎、肉芽肿性炎和败血症的概念；炎症的基本病理变化；渗出液的意义；急性渗出性炎的类型及病变特点；炎症的临床表现。

2. 熟悉　炎症介质、趋化作用、菌血症、炎性息肉和炎性假瘤的概念；白细胞的渗出过程和吞噬过程；炎症的临床类型及特点；变质性炎、增生性炎及慢性炎症的病变特点；炎症的结局。

3. 了解　炎症的原因；炎症介质的主要类型及作用。

案例讨论

[病例] 患者，男，21 岁。10 天前患者右踇趾意外跌伤并感染化脓，局部疼痛，肿胀明显。3 天前患者在家自行用刀片切开引流，未做消毒处理伤口。两天前畏寒发烧，体温 39℃左右，局部疼痛加剧，今晨家属发现患者神志不清，遂送来我院就诊。

查体：T 39.5℃，P 129 次 / 分，R 38 次 / 分，BP 80/40mmHg。急性病容，神志不清，双肺有较多湿啰音，腹软，肝脾未扪及。全身皮肤有多处散在瘀斑，右小腿下部至足尖发红肿胀，有压痛。实验室检查：血常规示 RBC 3.5×10^{12}/L，WBC 25.0×10^{9}/L，分类计数：中性粒细胞 0.8，单核细胞 0.02，淋巴细胞 0.18。入院后给予抗生素、激素及输血治疗，局部切开引流。但患者病情持续恶化，于入院后第 3 日死亡。

尸检摘要：患者发育正常，营养中等。躯干及双膝关节有大片瘀斑。右下肢踝关节内下有外科切开引流切口。从足底向上 22cm，皮肤呈弥漫性红肿。踇趾外侧有一 1.5cm 的创口，表面有脓性渗出物覆盖。双肺充血，有多数出血性梗死灶伴小脓肿形成。全身内脏器官明显充血，心、肝、肾、脑见多发性小脓肿。

[讨论]

1．请做出病理诊断并写出诊断依据。

2．这些疾病是如何发生、发展的?

3．结合病例归纳急性炎症的结局有哪些，本例属于何类结局?

炎症（inflammation）是指具有血管系统的活体组织对致炎因子所发生的一种以防御为主的病理过程。其复杂过程的中心环节是血管反应，主要的病理环节是液体的渗出和白细胞的渗出，所以，炎症只发生在有心血管系统的生物体内。单细胞生物和体外培养的组织对损伤因子也可发生防御反应，如吞噬或其他清除有害因子的反应，但这些都不能称为炎症。

第一节　炎症的原因

能够引起组织损伤的因素都可成为炎症的原因，也称为致炎因子。致炎因子种类繁多，可归纳为以下几类。

一、生物性因子

生物性因子是引起炎症的最常见原因，包括各种病原微生物如细菌、病毒、真菌、立克次体、支原体、螺旋体和寄生虫等，其中以细菌和病毒最为常见。细菌及其所产生的内、外毒素可直接损伤组织细胞而引起炎症；病毒在受感染的细胞内复制，导致细胞坏死；具有抗原性的病原体可诱发机体免疫反应而引起组织损伤，最终导致炎症的发生。

二、物理性因子

常见的物理性致炎因子包括机械性损伤、高温、低温、放射线、紫外线等。

三、化学性因子

包括外源性和内源性化学物质。外源性化学物质如强酸、强碱、有机磷、氰化物等物质；内源性化学物质如坏死组织的分解产物及在某些病理条件下堆积于组织内的代谢产物如尿素、自由基和蛋白水解酶等。

四、免疫反应

机体异常的免疫状态可导致不适当或过度的免疫反应而引起炎症。如免疫反应有关的炎症性疾病如过敏性鼻炎、风湿性心肌炎、肾小球肾炎、类风湿性关节炎和结核病等。

五、坏死物质

损伤导致的组织坏死向外释放致炎因子，引起炎症反应。如贫血性梗死灶周围出现的充血、出血炎症反应带。

上述致炎因子并非必然引起炎症。各类损伤因子作用于机体是否引起炎症反应，以及炎症反应的类型、强弱不仅与损伤因子的性质、强度及持续时间等因素有关，还与机体对损伤因子的敏感性密切相关，如免疫功能不完善的幼儿和免疫功能低下的老年人，易患肺炎，病情也较严重；接种过预防疫苗的儿童，对该病原体常表现为耐受。因此，炎症反应的发生和炎症过程取决于致炎因子和机体自身状态两方面的综合作用。

第二节　炎症的基本病理变化

炎症局部组织的基本病理变化包括变质（alteration）、渗出（exudation）和增生（proliferation）。在各种炎症性疾病病中，虽病变特点不同，但基本包含这三种基本病理变化，常以其中之一为主，同时伴随其他病变，并且常按照一定的先后顺序发生，炎症早期以变质和渗出性病变为主，后期以增生性病变为主，三者是相互密切联系的。从本质上讲，变质属于损伤过程，而渗出和增生则属于抗损伤和修复过程。

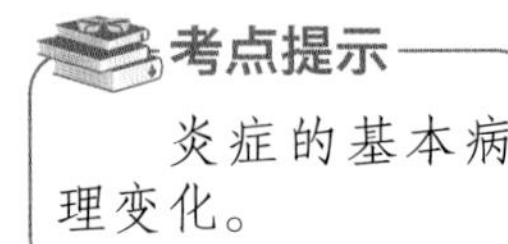

炎症的基本病理变化。

一、变质

炎症局部组织、细胞发生的变性和坏死称为变质。炎症灶内的实质细胞和间质组织均可以发生变质。实质细胞的变质性改变如病毒性肝炎时，肝细胞发生的细胞水肿、脂肪变性、溶解性坏死等；间质结缔组织的变质性改变如风湿病引起的间质黏液样变性和纤维素样坏死等。

变质主要由致炎因子直接损伤所引起，也可以是炎症病灶内局部血液循环障碍和炎症产物共同作用的结果。炎症局部如果以变质为主，而增生和渗出病变较轻，称为变质性炎。如中毒性心肌炎。

二、渗出

渗出是指炎症局部组织血管内的液体成分（包括血浆蛋白等）和白细胞通过血管壁进入组织间隙、体腔、体表及黏膜表面的过程。渗出是炎症最具特征性的病理变化，在炎症过程中发挥着重要的防御作用。

炎症的渗出过程主要包括炎症局部血流动力学改变、血管壁通透性升高、白细胞的渗出和吞噬等病理过程。

（一）血流动力学改变

炎症局部组织受到损伤后，局部微循环迅速发生血流动力学的改变，其发生的速度取决于损伤的严重程度。这种变化一般按下列顺序发生（图3-1）。

1. 细动脉痉挛　当致炎因子作用于机体导致组织、细胞损伤时，立即出现短暂的细动脉收缩，持续时间仅几秒钟。

2. 血管扩张和血流加速　细动脉短暂痉挛后随即扩张，继而毛细血管床扩张开放，局部血流加速，血流量增加，形成动脉性充血即炎性充血，这是炎症局部发红、发热的原因。

3. 血流速度减慢　由于微血管通透性升高，导致大量的血浆成分渗出，使血管腔内红细胞浓集，血液黏稠度增加，血流速度逐渐减慢甚至出现血流淤滞。随着血流速度减慢，本来在轴流里流动的白细胞开始向边流弥散，增加了白细胞和血管壁表面的黏附分子接触的机会，所以，血流速度的改变是白细胞游出的病变基础。

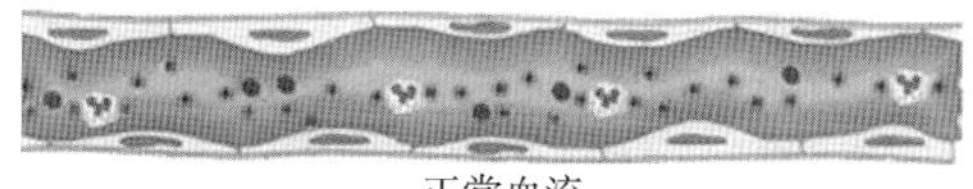

正常血流

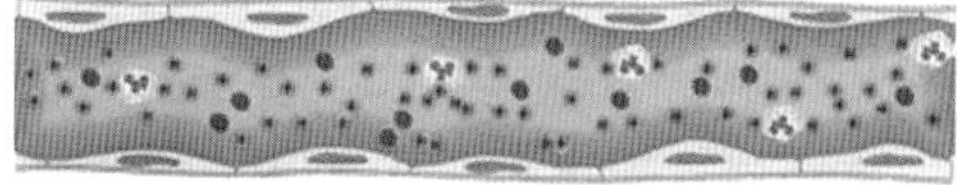

血管扩张，血流加快

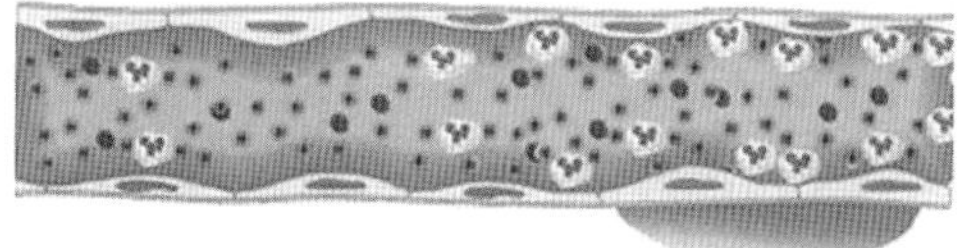

血管进一步扩张，血流开始变慢，血浆渗出

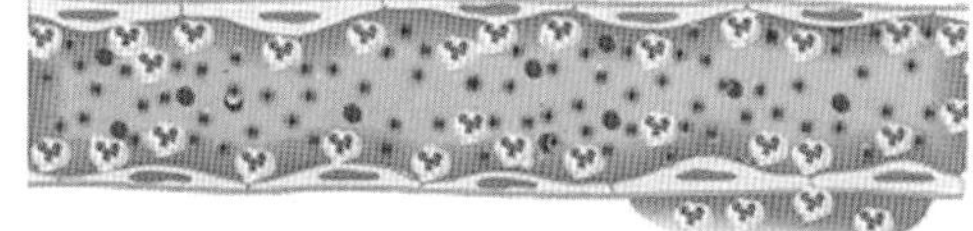

血流缓慢，白细胞游出血管

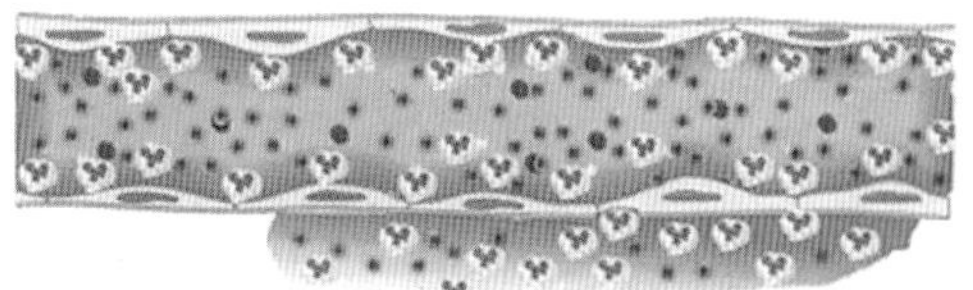

血流显著变慢，白细胞游出增多，红细胞漏出

图3-1　血流动力学变化模式图

（二）血管壁通透性升高

血管壁通透性升高是导致炎症局部液体和蛋白质渗出最重要的原因，除此之外，由于血浆蛋白的外渗，血浆胶体渗透压降低，而组织液的胶体渗透压升高，进一步加大血浆成分外渗。

1. 血管壁通透性升高的机制　微循环毛细血管通透性主要与血管内皮细胞的完整性密

切相关，炎症过程中影响血管内皮细胞完整性的因素主要有以下几个方面（图3–2）。

（1）内皮细胞收缩　当组胺、缓激肽、白细胞三烯、P物质等化学介质与内皮细胞的相应受体结合后，内皮细胞立即收缩，导致内皮间隙扩大，是造成血管壁通透性升高的主要机制。

（2）穿胞作用增强　内皮细胞胞质内存在着由囊泡性细胞器相互连接形成的穿胞通道，富含蛋白质的液体通过穿胞通道穿过内皮细胞的现象，称穿胞作用。某些因子如血管内皮生长因子（VEGF）、组胺、白细胞三烯（LT）等物质均可通过增加穿胞通道的数量或口径而导致血管壁通透性升高。

（3）内皮细胞损伤　某些炎症可以直接或间接造成内皮细胞损伤、脱落，从而导致血管壁通透性升高。

（4）新生毛细血管壁的高通透性　在炎症修复过程中，新生毛细血管，因其本身分化不成熟，且细胞间连接也不完整，因此具有高通透性。

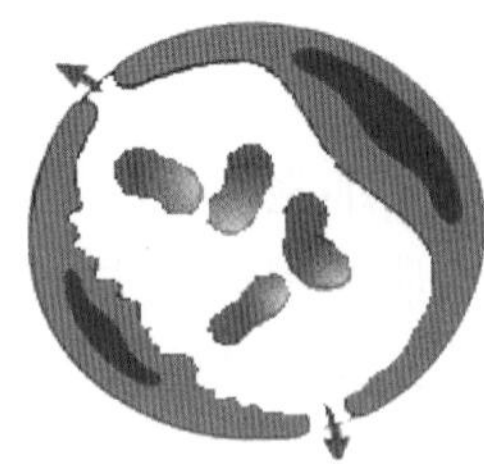
内皮细胞收缩，
主要累及微静脉

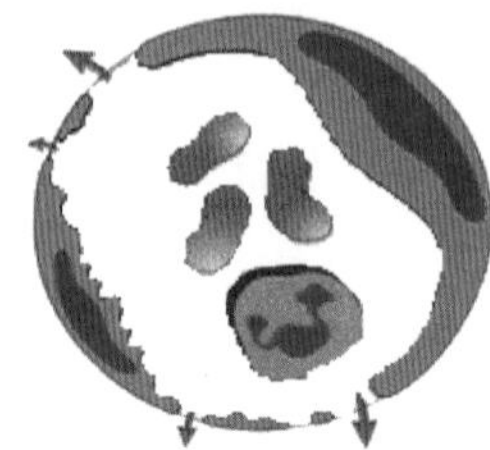
内皮细胞收缩和
穿胞作用，主要
累及微静脉

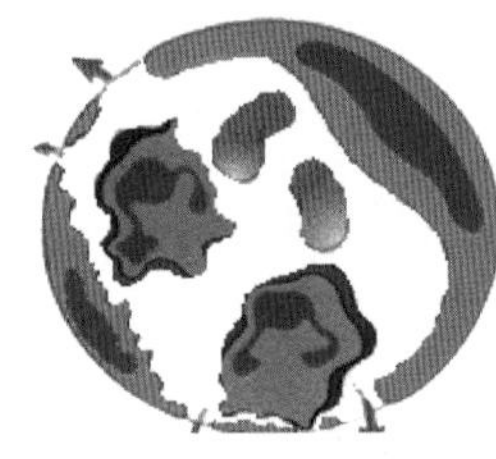
内皮细胞损伤，
累及微动脉、毛
细血管和微静脉

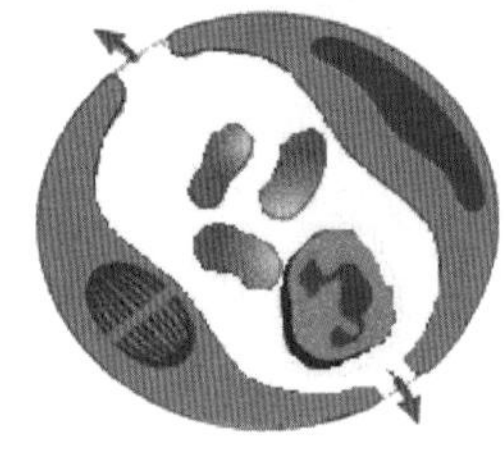
新生毛细管
具有高通透性

图3–2　血管壁通透性升高的主要机制模式图

2. **液体渗出**　炎症过程中渗出的富含蛋白质的液体成分称为渗出液或渗出物。渗出液积聚在组织间隙中称为炎性水肿，而潴留于浆膜腔或滑膜腔内则称为炎性积液。血管壁通透性升高是引起液体渗出的主要原因。

炎症引起的渗出液和一些非炎性疾病导致的漏出液在发生机制和成分上有所不同，正确区分两者对于某些疾病的临床诊断和鉴别有很大帮助（表3–1）。

表3–1　渗出液与漏出液的区别

	渗出液	漏出液
原因和机制	炎症时血管壁通透性升高	淤血时血管内流体静压升高
蛋白质含量	＞ 30g/L	＜ 30g/L
比重	＞ 1.018	＜ 1.018
有核细胞数	＞ $1\,000 \times 10^6$/L	＜ 300×10^6/L
Rivalta 实验	阳性	阴性
凝固性	能自凝	不能自凝
外观	浑浊	澄清

渗出液在炎症的发生过程中发挥重要的防御作用，主要表现为：①稀释毒素，减轻组织损伤；②渗出液中的抗体和补体等成分有利于杀灭病原微生物；③渗出液中的纤维蛋白原激活后形成纤维蛋白网，既可以限制病原微生物扩散，还有利于白细胞的吞噬作用。另

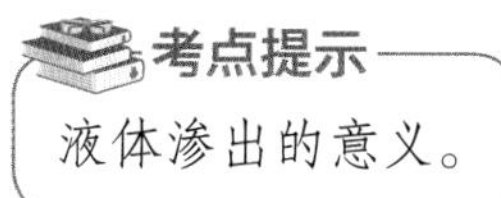
考点提示
液体渗出的意义。

外，在炎症后期，纤维蛋白网可成为修复的支架，并有利于成纤维细胞产生胶原纤维；④炎症局部的病原微生物和毒素可随渗出液进入淋巴回流而到达局部淋巴结，刺激细胞免疫和体液免疫的产生。

渗出液过多可对机体造成不良后果，主要表现为压迫或阻塞症状，如心包腔大量积液可限制心脏搏动，胸腔积液可压迫肺脏导致呼吸困难；严重的喉头水肿阻塞气道引起窒息等。另外，如渗出液中含有大量的纤维蛋白时，纤维蛋白不易溶解吸收则发生机化，易造成组织器官粘连，如风湿性心包炎时，大量渗出的纤维素机化引起的心包粘连。

3. 白细胞的渗出 炎症过程中白细胞通过血管壁游出到血管外的过程称为白细胞渗出。其中渗出的白细胞称为炎细胞。炎细胞在炎症灶内聚集的现象称为炎细胞浸润，这是炎症反应中最重要的特征。

考点提示
白细胞的渗出过程。

白细胞的渗出过程如下。

（1）白细胞边集和滚动 由于血流动力学改变，导致炎症局部血流变慢甚至停滞，血细胞轴流逐渐消失，白细胞弥散到边流而靠近血管壁，称为白细胞边集。发生边集的白细胞在血流推动下沿血管内皮细胞表面缓慢滚动，并不时黏附于内皮细胞，称为白细胞滚动。

（2）白细胞黏附 白细胞通过黏附分子紧紧黏附于内皮细胞表面，称为白细胞黏附。这也是白细胞从血管中游出的前提，黏附分子包括血管内皮细胞黏附分子（免疫球蛋白超家族分子）和白细胞表面的黏附分子（整合素）。介导白细胞滚动和黏附的机制包括：黏附分子再分布、诱导黏附分子的合成与表达，以及增强黏附分子的亲和性。

（3）白细胞游出 白细胞通过血管壁进入周围组织的过程称为白细胞游出。黏附于内皮细胞表面的白细胞在内皮细胞连接处伸出伪足，以阿米巴样运动方式穿过细胞间隙，到达内皮细胞和基底膜之间，通过分泌胶原酶溶解基底膜，从而游出到血管外。一个白细胞通常需2~12分钟才能完全穿过血管壁。各种炎细胞均以此种方式游出（图3-3）。

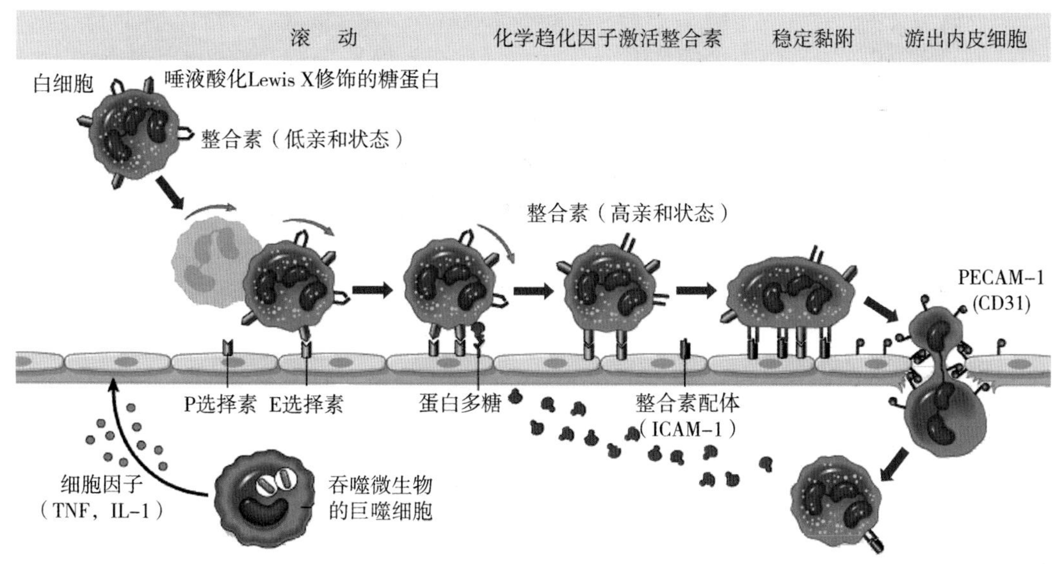

图 3-3 中性粒细胞的渗出过程模式图

（4）趋化作用　是指白细胞向着化学刺激物做定向移动的现象。能引起白细胞定向移动的化学刺激物称为趋化因子。趋化因子可以是外源性物质，如可溶性细菌产物；也可以是内源性化学物质，如补体成分（特别是C5a）、白细胞三烯B4（LTB4）等。一种趋化因子可趋化吸引多种炎细胞，一种炎细胞可以被多种趋化因子吸引，所以在一种炎症中可以出现多种炎细胞，在不同的炎症灶可以出现相同的炎细胞浸润。

4. 白细胞在局部的作用　渗出的中性粒细胞和巨噬细胞可吞噬和杀灭病原微生物及坏死的组织碎片，淋巴细胞和巨噬细胞共同参与免疫反应，在杀灭病原微生物的同时获得相应的免疫力。所以，白细胞在炎症反应中发挥重要的防御功能。

> **考点提示**
> 白细胞在局部的作用。

（1）吞噬作用　是指到达炎症灶的白细胞吞噬病原微生物和组织碎片的过程，是炎症反应最为重要的防御环节。吞噬细胞主要包括中性粒细胞和巨噬细胞，中性粒细胞只能吞噬细菌，而巨噬细胞既可以吞噬病原微生物，又可以吞噬组织碎片和异物等。

吞噬过程包括：①识别和附着：吞噬细胞可通过调理素识别并结合病原微生物。调理素是在血清中存在的一些能增强吞噬活性的蛋白质，主要是IgG和C3b，它们随液体早先渗出到炎症灶，识别和结合病原微生物。吞噬细胞借助于表面相应的IgG和C3b受体，使要被吞噬的物质黏附于吞噬细胞表面。②吞入：吞噬细胞发生变形，伸出伪足，将黏附的物质包围，伪足逐渐融合，形成由吞噬细胞的胞膜包围吞噬物的泡状小体，即所谓吞噬体。③杀伤和降解：吞噬体与溶酶体融合，形成吞噬溶酶体，溶酶体酶倾注其中，吞噬的物质被杀伤、降解。白细胞的吞噬过程见图3-4。

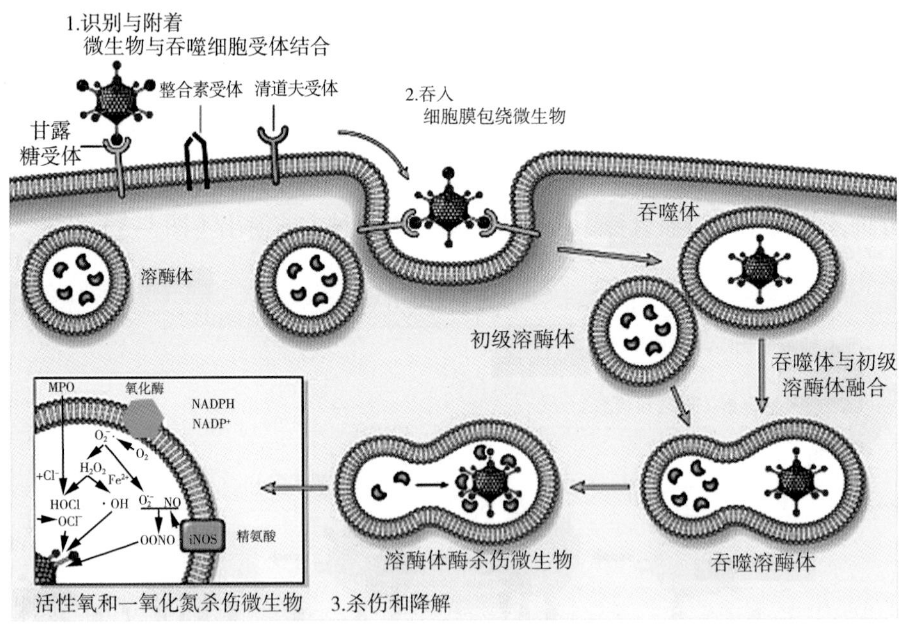

图 3-4　白细胞吞噬过程模式图

大多数病原微生物可被吞噬作用杀灭。而有些细菌（如结核分枝杆菌、超级细菌）在白细胞内处于静止状态，但仍具有生命力和繁殖力，且不易受到抗生素和机体防御作用的影响。一旦机体抵抗力下降，这些病原体又能迅速繁殖，并可随吞噬细胞的游走而发生体内播散。

（2）免疫作用　在炎症反应过程中，参与免疫作用的白细胞主要有巨噬细胞、淋巴细胞和浆细胞。病原微生物侵入机体，巨噬细胞吞噬后把抗原信息呈递给淋巴细胞，使淋巴细胞致敏，释放淋巴因子或抗体，发挥杀灭病原微生物的作用，同时，机体也获得了免疫力。

（3）组织损伤作用　激活的白细胞在杀灭病原微生物、清除坏死组织细胞的同时，还能将活性产物（包括溶酶体酶、活性氧自由基、PG和白细胞三烯等）释放到细胞外间质中，均可导致血管内皮细胞和组织损伤。

知识拓展

超级细菌

超级细菌泛指那些对多种抗生素具有耐药性的细菌，它的准确称呼应该是“多重耐药性细菌”。这类细菌对抗生素有强大的抵抗作用，能逃避被杀灭的危险。目前引起特别关注的超级细菌主要有：耐甲氧西林金黄色葡萄球菌（MRSA）、耐多药肺炎链球菌（MDRSP）、万古霉素肠球菌（VRE）、多重耐药性结核分枝杆菌（MDR-TB）、多重耐药鲍曼不动杆菌（MRAB）以及最新发现的携带有NDM-1基因的大肠埃希菌和肺炎克雷伯菌等等。由于大部分抗生素对其不起作用，超级细菌对人类健康已造成极大的危害。细菌耐药性的产生是临床上广泛应用抗生素的结果，而抗生素的滥用则加速了这一过程。

超级细菌与曾经大规模暴发流行的非典、甲型H1N1流感不一样，它不是传染病，而且一般发生在医院里，虽然它耐药性强，但致病力并不强。WHO建议，合理使用抗生素，防止滥用抗生素，是预防超级病菌流行的最重要的手段。注意个人卫生，尤其是正确洗手，防止传染。由于“超级细菌”难以治疗，对付它最好办法是防御，加强身体锻炼，合理膳食，注意休息，提高机体的抵抗力。

三、增生

在生长因子作用下，炎症局部细胞增殖，数目增多，称为增生。炎症灶中的实质细胞和间质细胞均可增生，实质细胞增生如慢性支气管炎时上皮的增生和黏液腺的增生，间质增生一般见于慢性炎症，表现为血管内皮细胞和成纤维细胞的增生最为常见。炎性增生对损伤组织有一定的修复功能。

第三节　炎症介质

一、炎症介质的概述

介导和参与炎症反应的某些有活性的化学物质称为炎症介质（inflammatory mediator），炎症介质种类繁多，分为外源性炎症介质和内源性炎症介质两大类。

二、常见的炎症介质

（一）细胞释放的炎症介质

1. 血管活性胺　包括组胺和5-羟色胺（5-HT）。由于它们已经储存在细胞的分泌颗粒中，一旦接受刺激即可迅速释放并发挥作用，因此常常是炎症反应中释放的第一批介质。

（1）组胺　主要存在于肥大细胞的颗粒中，也存在于嗜碱性粒细胞和血小板内。物理因素（如创伤、温度刺激）、免疫反应、补体片段如过敏毒素（C3a、C5a）、白细胞来源的组胺释放蛋白、神经肽（如P物质）、细胞因子（如IL-1、IL-8）等，均可诱发肥大细胞脱颗粒释放组胺。组胺的主要作用是使细动脉扩张和细静脉通透性升高。

（2）5-羟色胺　也称血清素，主要存在于血小板和肠嗜铬细胞中，当胶原纤维、凝血酶、二磷酸腺苷（ADP）和免疫复合物等因素刺激血小板凝集时释放出来，其作用与组胺相似。

2. 花生四烯酸　代谢产物花生四烯酸（arachidonic acid，AA）在体内主要以脂化形式广泛存在于多种组织的细胞膜上，正常细胞无游离花生四烯酸存在。在致炎因子作用下，花生四烯酸从细胞膜上释放出来。花生四烯酸主要通过两种途径发挥作用，一是经环氧化酶途径生成前列腺素（prostagladins，PG），二是经脂氧化酶途径生成白细胞三烯（leukotrienes，LT），参与炎症反应。

（1）前列腺素　PGs由肥大细胞、巨噬细胞和血管内皮细胞等产生，包括PGE_2、PGD_2、$PGF_2α$、PGI_2和血栓烷（TXA_2），参与炎症的全身反应和血管反应。TXA_2主要由血小板产生，能促使血小板聚集和引起血管收缩；PGI_2主要由血管内皮细胞产生，可抑制血小板聚集和引起血管扩张；PGD_2主要由肥大细胞产生，而产生PGE_2和$PGF_2α$的细胞种类较多，三者可协同作用，引起血管扩张和促进组织水肿的发生。除此之外，PGs还能引起发热和疼痛，PGE_2可使皮肤对疼痛刺激更为敏感，并在感染时与细胞因子相互作用而引起发热。

（2）白细胞三烯　包括LTB_4、LTC_4、LTD_4和LTE_4等。LTB_4是中性粒细胞趋化因子和激活物，能引起中性粒细胞聚集并使其黏附于内皮细胞，产生活性氧类产物和促使溶酶体酶释放；LTC_4、LTD_4和LTE_4则能引起强烈的血管收缩、支气管痉挛和小静脉通透性升高。临床应用类固醇激素类药物可以抑制脂氧化酶途径，减轻炎症反应。

（3）脂质素（lipoxins，LX）　也是通过脂氧化酶途径产生的，但与PGs和LT不同，其主要是炎症反应的抑制因子。主要功能是抑制中性粒细胞的趋化作用及阻止其黏附于内皮细胞，从而抑制炎症反应，可能与炎症的消散有关。

3. 血小板激活因子（platelet activating factor，PAF）　是另一种磷脂源性的炎症介质，来源于血小板、嗜碱性粒细胞、中性粒细胞、单核细胞和内皮细胞。除了能激活血小板外，PAF还可引起血管、支气管收缩。在极低浓度下，PAF可使血管扩张和小静脉通透性增加，其作用比组胺强100~10000倍。PAF还可以引起白细胞与血管内皮细胞黏附，促进白细胞趋化和脱颗粒。体外人工合成的PAF受体拮抗剂能在某些条件下抑制炎症反应。

（二）血浆来源的炎症介质

1. 补体系统　由20多种蛋白质组成，具有增加血管通透性、化学趋化和调理素作用。主要通过经典途径（抗原抗体复合物）、替代途径（病原微生物的表面分子，如内毒素和LPS）和凝集素途径激活。补体系统中以C3和C5的激活最重要，其裂解片段C3a和C5a是最重要的炎症介质。

2. 激肽系统　激肽系统激活的终产物是缓激肽，其主要作用包括：①引起细动脉扩张，细静脉通透性增加，以及使血管以外的平滑肌收缩，并具有致痛作用；②激活Ⅻ因子，产生的Ⅻa片段使前激肽释放酶转变为激肽释放酶，后者既可促进缓激肽的生成，又能再激活第Ⅻ因子，从而使原始刺激进一步放大；③激肽释放酶具有趋化活性，并且能使C5转化为C5a。

缓激肽引起血管壁通透性升高作用强烈，但半衰期很短，在随血液通过肺循环时被迅速灭活，因此其作用主要局限在血管通透性增加的早期。

3. 凝血系统和纤维蛋白溶解系统　Ⅻ因子激活后不仅能启动激肽系统，还能同时启动凝血系统和纤维蛋白溶解系统。激活的凝血系统和纤溶系统中存在一些重要的炎症介质：①凝血酶，可增加白细胞的黏附性以及促使成纤维细胞增生；②纤维蛋白多肽，是纤维蛋白原转化为纤维蛋白过程的中间产物，可使血管通透性升高，并对白细胞有趋化作用；③Ⅹa因子，可致血管通透性升高及促进白细胞渗出；④纤维蛋白溶解酶，可裂解补体C3形成C3a；⑤纤维蛋白降解产物，可使血管通透性升高。

主要炎症介质的作用小结见表3–2。

表 3–2　主要的炎症介质及其作用

功能	炎症介质的种类
血管扩张	组胺、5–HT、缓激肽、前列腺素（PGE_2、PGD_2、PGF_2、PGI_2）、NO
血管通透性升高	组胺、5–HT、缓激肽、C3a、C5a、LTC_4、LTD_4、LTE_4、PAF、P 物质
趋化作用	LTB_4、C5a、细菌产物、中性粒细胞阳离子蛋白、细胞因子（IL–8、TNF）
发热	细胞因子（IL–1、TNF）、PGs
疼痛	PGE_2、缓激肽
组织损伤	活性氧类产物、溶酶体酶、NO

第四节　炎症的类型

炎症的分类方法很多，可以根据炎症的持续时间、炎症的病变性质、病变损伤的程度以及炎症累及的器官等进行分类。

一、炎症的临床类型及其特点

临床上常根据炎症持续时间对炎症进行分类，一般可分为急性炎症、亚急性炎症和慢性炎症。

（一）急性炎症

急性炎症一般病程较短，几小时或几天不等，一般不超过一个月。如青霉素过敏反应，仅持续数小时或数天，组织器官短期内发生严重损害，也称为超急性炎症。急性炎症的病变特点主要以变质和渗出性为主，渗出的炎细胞以中性粒细胞和巨噬细胞为主，如急性普通型肝炎、小叶性肺炎等；有的急性炎症以增生性病变为主，如急性弥漫性毛细血管内增生性肾小球肾炎等。急性炎症的临床症状典型，愈后一般较好，大多数可痊愈。

（二）亚急性炎症

病程约一至数月，介于急性炎症和慢性炎症之间，称为亚急性炎症。多数情况由急性炎症迁延而来，如亚急性重型肝炎。也有的情况一开始就呈现亚急性经过，如亚急性感染性心内膜炎。

（三）慢性炎症

慢性炎症持续时间长，可达数月至数年。大多由急性炎症迁延而来，如慢性肾盂肾炎。也有的一开始就呈现慢性经过，如慢性胃炎。慢性炎症的病变特点主要以增生为主，浸润的炎细胞主要为淋巴细胞、浆细胞和巨噬细胞。慢性炎症临床症状不典型，容易迁延不愈。

二、炎症的病理学类型及其特点

根据炎症局部病理变化不同，炎症分为变质性炎、渗出性炎和增生性炎三种类型。根据渗出物的不同，渗出性炎又可以分为浆液性炎、纤维素性炎、化脓性炎和出血性炎，增生性炎可分为非特异性增生性炎和肉芽肿性炎。

（一）变质性炎

病变特点主要以变质为主，而渗出和增生性病变较轻微的炎症称为变质性炎。多见于急性感染性疾病，如各种类型的病毒性肝炎主要病变是肝细胞出现不同程度的变性和坏死。也可以见于严重的损伤，如烧伤或强酸、强碱的腐蚀等，病变主要以细胞坏死为主。变质性炎常引起实质性器官的功能障碍。

（二）渗出性炎

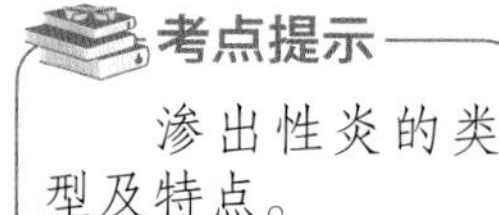

渗出性炎的类型及特点。

炎症局部以渗出为主的病变称为渗出性炎，多见于急性炎症。由于致炎因子对血管壁损伤程度不一样，所以渗出物也不同，渗出的成分主要包括浆液、纤维蛋白、炎细胞、红细胞等。

1. 浆液性炎 以浆液渗出为主要特征的炎症，称为浆液性炎。渗出的浆液主要来自血浆，其内含有3% ~5%的蛋白质，主要是小分子白蛋白，另外还有少量中性粒细胞和纤维素（图3-5）。浆液性炎一般出现在急性炎症的早期或炎症向周围浸润进展时。

发生部位以黏膜、浆膜、皮肤和疏松结缔组织常见。发生于黏膜的浆液性炎也称为浆液性卡他性炎，卡他（catarrh）源自希腊语，意思是向下滴流，如感冒初期流的清鼻涕，霍乱时的水样便。浆膜的浆液性炎可引起炎性积液，如结核性胸膜炎引起的胸腔积液、风湿性心包炎导致心包腔积液形成。皮肤和疏松结缔组织的浆液性炎，局部炎性充血和炎性水肿明显，如蚊虫的叮咬引起局部水肿，皮肤Ⅱ度烫伤形成的水疱。

浆液性炎病变一般较轻，渗出的浆液包括蛋白质很快被血管或淋巴管吸收，病变易于消退。如果浆液渗出过多也会引起不良影响，如发生于喉头的浆液性炎，严重的水肿可引起窒息；心包腔和胸膜腔大量积液时，可压迫心、肺，影响其功能；霍乱时导致肠黏膜大量浆液渗出，引起患者严重缺水和电解质紊乱，严重时出现低血容量休克。

2. 纤维素性炎 以大量纤维素渗出为主要病变的炎症，称为纤维素性炎。纤维素来源于血浆中的纤维蛋白原，纤维蛋白原属于大分子蛋白质，血管壁损伤较严重时才可渗出，渗出过程被激活转变为纤维蛋白，即纤维素。HE染色纤维素呈红染的条丝状、颗粒状或相互交织成网状，纤维蛋白网中有中性粒细胞浸润及一些坏死组织的碎片（图3-6）。纤维素性炎多由某些细菌毒素（如白喉杆菌、痢疾杆菌和肺炎双球菌的毒素）和各种内源性或外源性毒素（如尿毒症时的尿素和汞中毒时的汞）所引起。

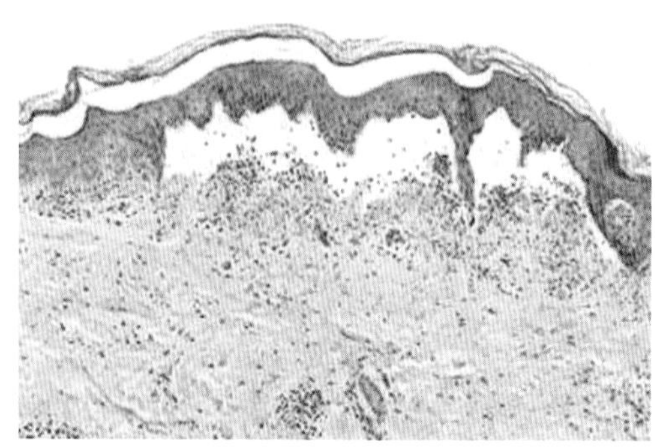

图3-5　浆液性炎

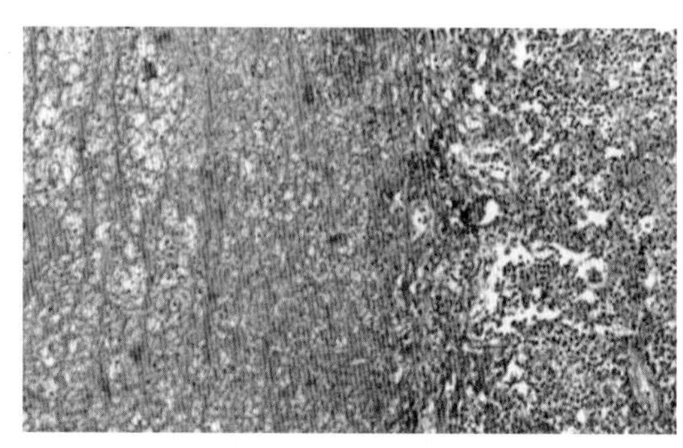

图3-6　纤维素性胸膜炎

纤维素性炎常见于黏膜、浆膜和肺。发生于黏膜的纤维素性炎，其渗出的纤维素、中性粒细胞、坏死组织碎片以及病原菌易混合在一起，形成灰白色的膜状物，覆盖于黏膜表面，被称之为假膜，这种发生于黏膜的纤维素性炎也叫假膜性炎。如白喉杆菌引起的咽白喉和气管白喉，在咽黏膜和气管黏膜表面形成假膜，咽白喉形成的假膜牢固附着于深部组织不易脱落，而气管白喉形成的假膜却与黏膜损伤部联系松散，容易脱落，可引起窒息（图3–7）。发生于浆膜的纤维素性炎常见于胸膜腔和心包腔，如风湿性心包炎时，心包腔内大量纤维素渗出，在心脏搏动的牵拉作用下，心外膜上渗出的纤维素被拉扯成绒毛状物，覆盖于心脏表面，又称“绒毛心”（图3–8）。发生于肺的纤维素性炎常见于大叶性肺炎，主要病变为肺泡腔内充满渗出的条丝样纤维素，同时伴有大量的中性粒细胞渗出，纤维素的渗出使肺质地变实。

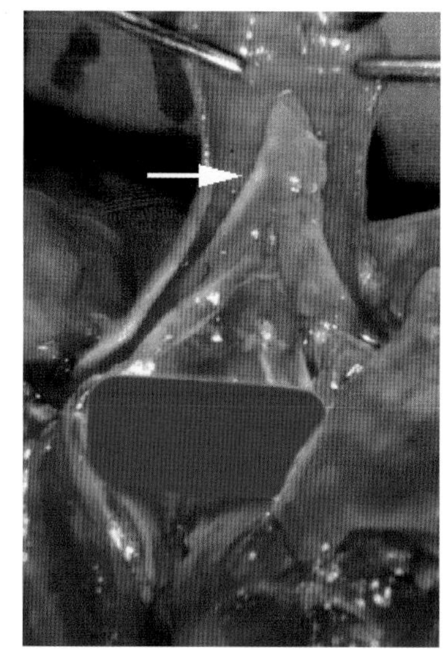

图 3–7　气管白喉

管腔内可见白色假膜形成

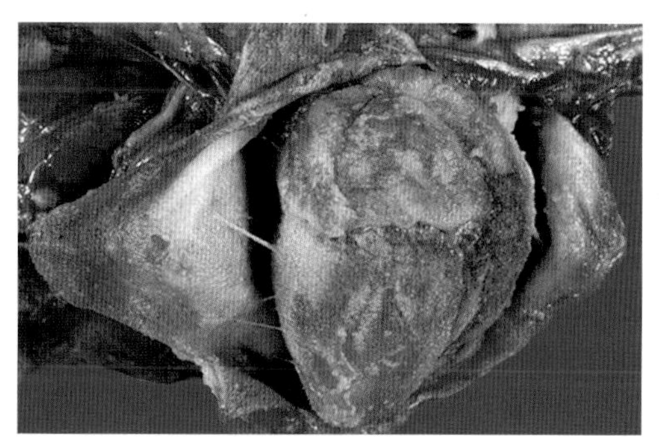

图 3–8　绒毛心

纤维素性炎的愈后主要取决于渗出的纤维素的数量。若渗出的纤维素较少，可被蛋白水解酶裂解成碎片，再由巨噬细胞吞噬消除。若渗出的纤维素过多，或者蛋白水解酶较少时，纤维素不能被充分地溶解吸收，只能由肉芽组织机化，会引起组织器官的粘连或引起肺组织肉质样变。

3. 化脓性炎　化脓性炎是以大量中性粒细胞渗出为主，并伴有不同程度的组织坏死和脓液形成为特征。化脓性炎大多由化脓菌感染引起，炎症灶内大量中性粒细胞坏死、崩解，所释放的蛋白水解酶将坏死组织溶解液化的过程称为化脓，液化后形成的黏稠液体称为脓液，脓液主要由大量变性坏死的中性粒细胞（也称脓细胞）、坏死组织碎片、细菌和少量浆液组成，浑浊凝乳状，颜色呈灰黄或黄绿色。根据病因和发生部位不同，可将化脓性炎分为表面化脓和积脓、蜂窝织炎和脓肿三种类型。

（1）表面化脓和积脓　表面化脓是指发生在黏膜或浆膜的化脓性炎，渗出的中性粒细胞局限于表面，病变不累及深部组织。黏膜的化脓性炎又称脓性卡他性炎，如化脓性尿道炎或化脓性支气管炎时，脓液由尿道、支气管排出体外。浆膜腔的化脓性炎如化脓性胸膜炎，由于脓液不能排出而蓄积于浆膜腔内，称为积脓。积脓也可以发生于黏膜，如胆囊积脓、阑尾积脓和输卵管积脓等。

（2）蜂窝织炎　发生于疏松结缔组织的弥漫性化脓性炎症称为蜂窝织炎，常见于皮下组织、肌肉间和阑尾（图3-9）。最常见的致病菌是溶血性链球菌，该细菌可以分泌透明质酸酶和链激酶，这两种酶的作用分别为降解结缔组织中的透明质酸和溶解纤维素。所以，细菌容易沿着组织间隙和淋巴管蔓延扩散。镜下见炎症灶组织间隙内出现大量中性粒细胞弥漫性浸润，与周围组织分界不清。炎性水肿明显，受累组织一般不发生明显的坏死和溶解。单纯的蜂窝织炎愈后较好，一般不留痕迹。

> **考点提示**
> 蜂窝织炎和脓肿的区别。

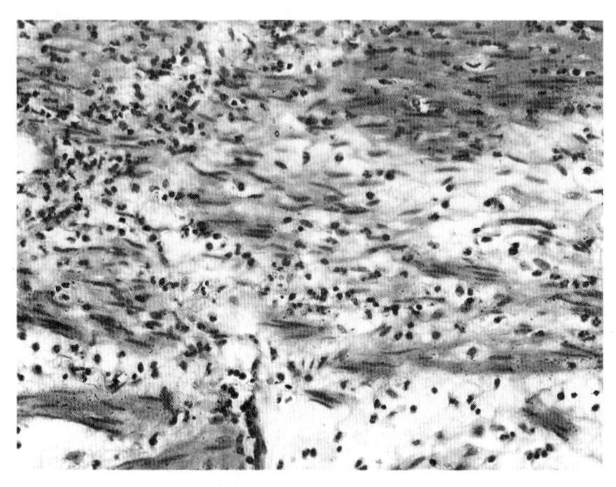

图 3-9 蜂窝织性阑尾炎

阑尾肌层内可见大量中性粒细胞弥漫性浸润

（3）脓肿 脓肿是指器官或组织内的局限性化脓性炎症，主要特征为局部组织发生坏死溶解，形成充满脓液的腔，即脓腔。脓肿常见于皮下和内脏器官，主要致病菌是金黄色葡萄球菌，该菌毒力强，释放毒素导致局部组织坏死，继而大量中性粒细胞渗出并释放出蛋白水解酶使坏死组织液化，形成含有脓液的空腔（图3-10）。另外，金黄色葡萄球菌释放血浆凝固酶，该酶能激活渗出的纤维蛋白原转变为纤维蛋白，从而使病灶局限化。小脓肿可以吸收消散，较大而持续时间较长的脓肿，周围肉芽组织增生形成较厚的脓肿壁，所以需要切开排脓或穿刺抽脓，再通过肉芽组织填补修复，形成瘢痕。

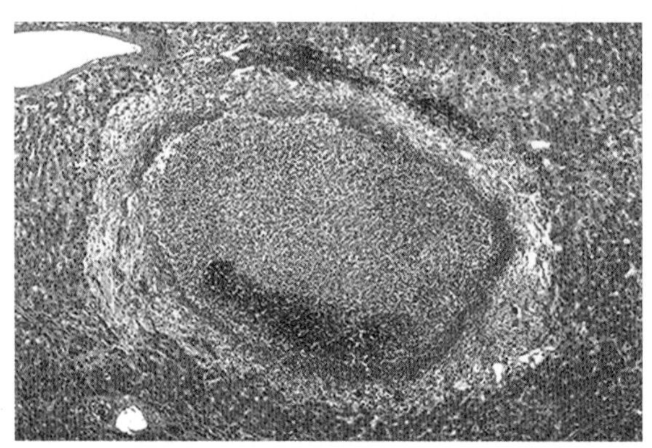

图 3-10 肝脓肿

肝脏内可见一脓肿形成，脓肿壁清晰，其内呈液化性坏死

疖是毛囊、皮脂腺及其周围组织所发生的脓肿。疖中心部分液化变软后，脓液便可破出。痈是多个疖的融合，在皮下脂肪、筋膜组织中形成的多个互相沟通的脓肿，必须及时切开引流、排脓后，局部才能修复愈合。

4. 出血性炎 由于炎症损伤血管壁较严重，大量红细胞漏出，故渗出物中含有较多的红细胞，称为出血性炎。常见于毒力强的病原微生物感染所引起的烈性传染病，如流行性出血热、钩端螺旋体病或鼠疫等。

以上几种渗出性炎症可单独发生，也可同时并存，如浆液纤维素性炎、纤维素性化脓性炎等。此外，在炎症发展过程中，炎症的类型可以转化，如大叶性肺炎开始表现为浆液性炎，随着病变进展，纤维素大量渗出，转变为纤维素性炎。

（三）增生性炎

病变主要以增生为主的炎症称为增生性炎，增生的细胞既可以是实质细胞，也可以是间质细胞。增生性炎可以见于急性炎症，如急性弥漫性增生性肾小球肾炎，主要病变为系膜细胞和内皮细胞增生。慢性炎症大多表现为增生性炎。增生性炎常见的类型为非特异性增生性炎和肉芽肿性炎。

1. 非特异性增生性炎　非特异性增生性炎症在临床上较常见，也称为一般慢性炎症。其基本的病变特点是：①炎症局部炎性充血，炎性水肿，淋巴细胞、浆细胞和巨噬细胞浸润为主；②组织细胞的坏死，主要由持续存在的致炎因子和浸润的炎细胞引起；③出现不同程度的纤维结缔组织和血管的增生，引起组织器官硬化；④上皮细胞和腺体等实质细胞的增生，以修复或替代损伤组织。慢性炎症的纤维结缔组织增生常伴有较多瘢痕形成，可造成管道性脏器的狭窄，如慢性输卵管炎引起输卵管狭窄，从而引起不孕。

有些非特异性增生性炎症可形成局部肿块，表现为炎性息肉和炎性假瘤。炎性息肉是指在致炎因子的长期作用下，局部的黏膜上皮、腺上皮和间质肉芽组织局限性增生所形成的突出于黏膜表面的带蒂的肿块。炎性息肉一般数厘米大小，常有长蒂与基底部连接。息肉常见于鼻黏膜、大肠和子宫颈等部位。炎性假瘤是由于局部组织的炎性增生形成的境界较清楚的肿瘤样结节。肉眼和X线观察与肿瘤相似，本质上是炎性增生。常见于眼眶和肺。发生于眼眶的炎性假瘤主要由淋巴组织大量增生形成；发生于肺的炎性假瘤主要由肉芽组织和增生的肺泡上皮构成，伴有巨噬细胞、多核巨细胞、淋巴细胞和浆细胞等慢性炎细胞的大量增生。

2. 肉芽肿性炎　以巨噬细胞及其衍生细胞局灶性增生所形成的境界清楚的结节状病灶为特征的炎症，称为肉芽肿性炎。这种结节样病灶称为肉芽肿。结节一般较小，直径0.5~2mm，周围常有淋巴细胞浸润及成纤维细胞和胶原纤维包绕。肉芽肿性炎多为慢性炎症，极少数的为急性炎症，如伤寒。

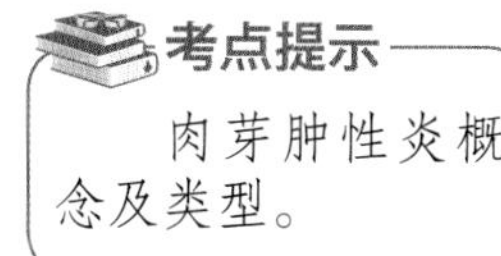

肉芽肿性炎概念及类型。

肉芽肿性炎的原因包括生物性因素和非生物性因素，常见的如结核分枝杆菌、麻风分枝杆菌、螺旋体、真菌和寄生虫，以及石棉、滑石粉、手术缝线等。根据不同肉芽肿的形态特点，医务人员可作出较准确的病因诊断。如典型的伴干酪样坏死的结核肉芽肿，可诊断为结核病。但形态不典型者往往需做特殊的辅助检查，如细菌培养、抗酸染色、血清学检查及分子生物学检测才能确诊。

根据病因不同，可将肉芽肿性炎分为感染性肉芽肿和异物性肉芽肿两种类型。①感染性肉芽肿：较常见，常见的病因有结核分枝杆菌、麻风分枝杆菌、梅毒螺旋体、真菌和寄生虫等，主要是由病原微生物诱导的细胞免疫反应引起。②异物性肉芽肿：是由外来异物引起的慢性肉芽肿性炎，如手术缝线、滑石粉、石棉纤维、外来的填充物以及种植体等。异物性肉芽肿是由于异物长期刺激而形成的慢性炎症。

肉芽肿的主要细胞成分是上皮样细胞和多核巨细胞，具有诊断意义。上皮样细胞的体积大，胞质丰富，淡粉色，细胞间界限不清，细胞核呈圆形或卵圆形，染色浅淡甚至呈空

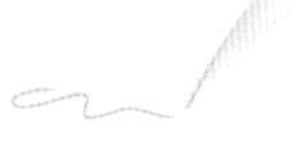

泡状，核内可有1~2个核仁。上皮样细胞不断分裂、增殖、融合，形成多核巨细胞。多核巨细胞体积大（直径40~50 μm），胞质丰富，细胞核数目可达几十个甚至上百个，可排列成马蹄形或花环形，也可杂乱无章地分布。

结核性肉芽肿是较典型的感染性肉芽肿（图3-11）。结节中心常为干酪样坏死，周围围绕上皮样细胞和朗格汉斯巨细胞，外围有淋巴细胞浸润和成纤维细胞及胶原纤维包绕。朗格汉斯巨细胞细胞核常围成马蹄状或花环状。异物性肉芽肿中的多核巨细胞称为异物巨细胞，其细胞核常常杂乱无章地分布在胞质中，胞质内还可见到无法消化的异物成分。

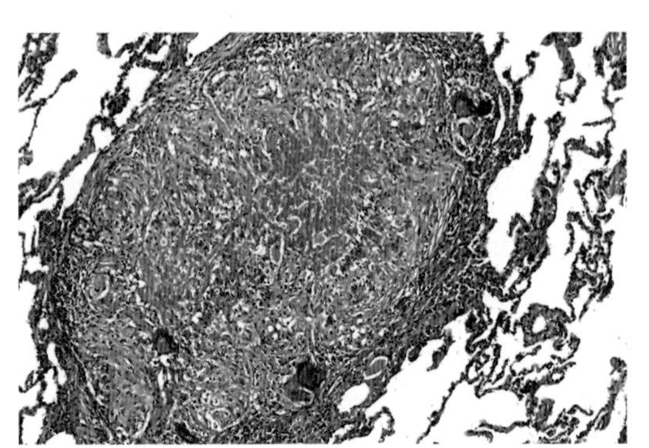

图3-11　结核肉芽肿

中心为干酪样坏死，外围散在朗格汉斯巨细胞

第五节　炎症的局部表现和全身反应

由于致炎因子的强度和机体的抵抗力不同，炎症的临床表现分为局部表现和全身反应。

一、炎症的局部表现

炎症局部常表现为红、肿、热、痛和功能障碍。发生在体表的急性炎症局部红、肿、热尤为明显。炎症局部颜色发红的原因是由炎性充血引起，炎症初期是动脉性充血，含血量增多，局部呈鲜红色，后期血流缓慢引起静脉淤血，呈暗红色或紫红色。炎症局部热的原因是动脉性充血使血流加快，代谢旺盛，产热增多，温度升高。由于炎性充血，炎性水肿或慢性炎症时的增生性反应，均可造成局部肿胀。炎症局部疼痛与多种因素有关，如炎性渗出引起组织肿胀，局部张力增高，压迫或牵拉神经末梢可引起疼痛；局部代谢产物K^+、H^+的积聚可刺激感觉神经末梢而引起疼痛；而某些炎症介质如PGE_2、缓激肽等的刺激也是引起疼痛的重要原因。局部组织、细胞的变性和坏死导致组织、器官功能障碍，如关节炎引起关节运动障碍，喉炎引起声音嘶哑等。

二、炎症的全身反应

当局部炎症病变较严重时，特别是病原微生物在体内蔓延扩散时，常出现明显的全身反应，机体的造血系统、免疫系统、单核-吞噬细胞系统、神经系统以及内分泌系统等积极参与。全身的急性期反应包括发热、外周血白细胞数目改变、急性期反应蛋白合成增多、慢波睡眠增加、厌食、寒战等。

（一）发热

急性感染时常伴有发热。在炎症过程中引起发热的物质称为致热原，外源性致热原包括细菌毒素、病毒、螺旋体、疟原虫和抗原抗体复合物等，内源性致热原主要是细胞因子，如白细胞介素-1（IL-1）、肿瘤坏死因子（TNF）和前列腺素E（PGE）等。外源性致热原不直接致热，主要作用是促使内源性致热原的产生和释放。内源性致热原则直接作用于体温调节中枢，使体温调定点上移而引起发热。如细菌内毒素脂多糖（LPS）可刺激白细胞产生IL-1和TNF，二者是介导炎症急性期反应最重要的细胞因子，可作用于下丘脑的体温调节中枢，通过增强环氧化酶活性，使局部细胞分解花生四烯酸而产生PGE_2增多，PGE_2可上调体温调定点而引起发热。因此，临床上使用非甾体抗炎药如阿司匹林可通过抑制前列腺素的产生而退热。

一定程度的发热，可使机体代谢增强，促进抗体形成，增强吞噬细胞的吞噬能力和肝脏解毒能力，具有积极的防御意义。但高热或长期发热则会影响机体的正常代谢，导致机体功能紊乱，特别是中枢神经系统功能障碍而引起严重后果。如果炎症病变严重，而体温不升反降，往往提示机体抵抗力低下、预后不良。

（二）外周血白细胞变化

在由细菌感染所引起的炎症时，外周血白细胞数量增多是常见表现。白细胞计数通常可攀升到15 000~20 000/mm^3，病情严重时可达40 000~100 000/mm^3，此情况称为类白血病反应。IL-1和TNF等细胞因子可刺激骨髓库加速释放白细胞，从而引起末梢血白细胞数量增多，且相对不成熟的杆状核中性粒细胞占比增加，称为“核左移”。在持续感染时，集落刺激因子还可诱导骨髓造血前体细胞的增殖，从而通过白细胞的产量增加和释放加速，弥补炎症病灶内白细胞的消耗。在不同类型的炎症中，增多的白细胞种类也不完全相同，多数细菌感染可诱导中性粒细胞增多；某些病毒感染可引起淋巴细胞数量增多，如单核细胞增多症、流行性腮腺炎和风疹等；嗜酸性粒细胞增多常常见于支气管哮喘、过敏反应和寄生虫感染等疾病。并非所有的炎症均能引起白细胞数量增多，如在伤寒杆菌、立克次体和原虫等病原体引起的感染时，外周血白细胞往往不增多，反而减少。

（三）单核-吞噬细胞系统增生

炎症灶中的病原体经淋巴管、血管到达局部淋巴结或全身单核-吞噬细胞系统，引起单核-巨噬细胞增生，有利于吞噬和杀灭病原微生物以及清除坏死组织碎片，同时刺激机体产生淋巴因子或抗体，增加机体的抵抗力。主要表现为肝、脾或局部淋巴结肿大。

第六节 炎症的结局

炎症过程中，既有损伤又有抗损伤。致炎因子引起的损伤与机体抗损伤反应决定着炎症的发生、发展和结局。如损伤过程占优势，则炎症加重，并向全身扩散；如抗损伤反应占优势，则炎症逐渐趋向痊愈。若损伤因子持续存在，或机体的抵抗力较弱，则炎症转变为慢性。炎症的结局，可有以下三种情况。

一、痊愈

多数情况下，由于机体抵抗力较强，或经过适当治疗，病原微生物被消灭，炎症区坏死组织和渗出物被溶解、吸收，通过周围健康细胞的再生达到修复，最后完全恢复组织原来的结构和功能，称为完全痊愈。如炎症灶内坏死范围较广，或渗出的纤维素较多，不容易完全溶解、吸收，则由肉芽组织修复，留下瘢痕，不能完全恢复原有的结构和功能，称为不完全痊愈。如果瘢痕组织形成过多或发生在某些重要器官，可引起明显功能障碍。

二、迁延为慢性炎症

如果机体抵抗力低下或治疗不彻底，致炎因子在短期内不能清除，在机体内持续存在或反复作用，且不断损伤组织，造成炎症过程迁延不愈，使急性炎症转化为慢性炎症，病情可时轻时重。如慢性病毒性肝炎、慢性胆囊炎等。

三、蔓延扩散

在患者抵抗力低下，或病原微生物毒力强、数量多的情况下，病原微生物可不断繁殖并直接沿组织间隙向周围组织、器官蔓延，或经淋巴道、血道向全身扩散。

1. 局部蔓延 炎症局部的病原微生物可经组织间隙或自然管道向周围组织和器官蔓延，或向全身扩散。如肺结核，当机体抵抗力低下时，结核分枝杆菌可沿组织间隙蔓延，使病灶扩大；亦可沿支气管在同侧肺叶播散或沿支气管播散到对侧肺叶，形成多发性结核病灶。

2. 淋巴道蔓延 病原微生物经组织间隙侵入淋巴管，引起淋巴管炎，进而随淋巴液进入局部淋巴结，引起局部淋巴结炎，受累的淋巴结肿大变硬，自觉疼痛或有压痛。淋巴道蔓延如下肢感染引起腹股沟淋巴结肿大变硬，自觉疼痛或有压痛，在感染灶与肿大淋巴结之间出现皮肤红线，即淋巴管炎。淋巴道的这些变化有时可限制感染的扩散，但感染严重时，病原体可通过淋巴入血，引起血道播散。

3. 血行蔓延 炎症灶内的病原微生物侵入血循环或其毒素被吸收入血，可引起菌血症、毒血症、败血症和脓毒败血症等。

（1）菌血症（bacteremia） 炎症病灶的细菌经血管或淋巴管侵入血流，从血流中可查到细菌，但无全身中毒症状，称为菌血症。一些炎症性疾病的早期都有菌血症，如大叶性肺炎等。此时行血培养或瘀点涂片，可找到细菌。在菌血症阶段，肝、脾、淋巴结的吞噬细胞可组成一道防线，以清除病原体。

（2）毒血症（toxemia） 细菌的毒素或毒性产物被吸收入血，引起全身中毒症状，称为毒血症。临床上出现高热、寒战等中毒症状，常同时伴有心、肝、肾等实质细胞的变性或坏死，但血培养阴性，即找不到细菌。严重者可出现中毒性休克。

（3）败血症（septicemia） 毒力强的细菌进入血液后，不仅没有被清除，反而大量繁殖并产生毒素，引起严重的全身性中毒症状和相应的病理变化，称为败血症。患者除了有毒血症的临床表现外，还常出现皮肤和黏膜的多发性出血点，以及脾肿大和全身淋巴结肿大。此时，血培养常可查出相应的致病菌。

（4）脓毒败血症（pyemia） 由化脓菌引起的败血症进一步发展，细菌随血流到达全身，在肺、肾、肝、脑等处发生多发性脓肿，称为脓毒血症或脓毒败血症。这些脓肿通常较小，较均匀散布在器官中。镜下，脓肿的中央及尚存的毛细血管或小血管中常见到细菌菌落（栓子），说明脓肿是由栓塞于器官毛细血管的化脓菌所引起，故称之为栓塞性脓肿或转移性脓肿。

本章小结

炎症是具有血管系统的活体组织对致炎因子所发生的一种以防御为主的病理过程。机体通过炎症反应，可有效地局限和杀灭损伤因子，清除、吸收坏死组织，并通过细胞再生进行自我修复。

炎症的基本病理变化为变质、渗出和增生，三种病变常同时存在，但往往以其中一种为主，同时伴随其他病变。炎症可以分为变质性炎、渗出性炎和增生性炎。渗出性炎又可以分为浆液性炎、纤维素性炎、化脓性炎和出血性炎，渗出性炎多见于急性炎症。增生性炎分为非特异性增生性炎和肉芽肿性炎，肉芽肿性炎呈结节状，主要是由巨噬细胞及其衍生细胞组成，是一种特殊类型的增生性炎。

炎症的中心环节是血管反应，主要的病理环节是液体的渗出和白细胞的渗出，二者的渗出是炎症的重要防御环节。血管壁通透性升高是液体渗出的主要原因，渗出液在局部的防御作用主要表现为稀释毒素，减轻组织损伤；有利于限制病原微生物扩散和杀灭病原微生物；有利于白细胞的吞噬作用等。白细胞的渗出是炎症中最重要的防御环节，渗出过程包括白细胞边集和滚动、黏附、游出和趋化作用。渗出的白细胞在局部发挥重要的吞噬作用和免疫作用，以杀灭和清除病原微生物或异物等。

炎症的局部表现为红、肿、热、痛和功能障碍，全身反应包括发热、外周血白细胞数量改变和单核–吞噬细胞系统增生。炎症的结局取决于致炎因子的损伤程度和机体的抵抗力，大部分急性炎症可以痊愈，也可以蔓延扩散或迁延为慢性炎症。

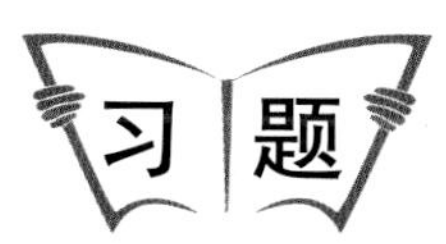

一、选择题

【A1/A2 型题】

1. 关于炎症的叙述，下列哪项是正确的
   A. 炎症皆对机体有利
   B. 慢性炎均有急性经过
   C. 炎性渗出均会引起组织肿胀
   D. 急性炎也可出现以增生为主的病变
   E. 炎症组织体积增大时就表示有增生
2. 炎症发生时血流动力学改变首先出现在
   A. 细静脉　　B. 细动脉
   C. 毛细血管　　D. 小动脉
   E. 小静脉
3. 炎症反应最重要的特征是
   A. 血管扩张　　B. 血浆渗出
   C. 纤维蛋白渗出　　D. 白细胞游出
   E. 红细胞漏出
4. 浆液性炎的浆液内所含蛋白质主要是
   A. 白蛋白　　B. 球蛋白
   C. 纤维蛋白　　D. 补体
   E. 以上都不是
5. 关于慢性炎的叙述，哪项是不正确的

A. 均可见肉芽肿形成　B. 常见淋巴细胞浸润
C. 常为增生性炎　D. 急性发作时可有脓肿形成
E. 可见浆细胞浸润

6. 细菌感染的炎症中，最常见的炎细胞
A. 淋巴细胞　B. 浆细胞
C. 中性粒细胞　D. 嗜酸性粒细胞
E. 巨噬细胞

7. 在病毒感染的病灶中最常见的炎细胞
A. 淋巴细胞　B. 浆细胞
C. 中性粒细胞　D. 嗜酸性粒细胞
E. 巨噬细胞

8. 在寄生虫感染引起的炎症病灶中，最常见的炎细胞是
A. 淋巴细胞　B. 浆细胞
C. 中性粒细胞　D. 嗜酸性粒细胞
E. 巨噬细胞

9. 泡沫细胞来源于
A. 淋巴细胞　B. 浆细胞
C. 中性粒细胞　D. 嗜酸性粒细胞
E. 巨噬细胞

10. 在过敏性炎中，最具特征性的炎细胞是
A. 淋巴细胞　B. 浆细胞
C. 中性粒细胞　D. 嗜酸性粒细胞
E. 巨噬细胞

11. 下列哪项是变质性炎症
A. 肾盂肾炎　B. 菌痢
C. 大叶性肺炎　D. 阿米巴肝脓肿
E. 阑尾炎

12. 关于蜂窝织炎的描述，哪项是正确的
A. 常由金黄色葡萄球菌感染引起
B. 常见部位是内脏器官、肌肉和阑尾
C. 与细菌分泌的链激酶和透明质酸酶有关
D. 细菌不容易经组织间隙、淋巴管和血道蔓延扩散
E. 常有明显的组织坏死

【B 型题】

（13~16题共用备选答案）
A. 蜂窝织炎　B. 脓肿
C. 卡他性炎　D. 纤维素性炎
E. 积脓

13. 菌痢假膜形成属于

14. 疖和痈属于

15．急性阑尾炎属于

16．黏膜大量浆液渗出属于

（17~20题共用备选答案）

A．以血浆渗出为主的炎症

B．以纤维蛋白渗出为主的炎症

C．以疏松组织内广泛中性粒细胞的浸润为主的炎症

D．以局限性化脓为主的炎症

E．以中性粒细胞浸润为主的炎症

17．烧、烫伤的水疱

18．丹毒

19．脓肿

20．白喉

二、思考题

1．简述渗出性炎类型及病变特点，并举例说明。

2．试比较脓肿与蜂窝织炎的异同。

3．何谓肉芽肿性炎？列出结核性肉芽肿的主要成分。

（杨雷英）

扫码"练一练"

扫码“学一学”

第四章 肿 瘤

学习目标

1. **掌握** 肿瘤异型性、肿瘤转移、癌前病变、癌、肉瘤、原位癌的概念；良、恶性肿瘤的区别；肿瘤的命名原则；癌与肉瘤的区别。

2. 熟悉 肿瘤的大体形态；恶性肿瘤的分级与分期；肿瘤对机体的影响；常见肿瘤的病理特点。

3. 了解 肿瘤的分类；肿瘤的病因、病理学诊断方法。

案例讨论

[**案例**] 患者，女，70岁、农民。主诉：6个月来胃疼，当地卫生院给服去痛片稍见缓解。近10多天来持续胃痛、胃胀服去痛片无缓解，并出现经常性呕吐、便血、呕血入院。入院后体检：锁骨上多个淋巴结肿大变硬；肝脏肿大；胃肠透视发现胃小弯近幽门处有充盈缺损，B超显示肝脏有多个大小不等的强回声团。胃镜取组织活检，病理报告：胃窦部低分化腺癌。临床采取化疗及营养支持疗法。患者逐渐消瘦、贫血，腹胀及腹腔积液，并出现咯血、咳脓痰及呼吸困难等症状。经抗感染治疗无效，入院后2个月死亡。

[**讨论**]

1. 此患者的临床诊断是什么？病理诊断是什么？
2. 恶性肿瘤对机体的危害有哪些？
3. 恶性肿瘤的转移方式有哪些？

肿瘤是一类以肿瘤细胞异常增生为特点的临床常见疾病，分为良性肿瘤和恶性肿瘤。特别是恶性肿瘤已成为严重危害人类健康的疾病之一。全世界每年约700万人死于恶性肿瘤。据2017年的统计资料显示，在我国，肿瘤的发病率和死亡率都呈上升的趋势，恶性肿瘤已成为我国居民死亡的第一位原因，发病居前五位的恶性肿瘤依次为肺癌、胃癌、肝癌、食管癌、结直肠癌。因此，肿瘤的预防、诊断、治疗、护理，是医学科学十分重要的任务。

第一节 肿瘤的概念

肿瘤是机体在各种致瘤因素的作用下，局部组织的细胞生长调控发生严重紊乱，形成异常增生的新生物，因常在局部形成肿块而称之为肿瘤。

肿瘤的形成，是细胞异常增生的结果，也可能与细胞正常的死亡机制发生障碍有关。这种导致肿瘤形成的细胞增生称为肿瘤性增生。肿瘤性增生一般是克隆性的。研究显示，一个肿瘤中的肿瘤细胞群，由单个发生了肿瘤性转化的亲代细胞经过反复分裂增殖产生的子代细胞组成。这个现象称为肿瘤的“克隆性”。肿瘤性增生与炎症等非肿瘤性增生的区别见表4–1。

表 4-1 肿瘤性增生与非肿瘤性增生的区别

区别要点	肿瘤性增生	非肿瘤性增生
病因	环境或内在致瘤因素	炎症或组织损伤
细胞亲缘	克隆性	多克隆性
分化程度	不同程度地失去了分化成熟的能力	具有正常的形态结构和功能
调节控制	不受机体控制，致瘤因素消除后仍继续生长	受机体调控，原因消除后即停止增生
机体影响	与机体不协调，对机体有害无益	与机体协调，符合机体需要

知识拓展

肿瘤学进展

人类发现肿瘤已有3000多年的历史。不仅人类患肿瘤，动、植物也有肿瘤。直到19世纪应用显微镜后，才建立了目前肿瘤学的框架。20世纪以来，由于自然科学的发展、基础理论研究与新技术的应用，肿瘤学研究有了长足的进步。尽管恶性肿瘤已成为我国致死的第1位原因，但肿瘤学的进展已使1/3的肿瘤患者有了根治的希望。致瘤因子导致肿瘤形成是一个十分复杂的过程。最近几十年的研究表明，肿瘤形成是细胞生长与增殖的调节因子基因发生异常，机体的细胞异常增殖所致，可能还和细胞正常的死亡机制发生障碍有关。这些基因或其产物的异常构成肿瘤发生的分子基础。

第二节 肿瘤的特征

一、形态特征

病理学检查常常是肿瘤诊断过程中的决定性一步。肿瘤的病理学检查包括大体形态检查和组织切片的显微镜检查。

（一）肿瘤的大体形态

肿瘤的大体形态又称肉眼形态。仔细观察肿瘤的大体形态特征，对临床判断肿瘤的来源和区别肿瘤的良、恶性十分重要。

1. **形状** 肿瘤的形状多样，与其组织来源、发生部位、生长方式和良恶性质有关。体表和自然管道（如呼吸道、消化道等）腔面发生的肿瘤，如果是良性的一般呈息肉状、蕈状、乳头状；如果是恶性的常呈菜花状、溃疡状，也可乳头状。发生在器官和深部组织的肿瘤，若为良性的多表现为结节状、分叶状、囊状；若为恶性的则常表现为菜花状、蟹足状，也可呈囊状（图4-1）。

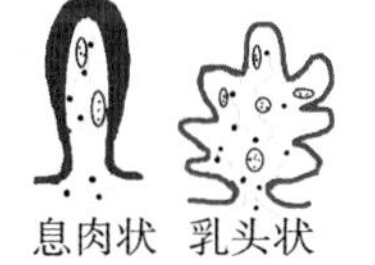

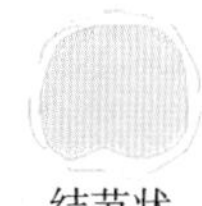

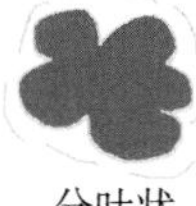

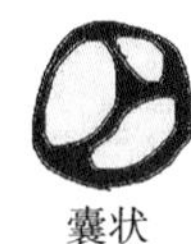

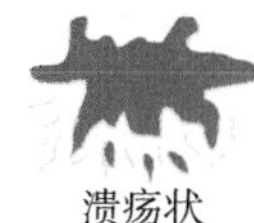

图 4-1 肿瘤常见形状模式图

2. **大小** 肿瘤的大小与很多因素有关，如肿瘤的良恶性、生长时间和发生部位等。发生在体表或体腔内的肿瘤，如临床常见的皮下脂肪瘤、子宫平滑肌瘤，因生长缓慢，对机体影响小，体积较大。发生在密闭的狭小腔道（如颅腔、椎管）内的肿瘤，因生长受限，体积通常比较小。极小的肿瘤，需在显微镜下才能观察到，如发生在甲状腺、前列腺的微小癌。

3. 数目 原发肿瘤的数目通常为一个，但某些类型的肿瘤也可为多个，如多发性子宫平滑肌瘤、家族性结肠多发性息肉等。

4. 颜色 肿瘤的颜色一般与其来源正常组织的颜色相近。比如，脂肪瘤呈黄色、血管瘤呈红色、黑色素瘤常呈黑色。如果伴发一些继发性改变，如变性、坏死、出血、感染等，可使肿瘤原来的颜色发生相应的变化。

5. 质地 肿瘤的质地与其来源的正常组织、实质与间质组成的比例以及有无继发性改变有关。如脂肪瘤、腺瘤一般比较软；骨瘤质地较硬。肿瘤细胞丰富而间质较少的肿瘤一般较软；反之，间质丰富而肿瘤细胞较少的肿瘤，质地较硬。同时伴有一些继发改变的肿瘤其质地也发生变化，如钙化、骨化的肿瘤质地变硬。伴有坏死、液化、囊性变的肿瘤质地变软。

（二）组织结构

1. 实质 肿瘤的实质是指肿瘤细胞。肿瘤的实质细胞是鉴别肿瘤的组织来源的依据。根椐其分化程度和异型性可判断肿瘤的良恶性。肿瘤不同其实质也不同，但通常只有一种成分，少数肿瘤由多种实质所组成，如畸胎瘤是来源于三个胚层的实质细胞异常增生而构成。

2. 间质 肿瘤的间质主要由结缔组织和血管组成，其主要作用是支持和营养肿瘤实质。肿瘤间质的血管多少，对肿瘤的生长快慢起着重要作用。血管丰富者其生长快，反之其生长缓慢。有些肿瘤间质还伴有淋巴细胞、单核细胞浸润，这可能是机体肿瘤免疫反应的表现，或是继发感染的反应。

二、肿瘤的分化程度与异型性

> **考点提示**
> 肿瘤的异型性。

肿瘤的分化程度是指肿瘤组织与其起源的正常组织存在的形态、功能上的相似之处。相似的程度称为分化程度。若相似性较大，表明肿瘤的分化程度高或分化好；若相似性较小，表明肿瘤的分化程度低或分化差。肿瘤组织在细胞形态和组织结构上与其来源的正常组织有不同程度的差异，这种差异称为肿瘤异型性。肿瘤分化程度越高，异型性越小，为良性肿瘤的特点；反之，肿瘤分化程度越低，异型性越大，为恶性肿瘤特点。肿瘤的异型性表现于细胞和组织结构两个方面。肿瘤的分化程度和异型性是诊断肿瘤，区别良、恶性肿瘤及恶性肿瘤恶性程度的组织学依据。肿瘤的异型性见图4-2。

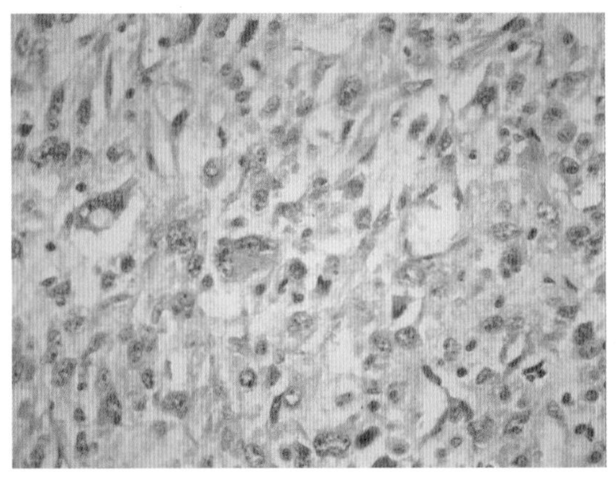

图4-2 肿瘤的异型性（镜下图）

肿瘤细胞形态大小差异大，呈多形性，可见瘤巨细胞

（一）肿瘤组织结构的异型性

肿瘤的组织结构异型性是指肿瘤组织在结构排列方式及极性上与来源的正常组织的差异。

良性肿瘤的组织异型性小，主要表现为肿瘤组织的分布和瘤细胞的排列不规则，如肠腺瘤。肿瘤性腺体大小不等，排列比较紊乱，基本保持正常的排列结构、层次及极向。

恶性肿瘤的组织结构异型性明显，瘤细胞排列紊乱，失去正常的排列结构、层次及极向。如结肠腺癌，腺体大小不等，形态不一，排列紊乱，出现共壁现象，腺体之间正常的间质减少甚至消失。

（二）肿瘤细胞的异型性

1. 良性肿瘤 由于肿瘤细胞分化程度高，异型性不明显，甚至光镜下与起源的正常细胞难于区分，需要结合组织结构的异形性改变，方能作出病理诊断。

2. 恶性肿瘤 肿瘤细胞分化差，异型性十分明显，肿瘤细胞大小不等，形态不一，可见瘤巨细胞，核深染，染色质呈粗颗粒状，分布不均匀，堆积在核膜下；核分裂象常增多，并出现病理性核分裂（图4–3）。

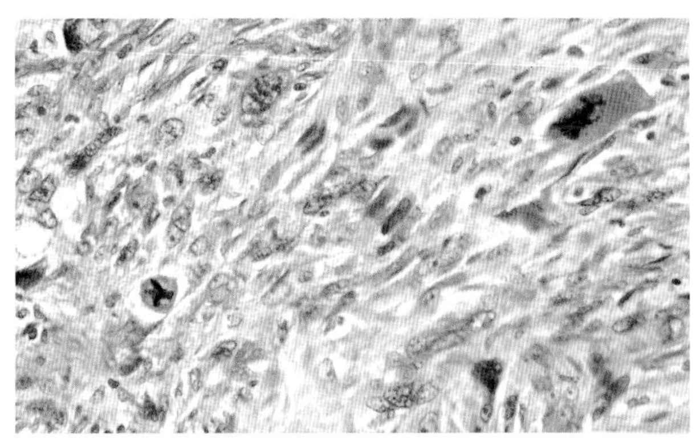

图 4–3 恶性肿瘤的细胞异型性（镜下观）

（1）肿瘤细胞的多形性 肿瘤细胞大小不等，形态不一，通常比来源的正常细胞大，如多形性横纹肌肉瘤，细胞大小不等，可出现瘤巨细胞。有些肿瘤的瘤细胞比正常细胞小，如发生在肺的小细胞癌。

（2）肿瘤细胞核的多形性 肿瘤细胞核的体积增大，核浆比例增高，可达1∶1（正常为1∶4~1∶6）。核的大小、形状和染色差别较大，可出现巨核、双核、多核或奇异形核。核内DNA增多，核深染，染色质呈粗颗粒状，分布不均匀，常堆积在核膜下；核仁明显，体积大，数目也可增多；核分裂象常增多，出现不对称性核分裂、多极核分裂及顿挫性核分裂等病理性核分裂象，是恶性肿瘤的重要特征，对鉴别良、恶性肿瘤有着非常重要的意义。

（3）肿瘤细胞质的变化 胞质内核蛋白体增多致胞质呈嗜碱性，还可产生糖原、脂质、黏液和色素等。

三、肿瘤的生长与扩散

肿瘤细胞不断分裂增生是肿瘤生长的基础。恶性肿瘤除了生长速度和生长方式上与良性肿瘤有很大的差异，还具有局部浸润和转移的能力。

（一）肿瘤的生长

1. 生长方式

（1）膨胀性生长 大多数良性肿瘤呈膨胀性生长。良性肿瘤分化好，瘤细胞生长较慢，不侵袭周围正常组织。随着肿瘤体积增大，逐渐推挤周围组织，常呈结节状、分叶状，与周围组织分界清楚，在肿瘤周围形成完整的纤维性包膜。对周围组织器官的影响，主要是挤压。临床检查肿瘤可活动，手术容易摘除，不易复发。

（2）外生性生长　发生在体表、体腔内面或自然管道腔面（如胸腔、腹腔、消化道等）的肿瘤，常向表面突起形成乳头状、息肉状、蕈状或菜花状。这种生长方式称为外生性生长。良、恶性肿瘤都可呈外生性生长，但恶性肿瘤在呈外生性生长的同时，其基底部也有浸润，肿瘤中央的表面组织常因血液供应不足而发生坏死脱落形成溃疡。

（3）浸润性生长　是恶性肿瘤的主要生长方式。肿瘤组织细胞分化差，生长快，似树根样长入周围组织间隙、淋巴管或血管内，并破坏周围组织。浸润性生长的肿瘤一般没有包膜，与邻近的正常组织多无明显界限。有些分化较好的恶性肿瘤，因生长缓慢，可有假包膜形成。临床检查时，肿块较固定，活动度差，边界不清。手术治疗时，常需较大范围地切除周围组织，且术后易复发。

2. 生长速度　良性肿瘤与恶性肿瘤的生长速度差别很大。良性肿瘤一般生长较缓慢，生长时间可长达数年或数十年。良性肿瘤如果生长速度突然加快、体积迅速增大，应考虑有坏死、出血、囊性变尤其是恶变的可能。恶性肿瘤生长较快，特别是分化程度低的恶性肿瘤，容易发生坏死、出血和转移等。

（二）肿瘤的扩散

肿瘤的扩散是恶性肿瘤最重要的生物学特征。恶性肿瘤不仅可以在原发部位呈浸润性生长，累及邻近器官或组织，而且还可以通过多种途径扩散到身体其他部位。肿瘤的扩散方式包括直接蔓延和转移。

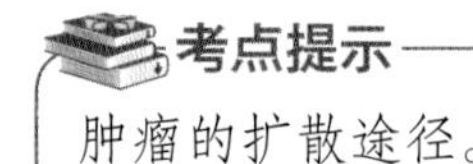
考点提示
肿瘤的扩散途径。

1. 直接蔓延　肿瘤细胞沿着组织间隙、淋巴管、血管或神经束衣表面浸润到邻近的正常组织，并继续生长，称为直接蔓延。恶性肿瘤都可以直接蔓延，例如：子宫颈癌可直接蔓延到直肠、膀胱或骨盆壁。个别良性肿瘤也可以直接蔓延，如毛细血管瘤。

2. 转移　恶性肿瘤细胞从原发部位侵入淋巴管、血管或体腔，迁徙到他处继续生长，形成与原发瘤同类型的肿瘤的过程称为转移，所形成的肿瘤称为转移瘤或继发瘤。转移是恶性肿瘤的特征之一，但也有少数恶性肿瘤几乎不发生转移，例如，皮肤的基底细胞癌，在局部造成破坏，引起皮肤溃疡，而很少发生转移。

（1）淋巴道转移　是癌最常见的转移途径。癌细胞侵入淋巴管（图4-4），随淋巴流到达局部淋巴结（区域淋巴结），先集聚于淋巴结的边缘窦，后逐渐波及整个淋巴结并可进一步转移至下一站淋巴结甚至远处淋巴结，最后经胸导管进入血液，继发血道转移。如乳腺癌常首先转移至同侧腋窝淋巴结，肺癌首先转移到肺门淋巴结。有转移的淋巴结常呈无痛性肿大，质地变硬，切面呈灰白色。当淋巴结的被膜被癌细胞破坏或多个淋巴结被侵及时，相邻淋巴结可相互融合成团块。临床检查时，可触及到广泛粘连的肿大淋巴结，其活动度差。有时淋巴结肿大不一定有转移，反应性增生的淋巴结也可肿大。

（2）血道转移　是肉瘤最常见的转移途径。肿瘤细胞多经毛细血管、小静脉直接入血，随血流到达远处的组织、器官，栓塞于相应大小的血管继续生长，形成转移性肿瘤。少数亦可经淋巴系统间接入血。血道转移的途经常与机体血液循环流向一致，肿瘤细胞如侵入体循环静脉先转移到肺。侵入门静脉系统的肿瘤细胞，首先转移到肝。因此，肺、肝是最常发生血道转移的器官。临床上判断有无血道转移，常作肺及肝的影像学检查，以确定患者的临床分期和治疗方案。血道转移性肿瘤形态学上的特点是，边界清楚，常为多个，多散在分布于器官的表面。转移至器官表面的肿瘤，常因中央出血、坏死、下陷而呈脐状，称作“癌脐”。

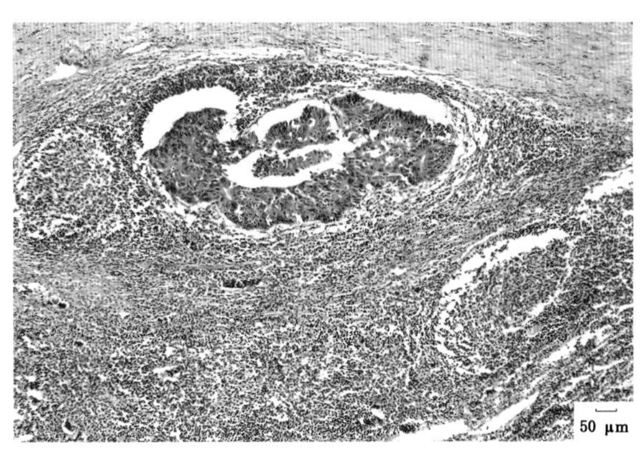

图 4–4 肿瘤的淋巴转移（镜下观）

肺间质淋巴管内的瘤细胞团

（3）种植性转移　发生于体腔脏器的恶性肿瘤，侵及器官表面时，瘤细胞可脱落种植于体腔其他器官的表面继续生长，形成多个转移性肿瘤，称为种植性转移。常见胃肠道癌侵及浆膜后，种植到大网膜、腹膜、卵巢等处。胃肠道癌（多为黏液癌）种植到卵巢所形成的转移性肿瘤，称为库肯勃（Krukenberg）瘤。Krukenberg瘤还可通过淋巴道和血道转移形成。脑、脊髓肿瘤也可经脑脊液转移到脑的其他部位或脊髓（如颅底、脊髓背侧、马尾等处）形成种植性转移。浆膜腔的种植性转移常伴有浆膜腔血性积液，通过细胞学检查，可查找恶性肿瘤细胞。

知识拓展

肿瘤局部浸润与蔓延的机制

就癌而言，癌细胞局部浸润和蔓延可能与以下因素有关：①癌细胞表面黏附分子减少。正常上皮细胞表面有各种细胞黏附分子，使细胞相互黏附在一起，阻止细胞移动。肿瘤细胞表面黏附分子减少，使细胞相互黏附性下降而易分离。②癌细胞与基底膜的粘着增加。正常上皮细胞基底面是通过层粘连蛋白受体与基底膜附着。癌细胞的层粘连蛋白受体增多，使癌细胞与基底膜的粘着增加。③细胞外基质的降解。癌细胞产生蛋白酶（如Ⅳ型胶原），分解基底膜，使其产生局部缺损，让癌细胞向深层浸润。④癌细胞迁移。癌细胞借阿米巴样运动通过基底膜缺损处移出。癌细胞穿过基底膜后，蛋白酶溶解间质结缔组织，使其在间质中移动，到达血管壁时，又以相似的方式穿过血管的基底膜进入血管。

第三节 肿瘤对机体的影响

一、良性肿瘤

良性肿瘤对机体影响较小，但因其发生部位或继发改变等，有时也引起较严重的后果。

主要表现如下。

1. **局部压迫和阻塞** 是良性肿瘤对机体的主要影响。如家族性结肠多发性息肉可引起肠梗阻，脑膜瘤可压迫脑组织、妨碍脑脊液循环引起颅内高压等。

2. **激素作用** 内分泌腺的良性肿瘤，可以过多分泌激素，而引起相应的内分泌症状。如垂体前叶的生长激素细胞腺瘤可引起巨人症或肢端肥大症，胰岛素瘤分泌过多的胰岛素，可引起阵发性血糖过低等。

3. **继发性改变** 肠的息肉状腺瘤，表面可发生溃疡而引起出血和感染。甲状腺腺瘤可发生囊性变而使肿瘤明显增大，压迫呼吸道而引起呼吸困难。

二、恶性肿瘤

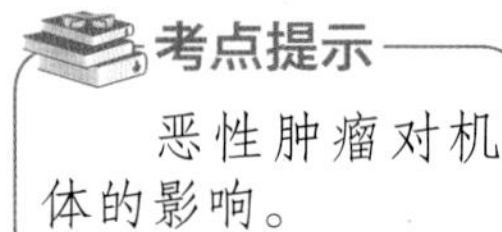

恶性肿瘤对机体的影响。

恶性肿瘤由于分化不成熟、生长迅速及浸润性生长，可发生转移，因此，除可引起上述良性肿瘤对机体的影响外，还可以引起更为严重的后果。

1. **继发改变** 由于恶性肿瘤生长迅速及浸润性生长，常导致坏死、溃疡、出血、穿孔及病理性骨折，并可继发感染及发热。

2. **顽固性疼痛** 主要是肿瘤浸润、压迫局部神经而引起。

3. **恶病质** 是恶性肿瘤患者晚期的临床特征，表现为严重消瘦、无力、贫血和全身衰竭等恶病质状态，甚至导致患者死亡。

4. **副肿瘤综合征** 一些非内分泌腺发生的恶性肿瘤除肿瘤本身及其转移所直接引起的临床表现外，还可引起内分泌系统、神经系统、肌肉系统、消化系统、造血系统、骨关节系统、肾脏及皮肤等发生病变，出现相应的临床表现，这些表现是通过一系列的神经、体液途径间接引起，故称为副肿瘤综合征。其发生可能与肿瘤的产物（如异位激素）、异常的免疫反应（如交叉免疫、自身免疫和免疫复合物沉着等）或其他不明原因的作用有关。其意义在于，一方面，当临床上尚无任何原发肿瘤的体征时，这些症状已出现，故具有提示作用。如肺小细胞癌的副肿瘤综合征可表现为在无癌细胞骨转移的情况下出现血钙过高，或出现肌无力综合征、库欣（Cushing）综合征以及肺性骨关节病的症状。另一方面，对于已确诊的肿瘤患者，如果出现上述临床表现，应注意与肿瘤转移相鉴别。

第四节 良性肿瘤与恶性肿瘤的区别

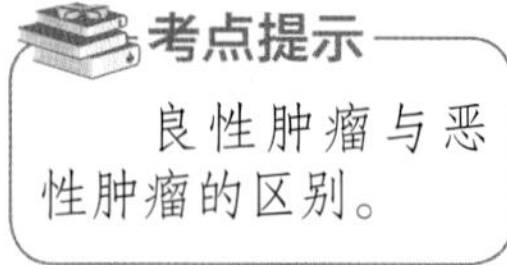

良性肿瘤与恶性肿瘤的区别。

良性肿瘤一般对机体危害性较小，易于治疗；恶性肿瘤危害较大，治疗措施复杂，效果也不够理想。因此，区别良性肿瘤与恶性肿瘤，对于采取恰当的治疗措施和正确估计预后具有十分重要的意义。良性肿瘤与恶性肿瘤的主要区别见表4-2。

有些肿瘤的组织形态和生物学行为介于良性肿瘤和恶性肿瘤之间，称为交界性肿瘤，如卵巢交界性浆液性乳头状囊腺瘤。有些交界性肿瘤有发展为恶性的倾向；有些具有恶性潜能的肿瘤，要通过较长时间的随访观察，才能了解其生物学行为。有些良性肿瘤也可能发展成为恶性肿瘤（即恶变或癌变），如结肠息肉状腺瘤。

表 4–2 良性肿瘤和恶性肿瘤的主要区别

区别要点	良性肿瘤	恶性肿瘤
分化程度	分化好，异型性小	分化差，异型性大
核分裂象	无或少，不见病理性核分裂象	多，可见病理性核分裂象
生长速度	缓慢	较快
生长方式	膨胀性或外生性生长	浸润性或外生性生长
继发改变	少见	常见，出血、坏死、溃疡、感染
转移	不转移	常转移
复发	不复发或很少复发	易复发
对机体的影响	较小，主要为局部压迫或阻塞	较大，破坏原发部位和转移部位的组织结构，有坏死、出血、感染、恶病质

第五节 肿瘤的命名、分类、分级、分期

肿瘤的命名和分类是肿瘤病理诊断的重要部分。人类肿瘤的种类繁多，命名也复杂。主要根据其组织类型、细胞类型和生物学行为来命名。

一、肿瘤的命名原则

（一）肿瘤命名的一般原则

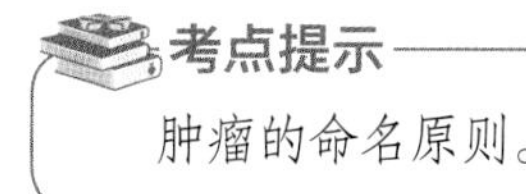

考点提示 肿瘤的命名原则。

肿瘤的命名和分类是肿瘤病理诊断的重要部分。人类肿瘤的种类繁多，命名也复杂。主要根据其组织类型、细胞类型和生物学行为来命名。

肿瘤的命名原则必须反映肿瘤发生的部位、肿瘤组织的起源、肿瘤的良恶性。

1. 良性肿瘤命名 良性肿瘤的命名是在组织、细胞类型的名称后面加一个“瘤”字。命名方式为：部位+来源组织名称+瘤。例如，来源于结肠腺上皮的良性肿瘤，称为结肠腺瘤；来源于子宫平滑肌的良性肿瘤，称为子宫平滑肌瘤。

2. 恶性肿瘤命名 癌症是恶性肿瘤的总称。

（1）癌 来源于上皮组织的恶性肿瘤统称为癌（carcinoma）。命名方式为：部位+来源组织名称+癌。例如，来源于子宫颈鳞状上皮的恶性肿瘤，称为子宫颈鳞状细胞癌；来源于乳腺腺上皮的恶性肿瘤，称为乳腺腺癌。有些癌具有多种上皮分化，如子宫内膜的腺鳞癌同时具有腺癌和鳞状细胞癌成分。当有些癌缺乏向某种特定上皮分化的特征时，称为未分化癌。

（2）肉瘤 来源于间叶组织的恶性肿瘤统称为肉瘤（sarcoma）。间叶组织包括纤维组织、脂肪、肌肉、脉管、骨、软骨等组织。命名方式为：部位+来源组织名称+肉瘤。例如，来源于手臂纤维组织的恶性肿瘤，称为手臂纤维肉瘤；来源于腹膜后脂肪组织的恶性肿瘤，称为腹膜后脂肪肉瘤。当有些肉瘤缺乏向特定间叶组织分化的特征时，称为未分化肉瘤。若肉瘤的组织结构中含有癌的成分，则称为癌肉瘤。

（二）肿瘤命名的特殊

1. 结合形态特征命名 无论是良性肿瘤还是恶性肿瘤，有时根据肿瘤的肉眼形态特征

进行命名，如皮肤乳头状瘤、甲状腺乳头状癌、卵巢浆液性囊腺瘤等。

2. 母细胞瘤 一些肿瘤其形态特征类似某种幼稚组织，称为母细胞瘤，大多数为恶性肿瘤，如神经母细胞瘤、髓母细胞瘤和肾母细胞瘤等。少数为良性肿瘤，如骨母细胞瘤、软骨母细胞瘤。

3. 冠以“恶性” 有些恶性肿瘤，既不叫癌也不叫肉瘤，其命名是在其良性肿瘤的名称前直接加上“恶性”，称为“恶性……瘤”，如恶性畸胎瘤、恶性脑膜瘤、恶性神经鞘瘤等。

4. 用人名命名 一些肿瘤以最初报道或研究者的名字命名，如尤文（Ewing's）肉瘤、霍奇金（Hodgkin）淋巴瘤。

5. 瘤病 同一类型的肿瘤呈多发状态时，称为“瘤病”，如神经纤维瘤病、脂肪瘤病、血管瘤病等。

6. 畸胎瘤 起源于性腺或胚胎中的全能细胞的肿瘤，常发生于性腺，一般含有两个以上胚层的多种组织成分，分良性畸胎瘤和恶性畸胎瘤两类。

7. 习惯称呼 一些恶性肿瘤在发现之初，由于对其性质认识不足，以“瘤”或“病”命名，沿用至今，如淋巴瘤、黑色素瘤、白血病等。

二、肿瘤的分类

肿瘤的正确分类是诊断的需要，也是统计、分析的需要，还是制定治疗计划、判断预后的重要依据。主要根据肿瘤的组织类型、细胞类型和生物学行为进行分类，一般分为两组六大类（表4–3）。

表 4–3 常见肿瘤分类

组织来源	良性肿瘤	恶性肿瘤
上皮组织		
鳞状上皮	乳头状瘤	鳞状细胞癌
基底细胞		基底细胞癌
腺上皮	腺瘤	腺癌
移行上皮	移行细胞乳头状瘤	移行细胞癌
间叶组织		
纤维组织	纤维瘤	纤维肉瘤
脂肪组织	脂肪瘤	脂肪肉瘤
平滑肌	平滑肌瘤	平滑肌肉瘤
横纹肌	横纹肌瘤	横纹肌肉瘤
血管	血管瘤	血管肉瘤
淋巴管	淋巴管瘤	淋巴管肉瘤
骨	骨瘤	骨肉瘤
软骨	软骨瘤	软骨肉瘤

续表

组织来源	良性肿瘤	恶性肿瘤
滑膜	滑膜瘤	滑膜肉瘤
间皮	间皮瘤	恶性间皮瘤
淋巴造血组织		
淋巴细胞		淋巴瘤
造血细胞		白血病
神经组织		
神经鞘细胞	神经鞘瘤	恶性神经鞘瘤
胶质细胞	胶质瘤	恶性胶质瘤
原始神经细胞		髓母细胞瘤
脑膜	脑膜瘤	恶性脑膜瘤
神经细胞	节细胞神经瘤	神经母细胞瘤
其他组织细胞		
黑色素细胞	色素痣	恶性黑色素瘤
胎盘滋养叶细胞	葡萄胎	恶性葡萄胎、绒毛膜上皮癌
生殖细胞		精原细胞瘤
		无性细胞瘤
		胚胎性癌
性腺或胚胎剩件中的全能细胞（两个以上胚层组织）	畸胎瘤	恶性畸胎瘤

三、肿瘤的分级和分期

肿瘤的分级和分期常用于恶性肿瘤。恶性肿瘤的分级和分期是制定治疗方案和估计预后的重要指标。医学上常常用“5年生存率”“10年生存率”等统计指标来衡量肿瘤的恶性行为和对治疗的反应，这些指标与肿瘤的分级和分期有密切关系。一般来说分级和分期越高，生存率越低。

（一）肿瘤的分级

病理学上，通常根据恶性肿瘤细胞的分化程度、异型性及核分裂象来确定恶性肿瘤的级别。一般分为三级。

Ⅰ级：分化较好（高分化），属低度恶性。

Ⅱ级：分化中等（中分化），属中度恶性。

Ⅲ级：分化差（低分化），属高度恶性。

（二）肿瘤的分期

主要根据原发肿瘤的大小、浸润深度、扩散范围及转移等情况确定。国际上广泛采用TNM分期系统。

T：指原发瘤的大小，随着肿瘤体积的增加，依次用T_1~T_4来表示。

N：指局部淋巴结受累情况。淋巴结未受累时，用N_0表示。随着淋巴结受累程度和范围的增加，依次用N_1~N_3表示。

M：指血道转移，没有血道转移者用M_0表示，有血道转移者用M_1或M_2表示。

对于临床制定治疗方案和评估预后，肿瘤的分期尤为重要，但也必须综合考虑肿瘤的生物学特性及全身情况。

第六节　癌前病变（或疾病）、上皮内病变、原位癌

一、癌前病变

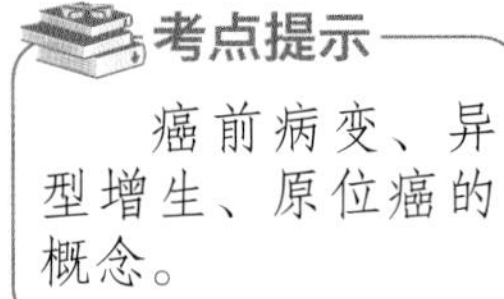

考点提示

癌前病变、异型增生、原位癌的概念。

癌前病变（或疾病）是指某些具有潜在癌变可能的良性病变，如长期不治愈，发展为癌的概率大。临床常见的癌前病变如下。

1. **结肠、直肠腺瘤**　以绒毛状腺瘤和家族性腺瘤性息肉病常见。

2. **慢性子宫颈炎伴子宫颈糜烂**　慢性宫颈炎时损伤的宫颈鳞状上皮被宫颈管内膜的单层柱状上皮取代，在炎症长期刺激下，柱状上皮又可被再生的鳞状上皮取代，反复发生，可发展为鳞状细胞癌。

3. **黏膜白斑**　常见于口腔、外阴等黏膜部位。主要组织学改变为鳞状上皮过度增生、过度角化，可有异型性改变。

4. **乳腺纤维囊性病**　乳腺纤维囊性病又称乳腺囊性增生症。主要组织学改变为乳腺小叶导管和腺泡上皮细胞增生、导管囊性扩张。伴有导管内乳头状增生者易发生癌变。

5. **慢性萎缩性胃炎伴肠上皮化生**　慢性萎缩性胃炎常有肠上皮化生，尤其是大肠型肠上皮化生有可能发展为胃癌。

6. **溃疡性结肠炎**　溃疡周围黏膜增生，特别是伴有异型增生者，易发生结肠腺癌。

7. **皮肤慢性溃疡**　常见于小腿的慢性溃疡，如大隐静脉曲张导致小腿胫前下1/3皮肤溃疡，由于慢性刺激，皮肤鳞状上皮增生而发生癌变。

8. **结节性肝硬化**　肝组织弥漫性破坏，继发肝细胞结节状再生。晚期患者可发展为肝细胞性肝癌。

二、上皮内病变

上皮内病变是指被覆上皮、腺泡上皮或导管上皮从异型增生到原位癌的一系列形态变化。可发生在呼吸道、消化道、胰腺、胆管、乳腺、前列腺、泌尿系统、女性生殖系统和皮肤等器官、组织。上皮内瘤变分为三级，Ⅰ级、Ⅱ级分别与轻度、中度非典型增生相对应，Ⅲ级则包括重度非典型增生和原位癌。

上皮细胞增生并伴有异型性改变，称为异型增生。但异型性的程度还达不到癌的诊断标准。根据上皮细胞异型性大小和累及范围，异型增生分为轻、中、重三度。

轻度：异型性较小，有异型性改变的细胞仅累及上皮层下1/3。

中度：异型性中等，有异型性改变的细胞累及上皮层下1/3以上，但未超过2/3。

重度：异型性较大，有异型性改变的细胞累及上皮层下2/3以上，但未达到全层。

轻、中度非典型增生可恢复正常，重度非典型增生较难逆转。

三、原位癌

异型增生的细胞累及上皮全层，但没有突破基底膜向下浸润生长者，称为原位癌。常见于鳞状上皮或移行上皮被覆的部位，如子宫颈、食管、皮肤、膀胱等处；也可见于发生鳞状上皮化生的黏膜表面，如鳞化的支气管黏膜。当鳞状上皮的原位癌累及腺体而又未突破腺体的基底膜时，称为原位癌累及腺体，常见于子宫颈的原位癌。乳腺小叶的导管或腺泡发生癌变而未突破基底膜者，分别称导管内原位癌和小叶原位癌。原位癌是早期癌，如能及早发现和积极治疗，可阻止其发展为浸润性癌，甚至可以治愈。

四、早期浸润癌

癌细胞突破基底膜向下浸润生长，浸润的深度没有超过基底膜下3~5mm。

五、浸润癌

癌细胞突破基底膜向下浸润生长，浸润的深度超过了基底膜下3~5mm。

第七节 常见肿瘤举例

一、上皮组织肿瘤

（一）良性上皮组织肿瘤

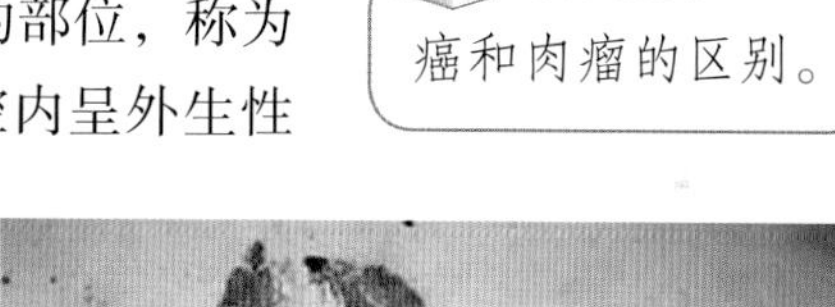

1. 乳头状瘤 见于鳞状上皮和移行上皮等被覆的部位，称为鳞状上皮乳头状瘤、移行上皮乳头状瘤，向体表或腔内呈外生性生长，形成大小不等的乳头状、绒毛状突起，肿瘤的根部常有一个蒂与正常组织相连。镜下观，乳头表面覆盖增生的上皮细胞，乳头的轴心由血管和结缔组织构成（图4-5）。常发生在鼻腔、咽喉、外阴、膀胱等部位。

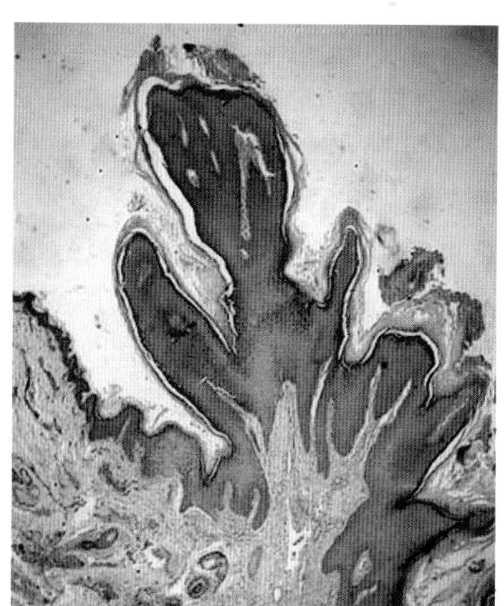

图4-5 鳞状上皮乳头状瘤（镜下观）

2. 腺瘤 是来源于腺上皮的良性肿瘤，多见于乳腺、肠道、甲状腺、卵巢等处。黏膜的腺瘤多呈息肉状，如结肠腺瘤；腺器官内的腺瘤则多呈结节状，与周围正常组织分界清楚，包膜完整，如甲状腺腺瘤。一般腺瘤的腺体与相应正常组织腺体结构相似，而且常具有一定的分泌功能，如卵巢浆液性囊腺瘤、甲状腺腺瘤。常见的腺瘤类型如下。

（1）息肉状腺瘤 多见于结肠、直肠黏膜，呈息肉状，腺瘤可有蒂与黏膜相连，可单发或多发。家族性多发性腺瘤性息肉病和大肠绒毛状腺瘤（图4-6）易癌变。镜下观：腺上皮异型性小，分化好，无浸润。

（2）囊腺瘤 常发生于卵巢、甲状腺、胰腺等部位。肉眼观，肿瘤呈圆形或卵圆形，表面光滑或凹凸不平，切面可为单房或呈多房状。镜下观，腺体增生扩张，有的扩张腺体相互融合形成大的囊腔，囊腔内含有腺体分泌物。卵巢囊腺瘤主要有两种类型：一种为浆液性乳头状囊腺瘤，腺上皮向囊腔内呈乳头状生长，并分泌浆液；另一种为黏液性囊腺瘤，分泌黏液，常为多房性，囊壁多光滑。其中浆液性乳头状囊腺瘤较易发生恶变。

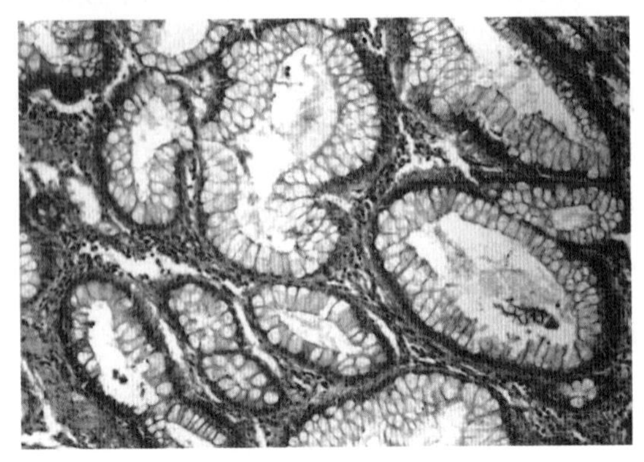

图 4-6　结肠息肉状腺瘤（镜下观）

（3）纤维腺瘤　常见于女性乳腺，多为单个。肉眼观，常呈结节状或分叶状，境界清楚，包膜完整，切面灰白色，有时呈半透明状。镜下观，主要为乳腺导管上皮细胞和周围的结缔组织增生。

（3）多形性腺瘤　又称混合瘤。肉眼观，灰白色，结节状，境界清楚。镜下观，由腺上皮、鳞状上皮、黏液样和软骨样等多种组织成分增生而混合构成。常见于涎腺，术后易复发，多次复发可发生恶变。

（二）恶性上皮组织肿瘤

上皮组织来源的恶性肿瘤称为癌，是临床最常见的一类恶性肿瘤。肉眼观，肿瘤切面呈灰白色，质地较硬，与周围组织界限不清。镜下观，癌细胞常排列呈巢状或条索状，称癌巢，与间质分界清楚。癌多经淋巴道转移，晚期也可发生血道转移，体腔内的癌可发生种植性转移。常见类型有以下几种。

1. 鳞状细胞癌　简称鳞癌，常发生在有鳞状上皮覆盖的部位，如皮肤、口腔、唇、食管、喉、子宫颈、阴道、阴茎等处。有些部位如支气管、膀胱等，在鳞状上皮化生的基础上也可发生鳞状细胞癌。肉眼观，肿瘤常呈菜花状或溃疡状。镜下观，癌组织突破基底膜向深层组织浸润，形成癌巢（图4-7）。分化好的鳞状细胞癌，癌巢中央可出现层状角化物，称为角化珠或癌珠，细胞间可见细胞间桥。分化较差的鳞状细胞癌无角化珠形成，细胞间桥少或无，有较多的核分裂象。

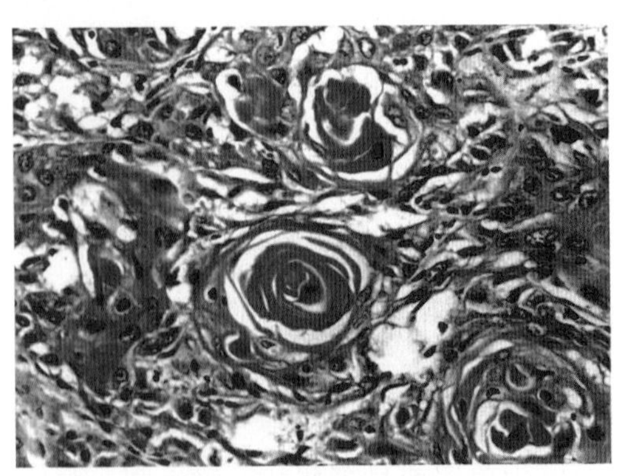

图 4-7　鳞状细胞癌（镜下观）
癌巢中央角化珠或癌珠

2. 基底细胞癌 起源于皮肤的基底细胞，是一种低度恶性肿瘤，多见于老年人面部。肉眼观，由于肿瘤呈浸润性生长，局部组织坏死脱落形成溃疡，可伴有出血。镜下观，癌细胞呈多角形或梭形，似基底细胞，形成大小不等的癌巢，癌巢周边的癌细胞呈栅栏状排列。此癌生长缓慢，几乎不发生转移，对放射治疗很敏感。

3. 尿路上皮癌 又称移行细胞癌。发生于膀胱、输尿管或肾盂的移行上皮，常为乳头状或菜花状。

4. 腺癌 是起源于腺上皮恶性肿瘤，根据癌细胞的异型性及浸润情况分为Ⅰ级、Ⅱ级、Ⅲ级。多见于胃肠道、胆囊、子宫体、乳腺、甲状腺等处。镜下观，肿瘤主要由大小不等、形状不一、排列不规则的腺样结构组成，癌细胞常不规则地排列成多层，核大小不一，核分裂象多见（图4–8）。发生在乳腺的腺癌常呈实性癌改变，癌细胞异型性大，形成实性癌巢；当腺癌伴有大量乳头状结构时称为乳头状腺癌，常发生于甲状腺、结肠、胆囊等器官；腺腔高度扩张呈囊状的腺癌称囊腺癌，伴乳头状生长时称乳头状囊腺癌，如卵巢浆液性乳头状囊腺癌和黏液性乳头状囊腺癌。

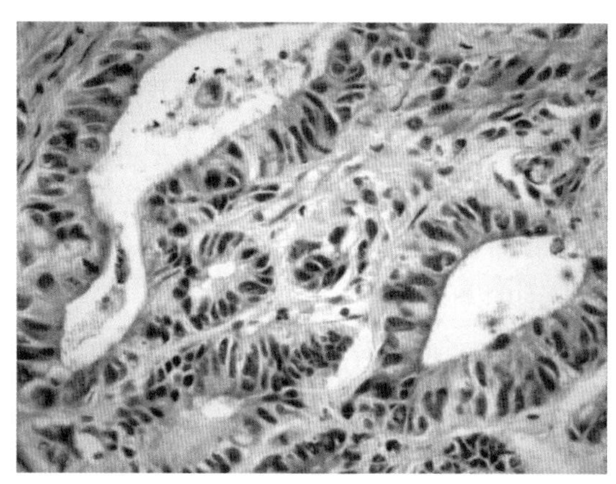

图 4–8 肠腺癌（镜下观）

癌组织已经浸润到肌层

分泌大量黏液的腺癌称为黏液癌，常见于胃和大肠。肉眼观，癌组织呈灰白色，湿润，半透明如胶冻样，又称为胶样癌。镜下观，黏液堆积在腺腔内，并可由于腺体的崩解而形成黏液池。有时黏液聚积在癌细胞内，将核挤向一侧，使癌细胞呈印戒状，称为印戒细胞，当印戒细胞构成癌的主要成分时称为印戒细胞癌。

二、间叶组织肿瘤

间叶组织肿瘤的种类很多，包括来源于脂肪组织、血管和淋巴管、平滑肌、横纹肌、纤维组织、骨组织等的肿瘤。骨肿瘤以外的间叶组织肿瘤又称为软组织肿瘤。间叶组织肿瘤中，良性比较常见，恶性（肉瘤）相对少见。

（一）间叶组织良性肿瘤

1. 纤维瘤 常见于躯干及四肢皮下。肉眼观，肿瘤呈结节状，包膜完整，切面灰白色，质韧，见编织状条纹。镜下观，瘤细胞由分化较好的纤维细胞组成，瘤细胞和胶原纤维呈编织状排列。其生长缓慢，手术切除后不易复发。

2. 脂肪瘤 主要发生在成人，是最常见的良性软组织肿瘤。脂肪瘤好发于背、肩、颈及四肢近端皮下组织。肉眼观，肿瘤常为分叶状，有包膜，质地柔软，切面呈黄色，似脂肪组织。直径数厘米至数十厘米，常为单发性，亦可为多发性。镜下观，似正常脂肪组织（图4–9），呈不规则分叶状，有纤维间隔。一般无明显症状，手术易切除。

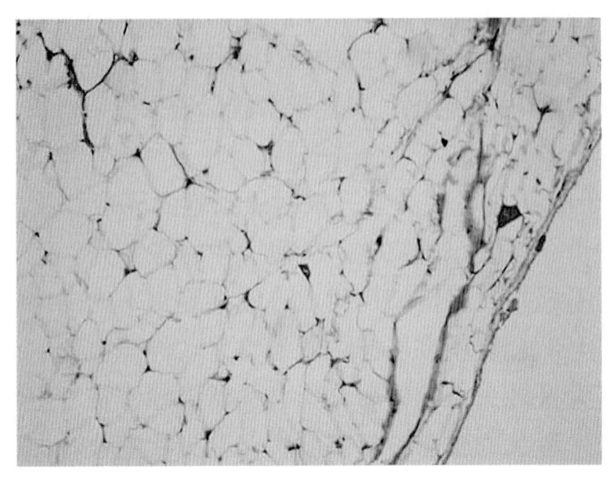

图4–9 脂肪瘤（镜下观）

3. 脉管瘤 分为血管瘤和淋巴管瘤，以血管瘤较常见。

（1）血管瘤 多为先天性，常见于儿童。可发生于皮肤、肌肉、内脏等器官。内脏器官以肝脏多见。有毛细血管瘤、海绵状血管瘤、混合型血管瘤等类型。无明显胞膜，界限不清。在皮肤或黏膜可呈突起的红色肿块，或呈暗红或紫红色斑。内脏血管瘤多呈结节状。发生于肢体软组织的弥漫性海绵状血管瘤可引起肢体增大。儿童血管瘤可随身体的发育而长大，成年后停止发展，甚至可以自然消退。

（2）淋巴管瘤 多发生于舌、颈、腋窝及腹股沟等处。镜下观，增生的淋巴管呈囊性扩张，内含有淋巴液。淋巴管瘤又称为囊状水瘤，多见小儿颈部。

4. 平滑肌瘤 多见于子宫和胃肠道。可单发或多发，肉眼观，肿瘤呈结节状，边界清楚，包膜完整。镜下观，瘤组织由梭形平滑肌细胞构成，瘤细胞形态比较一致，排列成束状、编织状，核呈长杆状，两端钝圆，核分裂象少见。

5. 软骨瘤 自骨膜发生并向外突起生长，称外生性软骨瘤。发生于手足短骨和四肢长骨骨髓腔内者，称为内生性软骨瘤，使骨膨胀，外有薄骨壳。肉眼观，切面呈淡蓝色或银白色，半透明，可有钙化或囊性变。镜下观，瘤组织由成熟的透明软骨组成，呈不规则分叶状，小叶由疏松的纤维血管间质包绕。位于盆骨、胸骨、肋骨、四肢长骨或椎骨者易恶变，发生在指（趾）骨者极少恶变。

（二）间叶组织恶性肿瘤

间叶组织发生的恶性肿瘤称为肉瘤，比癌少见。恶性度较高，以血道转移为主。肉眼观，肿瘤呈结节状或不规则形，切面灰红色，质软，似鱼肉状，有假包膜。镜下观，肿瘤细胞弥漫分布，实质与间质分界不清，血管丰富，间质胶原纤维和网状纤维较少。

恶性肿瘤分为癌和肉瘤，分别来源于上皮组织和间叶组织，其临床表现和病理变化各有特点。正确的掌握癌与肉瘤的特点，对临床诊断和治疗有实际意义。癌和肉瘤的主要区别见表4–4。

1. 纤维肉瘤 多见于四肢皮下及深部组织。纤维肉瘤恶性程度高，易复发和转移。肉眼观，肿瘤呈结节状或不规则形，切面灰白色，质软，似鱼肉状，有假包膜。镜下观，分化好者瘤细胞异型性小，多呈梭形，常呈束状排列并相互交织，间质胶原纤维和网状纤维丰富。分化差者瘤细胞丰富，异型性大，核分裂象多见，间质胶原纤维和网状纤维较少。

表 4-4　癌和肉瘤的区别

区别要点	癌	肉瘤
组织来源	上皮组织	间叶组织
发病率	较高，多见于中、老年人	较低，多发生于青少年
肉眼特点	质较硬、色灰白	质软、色灰红、呈鱼肉状
镜下特点	多形成癌巢，实质与间质分界清楚，常有纤维组织增生	肉瘤细胞呈弥漫分布，实质与间质分界不清，间质血管丰富，纤维组织少
网状纤维	见于癌巢周围，癌细胞间多无网状纤维	肉瘤细胞间多有网状纤维，并包绕瘤细胞
转移	多经淋巴道转移	多经血道转移

2. 脂肪肉瘤　是成人最多见的肉瘤之一，常发生于下肢深部软组织及腹膜后，极少从皮下脂肪组织发生，与脂肪瘤的分布相反。肉眼观，多呈结节状或分叶状，切面黄色有油腻感，呈黏液样或鱼肉样。镜下观，瘤细胞形态多种多样，以出现脂肪母细胞为特点，胞质内可见多少不等、大小不一的脂质空泡（图4-10）。脂肪肉瘤分为高分化脂肪肉瘤、去分化脂肪肉瘤、黏液样脂肪肉瘤、圆形细胞脂肪肉瘤、多形性脂肪肉瘤等类型。

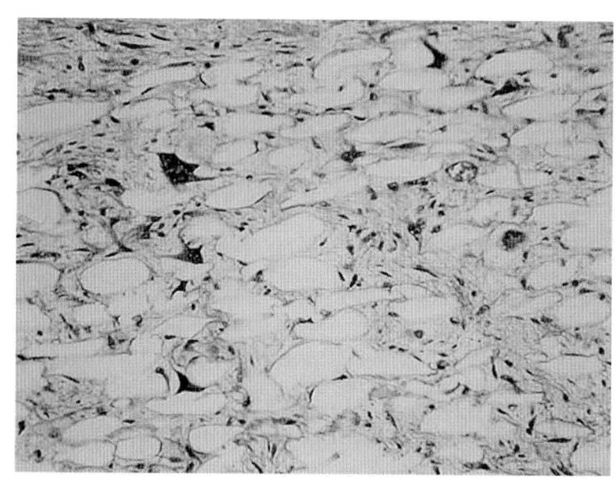

图 4-10　脂肪肉瘤（镜下观）

脂肪母细胞和被脂肪空泡挤压深染异型的细胞核

3. 横纹肌肉瘤　较常见，主要发生于10岁以下儿童和婴幼儿，少见于青少年和成人。好发于头颈部、泌尿生殖道等，可偶见于四肢。其恶性程度高，生长迅速，易早期发生血道转移，预后极差，约90%以上在5年内死亡。镜下观，肿瘤由不同分化阶段的横纹肌母细胞组成，分化较高者，胞质红染，可见纵纹和横纹。根据分化程度、排列结构和大体特点，横纹肌肉瘤分为胚胎性横纹肌肉瘤、腺泡状横纹肌肉瘤和多形性横纹肌肉瘤等类型。

4. 平滑肌肉瘤　多见于子宫及胃肠道，也可见于腹膜后、肠系膜、大网膜及皮肤等处，常见于中老年人。肉眼观，呈结节状，质地软，切面呈鱼肉状，与周围组织界限不清，伴有不同程度的出血、坏死。镜下观，肿瘤细胞丰富，有不同程度异型性，核仁清楚，核分裂象指数通常超过10个高倍视野。伴有不同程度的凝固性坏死。病理学上常以肿瘤细胞异型性、肿瘤细胞凝固性坏死和核分裂象的多少作为诊断及其恶性程度的判断标准。

5. 血管肉瘤 恶性程度较高，以中老年人多见，常发生于头颈部、四肢和躯干的皮肤、深部软组织及器官。肉眼观，肿瘤多隆起于皮肤表面，呈丘疹或结节状，暗红或灰白色，易坏死出血。有扩张的血管时，切面可呈海绵状。镜下观，肿瘤细胞有不同程度异型性，形成大小不一，形状不规则的血管腔样结构，常互相吻合。分化差的血管肉瘤，细胞异型性明显，呈巢状或弥漫增生，血管腔形成不明显或仅呈裂隙状。血管肉瘤的复发率和转移率都较高，预后差。

6. 骨肉瘤 为最常见的骨恶性肿瘤，常见于青少年。好发于四肢长骨干骺端，尤其是股骨下端和胫骨上端。肉眼观，切面呈灰白色、鱼肉状，常伴出血坏死。镜下观，瘤细胞异型性明显，呈梭形或多边形，有肿瘤性骨样组织或骨组织形成，这是诊断骨肉瘤最重要的组织学依据。骨肉瘤内也可见软骨肉瘤和纤维肉瘤样成分。肿瘤破坏骨皮质，并由新生骨掀起其表面的骨膜，与肿瘤上下两端骨皮质的连线之间形成三角形隆起，X线上称为Codman三角。反应性新生骨小梁垂直于骨皮质，向表面延伸而呈放射状，在X线上表现为日光放射状阴影。这两点是骨肉瘤的影像学特征，具有诊断意义。骨肉瘤恶性程度很高，生长迅速，常容易血行转移。

7. 软骨肉瘤 由软骨母细胞发生，发病年龄多在40~70岁。常见于盆骨、股骨、胫骨等长骨和肩胛骨等处。肉眼观，肿瘤位于骨髓腔内，呈灰白色、半透明、分叶状肿块。镜下观，软骨基质中散布有异型性的软骨细胞，核大深染，核仁清楚，核分裂象多见，较多的双核、巨核和多核瘤巨细胞。软骨肉瘤一般比骨肉瘤生长慢，转移也较晚。

三、淋巴瘤

淋巴瘤（lymphoma）是原发于淋巴结和结外淋巴组织的恶性肿瘤，绝大多数来源于淋巴细胞，又称为恶性淋巴瘤。淋巴细胞是机体免疫系统的主要成分，故淋巴瘤也可以说是机体免疫系统的免疫细胞发生的一类恶性肿瘤。来源于T细胞、B细胞、NK细胞和组织细胞等，以B细胞来源者最多见。淋巴瘤可以被看成为B细胞或T细胞分化过程中的某一阶段淋巴细胞的单克隆性增生所致。常见临床表现为淋巴结无痛性肿大，可出现发热、衰弱、消瘦、贫血和局部压迫症状，伴有肝、脾肿大。根据淋巴瘤的细胞形态、组织结构、免疫表型和分子生物学特点可分为霍奇金淋巴瘤（Hodgkin lymphoma，HL）和非霍奇金淋巴瘤（non-Hodgkin lymphoma，NHL）两大类。

（一）霍奇金淋巴瘤（HL）

占所有淋巴瘤的10%~20%，好发于儿童和青年人，男性多于女性。主要累及颈部和锁骨上浅表淋巴结，也可累及腋窝、腹股沟、纵隔、肺门、腹膜后及主动脉旁淋巴结和脾、肝等处。

1. 病理变化 肉眼观，受累淋巴结肿大，早期可活动。晚期常相互粘连形成不规则结节状巨大肿块，质地较硬，切面呈灰白色、鱼肉状，有时可见灰黄色坏死区。镜下观，淋巴结正常结构被破坏，由肿瘤组织取代。瘤组织内有具病理诊断意义的特征性细胞，即R–S（Reed–Sternberg）细胞，典型的R–S细胞体积大，直径20~50μm，圆形或卵圆形，胞质丰富，多呈嗜酸性。核呈圆形或卵圆形，双核或多核，核大，核膜厚而清楚，核内见大而圆的嗜酸性核仁。由于两个核在细胞内面对面并列排列，形如“镜影”，故又称镜影细胞，对HL是具有诊断意义的细胞。另外，还有变异型R–S细胞如单核R–S细胞、多形性

R–S细胞、腔隙型（陷窝型）R–S细胞、淋巴和/或组织细胞型（L & H型）R–S细胞等，常见于本病的某些亚型中，不具有诊断意义。上述典型的R–S细胞和变异性R–S细胞，常单个或相对集中地分布于淋巴细胞为主的各种炎细胞间，构成了HL的组织学特征。非肿瘤细胞包括T细胞、B细胞、嗜酸性粒细胞、组织细胞、中性粒细胞和增生的成纤维细胞及小血管，它们共同构成了HL的炎症性背景。

2. 组织学类型 分为经典霍奇金淋巴瘤和结节性淋巴细胞为主型霍奇金淋巴瘤两大类。

（二）非霍奇金淋巴瘤（NHL）

NHL占所有淋巴瘤的80%~90%，主要来源于B细胞，其次是T细胞，起源于NK细胞和组织细胞者很少见。约2/3的病例累及颈部、纵隔、腹股沟及腹腔等处的淋巴结，1/3的原发于淋巴结外的黏膜相关淋巴组织，如胃肠道、呼吸道、涎腺、胸腺、泌尿生殖道、脾、骨髓、皮肤和乳腺等处。在我国好发年龄为40~60岁，少数类型以青少年多见，男性多于女性。

1. 基本病理变化 NHL组织结构呈滤泡型或弥漫型。滤泡型的预后较好。淋巴结部分或全部被肿瘤细胞破坏，并可浸润淋巴结的胞膜。其瘤细胞相对单一，具有不同程度的异型性和病理性核分裂象，同时肿瘤组织内可见分布均匀的新生毛细血管。

2. 组织学分类 分为四大类，即前B细胞肿瘤、前T细胞肿瘤、成熟（外周）B细胞肿瘤、成熟（外周）T细胞和NK细胞肿瘤。

第八节 肿瘤的病因学及发病学

一、肿瘤的原因

肿瘤的原因极其复杂，包括外界环境的刺激和机体内在的变化两个方面。通常是多种因素交互作用。确定致瘤因素并不容易，需要结合临床观察、流行病学资料和实验研究等多方面的结果。

（一）外界环境致癌因素

1. 化学物质 化学物质多为间接致癌，需在体内代谢活化后才具有致癌性。少数化学物质可直接致癌，不需在体内进行代谢转化。大多数化学致癌物与环境污染和职业因素有关。

（1）多环芳烃 主要来源于石油、煤焦油、烟草燃烧后的气体烟雾。致癌性特别强的有3，4–苯并芘、1，2，5，6–双苯并蒽等。肺癌的发生与3，4–苯并芘有密切关系。此外，烟熏和烧烤的鱼、肉等食品中也含有多环芳烃，这可能与食管癌、胃癌的发病有一定关系。

（2）芳香胺类 如乙萘胺、联苯胺等，为工业用品和原料。从事印染、橡胶及杀虫剂生产和作业人员的膀胱癌发生率较高与此有关。动物实验证明，食品工业中使用的奶油黄（二甲基氨基偶氮苯）和猩红，可引起肝细胞癌发生。

（3）亚硝胺类物质 硝酸盐、亚硝酸盐和二级胺是合成亚硝胺的前身物，广泛存在于水和食物中。肉类食品的保鲜剂与着色剂含有亚硝酸盐。亚硝酸盐也可由细菌分解硝酸盐产生。在胃内，亚硝酸盐与来自食物的二级胺合成亚硝胺。流行病学资料显示，我国河南省太行山区（如林州）食管癌高发的原因之一，是土壤、水和食物中含有较高的亚硝胺。

（4）真菌毒素 最常见的是黄曲霉菌毒素。黄曲霉菌广泛存在于霉变粮食作物中，如霉变的花生、玉米及谷类等。黄曲霉毒素中以黄曲霉毒素B_1致癌性最强，主要诱发肝细胞癌。有关资料显示，其致癌强度比奶油黄大900倍，比亚硝胺类大75倍。我国（上海、江苏）肝癌高发的主要原因可能是乙型肝炎病毒（HBV）感染与黄曲霉毒素B_1的协同作用，即HBV感染导致肝细胞慢性损伤和再生，为黄曲霉毒素B_1的致突变作用提供了条件。

（5）其他化学致癌物　如砷、镍、铬及烷化剂和酰化剂。砷可引起皮肤癌，镍和铬引起鼻咽癌。有些烷化剂用于临床，如环磷酰胺既是抗癌药物又是很强的免疫抑制剂，用于抗肿瘤治疗和抗免疫治疗。由于它们可能诱发恶性肿瘤，应谨慎使用。

2. 物理致癌因素

（1）紫外线　紫外线可引起皮肤癌。紫外线可使DNA分子复制错误。患有着色性干皮病者，由于先天性缺乏修复DNA所需的酶，不能将紫外线所致的DNA损害修复，皮肤癌的发病率很高。

（2）电离辐射　包括X射线、γ射线以及粒子形式的辐射如β粒子等。辐射能使染色体发生断裂、易位和点突变，导致癌基因激活或者肿瘤抑制基因灭活。长期接触辐射可导致恶性肿瘤，主要引起皮肤癌和白血病。

（3）慢性刺激和创伤　慢性炎症的损伤及慢性机械的刺激能使局部细胞增生，进一步由异型增生发展为癌。如慢性皮肤溃疡、慢性胃溃疡、慢性子宫颈炎均可发展成癌。

3. 生物致癌因素

（1）病毒　可以导致人类或动物肿瘤的病毒称为肿瘤病毒。与人类肿瘤密切相关的病毒主要有：①人类乳头瘤病毒（HPV）、单纯性疱疹病毒、巨细胞病毒等引起子宫颈癌。②EB病毒与伯基特淋巴瘤和鼻咽癌等肿瘤的发生有关。③乙型肝炎病毒与肝癌的发生有关，其感染者发生肝细胞癌的概率是未感染者的200倍。

（2）细菌　幽门螺杆菌与胃淋巴瘤、胃癌的发生有关。

（3）霉菌　长期食用被白地霉菌、镰刀菌污染的食物是食管癌发生的原因之一。若长期食用被黄曲霉菌污染的食物可导致肝细胞癌。

（4）寄生虫　日本血吸虫病与大肠癌的发生有关，华支睾吸虫病与胆管细胞性肝癌的发生有关，埃及血吸虫病与膀胱癌的发生有关。

（二）肿瘤发生的内在因素

1. 遗传因素　遗传因素在一些肿瘤的发生中起重要作用，这种作用在遗传性肿瘤综合征上表现最明显。遗传性肿瘤综合征患者的染色体和基因异常，使他们比其他人患某些肿瘤的机会大大增加。

（1）常染色体显性遗传的肿瘤　常见有家族性视网膜母细胞瘤、家族性腺瘤性息肉病、神经纤维瘤病等。患者从亲代继承了一个异常的基因，当另一个基因发生突变等异常时，发生肿瘤。

（2）常染色体隐性遗传的肿瘤　如着色性干皮病，患者受紫外线照射后易患皮肤癌；毛细血管扩张性共济失调症患者易发生急性白血病和淋巴瘤；先天性毛细血管扩张性红斑及生长发育障碍患者易发生白血病等恶性肿瘤；Li-Fraumeni综合征患者易发生肉瘤、白血病和乳腺癌等。

（3）家族性遗传　如乳腺癌、鼻咽癌、胃癌、肠癌等，可能与多因素遗传有关。

2. 肿瘤免疫因素　正常机体存在免疫监视机制，起到抗肿瘤的作用。机体的抗肿瘤免疫反应主要是细胞免疫，免疫机能低下者，恶性肿瘤的发病率明显增加，如先天性免疫缺陷病患者和接受免疫抑制治疗的患者易患肿瘤。大量临床病理观察显示，恶性肿瘤间质中淋巴细胞浸润较多的患者预后较好。

3. 种族因素 有些肿瘤的发生有明显的种族差异。如欧美人乳腺癌多见；日本人胃癌发病率高；我国广东省的鼻咽癌发病率高，其移居海外的华裔发病率也高于当地人。也可能与不同的地理环境、饮食及生活习惯、遗传等多种因素的影响有关。

4. 年龄、性别和激素因素 不同的年龄和性别，其发生肿瘤的类型也有所不同。如男性的肺癌、食道癌、胃癌、大肠癌、肝癌等明显高于女性；女性的生殖器官肿瘤和甲状腺、乳腺及胆囊的癌明显高于男性。神经母细胞瘤、肾母细胞瘤、髓母细胞瘤等好发于儿童；横纹肌肉瘤、骨肉瘤常见于青年人；癌以老年人多见。除了与年龄和性别有关外，还可能与激素水平有关。

二、肿瘤发病机制

肿瘤形成是一个十分复杂的过程，是细胞生长与增殖的调控发生严重紊乱的结果。细胞的生长和增殖受许多调节因子的控制，若调节因子的基因发生异常，则可能导致肿瘤发生。

（一）原癌基因与癌基因

原癌基因是正常细胞内存在的一大类促进细胞增长，阻止其分化作用，并具有潜在诱导细胞恶性转化的基因群，正常时并不导致肿瘤。癌基因是由原癌基因衍生而来的具有转化细胞能力的基因。原癌基因转变为癌基因的过程，称为原癌基因的激活。

原癌基因编码的调节因子（如生长因子、生长因子受体、信号传导蛋白和转录因子等）对促进正常细胞生长增殖十分重要。当原癌基因发生某些异常时，能使细胞发生恶性转化，即在致癌因素的作用下，原癌基因通过点突变、染色体易位、基因扩增等方式激活有致癌作用的癌基因，生成具有致癌能力的癌蛋白。细胞生长的基因扩增，导致基因产物过量表达，产生过多的生长促进蛋白，导致细胞失去正常的生长调节作用，出现持续分裂、过度生长，丧失分化成熟的能力，而使细胞恶变。

（二）肿瘤抑制基因

肿瘤抑制基因本身也是在细胞生长与增殖的调控中起重要作用的基因，是正常细胞内存在的一类可抑制细胞增殖、诱导细胞分化并具有潜在抑制癌变的基因群。在正常情况下，肿瘤抑制基因对细胞的生长、分化起负性调节作用。在致癌因素作用下，肿瘤抑制基因发生突变或缺失，使其对细胞生长的负调节作用减弱或消失，抑癌功能丧失，致细胞过度生长，失去分化成熟的能力，而使细胞恶变。

（三）凋亡调节基因和DNA修复基因

肿瘤的生长，取决于细胞增殖与细胞死亡的比例。除了原癌基因和肿瘤抑制基因的作用，细胞的凋亡调节基因和DNA修复基因在肿瘤的发生中也起着重要作用。如Bcl-2蛋白抑制凋亡，bax蛋白促进细胞凋亡。在许多滤泡型恶性淋巴瘤中，有bcl-2基因的过度表达，抑制凋亡蛋白增多。

正常细胞内DNA的轻微损害，可通过DNA修复机制予以修复，这对维持基因组稳定性很重要。外源因素如电离辐射、紫外线、烷化剂、氧化剂，以及DNA复制过程中出现的错误和碱基的自发改变等，均可损伤DNA，造成细胞基因突变，而致细胞发生恶变。如着色性干皮病患者，遗传性DNA修复基因的突变或缺失，不能修复损伤的DNA，其皮肤癌的发生率极高，且发病年龄轻。显然，DNA修复机制有异常时，这些DNA损伤保留下来，并可能在肿瘤发生中起作用。

（四）端粒和肿瘤

染色体末端存在称为端粒的DNA重复序列，其长度随细胞的每一次复制逐渐缩短。细胞复制一定次数后，缩短的端粒使染色体相互融合，导致细胞死亡。生殖细胞具有端粒酶活性，可使缩短的端粒长度恢复。但大多数体细胞没有端粒酶活性，只能复制大约50次。许多恶性肿瘤细胞都含有端粒酶活性，可能使其端粒不会缩短。与肿瘤细胞的永生化有关。

（五）肿瘤发生多步骤的分子基础

流行病学、遗传学以及化学致癌的动物模型等方面的研究显示，肿瘤的发生并非单个分子事件，而是一个多步骤过程。细胞的完全恶性转化，一般需要多个基因的改变，即数个癌基因的激活、肿瘤抑制基因的失活，以及凋亡基因和DNA基因的变化。如大肠癌从上皮过度增生到癌的演变过程中，涉及多个步骤的癌基因突变和肿瘤抑制基因失活。一个细胞要积累这些基因改变，一般需要较长的时间。这是癌症在年龄较大的人群中发生率较高的一个原因。

目前肿瘤发生的基本模式：致瘤因素引起基因损伤，激活原癌基因和/或灭活肿瘤抑制基因，可能还累及凋亡调节基因和/或DNA修复基因，使细胞出现多克隆性增殖，在进一步基因损伤基础上，发展为克隆性增殖，通过演进，形成具有不同生物学特性的亚克隆，获得浸润和转移的能力。恶性肿瘤的发生发展是一个长时间、多因素、多步骤的演化过程。在这过程中，有多次不同基因突变的累积，完成癌细胞的转变。

本章小结

肿瘤是细胞异常增生所形成的新生物。肿瘤性增生与生理性再生、炎性增生有本质区别：肿瘤的增生呈相对无限制性；肿瘤细胞具有异常的形态、代谢和功能，不同程度地失去了分化成熟的能力。肿瘤的组织结构分为实质和间质。肿瘤的实质是肿瘤细胞，是肿瘤的主要成分，是判断肿瘤良、恶性的形态学依据。肿瘤的间质是由结缔组织、血管和淋巴管组成，起着支持和营养肿瘤细胞的作用。

肿瘤的异型性是肿瘤分化程度在形态学上的表现，分为组织结构的多形性和细胞的多形性。肿瘤组织分化程度高，与其来源的正常细胞和组织相似度高，则异型性小，恶性程度低。反之，则异型性大，恶性程度高。这是病理学诊断肿瘤的依据。

肿瘤的扩散是恶性肿瘤的生物学特征，是临床上良、恶性的肿瘤对机体影响不同的主要机制。恶性肿瘤可通过直接蔓延、淋巴道、血道或种植等方式扩散到机体的其他部位。癌早期多通过淋巴道转移，肉瘤早期多通过血道转移。

肿瘤的命名必须反映肿瘤的性质、组织来源、肿瘤发生的部位。良性肿瘤的命名方式为：部位+组织来源+瘤；恶性肿瘤，来源于上皮的称为癌，命名方式为：部位+组织来源+癌；来源于间叶组织的称为肉瘤，命名方式为：部位+组织来源+肉瘤。有些肿瘤使用特殊命名和习惯命名。

癌前病变是指具有癌变倾向的良性病变。上皮内瘤变是指被覆上皮、腺泡上皮或导管上皮从非典型增生到原位癌的一系列形态变化。分为三级，低级别上皮内病变、高级别上皮内病变和原位癌。上皮内病变又称非典型增生是指上皮细胞过度增生，并呈现出一定的形态异型性。原位癌是指异型性增生的细胞累及上皮全层，但没有突破基底膜向下浸润生长者。

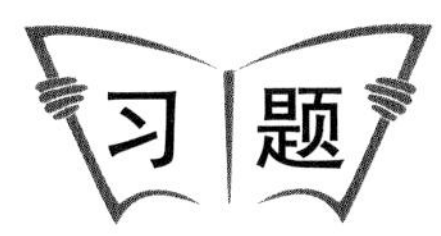

一、选择题

【A1/A2 型题】

1. 癌是指
   A. 上皮组织发生的恶性肿瘤　　B. 间叶组织发生的恶性肿瘤
   C. 淋巴组织发生的恶性肿瘤　　D. 造血组织发生的恶性肿瘤
   E. 所有的恶性肿瘤
2. 良性肿瘤的生长方式为
   A. 多为外生性生长或膨胀性生长　　B. 浸润性生长
   C. 膨胀性生长　　D. 外生性生长
   E. 浸润性生长或外生性生长
3. 一般来说，肿瘤分化程度越高
   A. 恶性程度越高，异型性越大　　B. 恶性程度越高，异型性越小
   C. 恶性程度越低，异型性越小　　D. 恶性程度越低，异型性越大
   E. 肿瘤恶性程度大小与肿瘤分化程度没有关系
4. 决定肿瘤性质的是
   A. 肿瘤实质细胞　　B. 肿瘤的间质
   C. 肿瘤的外形　　D. 肿瘤的大小
   E. 有无转移
5. 良性肿瘤对机体的主要影响是
   A. 恶病质　　B. 引起出血和坏死
   C. 破坏器官的结构与功能　　D. 引起压迫和阻塞
   E. 引起发热疼痛
6. 关于癌的叙述中错误的是
   A. 癌细胞呈巢状分布　　B. 质较硬，色灰白、干燥
   C. 由上皮组织发生　　D. 早期多经血道转移
   E. 早期多经淋巴道转移
7. 原位癌是指
   A. 原发部位的癌　　B. 未发生转移的癌
   C. 未突破基底膜的上皮内癌　　D. 一种特殊形态的癌
   E. 上皮发生的癌
8. 癌前病变是指
   A. 癌的潜伏期病变
   B. 发展为癌的概率比较大的良性疾病
   C. 肉眼不能发现的早期癌
   D. 一切癌都由癌前病变发生
   E. 上皮非典型增生
9. 下列肿瘤手术效果最好的是

A．肠腺癌
B．骨肉瘤
C．胃黏液癌
D．宫颈原位癌
E．乳腺癌

10．癌和肉瘤的根本区别是
A．发生年龄不同
B．生长方式不同
C．组织来源不同
D．转移途径不同
E．愈后不同

11．下列肿瘤何者为良性肿瘤
A．黑色素瘤
B．动脉瘤
C．脂肪瘤
D．淋巴瘤
E．精原细胞瘤

12．畸胎瘤是
A．两种不同类型组织结构的肿瘤
B．来源于生殖细胞的良性肿瘤
C．由幼稚细胞构成的肿瘤
D．属一种交界性肿瘤
E．形态畸形的肿瘤

13．下列肿瘤中恶性程度最高的是
A．食道鳞癌Ⅱ级
B．支气管低分化鳞癌
C．宫颈鳞状上皮原位癌
D．鼻咽部未分化鳞癌
E．皮肤高分化鳞状上皮癌

14．霍奇金淋巴瘤具有诊断意义的是
A．异常增生的淋巴细胞
B．多形性肿瘤细胞
C．显微镜下形成癌巢组织
D．显微镜下见R-S细胞
E．显微镜下可见多核巨细胞

15．下列不属肿瘤的是
A．畸胎瘤
B．白血病
C．动脉瘤
D．霍奇金淋巴瘤
E．淋巴瘤

16．子宫平滑肌细胞发生的恶性肿瘤命名为
A．子宫平滑肌瘤
B．子宫恶性平滑肌瘤
C．子宫平滑肌肉瘤
D．子宫平滑肌癌
E．子宫平滑肌癌肉瘤

17．普查肿瘤的常用病理学方法是
A．活体组织检查
B．脱落细胞检查
C．尸体解剖
D．免疫组化
E．DNA检测

18．癌变仅限于上皮内，未突破基底膜向下浸润的癌称
A．类癌
B．原位癌
C．早期浸润癌
D．癌前病变

E. 浸润癌

【A3/A4 型题】

（19~20题共用题干）

患者，女，15岁。1年前开始出现左大腿间歇性隐痛，后转为持续性疼痛伴局部肿胀。半年前不慎跌倒，左下肢不能活动。体检：左大腿关节上方纺锤形肿胀。X线检查诊断为左股骨下段骨质溶解，病理性骨折。经牵引治疗无效，行截肢术。病理检查，左股骨下段骨皮质和骨髓腔大部分破坏，代之以灰红色、鱼肉样组织，镜检肿瘤细胞圆形、梭形、多边形。核大深染，核分裂象多见。细胞弥漫分布，血管丰富，可见片状或小梁状骨样组织。患者截肢后愈合出院并予随访。出院后4个月出现胸痛、咳嗽、咯血，实验室检查血清碱性磷酸酶升高，截肢局部无异常。

19. 该患者的临床诊断是

A. 左股骨下段骨癌　　B. 左股骨下段骨肉瘤

C. 左股骨下段骨瘤　　D. 左股骨下段骨髓炎

E. 左股骨下段癌肉瘤

20. 该患者出院后4个月出现胸痛、咳嗽、咯血的原因是

A. 此肿瘤为恶性肿瘤，因为肺部感染所致

B. 此肿瘤为良性肿瘤，因为肺部感染所致

C. 此肿瘤为恶性肿瘤，因为血道转移到肺部所致

D. 此肿瘤为恶性肿瘤，因为淋巴道转移到肺部所致

E. 此肿瘤为肺癌所致

二、思考题

1. 怎样区别良、恶性肿瘤？

2. 怎样区别癌与肉瘤？

3. 什么是肿瘤的异型性？恶性肿瘤的异型性表现有哪些？

扫码“练一练”

（刘圆月）

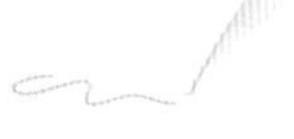

扫码“学一学”

第五章　心血管系统疾病

学习目标

1. **掌握**　动脉粥样硬化、高血压病、风湿病的基本病变。
2. 熟悉　动脉粥样硬化、高血压病、风湿病的病因、发病机制及临床病理联系。
3. 了解　心瓣膜病、感染性心内膜炎心肌炎的分类和临床病理联系。

案例讨论

[案例] 患者，男，78 岁。3 天前突发心前区疼痛而急诊入院。入院检查：HR 92~96 次 / 分，BP 126/104mmHg。心电图提示心肌梗死。住院第 3 天因血压下降、呼吸及心跳停止而死亡。尸检：心脏体积增大，心腔扩张，左心室壁厚达 2.0cm，左心室前壁有一梗死区，梗死区心内膜处有附壁血栓形成。冠状动脉内可见粥样硬化斑块形成，导致冠状动脉管腔狭窄，尤以左前降支及右后降支更为严重。镜下观，梗死区心肌细胞变性及坏死并有炎细胞浸润。主动脉、肺动脉、肾动脉均有广泛的粥样斑块形成，斑块新旧与大小不一，向管腔内突起。镜下观，斑块表面动脉内膜增厚，内膜下出现广泛胆固醇结晶沉着，斑块深部动脉中层肌纤维受压而发生萎缩。部分斑块形成溃疡，溃疡表面有血栓形成；部分粥样斑块发生出血；部分坏死区有钙盐沉着。

[讨论]

1. 本案例病理诊断是什么？
2. 动脉粥样硬化的基本病变和继发性病变有哪些？
3. 动脉粥样硬化对机体的影响主要有哪些？本例哪些器官明显受动脉粥样硬化影响？

心血管系统疾病是目前威胁人类生命健康的常见疾病。在我国，由于经济的发展，人民生活水平的不断提高，心血管系统疾病的发病率呈上升趋势，其死亡率亦逐年增多而位居榜首。本章主要介绍心血管系统的常见疾病如动脉粥样硬化、高血压病、风湿病等疾病。

第一节　动脉粥样硬化

动脉粥样硬化（atherosclerosis，AS）是一种与脂质代谢障碍有关的心血管系统疾病，基本病变是血中脂质在动脉内膜沉积，引起内膜灶状纤维化及粥样斑块形成，从而使血管壁增厚、变硬，管腔狭窄。病变主要累及大中型动脉，是心血管系统疾病中最常见的和最具有危害性的疾病，多见于中、老年人。

动脉硬化是指一组以动脉壁增厚、变硬和弹性减退为特征的动脉硬化性疾病，包括以下三种类型：①AS，最常见；②动脉中层钙化，较少见，见于老年人，表现为动脉中膜的钙盐沉积，并可发生骨化，一般不引起管腔狭窄；③细动脉硬化，与高血压有关，其基本病变主要是细小动脉的玻璃样变。

一、病因与发病机制

AS病因与发病机制至今仍不十分清楚，现认为下列因素是引起动脉粥样硬化的危险因素。

1. 高脂血症　是指血浆总胆固醇和甘油三酯异常增高，是AS的最主要危险因素。血液中的脂质是以脂蛋白的形式在血液循环中进行转运，因此高脂血症实际上是高脂蛋白血症。其中，低密度脂蛋白（LDL）的胆固醇含量高，分子质量小，易透过动脉内膜受损区并沉积在动脉内膜中，而被氧化。目前认为，氧化型LDL（ox-LDL）是最重要的致AS因子。极低密度脂蛋白（VLDL）及乳糜微粒（CM）水平持续升高也与AS的发生呈正相关。高密度脂蛋白（HDL）有抗氧化作用，防止LDL氧化，并可通过竞争机制抑制LDL与血管内皮细胞受体结合而减少其摄取，因此，HDL具有抗AS作用。

2. 高血压　据统计，高血压患者与同性别同年龄的无高血压者相比，AS发病率高，发病较早，病变较重。目前认为：高血压时血流对血管壁的机械性压力和冲击作用较强；高血压可引起动脉内皮受损和（或）功能障碍，导致内膜的通透性增加，使各种脂蛋白容易进入内膜而诱发疾病；另外，内皮细胞损伤后，暴露其下方的胶原纤维，促使血中的血小板黏附并聚集于局部，聚集的血小板释放生长因子，刺激动脉中膜平滑肌细胞迁入内膜并增生。增生的平滑肌细胞既能吞噬和分解脂蛋白，还能产生胶原纤维、弹力纤维等基质成分，促进AS的发生和发展。

3. 吸烟　吸烟可致血中一氧化碳浓度增高，从而引起血管内皮细胞缺氧性损伤；大量吸烟会使血中LDL易于氧化，氧化LDL有更强的致AS的作用；烟内含有一种糖蛋白，可激活凝血因子Ⅷ以及某些致突变物质，后者可使血管平滑肌细胞增生向内膜迁入；吸烟可以增强血小板聚集功能、升高血中儿茶酚胺浓度及降低HDL水平。这些因素均可促进AS发生。

4. 糖尿病和高胰岛素血症　是与继发性高脂血症有关的疾病。糖尿病患者血中甘油三酯和VLDL水平明显升高，HDL水平降低，而高血糖可致LDL氧化，有利于AS的发生。血中胰岛素水平高，可促进动脉壁平滑肌细胞增生，降低血中HDL的水平，使AS的发病率和死亡率升高。

5. 遗传因素　冠心病的家族性集聚现象提示遗传因素是AS的危险因素之一。由于LDL受体的基因突变致功能缺陷使血浆LDL明显增加促进AS发生。

6. 其他因素　年龄偏大、性别不同、体重超重或肥胖、感染等因素与AS的发生也有一定的关系。

二、基本病理变化

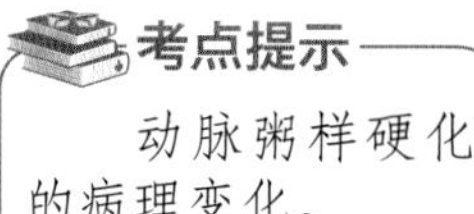
考点提示
动脉粥样硬化的病理变化。

AS主要累及全身的大、中动脉，好发于腹主动脉，其次为冠状动脉、脑基底动脉等。AS的基本病变是在动脉内膜形成粥样斑块，典型病变的发生发展经过4个阶段。

1. 脂纹期　脂纹是AS的早期病变。肉眼观，见不隆起或略隆起于动脉内膜的黄色病灶，呈点状或长短不一的条纹状，主动脉的脂纹常见于其后壁及分支开口处。镜下观，病灶处内皮细胞下有充满脂质的泡沫细胞大量聚集（图5-1），泡沫细胞体积较大，圆形或椭圆形，由移入内膜的巨噬细胞和平滑肌细胞吞噬脂质而形成。此外，还可见数量不等的平滑肌细胞，少量淋巴细胞、中性粒细胞和较多的基质。脂纹最早可出现于儿童期，可自行消退，也可发展为纤维斑块。

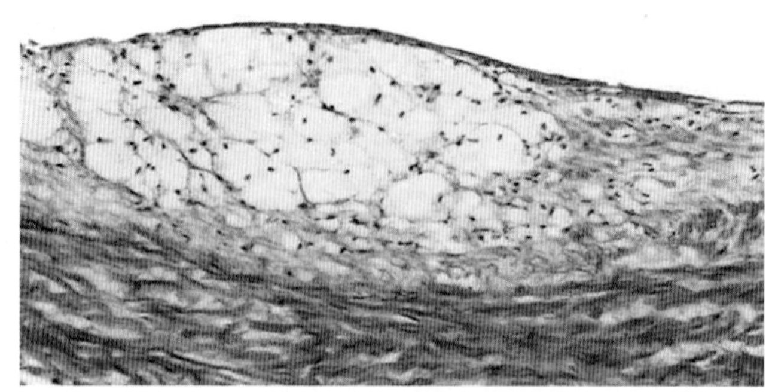

图 5-1 泡沫细胞

内膜下可见大量泡沫细胞聚集

2. 纤维斑块期 由脂纹进一步发展演变而来。肉眼观，早期为隆起于内膜表面的淡黄色斑块，后期由于斑块表面胶原纤维的增多和玻璃样变性而呈瓷白色，呈蜡滴状（图5-2）。镜下观，病灶表层为纤维帽，由大量的胶原纤维、平滑肌细胞和细胞外基质组成，纤维帽下方为数量不等的泡沫细胞、平滑肌细胞、细胞外基质和炎细胞。

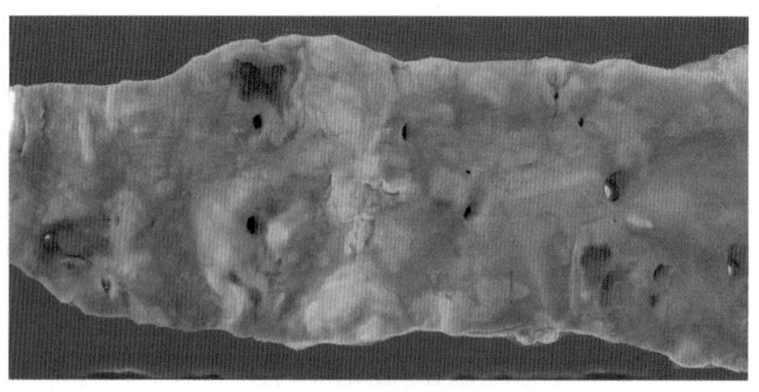

图 5-2 主动脉粥样硬化

主动脉内膜表面可见隆起的纤维斑块、粥样斑块

3. 粥样斑块期 亦称粥瘤，由纤维斑块深层的细胞缺血坏死发展而来，是AS的典型病变。肉眼观，可见明显隆起于动脉内膜面的灰黄色斑块。切面可见表层为纤维帽，其下方为灰黄色粥糜样物。镜下观，表层为玻璃样变性的纤维帽；其下为大量粉红染的不定形坏死物质，其内可见胆固醇结晶（呈针形或梭形空隙）及钙盐沉积（图5-3）；斑块底部和边缘可见肉芽组织、少量泡沫细胞和淋巴细胞浸润；病灶处中膜平滑肌受压呈不同程度的萎缩、变薄。

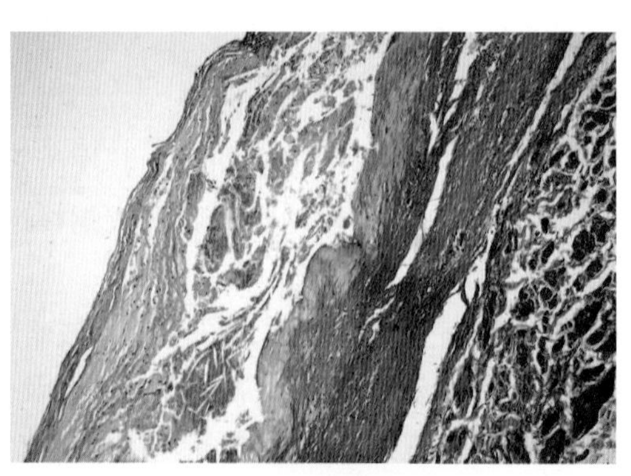

图 5-3 粥样斑块

左侧为纤维帽，中间可见坏死物和胆固醇结晶裂隙

4. 继发性病变　指在粥样斑块的基础上继发的病变。

（1）斑块内出血　斑块内新生的毛细血管破裂出血形成斑块内血肿，使斑块迅速增大并突入管腔，甚至使动脉管腔完全闭塞，导致急性供血中断，而使该供血器官发生梗死。如冠状动脉粥样硬化伴斑块内出血（图5-4），可致心肌梗死。

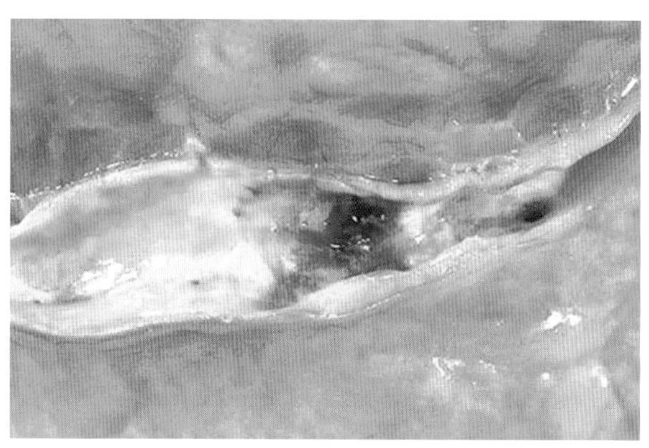

图 5-4　继发斑块内出血

斑块内血管破裂，形成血肿，致管腔狭窄加重

（2）斑块破裂　斑块表面的纤维帽破裂，常发生在斑块周边部，粥样物自裂口处进入血流可引起栓塞，裂口处形成粥瘤样溃疡而易导致血栓形成。

（3）血栓形成　斑块破裂形成溃疡后使胶原纤维暴露，促进血栓形成，引起动脉管腔狭窄，甚至阻塞管腔导致器官梗死（图5-5）。

（4）钙化　钙盐沉着在纤维帽及粥瘤病灶内，钙化导致动脉壁变硬、变脆，易破裂。

（5）动脉瘤形成　严重的粥样斑块因其底部中膜平滑肌萎缩变薄，弹性下降，以致不能承受血流压力而局部向外扩张，形成动脉瘤。动脉瘤破裂可致大出血。

（6）血管腔狭窄　弹力肌层动脉（中等动脉）可因粥样斑块而导致管腔狭窄，从而引起所供血区域血流量减少，以致相应器官发生缺血性病变。

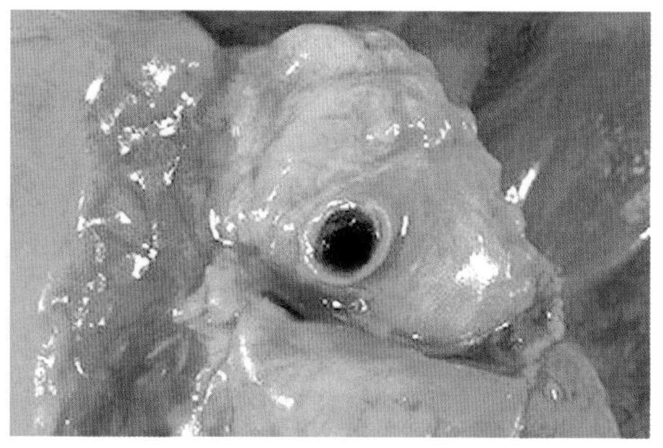

图 5-5　继发血栓形成

在粥样斑块的基础上，继发血栓形成导致管腔完全阻塞

三、主要动脉病变

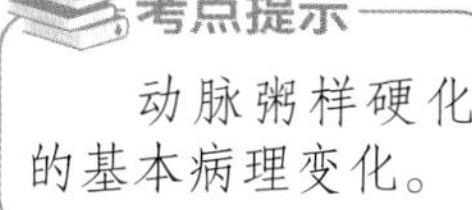

动脉粥样硬化的基本病理变化。

1. 主动脉粥样硬化　主动脉粥样硬化发生早而广泛，主要见于主动脉的后壁及其分支开口处，以腹主动脉病变最为严重，其

次依次为胸主动脉、主动脉弓和升主动脉硬化。其病变与前述AS基本病变相同，但由于主动脉管腔大，虽有严重粥样硬化，并不引起明显症状。但病变严重的患者，由于中膜萎缩及弹力板断裂使管壁变得薄弱，受血压作用易形成动脉瘤（图5–6）。动脉瘤破裂可引起致命性的大出血。

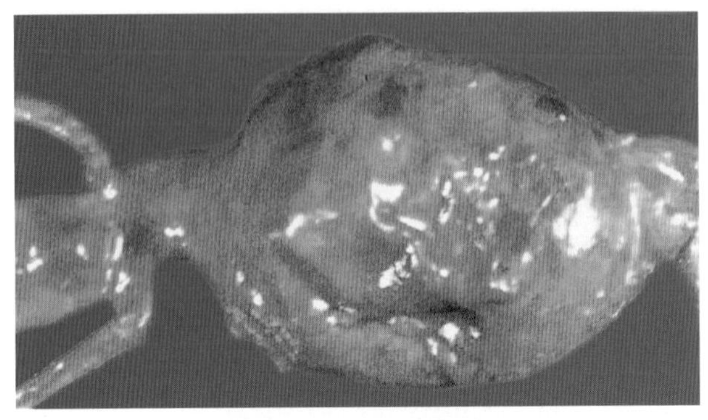

图5–6　腹主动脉瘤

腹主动脉壁局部向外明显扩张

2. 冠状动脉粥样硬化及冠状动脉粥样硬化性心脏病　详见第五章第二节。

3. 颈动脉及脑动脉粥样硬化　病变最常见于颈内动脉起始部、基底动脉、大脑中动脉和willis环（图5–7）。纤维斑块和粥样斑块可导致动脉管腔狭窄，甚至闭塞。如脑动脉管腔狭窄，脑组织长期供血供氧不足而发生萎缩，严重脑萎缩患者可出现记忆力和智力减退，甚至痴呆。当斑块处继发血栓形成导致管腔阻塞时可致急性供血中断而引起脑梗死（脑软化），患者出现意识障碍、偏瘫、失语，甚至死亡。脑AS时常形成动脉瘤，动脉瘤多见于willis环部，若患者血压突然升高，可引起小动脉瘤破裂而致脑出血。

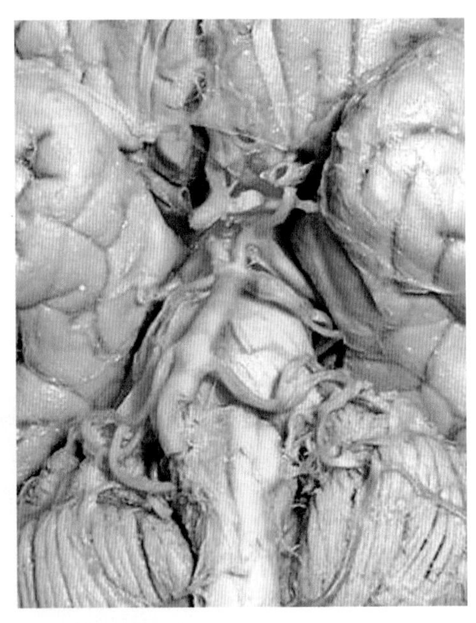

图5–7　大脑基底动脉粥样硬化

4. 肾动脉粥样硬化　病变最常累及肾动脉开口处、主干近侧端、叶间动脉和弓形动脉，侵犯一侧或两侧肾，两肾病变可不对称。病变处的斑块常导致动脉管腔狭窄和（或）因合并血栓形成而阻塞管腔，可引起肾组织缺血，肾实质萎缩和间质纤维组织增生和肾组织梗死，梗死灶机化后形成较大凹陷瘢痕，多个瘢痕可使肾体积缩小，称为AS性固缩肾。

5. 四肢动脉粥样硬化　病变好发于下肢动脉，且较严重。常发生在髂动脉、股动脉及前后胫动脉。当下肢较大动脉由于AS导致管腔狭窄时，可因供血不足，行走时引起下肢疼痛，但休息后可好转，即所谓间歇性跛行。当肢体长期慢性缺血时，可引起萎缩。当动脉管腔完全阻塞，侧支循环又不能建立时，可引起缺血部位发生干性坏疽。

6. 肠系膜动脉粥样硬化　当肠系膜动脉的管腔狭窄甚至阻塞时，患者会出现剧烈腹痛、腹胀和发热等症状，严重时可导致肠梗死、麻痹性肠梗阻及休克等后果。

知识拓展

动脉粥样硬化的预防

国内外很多研究发现，动脉粥样硬化的发生有一部分在儿童期已经开始，甚至有的在婴幼儿时期和胎儿期。这是因为导致动脉粥样硬化发生发展的行为危险因素，特别是不良饮食习惯大都在儿童期就已经形成，其中高脂肪饮食对动脉粥样硬化的发生发展影响非常大。不过专家指出，动脉粥样硬化的发生虽然常从儿童时期开始，但是要真正发展为动脉粥样硬化斑块阻塞心脑血管，甚至发生心梗、脑梗等疾病，可能至少还要经过二十多年的时间。因此，专家提醒，防治动脉粥样硬化要从儿童时期抓起，提早进行预防，可有效延缓动脉粥样硬化的发生，如饮食干预、合理膳食、戒烟限酒、防止超重和肥胖、加强体育锻炼，工作生活注重劳逸结合，善于调节心理压力，保持轻松愉悦的心态。

第二节　冠状动脉粥样硬化性心脏病

冠状动脉粥样硬化是AS中对人类的健康威胁最大的疾病，据统计，冠状动脉狭窄在35~55岁时发展较快，并且以年平均8.6%的速度递增；60岁之前，男性发病显著高于女性，60岁之后，男女检出率相近。统计显示冠状动脉粥样硬化常发生在左冠状动脉前降支，其次依次为右主干、左主干或左旋支、后降支。病变常呈节段性，多发生于血管的心壁侧，在横切面上，斑块多呈新月形，偏心位，导致管腔呈不同程度的狭窄。根据管腔狭窄程度可分为四级：Ⅰ级，≤25%；Ⅱ级，26%~50%；Ⅲ级，51%~75%；Ⅳ级，>76%（图5-8）。冠状动脉粥样硬化常伴发冠状动脉痉挛，使管腔狭窄程度加剧，造成急性心脏供血的中断，引起心肌缺血及相应的心脏病变（如心绞痛、心肌梗死等），并可成为心源性猝死的原因。

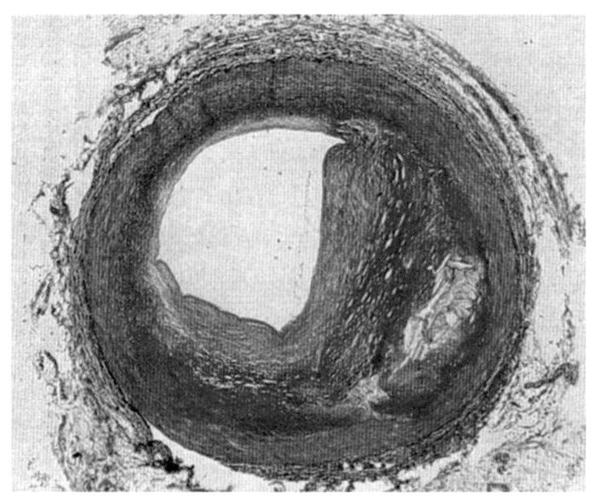

图5-8　冠状动脉粥样硬化（Ⅲ级）

内膜不规则增厚，粥样斑块形成

冠状动脉硬化性心脏病（coronary heart disease，CHD）简称冠心病，是指因冠状动脉狭窄所致心肌供血不足引起的缺血性心脏病。CHD多由冠状动脉粥样硬化引起，但是，只有当冠状动脉粥样硬化引起心肌缺血、缺氧的功能性和（或）器质性病变时才可称为CHD。

CHD时心肌缺血缺氧的原因有冠状动脉供血不足和心肌耗氧量剧增。前者是由于斑块所致管腔狭窄（>50%），加之继发性复合性病变和冠状动脉痉挛，致使冠状动脉灌注期血量下降；后者可因血压骤升、情绪激动、劳累、心动过速等导致心肌负荷增加，冠状动脉相对供血不足引起。

CHD临床上常表现为心绞痛、心肌梗死、心肌纤维化、冠状动脉性猝死。

一、心绞痛

心绞痛（angina pectoris）是指冠状动脉供血相对不足和（或）心肌耗氧量骤增，使心肌急剧的暂时性缺血、缺氧所引起的临床综合征。临床表现为阵发性胸骨后或心前区疼痛或压迫感，常放射至左肩和左臂。每次发作持续数分钟，经休息或口含硝酸酯制剂而缓解。

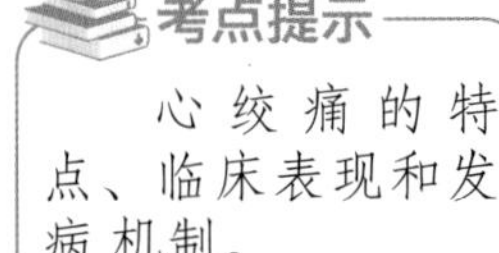

> **考点提示**
> 心绞痛的特点、临床表现和发病机制。

心绞痛的发生机制：心绞痛的发生是由于缺血缺氧造成心肌内代谢不全的酸性产物或多肽类物质堆积，刺激心脏局部的神经末梢，信息经1~5胸交感神经节和相应脊髓段传至大脑，产生痛觉，并引起相应脊髓段脊神经分布的皮肤区域的压榨和紧缩感。所以，心绞痛是心肌缺血所引起的反射性症状。

根据引起的原因和疼痛的程度，临床上心绞痛可分为稳定型心绞痛（冠状动脉横切面可见斑块阻塞管腔>75%）、不稳定型心绞痛（光镜下常见到心肌纤维化）、变异性心绞痛。

二、心肌梗死

心肌梗死（myocardial infarction，MI）是指由于冠状动脉供血中断，引起相应供血区持续缺血而导致的较大范围心肌坏死，临床上有剧烈而较持久的胸骨后疼痛，休息或用硝酸酯制剂后不能缓解，伴发热、白细胞增多、血沉加快，血清心肌酶活性增高及进行性心电图变化，可并发心律失常、休克或心力衰竭。MI多发生于中老年人，男性略多于女性。冬春季发病较多。

1. 类型　根据MI的范围和深度将其分为两型。

（1）心内膜下MI　指病变主要累及心室壁内层1/3的心肌，并波及肉柱及乳头肌。常表现为多发性、小灶状坏死，坏死灶大小0.5~1.5cm。呈不规则分布，严重时病灶融合或累及整个内膜下心肌引起环状梗死。患者通常存在冠状动脉三大支严重动脉粥样硬化性狭窄，当患者由于某种诱因如休克、心动过速、不适当的体力活动加重冠状动脉供血不足时，可造成各支冠状动脉最末梢区域的心内膜下心肌缺血、缺氧，导致心内膜下MI。

（2）透壁性MI　亦称区域性MI，为典型MI的类型。累及心室壁全层或深达心室壁2/3以上（图5-9），病灶较大，直径可达2.5cm以上。梗死部位与闭塞的冠状动脉供血区一致，此型MI多发生于左冠状动脉前降支的供血区域，其中以左心室前壁、心尖部及室间隔前2/3最多见，约占全部MI的50%。大约25%的MI发生于右冠状动脉供血区的左心室后壁、室间隔后1/3及右心室。另外，还见于左心室侧壁，相当于左冠状动脉左旋支的供血区域。右心室和右心房很少发生MI。透壁性MI常有相应的一支冠状动脉病变突出，并常伴有动脉痉挛或血栓形成。

> **考点提示**
> 心肌梗死的特点及类型。

2. 病理变化　MI属于贫血性梗死，其形态变化是一个动态演变过程。肉眼观：6小时内无变化；6小时后肉眼可见梗死区的心肌苍白；8~9小时后梗死灶呈土黄色。光镜下：早期病灶内心肌纤维呈凝固性坏死，核碎裂甚至溶解消失；胞质均质红染或呈不规则粗颗粒状；心肌间质充血、水肿，可见中性粒细胞浸润。4天后，梗死灶周边出现充血出血带。7天~2周，梗死灶周边开始出现肉芽组织并向梗死灶内长入，呈红色（图5-10）。3周后梗死灶内肉芽组织增生并逐渐机化形成地图形白色瘢痕组织。

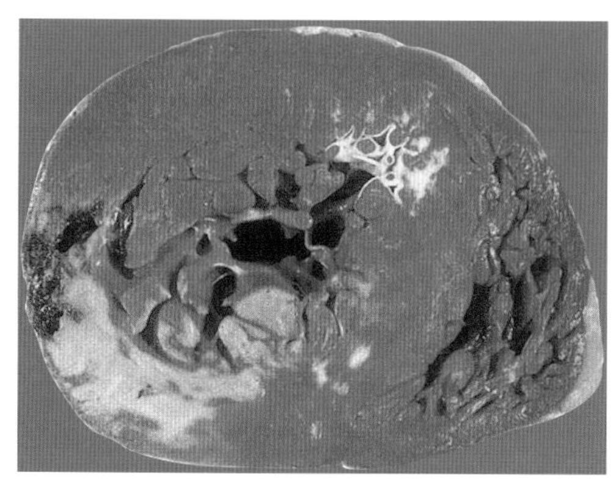

图5-9　透壁性心肌梗死

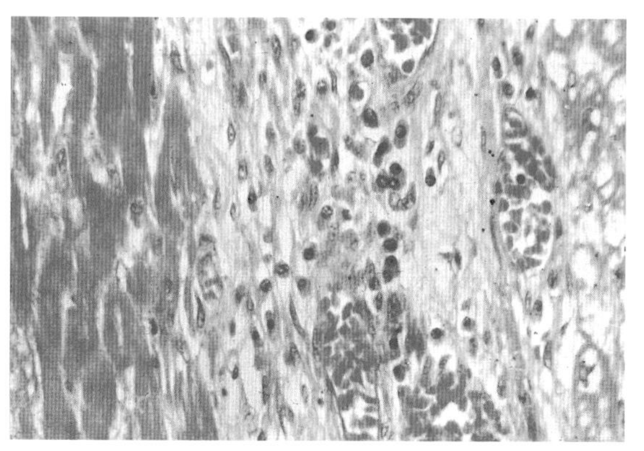

图5-10　心肌梗死（光镜下）

心肌梗死7天后，心肌细胞核几乎消失，肌浆变成红染无结构（左侧），可见增生的肉芽组织（右侧）

MI后，30分钟内，心肌细胞内糖原减少或消失，心肌细胞受损后，肌红蛋白迅速从心肌细胞逸出入血，在MI后6~12小时内达到高峰。MI后，心肌细胞内谷氨酸草酰乙酸转氨酶（GOT）、谷氨酸丙酮酸转氨酶（GPT）、肌酸磷酸激酶（CPK）及乳酸脱氢酶（LDH）从损伤的细胞中释放入血，其中CPK和LDH对心肌梗死的诊断是敏感而可靠的指标。另外，CPK的同工酶（CPK-MB）和LDH的同工酶LDH_1的大量增加对MI的诊断最有特异性。

3. 并发症　MI中的透壁心梗易并发下列病变。

（1）心力衰竭或心源性休克　当心内膜下MI累及二尖瓣乳头肌时，可致二尖瓣关闭不全而诱发急性左心衰竭。梗死后心肌收缩力丧失，可引起左、右心或全心衰竭。当左心室MI范围达40%以上时，心肌的收缩力极度减弱，心输出量显著减少，可发生心源性休克，导致患者死亡。

（2）心脏破裂　是急性透壁MI的严重并发症，占MI引起死亡病例的3%~13%。常发生在心肌梗死后1~2周内，好发于左心室前壁下1/3处、室间隔和左心室乳头肌。原因是梗死灶失去弹性，坏死的心肌细胞尤其是坏死的中性粒细胞和单核细胞释放大量蛋白水解酶溶解坏死组织导致心壁破裂，破裂发生于左心室前壁者，血液涌入心包腔，造成急性心包压塞而引起患者猝死（图5-11）。若室间隔破裂，左心室血流入右心室，引起急性右心功能不全。另外，若左心室乳头肌断裂，可引起二尖瓣关闭不全，导致急性左心衰竭。

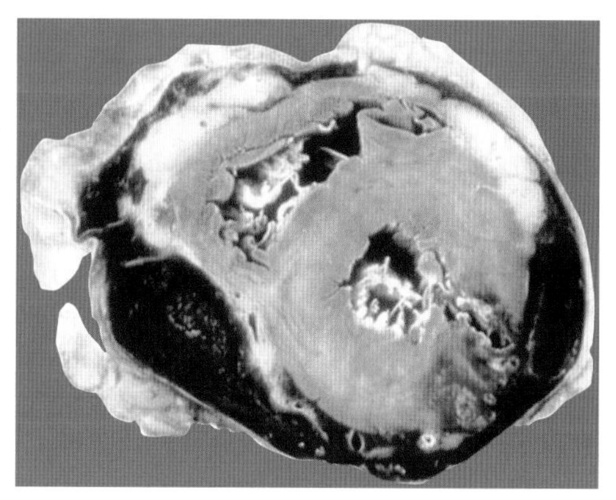

图5-11　心脏破裂并心包填塞

（3）室壁瘤　10%~30%病例合并室壁瘤。常见于较大MI的愈合期，也可发生在MI的急性期。是由于梗死的心肌或瘢痕组织在心室内压力作用下，局部组织向外膨出形成室壁瘤。好发于左心室前壁近心尖处，可继发附壁血栓、心律不齐及心功能不全。

（4）附壁血栓　多见于左心室，梗死部位内膜粗糙或室壁瘤处血液涡流的形成，为附壁血栓的形成创造了条件。血栓脱落，可引起动脉系统栓塞。

（5）急性心外膜炎　15%~30%的患者在MI后2~4天发生。当MI波及心外膜时，可引起浆液性或浆液纤维素性的心外膜炎，常在梗死后2~3天发生。

（6）心律失常　是心肌梗死早期最常见的合并症，当MI累及传导系统，引起传导紊乱，严重时可发生心室颤动等导致心脏骤停、猝死。

考点提示

心肌梗死的并发症。

三、心肌纤维化

心肌纤维化是由中至重度的冠状动脉粥样硬化性狭窄引起心肌细胞持续性和（或）反复加重的缺血缺氧所引起的心肌细胞变性、萎缩，间质纤维组织增生而导致心肌纤维化。是一种慢性缺血性心脏病，可逐渐发展为心力衰竭。肉眼观，心脏体积增大，重量增加，心腔扩张以左心室明显，心室壁厚度一般正常，伴有多灶性白色纤维条索。光镜下，广泛性、多灶性心肌间质纤维化，伴邻近心肌细胞肥大和（或）萎缩，心内膜下心肌细胞弥漫性空泡变性，以及多灶性的陈旧性MI灶或瘢痕（图5-12）。

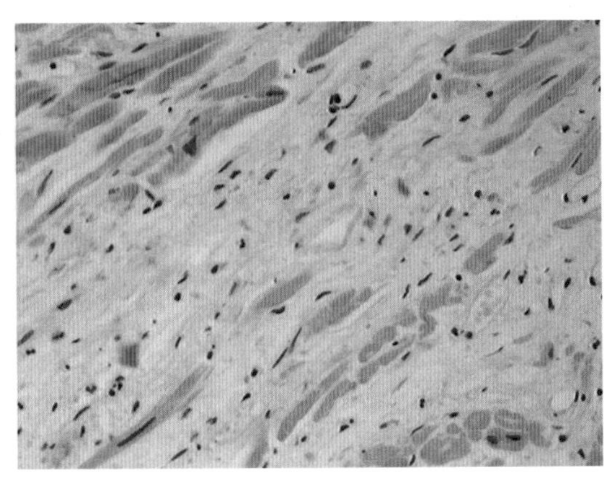

图5-12　心肌纤维化

心肌间质广泛纤维化，部分心肌细胞肥大

四、冠状动脉性猝死

冠状动脉性猝死是指冠心病引起的出乎意料的突发性死亡，通常是由于心室颤动而引发。是心源性猝死中最常见的一种，多见于40~50岁的成年人，男性比女性多3.9倍。可在某些诱因作用下发作，如饮酒、吸烟、劳累及运动后，患者突然昏倒，四肢抽搐，小便失禁，或突然发生呼吸困难，口吐白沫，迅速昏迷。可立即死亡或在一至数小时内死亡，也可在无人察觉的情况下，在夜间睡眠中死亡。

冠状动脉性猝死多发生在冠状动脉粥样硬化的基础上，由于冠状动脉中至重度粥样硬化、斑块内出血，致冠状动脉狭窄或微循环血栓栓塞，冠状动脉血流突然中断，导致心肌急性缺血，引起心源性休克或心室颤动等严重心率失常。无心肌梗死时也可以发生猝死，此类患者通常有致心律失常的基础性病变，如心室瘢痕或左心室功能不全。

第三节 高血压病

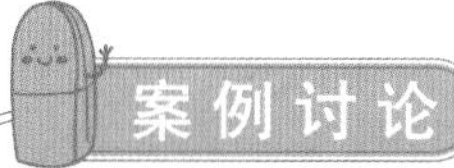

［案例］患者，男，52岁，因突然昏迷1小时入院。高血压病史10年，1小时前劳动时突然跌倒。查体：T 37.5℃，P 65次/分，R 17次/分，BP 220/130mmHg。神智昏迷。心浊音界向左扩大，主动脉瓣区第二心音亢进。右侧上、下肢呈迟缓性瘫痪，腱反射消失。血常规：白细胞 17.0×10^9/L，中性粒细胞75%，淋巴细胞25%。头颅CT扫描示左基底核区及脑室内高密度影。入院后给予积极治疗，患者终因抢救无效而死亡。

［讨论］

1．该患者所患疾病及诊断依据是什么？

2．患者死亡的原因是什么？

高血压是以体循环动脉血压持续升高为主要临床表现的疾病，近年将收缩压≥140mmHg和/或舒张压≥90mmHg界定为高血压（表5-11）。

高血压分为原发性高血压和继发性高血压两类，原发性高血压又称高血压病，是我国最常见的心血管疾病，原因尚未完全明了，是以体循环动脉血压升高为主要表现的独立性全身性疾病，以全身细动脉硬化为基本病变，占高血压的90%~95%，多见于中、老年人，病程较长，常引起心、肾、脑及眼底病变。继发性高血压又称为症状性高血压，较少见，占高血压的5%~10%。是因某些疾病，如慢性肾小球肾炎、肾动脉狭窄、肾上腺和垂体腺瘤等疾病引起的一种症状或体征。本节主要叙述原发性高血压。

表5-1　中国高血压的定义和分期（JNC2003/中国2005）

分期	收缩压（mmHg）	舒张压（mmHg）
正常血压	<120	<80
高血压前期（或正常高值）	120~139	80~89
高血压Ⅰ期	140~159	90~99
高血压Ⅱ期	160~179	100~109
高血压Ⅲ期	≥180	≥110
单纯收缩期高血压	≥140	<90

注：JNC（美国全国联合委员会）；1mmHg=0.1333kPa

一、病因与发病机制

原发性高血压病因与发病机制尚未完全阐明，目前认为可能与下列因素有关。

1．遗传因素　高血压患者有明显的家族聚集性，约75%的原发性高血压患者有遗传素质。与无高血压家族史者比较，双亲均有高血压的家族，其高血压患病率高2~3倍，单亲有高血压的家族，其患病率高1.5倍。目前认为原发性高血压是一种受多基因遗传影响，在多种后天因素作用下，正常血压调节机制失调而致的疾病。

2. 膳食因素 流行病学和临床观察均显示：①摄盐量与血压水平呈正相关。日均摄盐量高的人群，高血压患病率高于日均摄盐量少的人群，减少摄入或用药物增加Na^+的排泄可降低血压。WHO建议每人每日摄盐量应控制在5g以下，可起到预防高血压作用。②长期中度以上饮酒，也是高血压的发病因素之一。这可能与血液中的儿茶酚胺类和促皮质激素水平升高有关。③K^+和Ca^{2+}的摄入量，多食富含K^+和Ca^{2+}和的蔬菜和饮食可降低高血压的患病率。

3. 社会–心理因素 长期或反复社会–心理应激能使大脑皮质功能失调，失去对皮层下血管舒缩中枢的调控能力，当血管舒缩中枢产生持久的以收缩为主的兴奋时，可致全身细小动脉痉挛而增加外周血管阻力，引起血压升高。

4. 神经内分泌因素 一般认为，细动脉的交感神经纤维兴奋性增强是本病发病的重要神经因素。研究发现，神经肽Y及去甲肾上腺素等缩血管神经递质具有升压作用，降钙素基因相关肽及P物质等舒血管神经递质具有降压作用。

5. 其他因素 超重或肥胖、吸烟、年龄增长和缺乏体力活动等，也是血压升高的相关危险因素。

二、类型和病理变化

原发性高血压分为良性高血压和恶性高血压两种类型。

（一）良性高血压（缓进型高血压）

良性高血压也称缓进型高血压，占原发性高血压的95%以上，多见于中、老年人，一般起病隐匿，早期无明显症状，病程长，进展缓慢，可达十余年或数十年。根据病变的发展可将本病分为三期。

1. 功能紊乱期 为高血压病的早期阶段，基本病变为全身细小动脉间隙性痉挛，表现为血压间隙性升高，呈波动性，无血管及心、肾、脑、眼底等器质性病变。患者可有头痛、头昏。经适当休息和治疗血压可恢复正常。

2. 动脉病变期

（1）细动脉硬化 表现为细动脉玻璃样变，是原发性高血压的主要病变特征。发生于全身各器官的细动脉，如视网膜动脉、脾小体中央动脉、肾小球入球动脉等，其中肾入球小动脉最易受累。

由于细动脉长期反复痉挛，同时血管内皮细胞长期受高血压刺激，使内皮细胞和基底膜受损，内皮细胞间隙扩大，内膜通透性升高，血浆蛋白渗入内皮下间隙以及更深的中膜；同时平滑肌细胞分泌细胞外基质增多，继而平滑肌细胞因缺氧而发生变性、坏死，使动脉壁逐渐为渗入的血浆蛋白和细胞外基质和坏死的平滑肌细胞产生的修复性胶原纤维及蛋白多糖取代，导致正常管壁结构消失，发生玻璃样变性。光镜下，细动脉管壁均质红染，管壁增厚，管腔狭窄甚至闭塞（图5–13）。

（2）小动脉硬化 主要累及肾小叶间动脉、弓形动脉及脑的小动脉等。由于小动脉长期处于高压状态，其内膜亦有血浆蛋白渗入。光镜下，内膜胶原纤维及弹力纤维增生，中膜平滑肌细胞增生、肥大，胶原纤维和弹性纤维增生，最终导致血管壁增厚，管腔狭窄。

（3）大动脉硬化 可伴动脉粥样硬化性病变。此期患者血压进一步升高，并稳定在较高水平，失去波动性。患者有明显的症状，休息后血压不能降至正常，常需降压药才能控制血压。心、脑、肾等器官有轻度器质性病变。

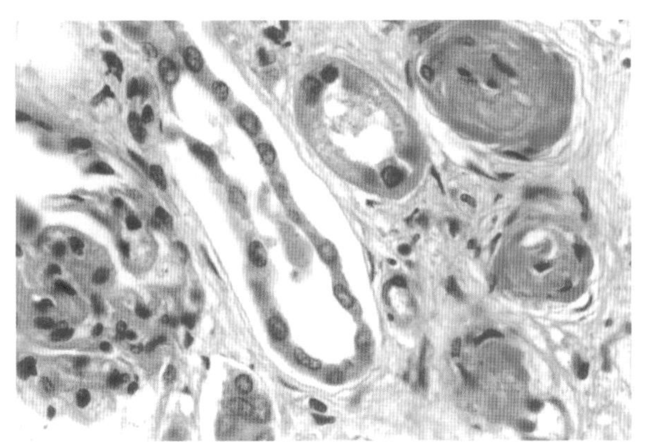

图 5-13 原发性高血压之肾入球小动脉玻璃样变性

肾入球小动脉管壁增厚呈均质红染，管腔狭窄甚至闭塞

3. 内脏病变期 为高血压病的晚期阶段，心、脑、肾等重要器官出现明显器质性病变。

（1）心脏 心脏的病变主要表现为左心室肥大。因外周阻力增加，血压持续升高，左心室由于压力负荷增加而发生代偿性肥大。肉眼观，心脏体积增大，重量增加，可达400g以上（正常男性约260g，女性约250g）。左心室壁增厚，可达1.5~2.0cm（正常为1.0 cm以内），乳头肌和肉柱增粗变圆，但心腔不扩张甚至略缩小，称为向心性肥大（图5-14）。光镜下，心肌细胞变粗、变长，核大而深染。病变继续发展，晚期肥大的心肌细胞因供血不足，心肌收缩力减弱，左心室失代偿，心腔逐渐扩张，称为离心性肥大，严重时可致心力衰竭。心脏的上述病变称为高血压性心脏病。

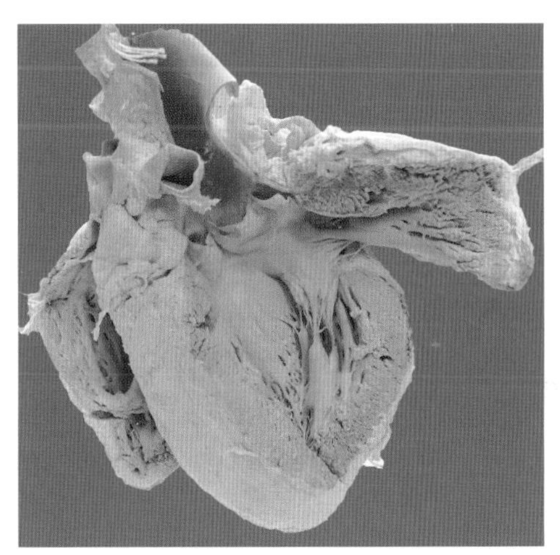

图 5-14 原发性高血压左心室向心性肥大

左心室壁增厚，乳头肌增粗，心腔相对缩小

（2）肾脏 良性高血压患者晚期，由于细小动脉的玻璃样变和硬化引起相应血管管壁增厚，管腔狭窄，病变严重区的肾小球因缺血发生纤维化和玻璃样变性，所属肾小管萎缩、消失，间质纤维组织增生及淋巴细胞浸润。周围相对正常的肾小球代偿性肥大，所属肾小管代偿性扩张（图5-15）。肉眼观，双侧肾对称性缩小，重量减轻，质地变硬，表面凸凹不平，呈均匀的细颗粒状。切面肾皮质变薄，皮髓质分界模糊；肾盂扩张，肾盂周围脂肪组织增多。肾脏上述的病变称为原发性颗粒性固缩肾（图5-16）。临床上，早期患者一般不出现肾功能障碍。晚期，因病变的肾单位增多，肾功能逐渐下降，患者可出现蛋白尿、管型尿，多尿、夜尿、低比重尿，血中非蛋白氮、肌酐、尿素氮升高，甚至出现尿毒症，发生肾衰竭。

（3）脑 高血压时，由于脑的细小动脉痉挛和硬化，患者可出现脑水肿、脑软化、脑出血等脑部病变。①脑水肿：由于脑内细小动脉硬化及痉挛、局部缺血，毛细血管壁通透性增加，引起脑水肿和颅内高压。临床表现为头痛、头晕、眼花、呕吐等症状，称为高血压脑病。如血压急剧升高，患者可出现剧烈头痛、呕吐、抽搐、意识障碍甚至昏迷等症状，

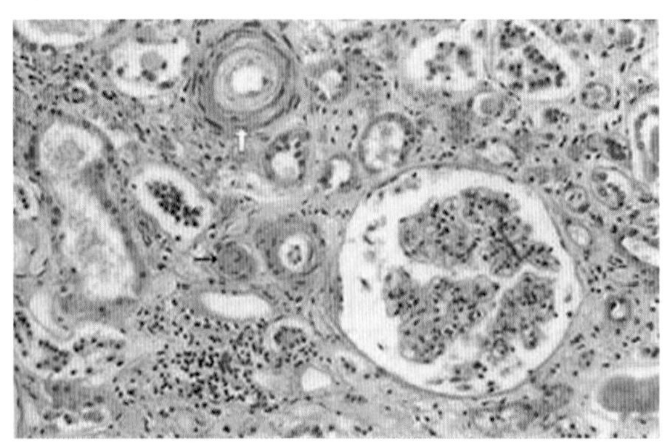

图5-15 细小动脉性肾硬化

部分肾单位纤维化、萎缩，部分代偿性肥大、扩张，入球小动脉玻璃样变、细小动脉硬化（箭头所示）

病情危重，极易引起死亡，称为高血压危象。②脑软化：由于脑的细小动脉硬化、痉挛，导致其供血区域的脑组织因缺血发生坏死、液化，形成质地疏松的筛网状多发性小软化病灶，称之为脑软化。后期，坏死脑组织被吸收，由胶质细胞增生修复，形成蜂窝状胶质瘢痕，因病灶较小，一般不引起严重后果。③脑出血：是高血压最严重的并发症，也是高血压常见的死亡原因。常发生在基底节、内囊，其次为大脑白质、脑桥和小脑。脑出血多见于基底节区域，是因为供应该区域的豆纹动脉从大脑中动脉呈直角分出，直接承受压力较高的血流冲击，易使已有病变的豆纹动脉破裂出血。脑出血常为大出血，出血区域脑组织完全被破坏，形成充满坏死脑组织和凝血块的囊腔（图5-17）。有时，出血范围甚大，可破裂入侧脑室。引起脑出血的原因为脑的细、小动脉硬化使血管壁变脆，血压升高时可破裂出血，另外，脑血管壁病变使其弹性下降，局部膨出形成微小动脉瘤，当血压突然升高，可致微小动脉瘤破裂出血。临床表现因出血部位的不同、出血量的多少而异。若出血累及内囊，可引起对侧肢体偏瘫及感觉消失；左侧脑出血可引起失语；出血破入侧脑室，可引起昏迷，甚至死亡。脑出血可因血肿占位及脑水肿，引起颅内高压，并引起脑疝。

（4）视网膜　视网膜中央动脉发生细动脉硬化。眼底检查可见血管迂曲，反光增强，动静脉交叉处出现压痕。严重者视盘水肿，视网膜出血致患者视物模糊，视力下降。

考点提示

原发性高血压的特点、病理变化和临床病理联系。

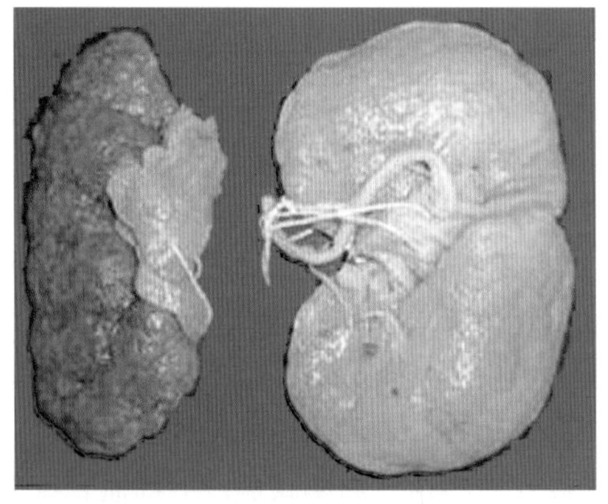

图5-16 原发性颗粒性固缩肾

肾脏体积变小，质地变硬，表面呈细颗粒状外观

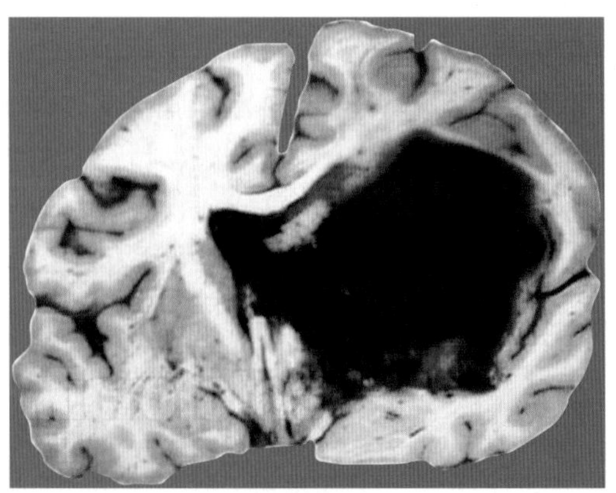

图5-17 原发性高血压脑出血

内囊、基底节区脑组织完全破坏，形成充满血凝块和坏死脑组织的囊性病灶

（二）恶性高血压（急进型高血压）

恶性高血压病也称急进型高血压，较少见，约占原发性高血压的5%，多见于青壮年。临床上起病急，进展快，血压升高明显，常超过230/130mmHg，可发生高血压性脑病，或较早出现肾衰竭。此型可由缓进型高血压恶化而来，或起病即为急进型高血压。

特征性病变是增生性小动脉硬化和坏死性细动脉炎。主要累及肾、脑和视网膜。内膜显著增厚，增生性小动脉硬化主要表现为动脉内膜显著增厚，平滑肌细胞增生肥大，胶原纤维增多，使血管壁呈同心圆状增厚，如洋葱皮样，管腔狭窄。坏死性细动脉炎病变累及内膜和中膜，管壁发生纤维素样坏死，周围有单核细胞和中性粒细胞浸润（图5-18）。

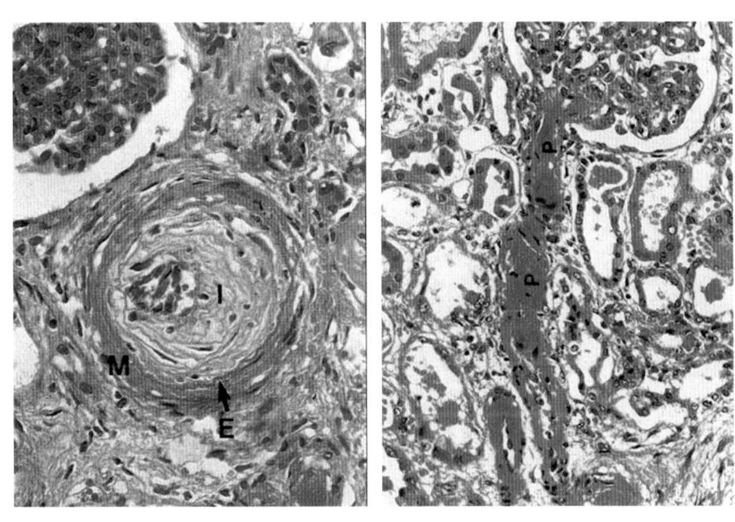

图 5-18 急进型高血压

增生性小动脉硬化，血管壁增厚呈同心圆状，管腔狭窄（左图），肾入球小动脉管壁纤维素样坏死（右图）

第四节 风 湿 病

风湿病是一种与A组乙型溶血性链球菌感染有关的变态反应性疾病。病变主要累及全身结缔组织，常侵犯心脏、关节、皮肤、血管和脑等处，尤以心脏病变最为严重。急性期称为风湿热，临床上，除有心脏和关节的症状外，常伴有发热、关节痛、环形红斑、皮下结节、舞蹈病等症状和体征；血液检查，抗链球菌溶血素抗体O滴度增高，血沉加快，白细胞增多，心电图示P-R间期延长等表现。风湿热常反复发作，急性期后，可遗留慢性心脏损害，特别是心瓣膜的病变，形成风湿性心瓣膜病。

风湿病可发生于任何年龄，但多发生于5~15岁儿童，6~9岁为发病高峰期，本病男女发病率大致相等，以冬、春季高发，但地区差异大，多发生在寒冷、潮湿的地区。

一、病因与发病机制

（一）病因

目前认为风湿病的发生与A族乙型溶血性链球菌的感染有关，依据是：①风湿病发病前2~3周常有咽峡炎、扁桃体炎等上呼吸道溶血性链球菌的感染史；②发病时多数患者血清中抗“O”抗体滴度显著升高；③发病地区和季节与溶血性链球菌的流行特点一致；④用抗生素预防和治疗链球菌感染可降低风湿病发病率和复发率。

虽然风湿病的患者血液中发现高效价的抗链球菌抗原的抗体，但并不是细菌直接作用所致。依据是：① 发病不是在链球菌感染的当时，而是在2~3周后，这与抗体形成所需时间相一致；② 风湿病灶及血培养不能直接培养出链球菌；③ 风湿病为变态反应性炎而非链球菌感染引起的化脓性炎。

（二）发病机制

风湿病的发病机制目前仍未阐明，多倾向于抗原抗体交叉反应学说，链球菌细胞壁的C抗原（糖蛋白）所产生的抗体与体内多处结缔组织（如心瓣膜及关节等）的糖蛋白可产生交叉反应；链球菌细胞壁M抗原（蛋白质）刺激机体产生的抗体可与心脏、关节等组织中的糖蛋白产生交叉反应（Ⅲ型变态反应），导致组织损伤。说明此病是一种与链球菌感染有关的变态反应性疾病。

二、基本病理变化

风湿病典型的病变过程分为三期。

（一）变质渗出期

变质渗出期为风湿病的早期病变，表现为病变局部的结缔组织基质的黏液样变性和胶原纤维的纤维素样坏死，病灶内有少量浆液渗出及淋巴细胞、浆细胞和单核细胞浸润。本期持续约1个月。

（二）增生期或肉芽肿期

增生期或肉芽肿期的特征性病变是形成具有诊断意义的风湿小体，又称风湿性肉芽肿或阿少夫小体（Aschoff body）。

风湿小体是由纤维素样坏死灶、成群的风湿细胞（Aschoff细胞）及少量的淋巴细胞、浆细胞共同构成的。体积很小，需要在镜下才能辨别，常见于心肌间质、心内膜下和皮下结缔组织。在心肌间质内的Aschoff小体多位于小血管旁，呈圆形或梭形（图5-19）。

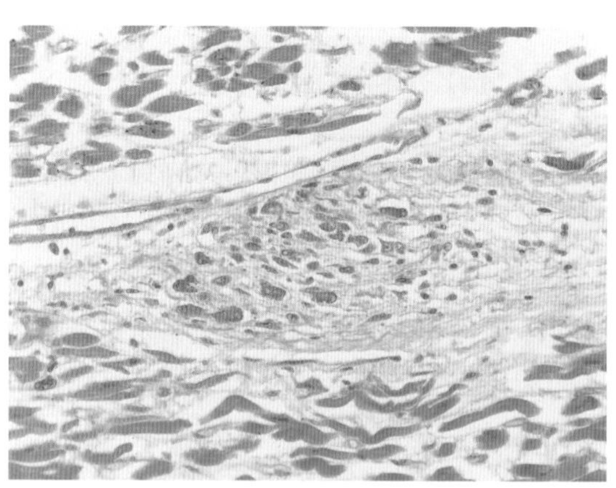

图5-19　风湿性心肌炎

心肌间质内可见风湿细胞聚集形成的Aschoff小体，呈梭形

风湿细胞是由增生的巨噬细胞吞噬纤维素样坏死物质转变而来，也称阿少夫细胞。风湿细胞体积大，圆形、梭形，胞质丰富略嗜碱性，单核或多核，核大呈圆形或椭圆形，核膜清晰，核染色质集中于中央，横切面似枭眼状，纵切面似毛虫状（图5-20）。此期病变持续2~3个月。

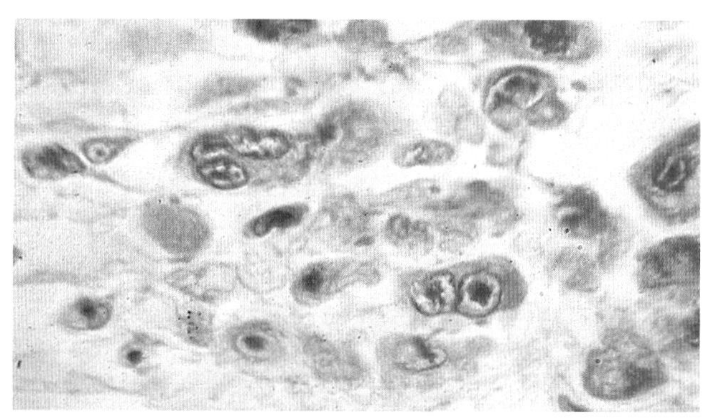

图 5-20　风湿细胞

风湿细胞核的横切面似枭眼状，纵切面似毛虫状

（三）瘢痕期或愈合期

瘢痕期或愈合期Aschoff小体中纤维素样坏死物质逐渐被溶解吸收，风湿细胞逐渐转变为纤维细胞，产生胶原纤维，使风湿小体逐渐纤维化形成梭形小瘢痕。此期经过2~3个月。

风湿病整个病程经4~6个月。由于风湿病常有反复急性发作，因此受累器官或组织中可有新旧病变并存。病变持续反复发展，纤维化和瘢痕形成，导致器官功能障碍。

三、常见器官的病理变化

（一）风湿性心脏病

风湿性心脏病可分为风湿性心内膜炎、风湿性心肌炎和风湿性心外膜炎，病变若累及心脏全层则称为风湿性全心炎。儿童风湿病患者中，65%~80%有心脏炎的临床表现。

1. 风湿性心内膜炎　病变主要累及心瓣膜，以二尖瓣最常受累，其次是二尖瓣和主动脉瓣同时受累，三尖瓣和肺动脉瓣极少受累。瓣膜邻近的心内膜和腱索亦可受累，引起瓣膜变形和功能障碍。

肉眼观，病变早期，受累的瓣膜肿胀、增厚，瓣膜闭锁缘上可见串珠状单行排列的直径为1~2mm的疣状赘生物（图5-21），呈灰白色半透明状。与瓣膜粘连牢固不易脱落。赘生物形成较多时，可累及邻近的腱索和内膜。

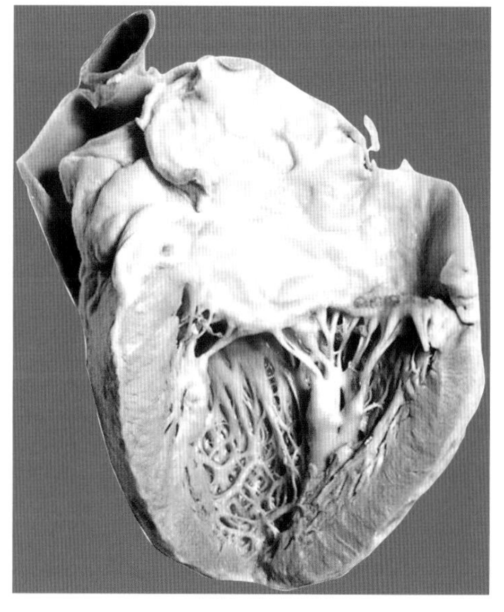

图 5-21　风湿性疣状心内膜炎（大体）

二尖瓣瓣膜闭锁缘上可见细小的单行排列的赘生物

光镜下，可见疣状赘生物是由血小板和纤维蛋白构成的白色血栓伴小灶状纤维素样坏死（图5-22）。基底部有少量的炎细胞浸润，其周围可见少量的风湿细胞。病变后期，由于病变反复发作引起纤维组织增生，机化，形成灰白色瘢痕，导致瓣膜增厚、变硬、卷曲、缩短，瓣叶之间互相粘连，腱索增粗和缩短，最终导致慢性心瓣膜病（瓣膜狭窄和/或瓣膜关闭不全）。病变后期，左心房后壁因病变所致的瓣膜口狭窄和关闭不全受血流反流冲击较重，引起该处内膜灶状增厚，称为McCallum斑。

2. 风湿性心肌炎　病变主要累及心肌间质结缔组织，特别是小血管旁的结缔组织。病变早期心肌间质结缔组织发生黏液样变性和纤维素样坏死，继而形成风湿小体。风湿小体多见于室间隔、左心室后壁、左心房及左心耳等处。病变后期，风湿小体纤维化，形成梭形小瘢痕，影响心肌收缩力，儿童的心肌炎常为弥漫性间质性心肌炎。临床上病变累及传导系统时，可出现房室传导阻滞。严重时可引起急性充血性心力衰竭。

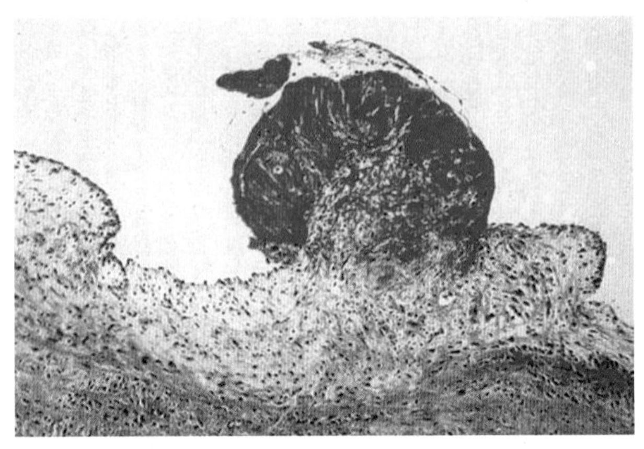

图 5-22 风湿性疣状心内膜炎（光镜下）

3. 风湿性心外膜炎 又称风湿性心包炎。主要累及心包脏层，病变主要表现为心外膜浆液性炎或纤维素性炎症。心外膜大量浆液渗出时则表现为心包积液，心界扩大，听诊心音遥远，X线检查心脏呈烧瓶状。当以大量纤维蛋白渗出为主时，渗出的纤维蛋白可因心脏不停搏动而形成绒毛状物质，覆盖在心脏表面称为绒毛心 。若渗出的纤维蛋白较多未被完全溶解吸收，则发生机化使心外膜脏壁两层相互粘连可引起缩窄性心包炎。

（二）风湿性关节炎

风湿病急性发作时约75%的患者可出现风湿性关节炎。常侵犯膝、踝、肩、腕、肘等大关节。也可累及小关节。各关节先后受累，呈游走性关节疼痛，反复发作。局部出现红、肿、热、痛和功能障碍。镜下主要为关节滑膜的浆液性炎症，滑膜及关节周围组织充血、水肿，胶原纤维黏液样变性和纤维素样坏死，有时可见不典型的风湿小体形成。风湿性关节炎预后良好，病变消退后，关节形态和功能可恢复正常，不留后遗症。

（三）皮肤病变

皮肤急性风湿病发作时，可出现具有诊断意义的环形红斑和皮下结节。

1. 环形红斑 好发于躯干及四肢的皮肤，为环形或半环形淡红色红斑，直径约3cm，中央皮肤色泽正常。常在1~2天内消失。镜下观，为渗出性病变，红斑处真皮浅层血管扩张充血，血管周围组织水肿，淋巴细胞、单核细胞及少许中性粒细胞浸润。

2. 皮下结节 好发于肘、腕、膝、踝等大关节附近处的伸侧面皮下，圆形或椭圆形，直径0.5~2cm，质地较硬，境界清楚，可活动，无压痛。镜下观，为增生性病变，结节中央为纤维素样坏死，周围有增生的成纤维细胞和风湿细胞围绕呈放射状排列，伴有淋巴细胞浸润。风湿活动停止后，结节机化形成小瘢痕。

（四）风湿性动脉炎

可发生于大、小动脉（冠状动脉、肾动脉、肠系膜动脉、脑动脉及肺动脉等），以小动脉受累较多见。急性期血管壁结缔组织发生黏液样变性、纤维素样坏死和炎细胞浸润，可有风湿小体形成。后期，血管壁因瘢痕形成而增厚，致管腔狭窄，甚至闭塞。

（五）风湿性脑病

病变主要累及大脑皮质、基底节、丘脑及小脑皮质。多见于5~12岁儿童，女孩多见。主要病变为脑的风湿性动脉炎和皮质下脑炎，镜下，病变局部充血，血管周围淋巴细胞浸润，神经细胞变性、胶质细胞增生和胶质结节形成。当病变侵犯锥体外系统时，患儿出现面肌及肢体的不自主运动，临床上称为小舞蹈病。

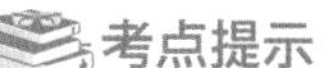

风湿病的病因、发病机制、病理变化、临床病理联系。

第五节　感染性心内膜炎

感染性心内膜炎是指由病原微生物直接侵犯心内膜而引起的炎症性疾病。主要由细菌引起，又称细菌性心内膜炎。通常分为急性和亚急性两种。

一、亚急性感染性心内膜炎

亚急性感染性心内膜炎又称亚急性细菌性心内膜炎。多见于青壮年。主要由毒力较弱的草绿色链球菌感染（约占75%）引起，其次是肠球菌、革兰阴性杆菌乃至真菌也可引发本病，病程较长，可迁延数月甚至1~2年。亚急性感染性心内膜炎常发生在已有病变的瓣膜上，大多数病例发生在风湿性心内膜炎的基础上。病原体可经感染灶入血，也可因医源性操作入血，引起菌血症，侵犯心瓣膜。

临床上除有心脏体征外，还有发热、点状出血、栓塞症状以及脾大、进行性贫血等迁延性败血症表现。病理变化与临床病理联系如下。

1. 心脏　肉眼观，本病最常侵犯二尖瓣和主动脉瓣。常在病变的瓣膜上形成赘生物（图5-23），赘生物大小不一，单个或多个，形态不规则呈息肉状或菜花状，颜色呈污秽灰黄色或灰绿色，干燥，质脆，易破碎、脱落成为栓子，引起栓塞。病变瓣膜变形，易发生溃疡，甚至穿孔。光镜下，赘生物由血小板、纤维蛋白、坏死组织、中性粒细胞、细菌菌落组成。溃疡底部可见肉芽组织增生及淋巴细胞、单核细胞浸润。瓣膜内偶见风湿小体。瓣膜的损害可造成瓣膜口狭窄和（或）关闭不全，体检时可在相应部位听到杂音，但杂音呈多变性，这与赘生物体积变动有关。病变严重可致心力衰竭。

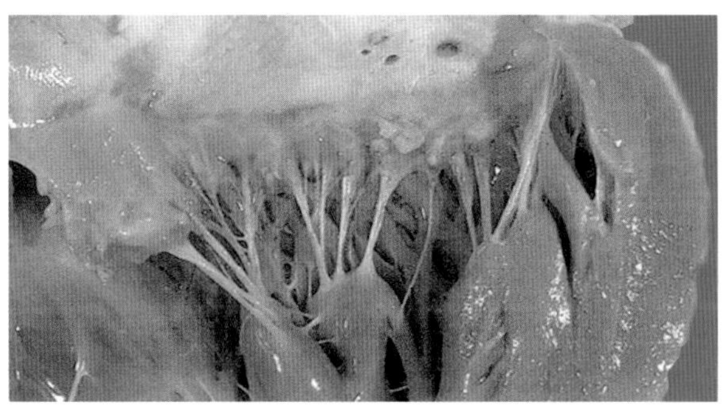

图5-23　亚急性感染性心内膜炎

在病变的二尖瓣膜上可见赘生物形成

2. 血管　瓣膜上的赘生物脱落，进入血流引起动脉性栓塞和血管炎。栓塞最常见于脑动脉，其次是肾动脉、脾动脉和心脏。由于栓子多来自赘生物的最外层，不含细菌或极少含菌，加之细菌毒力弱在局部不易存活，因此一般不易引起感染性梗死和栓塞性小脓肿。

3. 变态反应　可因肾动脉栓塞引起局灶性肾小球肾炎，或由于病原菌长期释放抗原入血，引起免疫复合物的形成，而发生弥漫性肾小球肾炎。于指、趾末节腹面、足底或大、小鱼际处皮肤出现红紫色、微隆起、有压痛的小结，称Osler小结。

考点提示
亚急性感染性心内膜炎的病因、病理变化。

4. 败血症　由于赘生物中的细菌和毒素不断侵入血液，引起败血症，使患者出现长期发热、脾大、白细胞增多、皮肤、黏膜和眼底部常有小出血点、贫血、血沉加快等表现，血培养阳性是诊断本病的重要依据。

二、急性感染性心内膜炎

急性感染性心内膜炎又称急性细菌性心内膜炎。主要是由毒力强的化脓菌（金黄色葡萄球菌、溶血性链球菌、肺炎球菌等）引起的急性化脓性心瓣膜炎。为脓毒血症的主要并发症。病变多发生于正常心内膜上，主要侵犯二尖瓣或主动脉瓣，三尖瓣和肺动脉瓣很少受累。肉眼观，瓣膜表面常形成较大的呈灰黄色或灰绿色的赘生物（图5-24），质地松脆，易脱落形成带有细菌的栓子，引起心、脑、肾、脾等器官的败血性梗死和多发性小脓肿。镜下赘生物主要由脓性渗出物、血栓、坏死组织和大量细菌菌落混合而形成。严重者，瓣膜破裂、穿孔或腱索断裂，可致急性心瓣膜关闭不全而猝死。近年来由于广泛应用抗生素，本病的死亡率有所下降，但因瓣膜破坏严重，可形成大量瘢痕，引起瓣膜口关闭不全和（或）狭窄，导致慢性心瓣膜病。

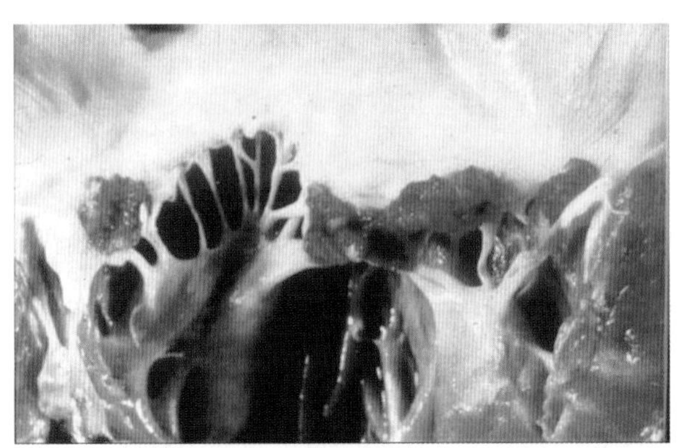

图5-24　急性感染性心内膜炎

二尖瓣上可见体积较大的赘生物

第六节　心瓣膜病

心瓣膜病是指心瓣膜受各种致病因素作用损伤后或先天性发育异常造成的器质性病变，表现为瓣膜口狭窄和（或）关闭不全，是最常见的慢性心脏病之一。瓣膜口狭窄是指由于瓣膜的粘连、增厚、弹性减弱等病变使瓣膜口在开放时不能充分张开，造成血流通过障碍。瓣膜关闭不全是指由于瓣膜增厚、变硬、卷曲、缩短等病变使心瓣膜关闭时不能完全闭合，使一部分血流反流。瓣膜口狭窄和（或）关闭不全可单独存在，亦可合并存在。病变可累及一个瓣膜，也可累及两个以上瓣膜或先后受累，称联合瓣膜病。一个瓣膜有两种病变（如二尖瓣狭窄和二尖瓣关闭不全），称瓣膜双病变。心瓣膜病最常累及二尖瓣，其次是主动脉瓣。瓣膜病的发生主要与风湿性心内膜炎和感染性心内膜炎有关。心瓣膜病的主要危害是引起血流动力学的紊乱，导致全身血液循环障碍。

一、二尖瓣狭窄

二尖瓣狭窄大多数由风湿性心内膜炎反复发作引起。少数可由感染性心内膜炎引起。二尖瓣狭窄是指二尖瓣瓣膜增厚，瓣膜口缩小，不能充分开放，导致血流通过障碍。正常成人二尖瓣口开放时面积约为5cm²，可通过两个手指。瓣膜狭窄时，可缩小到1.0~2.0cm²，甚至0.5cm²或仅能通过医用探针。病变早期瓣膜轻度增厚，呈隔膜状；后期瓣膜增厚、硬化、腱索缩短，使瓣膜呈鱼口状改变（图5-25），腱索和乳头肌明显粘连、缩短，常合并关闭不全。二尖瓣狭窄的标志性病变是相邻瓣叶严重粘连，使瓣膜僵硬，失去活动性。

早期，由于二尖瓣狭窄，在左心室舒张期，左心房血液流入左心室受阻，致使血液滞留于左心房内，左心房代偿性扩张肥大，使血液在加压情况下快速通过狭窄口时引起旋涡与震动，听诊时在心尖区可闻及舒张期隆隆样杂音。后期，左心房失代偿，使肺静脉血液回流受阻，引起肺淤血。临床上出现呼吸困难、发绀、咳嗽和咳出带血的泡沫状痰等左心衰竭的症状。当肺静脉压升高>25mmHg时，通过神经反射引起肺小动脉收缩或痉挛，使肺动脉压升高。长期肺动脉压升高致使右心室代偿性扩张肥大。右心室失代偿后，三尖瓣相对关闭不全，致右心房淤血及体循环淤血。临床上表现颈静脉怒张、肝脏肿大、下肢水肿及浆膜腔积液等心力衰竭症状。X线显示左心房、右心室、右心房增大，晚期左心室缩小（三大一小），心影呈倒置的“梨形心”。

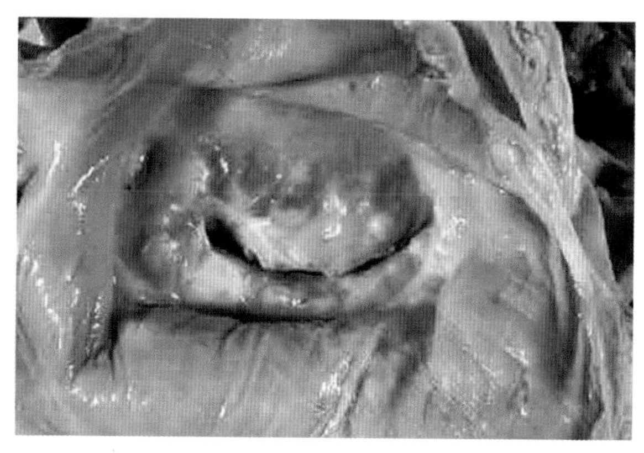

图5-25 心瓣膜病

二尖瓣狭窄呈鱼口状

二、二尖瓣关闭不全

二尖瓣关闭不全是常见的慢性瓣膜病，常与二尖瓣狭窄同时出现。大多数是风湿性心内膜炎的后果，也可由亚急性细菌性心内膜炎等疾病引起，另外，二尖瓣脱垂、先天性病变、腱索异常以及乳头肌功能障碍等也可导致此病的发生。

二尖瓣关闭不全时，在左心室收缩期，左心室部分血液通过未关闭的瓣膜口反流入左心房，左心房既接受肺静脉的血液又受左心室反流的影响，使左心房血容量增多，压力升高，久之左心房代偿性扩张肥大。在左心室舒张期，左心房内大量血液涌入左心室，左心室容量负荷增加，导致左心室代偿性扩张肥大。听诊时，在心尖区可闻及收缩期吹风样杂音。后期，左心室、左心房失代偿（左心衰竭），可致

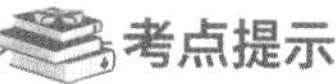
考点提示

二尖瓣狭窄和关闭不全的病因、临床病理联系。

肺淤血、肺动脉高压、右心室代偿肥大继而失代偿，出现右心衰竭及体循环淤血。全心衰竭时，左心房、左心室、右心房、右心室均肥大，X线检查，显示心脏呈“球形”。

三、主动脉瓣狭窄

主动脉瓣狭窄多由风湿性主动脉瓣膜炎引起，少数因先天发育异常，AS引起的主动脉瓣膜钙化所致。

在左心室收缩期，左心室血液排出受阻，左心室因压力负荷升高而发生代偿性肥大，血液在加压情况下快速通过狭窄的主动脉瓣口时引起漩涡与震动，此时，在主动脉瓣听诊区可闻及喷射性收缩期杂音。后期，左心失代偿，引起左心衰竭，进而出现肺淤血、肺动脉高压、右心衰竭和体循环淤血。X线检查，显示心脏呈“靴形”。

四、主动脉瓣关闭不全

主动脉瓣关闭不全多由风湿性主动脉瓣膜炎引起，也可以是感染性心内膜炎及主动脉粥样硬化和梅毒性主动脉炎累及主动脉瓣引起。

左心室舒张期，主动脉内部分血液反流到左心室，加上来自左心房的血液，使左心室内血容量增多，压力升高，负荷加重而代偿性肥大。后期，依次发生左心衰竭、肺淤血、肺动脉高压、右心肥大、右心衰竭和体循环淤血。主动脉瓣关闭不全，听诊时，在主动脉瓣区可闻及舒张期吹风样杂音。由于收缩压升高，舒张压下降，脉压增大。患者可出现周围血管征如水冲脉、血管枪击音及毛细血管搏动等现象。

第七节　心 肌 炎

心肌炎是指由各种病因引起的心肌的局限性或弥漫性炎症。引起心肌炎的原因很多，分为感染性和非感染性两大类。感染性心肌炎由病毒、细菌、真菌及寄生虫等引起，非感染性心肌炎由过敏、变态反应、理化因素或药物引起。其中，以病毒性心肌炎最多见。

1. 病毒性心肌炎　最为常见，是由亲心肌病毒引起的原发性心肌炎症，常累及心包，引起心包心肌炎。可引起心肌炎的病毒种类颇多，其中最常见的有柯萨奇B病毒、埃可病毒、风疹病毒、流感病毒等。

> **考点提示**
> 病毒性心肌炎的病因、临床病理联系。

本病好发于婴幼儿和青壮年。人类的心肌炎以柯萨奇病毒B组感染最为常见。亲心肌病毒可直接破坏心肌细胞，也可通过T细胞介导的免疫反应间接地破坏心肌细胞。肉眼观，心脏略增大或无明显变化。光镜下，心肌细胞间质水肿，其间可见淋巴细胞和单核细胞浸润，伴有心肌细胞变性和坏死（图5-26）。晚期可见心肌间质纤维化，伴有代偿性心肌肥大及心腔扩张。临床表现轻重不一，如炎症累及传导系统，可出现不同程度的心律失常。

2. 细菌性心肌炎　是由细菌直接感染引起的心肌炎症。常见的致病菌有白喉杆菌、沙门菌属、链球菌、肺炎双球菌、脑膜炎双球菌等。常为全身脓毒败血症的一部分，可见心肌及间质多发性黄色小脓肿形成。其周围有不同程度的心肌细胞变性坏死，伴中性粒细胞浸润。病程长者，可见小的纤维瘢痕灶。

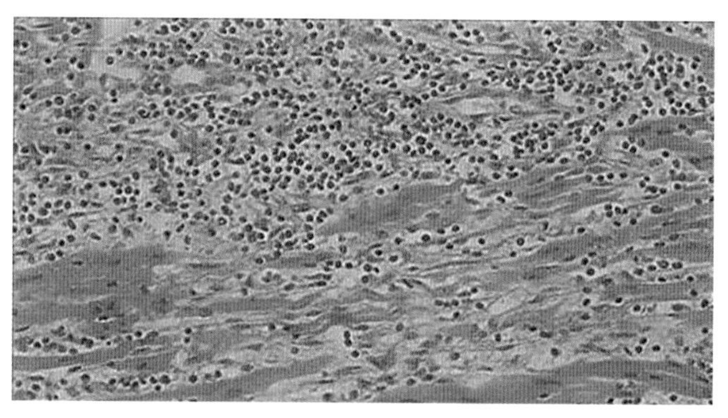

图 5-26　病毒性心肌炎

心肌间质内可见大量淋巴细胞和单核细胞浸润

3. 孤立性心肌炎　亦称特发性心肌炎。由Fiedler于1899年所描述，故也称Fiedler心肌炎。至今原因不明。多见于20~50岁的中青年人。急性型常导致心脏扩张，可突然发生心力衰竭致死。

（1）弥漫性间质性心肌炎　镜下主要表现为心肌间质和小血管周围有多量淋巴细胞、单核细胞和巨噬细胞浸润。早期心肌细胞较少发生变性、坏死。病程较长者，可见心肌间质纤维化，心肌细胞肥大。

（2）特发性巨细胞性心肌炎　镜下主要表现为受损心肌内有局灶性坏死和肉芽肿形成。病灶中心部可见红染、无结构的坏死物，周围有淋巴细胞、浆细胞、单核细胞和嗜酸性粒细胞浸润，并混有大量的多核巨细胞。

4. 免疫反应性心肌炎　主要见于变态反应性疾病，如风湿性心肌炎、类风湿性心肌炎、系统性红斑狼疮和结节性多动脉炎所引起的心肌炎。其次是药物引起的过敏性心肌炎，如磺胺类、青霉素、链霉素、金霉素等抗生素以及抗癫痫药等。

主要表现为心肌间质性炎。在心肌间质和小血管周围可见嗜酸性粒细胞、淋巴细胞、单核细胞浸润，偶见肉芽肿形成。心肌细胞有不同程度的变性坏死。

本章小结

动脉粥样硬化是一种与脂质的代谢障碍有关的心血管系统疾病，主要累及大中型动脉，基本病变是血中脂质在动脉内膜沉积，引起内膜灶状纤维化及粥样斑块形成，从而使血管壁增厚、变硬，管腔狭窄。

冠心病常见的临床类型有心绞痛、心肌梗死、心肌纤维化、冠状动脉性猝死等。心肌梗死是由于冠状动脉供血中断，引起供血区持续缺血而导致的较大范围心肌坏死，临床上有剧烈而较持久的胸骨后疼痛，休息或用硝酸酯制剂后不能缓解，分心内膜下心肌梗死和透壁性心肌梗死。

原发性高血压又称高血压病，是一种原因未明的，以体循环动脉血压升高为主要表现的独立性全身性疾病，以全身细动脉硬化为其基本病变，多见于中、老年人，病程较长，病变后期可引起高血压性心脏病、左心衰竭、原发性颗粒性固缩肾、肾衰竭、脑出血等。

风湿病是一种与A组乙型溶血性链球菌感染有关的变态反应性疾病。病变主要累及全身结缔组织，常侵犯心脏、关节、皮肤、血管和脑等处，尤以心脏病变最为严重。其特征性病变是形成具有诊断意义的风湿小体。风湿性心脏病可表现为风湿性心内膜炎、风湿性心肌炎和风湿性心外膜炎。

心瓣膜病是指心瓣膜受各种致病因素作用损伤后或先天性发育异常造成的器质性病变，表现为瓣膜口狭窄和（或）关闭不全，是最常见的慢性心脏病之一。

心肌炎是指由各种病因引起的心肌的局限性或弥漫性炎症。以病毒性心肌炎最多见。如炎症累及传导系统，可出现不同程度的心律失常。

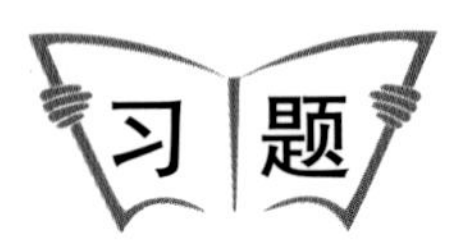

一、选择题

【A1/A2 型题】

1. 动脉粥样硬化主要发生在
   A. 细动脉　　B. 大、中动脉
   C. 小动脉　　D. 微动脉
   E. 后微动脉
2. 关于动脉粥样硬化脂纹的叙述，下列哪项是错误的
   A. 在动脉内膜面有黄色条纹和斑点
   B. 是动脉粥样硬化的早期病变
   C. 镜下主要为少量纤维细胞组成
   D. 病变可进一步演变为纤维斑块
   E. 好发于动脉分叉、分支开口及血管弯曲的凸面
3. 动脉粥样硬化早期病灶内大量聚集的细胞是
   A. 泡沫细胞　　B. 组织细胞
   C. 成纤维细胞　　D. 炎细胞
   E. 平滑肌细胞
4. 动脉粥样硬化的发展过程中哪种物质升高最有意义
   A. 乳糜颗粒　　B. 极低密度脂蛋白
   C. 高密度脂蛋白　　D. 低密度脂蛋白
   E. 球蛋白
5. 心冠状动脉粥样硬化，最常受累的动脉分支是哪个
   A. 右冠状动脉主干　　B. 左冠状动脉主干
   C. 右冠状动脉内旋支　　D. 左冠状动脉内旋支
   E. 左冠状动脉前降支
6. 冠心病心肌梗死主要为
   A. 干酪样坏死　　B. 出血性梗死
   C. 液化性坏死　　D. 贫血性梗死
   E. 肌溶性坏死

7. 哪一项不是心肌梗死的并发症
A. 左心功能不全
B. 心源性休克
C. 心律失常
D. 心肌硬化
E. 室壁瘤

8. 心肌梗死最常发生的部位在
A. 室间隔后1/3
B. 左心室后壁
C. 右心室前壁
D. 左心室前壁
E. 左心室侧壁

9. 脑动脉粥样硬化，可出现脑萎缩，是属于
A. 营养不良性萎缩
B. 神经性萎缩
C. 压迫性萎缩
D. 废用性萎缩
E. 缺血性萎缩

10. 原发性高血压时的肾脏病理变化表现为
A. 肾脏淤血
B. 肾脏单发性贫血性梗死
C. 原发性颗粒性固缩肾
D. 肾动脉动脉瘤形成
E. 肾的多发性大瘢痕凹陷

11. 原发性高血压最严重的病变是
A. 左心室肥大
B. 颗粒性固缩肾
C. 脑软化
D. 脑出血
E. 视网膜出血

12. 原发性高血压时，细动脉硬化的病理改变是
A. 动脉壁纤维化
B. 动脉壁水肿
C. 动脉壁玻璃样变性
D. 动脉壁纤维素样坏死
E. 动脉壁脂质沉着

13. 高血压内脏病变期心脏早期的病变是
A. 左室扩张
B. 左心室向心性肥大
C. 左心室离心性肥大
D. 左心衰竭
E. 心肌纤维变性

14. 下列有关风湿病的描述，哪项是错误的
A. 属于变态反应性疾病
B. 与溶血性链球菌感染有关
C. 心脏病变的后果最为严重
D. 可累及全身结缔组织
E. 风湿性关节炎常导致关节畸形

15. 风湿性心瓣膜病主要发生于
A. 二尖瓣
B. 主动脉瓣
C. 三尖瓣
D. 肺动脉瓣
E. 二尖瓣+主动脉瓣

16. 单纯性二尖瓣狭窄的病变不伴有
A. 左心房肥厚
B. 左心房扩张
C. 右心室肥厚
D. 左心室肥厚
E. 心脏呈梨形

17. 风湿病侵犯器官中最多见且严重的是

A. 心脏　　B. 脑
C. 关节　　D. 血管
E. 皮肤

18. 风湿病具有特征性的病理变化是

A. 黏液样变性　　B. 纤维素样坏死
C. 风湿小体　　D. 瓣膜瘢痕形成
E. 淋巴细胞单核细胞渗出

【A3/A4 型题】

（19~20题共用题干）

原发性高血压脑出血死亡患者，心脏重550g，左心室壁厚1.6cm，乳头肌和肉柱增粗，心腔不扩张。

19. 此病的心脏病变应诊断为

A. 肥厚性心肌病　　B. 心脏肥大（代偿期）
C. 心脏肥大（失代偿期）　　D. 心脏脂肪变性
E. 心肌脂肪组织浸润

20. 患者死于脑出血，原发性高血压脑出血最常见的部位是

A. 豆状核和丘脑　　B. 内囊和基底核
C. 蛛网膜下腔　　D. 侧脑室
E. 大脑髓质

二、思考题

1. 简述动脉粥样硬化的基本病理变化及其继发改变。
2. 简述心肌梗死的好发部位及病理变化。
3. 简述高血压病内脏病变期各脏器的病变特点。
4. 简述风湿病各器官的病变特点。

扫码“练一练”

（盛玉荣）

第六章　呼吸系统疾病

学习目标

1. **掌握**　慢性支气管炎、肺气肿、支气管扩张症、慢性肺源性心脏病、大叶性肺炎、小叶性肺炎、肺硅沉着症的病理变化；慢性肺源性心脏病的概念。

2. 熟悉　慢性支气管炎、大叶性肺炎、小叶性肺炎的结局和并发症；肺气肿、支气管扩张症，慢性肺源性心脏病的病因、发病机制；肺硅沉着症的分期；肺癌的主要病理变化。

3. 了解　慢性支气管炎及大叶性肺炎、小叶性肺炎的病因、发病机制及临床病理联系；慢性肺源性心脏病的临床病理联系；肺硅沉着症的病因与发病机制；肺癌的病因、扩散途径及临床病理联系。

案例讨论

[案例] 患者，男性，63岁，因反复发作的咳嗽、咳痰、喘息30年，伴气促、心悸3年，下肢水肿2年，腹胀3个月入院。30年来每年冬季咳嗽、咳痰、喘息，持续3~4个月，经抗感染及平喘治疗症状有所缓解。1周前因感冒，症状加重，并出现腹胀，不能平卧，急诊入院。

[讨论]

1. 患者为什么出现反复发作的咳嗽、咳痰、喘息，继而出现气促、心悸、腹胀、不能平卧等症状？

2. 请写出此时该患者的诊断？

呼吸系统由上呼吸道（鼻腔至环状软骨）、下呼吸道（环状软骨以下至各级支气管）、肺、胸膜及胸膜腔组成，肺是呼吸系统的主要器官。每3~5个终末细支气管连同它们的分支及肺泡组成一个肺小叶，是肺的基本功能单位；呼吸系统的主要功能是进行机体与外界的气体交换。呼吸系统具有很强的防御功能，鼻黏膜血流丰富，可对吸入的空气加温、加湿和清除较大的粉尘颗粒；呼吸道除喉及声带被覆复层鳞状上皮以外，其余均被覆假复层纤毛柱状上皮或单层纤毛柱状上皮，纤毛与腺体和杯状细胞的分泌物共同构成黏液-纤毛排送系统，将黏膜分泌的黏液和黏着的细菌、粉尘颗粒推向咽部，通过咳嗽反射排出体外；肺巨噬细胞能吞噬、降解进入肺泡和肺间质的尘粒、细菌等异物，其分泌的溶菌酶等生物活性物质能进一步加强杀灭细菌的作用，并通过抗原提呈作用激活T淋巴细胞发生免疫应答。当各种原因引起机体防御功能下降或外界刺激过强均可引起呼吸系统的损伤和病变，从而导致呼吸系统疾病的发生。

呼吸系统常见的疾病有慢性阻塞性肺疾病、慢性肺源性心脏病、肺炎、肺硅沉着病和肺癌等。

扫码"学一学"

第一节　慢性阻塞性肺疾病

慢性阻塞性肺疾病（chronic obstructive pulmonary disease，COPD）是一组慢性气道阻塞性疾病的统称，其共同特点为肺实质和小气道受损，导致慢性不可逆性气道阻塞、呼吸阻力增加和肺功能不全，主要包括慢性支气管炎、肺气肿、支气管哮喘、支气管扩张症等疾病。

一、慢性支气管炎

慢性支气管炎是指发生于支气管黏膜及其周围组织的慢性非特异性炎症，是一种常见病、多发病，属于慢性阻塞性肺疾病。主要临床症状和诊断标准为：反复发作的咳嗽、咳痰或伴有喘息；症状每年发作至少持续3个月，连续2年以上。此病易在比较寒冷的冬春季节发生，北方较南方多见，以中老年男性为主，有"老慢支"之称，病情持续多年者常并发严重影响身体健康的疾病，如慢性阻塞性肺气肿、支气管扩张症及慢性肺源性心脏病。

（一）病因与发病机制

慢性支气管炎是由多种因素长期综合作用所致，常见的致病因素如下。

1. 感染因素　病毒和细菌感染与慢性支气管炎的发病密切相关。常见的主要致病病毒有鼻病毒、腺病毒和呼吸道合胞病毒，主要致病细菌有肺炎球菌、流感嗜血杆菌、奈瑟球菌和甲型链球菌。慢性支气管炎的发病与感冒关系密切。呼吸道反复的病毒和细菌感染是导致慢性支气管炎病变发展和加重的重要因素。

2. 过敏因素　喘息型慢性支气管炎患者往往有过敏史，且以脱敏为主的综合治疗可取得较好的治疗效果，这说明过敏因素与慢性支气管炎的发病有一定的关系。

3. 理化因素　吸烟是慢性支气管炎发病的主要因素，吸烟史越久、吸烟量越大，患病率越高。据统计，吸烟者比不吸烟者的患病率高2~10倍。烟雾中含有尼古丁、焦油、镉等有害物质，能损伤呼吸道黏膜，降低局部抵抗力；烟雾又能刺激小气道产生痉挛，从而增加气道阻力。此外，长期接触工业粉尘、大气污染，可以损伤支气管黏膜亦能促进慢性支气管炎的发生。

4. 内在因素　机体抵抗力下降、呼吸系统防御功能受损、劳累及神经–内分泌功能失调是发病的内在关键因素。

（二）病理变化与临床病理联系

1. 病理变化　慢性支气管炎的病变早期始于较大的支气管，随病情进展逐渐累及较小的支气管和细支气管，受累细支气管愈多，病情愈重。以黏液腺增生为特征的慢性非特异性炎症是慢性支气管炎的基本病理变化。

肉眼观可见黏膜表面黏液或脓性渗出物，管腔狭窄，管壁变硬。

镜下观有如下变化。

（1）呼吸道黏膜上皮损伤与修复　慢性支气管炎时，支气管腔内炎性渗出物和黏液逐渐增加，使纤毛粘连，倒伏乃至脱失；纤毛杯状细胞变性、坏死脱落（图6–1），黏液–纤毛排送系统受到损伤。上皮进行再修复时杯状细胞增多，并发生鳞状上皮化生。

（2）黏液腺体增生肥大　各种有害刺激因素使支气管黏膜下黏液腺体增生肥大，浆液性腺体发生黏液腺化生，黏膜上皮杯状细胞增多（图6–2），导致黏液分泌增加，是患者出现黏液性痰的病理学基础。分泌的黏液过多并潴留在支气管腔内造成气道的完全或不完全阻塞。

（3）支气管壁充血水肿，淋巴细胞、浆细胞浸润（图6–2）。

（4）支气管壁平滑肌断裂、萎缩（图6–2），软骨发生变性、萎缩、钙化甚至骨化。喘息型支气管炎患者的平滑肌可增生、肥大。慢性支气管炎反复发作，是引起慢性阻塞性肺气肿的病变基础。

考点提示

慢性支气管炎的病理变化。

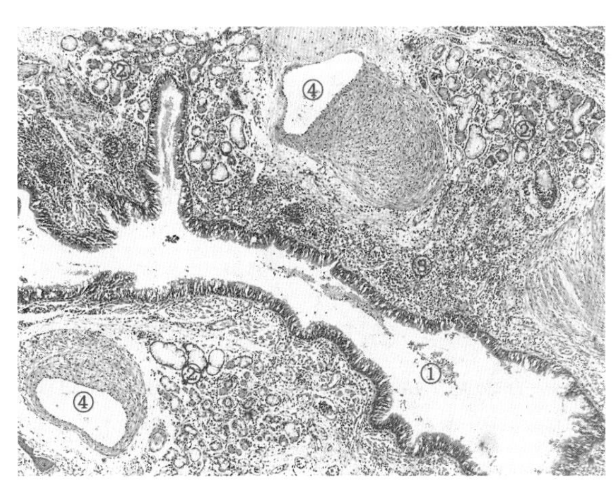

图6–1　慢性支气管炎（低倍）

①支气管腔内见少量脱落的上皮和炎性渗出物；②管壁腺体增生、肥大；③管周大量淋巴细胞浸润；④可伴有血管平滑肌增生、管腔狭窄

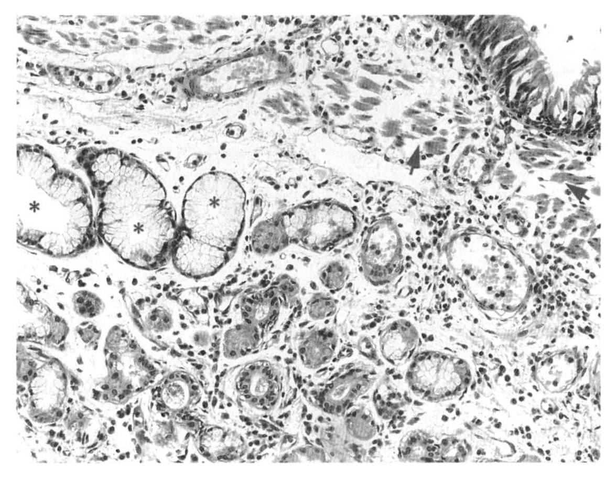

图6–2　慢性支气管炎（高倍）

支气管黏膜充血、水肿，管壁腺体增生、肥大，伴浆液性腺体黏液腺化生（*）；间质大量慢性炎细胞浸润；支气管平滑肌断裂（红色箭头）

2. 临床病理联系　由于支气管黏膜的炎症刺激和分泌物增多，慢性支气管炎临床常表现为咳嗽、咳痰，痰液一般呈白色、泡沫状，较为黏稠不易咳出。在急性发作期，咳嗽加重，痰量增多，可呈黏液脓性痰或脓性痰。

某些慢性支气管炎患者，晚期若出现支气管黏膜和腺体萎缩，分泌物减少，临床患者则表现为痰少或无痰的干咳。由于支气管痉挛或狭窄及黏液和渗出物阻塞管腔，可导致支气管狭窄而引起喘息，听诊两肺可闻及哮鸣音，干、湿啰音。随着病情进展，病变的细支气管等小气道增多，呼气阻力大于吸气阻力，久之，使肺过度充气，残气量增多而并发慢性阻塞性肺气肿。

（三）结局及并发症

慢性支气管炎患者，如能增强体质，防止感冒，改善劳动卫生环境，防止空气污染，做好个人保护，避免接触诱发因素和吸入过敏原可逐渐痊愈。反之，病变则继续发展，晚期常并发慢性阻塞性肺气肿、支气管扩张症和慢性肺源性心脏病。

扫码“看一看”

二、肺气肿

肺气肿是指末梢肺组织（呼吸性细支气管、肺泡管、肺泡囊和肺泡）过度充气膨胀，并伴有肺泡间隔破坏，肺组织弹性减退，导致肺体积膨大、通气功能下降的病理状态，是慢性支气管炎最常见的并发症之一。主要临床表现是逐渐加重的呼气性呼吸困难、胸闷、发绀，胸廓膨隆呈桶状，叩诊呈过清音等。根据受累部位，肺气肿可分为肺泡性肺气肿和间质性肺气肿。

（一）病因与发病机制

其影响因素和发病机制有：①支气管阻塞：由于支气管的慢性炎症，使管腔狭窄，形成不完全堵塞，吸气时气体容易进入肺泡，呼气时由于胸压增加使气管闭塞，残留肺泡的气体过多，使肺泡充气过度。② 支气管壁损伤：慢性炎症破坏小支气管壁软骨，使其失去支气管正常的支架作用，吸气时支气管舒张，气体尚能进入肺泡，但呼气时支气管过度缩小、闭陷，阻碍气体排出，肺泡内积聚大量气体，使肺泡明显膨胀和压力升高，相邻肺泡融合成囊泡。③α_1抗胰蛋白酶缺乏：α_1抗胰蛋白酶广泛存在于组织和体液中，对包括弹性蛋白酶在内的多种蛋白水解酶具有抑制作用。而中性粒细胞、巨噬细胞释放的氧自由基能使其氧化失活，弹性蛋白酶浓度增加、活性增强，过多的降解肺组织中的弹性蛋白、胶原纤维和蛋白多糖，使肺泡壁破坏、肺泡融合而发生肺气肿。④吸烟：长期吸烟者发生肺气肿，多是由慢性支气管炎进一步发展而来。吸烟可以使肺组织中的中性粒细胞和单核细胞渗出，并释放弹性蛋白酶和大量氧自由基，抑制肺组织中α_1抗胰蛋白酶的活性，使弹性蛋白酶浓度增加、活性增强，过多的降解肺组织中的弹性蛋白、胶原纤维和蛋白多糖，使肺泡壁破坏、肺泡融合而发生肺气肿。

（二）病理变化与临床病理联系

1. 病理变化 肉眼观，肺体积增大、边缘钝圆，呈灰白色，柔软而弹性差，切面肺组织呈蜂窝状（图6–3），大者可超过1mm。镜下观，肺泡扩张，肺泡间隔变薄并断裂，相邻的肺泡融合成较大的囊腔（图6–4）。

2. 临床病理联系 患者除咳嗽、咳痰等慢性支气管炎的临床表现外，还可出现呼吸困难、气促、胸闷、发绀等，当合并感染时症状加重，并可出现缺氧、呼吸性酸中毒等症状。严重肺气肿患者，由于肺内残气量明显增多，肺容积增大，使患者胸廓前后径加大，肋间隙增宽，膈肌下降，形成桶状胸，叩诊呈过清音。心浊音界缩小或者消失，肝浊音界下降。触诊语音震颤减弱。听诊时呼吸音弱，呼气延长。X线检查显示病变肺部透明度增加。

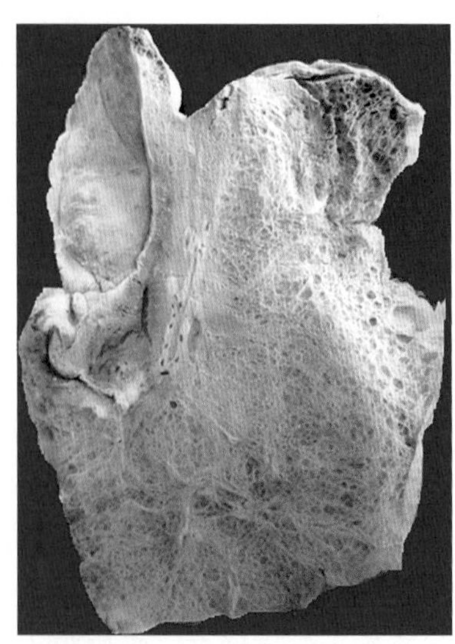

图6–3 肺气肿（肉眼观）

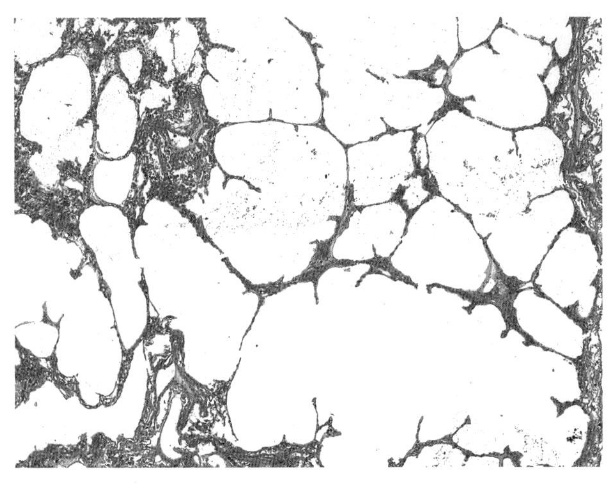

图 6-4　肺气肿（镜下观）

肺泡腔扩大，肺泡间隔断裂，相邻的肺泡融合成较大的囊腔

（三）结局及并发症

肺气肿一旦形成难以恢复正常，最终会导致慢性肺源性心脏病。此外，在肺膜下有肺大泡形成者，在剧烈咳嗽或者用力过度时，肺大泡可破裂发生自发性气胸。

三、支气管哮喘

支气管哮喘是一种以支气管可逆性发作性痉挛为特征的过敏性疾病，常伴有反复发作的呼气性呼吸困难、喘息、胸闷和肺部哮鸣音，多数患者可以自行缓解或经治疗缓解。间歇期可完全无症状。本病多见于儿童和青年，秋冬季多发。严重者常伴有慢性支气管炎，并导致肺气肿和慢性肺源性心脏病。

（一）病因与发病机制

患者多具有特异性变态反应体质，易受各种过敏原诱发哮喘，如花粉、粉尘、尘螨、动物毛屑、摄入鱼虾、某些药物或食物等，可通过吸入、接触或摄入机体而引起哮喘发作。大气污染、气候变化、吸烟、病毒感染和精神心理因素可诱发哮喘的发生。

支气管哮喘的发病机制尚未完全阐明，目前多数学者认为哮喘主要与Ⅰ型超敏反应、气道炎症、气道高反应性及精神因素等相互作用有关。过敏原进入体内后，激活T淋巴细胞并使其分化为Th1、Th2，同时释放各种白介素，其中白介素-4可激活B淋巴细胞并使之合成特异性IgE，后者结合于肥大细胞、嗜碱性粒细胞等表面的IgE受体。若过敏原再次进入体内，可与结合在细胞表面的IgE交联，触发致敏细胞合成释放多种炎症介质，导致支气管平滑肌收缩、黏液分泌增加、血管通透性增强、嗜酸性粒细胞等炎细胞浸润。

（二）病理变化与临床病理联系

1. 病理变化　肉眼观，哮喘发作时肺组织因过度充气而膨胀，支气管腔内有黏稠的痰液及黏液栓，支气管壁增厚，黏膜充血肿胀，黏液栓阻塞处局部见灶状肺不张（图6-5）。镜下观，支气管黏膜上皮水肿，部分上皮损伤脱落，上皮杯状细胞增多，基底膜显著增厚及玻璃样变，固有层黏液腺体增生，支气管平滑肌肥大，各层可见嗜酸性粒细胞、单核细胞、淋巴细胞及浆细胞浸润。

2. 临床病理联系　哮喘发作时，由于支气管平滑肌痉挛和黏液栓阻塞，加之呼气时管腔自然收缩而变窄，导致呼气性呼吸困难、喘息、胸闷，并伴有哮鸣音。

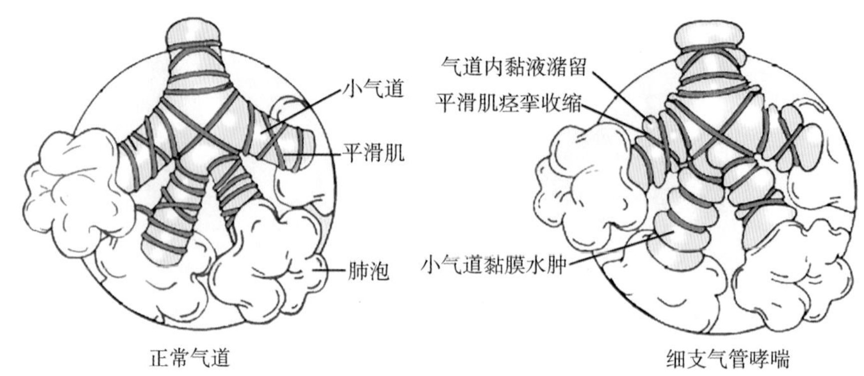

图 6-5　哮喘气道改变

细支气管平滑肌收缩痉挛，管腔狭窄，腔内有黏液潴留

（三）结局及并发症

上述症状可自行缓解或经治疗缓解，但是长期反复发作或严重者可引起肺气肿、胸廓变形、支气管扩张症和慢性肺源性心脏病等，偶可发生自发性气胸。

四、支气管扩张症

支气管扩张症是以肺内小支气管管腔持久性扩张伴管壁纤维性增厚为特征的慢性呼吸道疾病，是慢性支气管炎常见的并发症之一。扩张的支气管常因分泌物潴留继发化脓性细菌感染，临床上常表现为慢性咳嗽、大量脓痰及反复咯血等症状。

（一）病因与发病机制

支气管扩张症的发病多由于反复感染，特别是化脓性感染，常导致管壁平滑肌、弹力纤维和软骨等支撑结构破坏；同时受支气管壁外周肺组织慢性炎症所形成的纤维瘢痕组织的牵拉及咳嗽时支气管管腔内压的增高，最终导致支气管壁持久性扩张。

（二）病理变化与临床病理联系

1. 病理变化　肉眼观，扩张的支气管数目不等，呈囊状或者圆柱状扩张（图6-6），扩张的腔内含有黏液脓性渗出物。镜下观，病变支气管扩张，腔内有黏液或者脓性分泌物，支气管壁的改变同慢性支气管炎的改变，并可见有不同程度的弹力纤维和平滑肌组织的破坏。

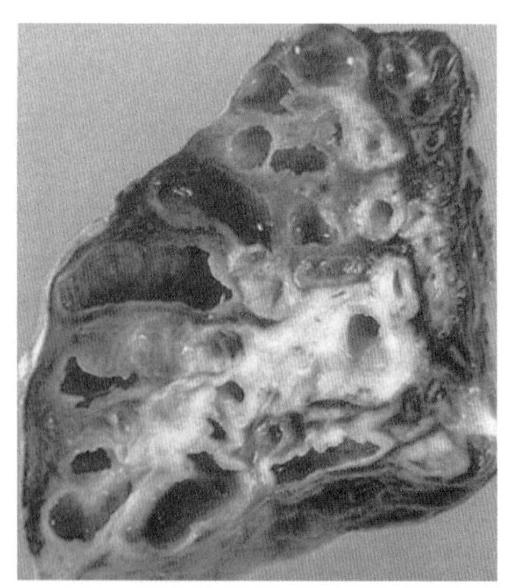

图 6-6　支气管扩张

肺切面，可见多数支气管显著扩张

2. 临床病理联系　患者因支气管慢性及化脓性炎症渗出物的刺激，表现为长期咳嗽、咳脓痰。尤其在清晨或夜间体位改变时。当炎症损伤累及支气管壁血管则可引起痰中带血或者大量咯血，严重的大咯血可因失血过多或血块阻塞呼吸道造成窒息死亡。部分患者，由于长期呼吸困难、慢性缺氧，可发生杵状指（趾）。临床上可借助支气管造影或CT确诊。

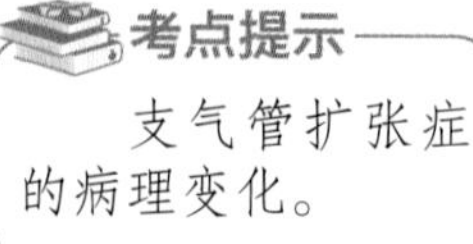

考点提示

支气管扩张症的病理变化。

（三）结局及并发症

晚期可并发慢性肺源性心脏病。

扫码“学一学”

第二节　慢性肺源性心脏病

慢性肺源性心脏病（chronic cor pulmonale），简称肺心病，是指因慢性肺疾病，肺血管及胸廓的病变引起肺循环阻力增加，肺动脉压增高，而导致以右心室壁肥厚、心腔扩大，甚或发生右心衰竭为特征的心脏病。我国肺心病的患病率较高，北方地区更常见，多发生于寒冷季节。患病者多在40岁以上，随年龄增长患病率随之增高。临床经过缓慢，除原有肺疾病临床表现外，逐渐出现呼吸功能不全和右心衰的临床表现。

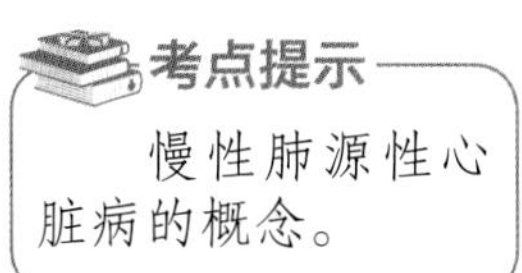

考点提示

慢性肺源性心脏病的概念。

一、病因与发病机制

1. 肺慢性疾病　最常引起肺心病的是慢性阻塞性肺疾病，其中又以慢性支气管炎并发慢性阻塞性肺气肿最为多见，占80%~90%；其次为支气管哮喘、支气管扩张症、肺硅沉着病、慢性纤维空洞型肺结核和弥漫性肺间质纤维化等。此类疾病引起大量肺泡壁毛细血管破裂，毛细血管床减少，导致氧气弥散障碍，同时由于阻塞性通气障碍，引起肺泡内氧分压下降，二氧化碳分压升高，最终发生低氧血症。缺氧不仅能引起肺小动脉痉挛，慢性缺氧还可以促使肺血管构型改建。肺细小动脉平滑肌细胞肥大，中膜增厚，并引起无肌型细动脉肌化，管腔进一步狭窄，从而使肺循环阻力增加和肺动脉高压，最终导致右心室肥大、扩张。

2. 胸廓运动障碍性疾病　较少见。如严重的脊柱弯曲或者胸廓畸形、类风湿性脊柱炎、胸膜广泛性粘连、呼吸肌麻痹等，均可引起限制性通气障碍，也可因肺部受压，使较大的肺血管受压扭曲、肺萎缩等增加肺循环阻力，从而导致肺动脉高压和肺心病。

3. 肺血管病变　较少见。原发性肺动脉高压、反复发生的多发性肺小动脉栓塞，如虫卵、肿瘤细胞栓子等，以及肺小动脉炎均可引起肺动脉高压，导致肺心病。

考点提示

慢性肺源性心脏病的病因及发病机制。

二、病理变化

（一）肺部病变

除外肺原有病变，主要是肺小动脉的变化。镜下观察，肺肌型小动脉中膜增生肥厚，无肌型细动脉内膜下出现平滑肌束，肺小动脉内膜纤维组织增厚，肺小动脉炎及肺泡壁毛细血管数量和容积减少。

（二）心脏

主要是右心室的改变。肉眼观，心脏重量增加，右心室肥厚，心尖钝圆（图6–7），肺动脉圆锥膨隆。通常以肺动脉瓣下2 cm处右心室肌壁厚度大于5 mm（正常约3~4 mm）作为诊断肺心病的病理形态学标准。镜下观，心肌细胞肥大、增宽，核增大着色深，也可见因缺氧而出现肌纤维

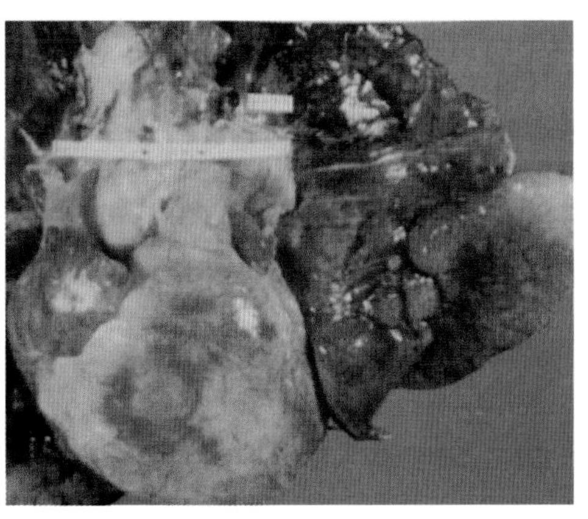

图 6–7　肺气肿、肺心病

萎缩、肌浆溶解、横纹消失，间质水肿和胶原纤维增生等病变。

三、临床病理联系

慢性肺源性心脏病发展缓慢。代偿期主要为原有肺、胸廓疾病的临床表现（如咳嗽、咳痰等）。可根据体力情况适当参加室内外活动，以不感到呼吸困难及心悸为宜。随病变发展，可逐渐出现呼吸功能不全、右心衰竭的症状和体征，主要有气急、呼吸困难、发绀、心悸、颈静脉怒张、肝肿大、腹腔积液、下肢水肿等表现。并发急性呼吸道感染常可以诱发呼吸衰竭。心肺功能失代偿期应绝对卧床休息，必要时协助患者取半卧位，以缓解胸闷、憋气等症状。病情严重时常伴中枢神经系统症状，如出现头痛、烦躁不安、抽搐，甚至嗜睡、昏迷等肺性脑病的表现。这主要是由于缺氧和二氧化碳潴留、呼吸性酸中毒引起脑水肿所致。此外，还可以并发水与电解质紊乱、酸碱平衡紊乱、心律失常、上消化道出血、DIC及休克等。

扫码“学一学”

第三节 肺 炎

肺炎（pneumonia）是指发生于肺组织的急性渗出性炎症，是呼吸系统的常见病、多发病。按病因不同肺炎分为感染性（细菌性、病毒性、支原体性、真菌性、寄生虫性）肺炎、理化性（放射性、吸入性和类脂性）肺炎和变态反应性（过敏性、风湿性）肺炎；按病变部位不同可将肺炎分为肺泡性肺炎、间质性肺炎；按病变性质不同可分为浆液性肺炎、纤维素性肺炎、化脓性肺炎、出血性肺炎、干酪性肺炎及肉芽肿性肺炎；按病变累及范围不同可分为大叶性肺炎、小叶性肺炎（图6-8）和节段性肺炎。

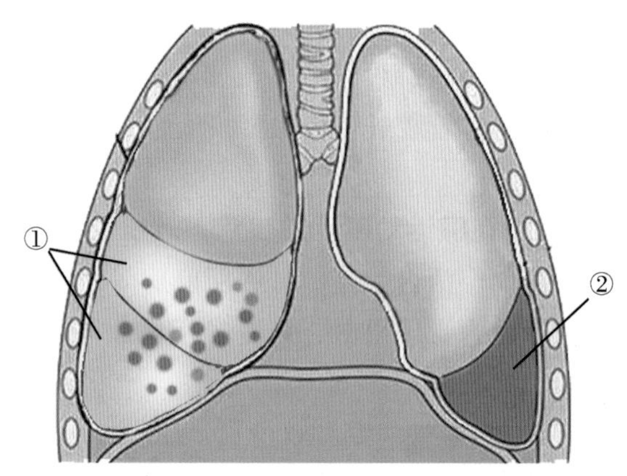

图6-8 大叶性肺炎与小叶性肺炎

①小叶性肺炎；②大叶性肺炎

一、细菌性肺炎

扫码“看一看”

（一）大叶性肺炎

大叶性肺炎是指主要由肺炎链球菌感染引起的以肺泡内弥漫性纤维素渗出为主的急性渗出性炎症。常累及肺大叶的大部或全部，多见于青壮年。临床起病急，主要症状为畏寒、发热、胸痛、咳嗽、咳铁锈色痰、呼吸困难以及肺实变体征和外周血白细胞增高等。病程大约经过1周，患者体温下降，症状消失，肺组织可以完全恢复正常结构和功能。

1. 病因与发病机制 90%以上的大叶性肺炎是由肺炎链球菌引起的。肺炎链球菌常寄居在口腔和鼻咽部等上呼吸道，其中以1、3、7、2型多见，以第3型毒力最强。当机体免疫功能受损时细菌从上呼吸道侵入下呼吸道大量繁殖、扩散而致病。除肺炎链球菌外，肺炎杆菌、金黄色葡萄球菌、溶血性链球菌、流感嗜血杆菌也可以引起大叶性肺炎。受寒、疲劳、醉酒、感冒、麻醉均可以成为大叶性肺炎的诱因。此时，呼吸道的防御功能被削弱，机体抵抗力降低，容易发生细菌感染。进入肺泡内的病原菌迅速生长繁殖，并引起肺组织的变态反应，导致肺泡间隔毛细血管扩张，通透性增高，肺泡壁水肿，细菌通过肺泡间孔或呼吸性细支气管迅速向邻近肺组织蔓延，从而波及整个肺大叶，在肺大叶间的蔓延则是带菌渗出液经支气管播散所致。

2. 病理变化与临床病理联系　大叶性肺炎病变主要表现为肺泡腔内的纤维素渗出性炎症，但肺组织结构并无破坏。渗出性病变一般发生在单侧肺，常累及一个肺段或一个大叶，左下叶多于右下叶；也可同时或先后发生于两个以上肺叶。

典型的病变过程可分为四期，即充血水肿期、红色肝样变期、灰色肝样变期、溶解消散期。

（1）充血水肿期　发病第1~2天的病理变化。

肉眼观，病变肺叶肿大充血，暗红色。切面可见血性浆液流出。

镜下观，肺泡壁毛细血管扩张充血，肺泡腔内有大量浆液性渗出物并混有少量红细胞、中性粒细胞和巨噬细胞（图6–9）。渗出液中常可检出肺炎链球菌。此期为病变早期，患者因毒血症而出现骤发寒战、高热、白细胞升高等临床表现，免疫功能低下者白细胞计数可不升高。本期的主要病变是肺泡腔内浆液性渗出，听诊可闻及湿啰音。X线检查仅见肺纹理增粗或受累的肺段、肺叶稍模糊。

（2）红色肝样变期　发病第3~4天的病理变化。

肉眼观，病变肺叶充血肿大，质地实变，呈暗红色，切面灰红，似肝脏外观，故称红色肝样变期。

镜下观，肺泡壁毛细血管仍扩张充血，肺泡腔内有大量的红细胞和一定量的纤维素、中性粒细胞及少量巨噬细胞（图6–10）。可见纤维素连接成网，穿过肺泡间孔与相邻肺泡内的纤维素网相连接。本期的渗出液中仍可检测出大量肺炎链球菌。肺泡腔内的红细胞被巨噬细胞所吞噬，崩解后形成含铁血黄素混入痰中，咳铁锈色痰，为本病特征性体征。由于肺实变，肺泡膜面积减少，可出现肺泡通气与血流比例失调而影响换气功能，患者出现发绀或呼吸困难等缺氧症状。病变波及胸膜时引起纤维素性胸膜炎，出现胸痛，听诊可闻及胸膜摩擦音。肺实变的体征是肺泡呼吸音减弱或消失，出现支气管呼吸音，叩诊呈浊音。X线检查可见大叶性或节段性分布的大片致密阴影。

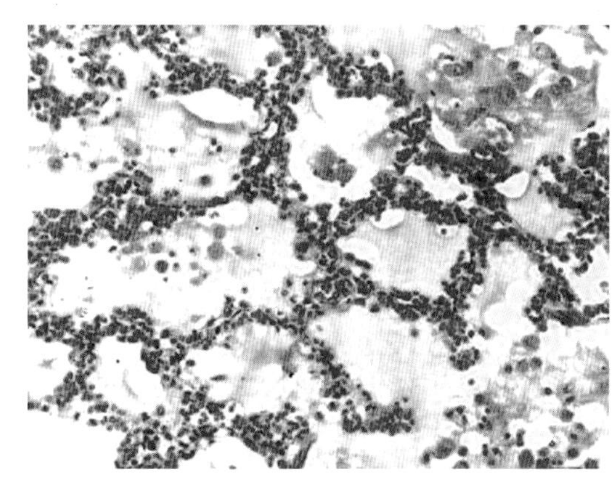

图6–9　大叶性肺炎（充血水肿期）

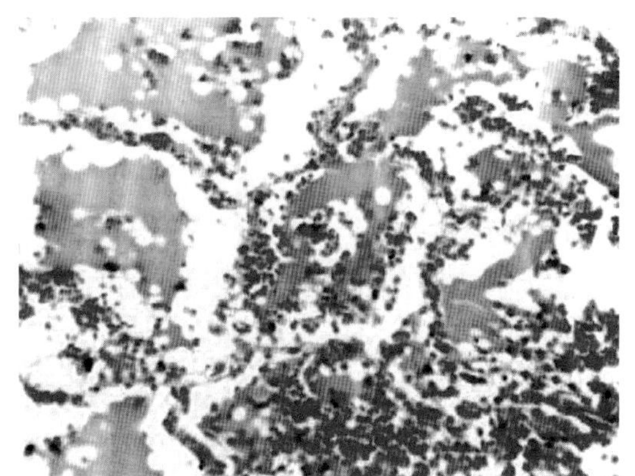

图6–10　大叶性肺炎（红色肝样变期）

（3）灰色肝样变期　发病第5~6天进入此期。

肉眼观，病变肺叶肿大，但由于充血消退转变为灰白色，质实如肝，所以称为灰色肝样变期。

镜下观，肺泡腔内纤维素渗出物增多，纤维素网中有大量中性粒细胞，肺泡壁毛细血管受压。相邻肺泡纤维素经肺泡间孔连接现象更多（图6-11）。此期患者临床症状开始减轻，咳出的痰液由铁锈色转变为黏液脓痰。由于渗出液中的致病菌被中性粒细胞吞噬杀灭，故不易检测出肺炎链球菌。此期病变肺泡虽仍不能充气，但由于肺泡壁毛细血管受压，血流量显著减少，静脉血氧合不足的情况反而减轻，患者缺氧症状有所改善。

（4）溶解消散期　发病后1周左右进入此期，持续若干天。

肉眼观，病变肺叶体积基本恢复正常，质地实变消失而变软、湿润，切面颗粒状外观消失，压之可有脓样液体渗出。

镜下观，肺泡腔内的中性粒细胞变性坏死，释放大量蛋白水解酶将渗出物中的纤维素溶解，溶解的渗出物部分由气道咳出，也可经淋巴管吸收或被巨噬细胞吞噬清除，肺内炎症消散，肺组织结构和功能恢复正常。胸膜渗出物被吸收或机化。本期由于炎性渗出物溶解液化，故患者可咳稀薄样痰，听诊可闻及湿啰音。毒血症症状和肺实变体征逐渐消失，体温恢复正常，X线胸片检查阴影密度降低，继而恢复正常。

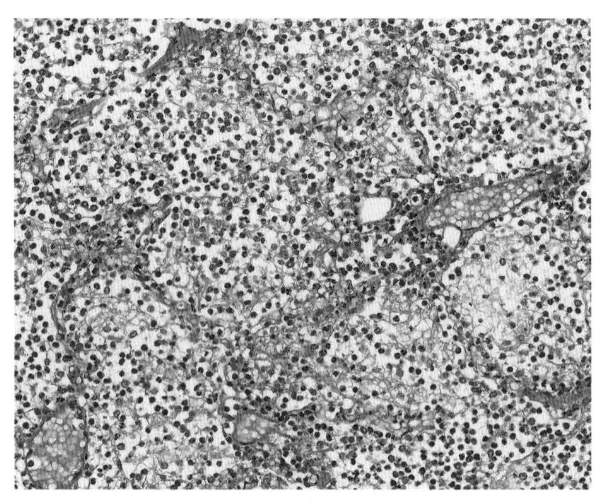

图6-11　大叶性肺炎（灰色肝样变期）

大叶性肺炎的病理变化是一个连续的过程，在病变发展过程中，由于病变不一，临床症状和体征也不尽相同。在病程早期对患者使用抗生素类药物，可干预自然病程的进展，故临床上较少见到典型的四期病变过程。

3. **并发症**　大多数大叶性肺炎患者及时治疗均可治愈，并发症少见，可发生的并发症如下。

> **考点提示**
> 大叶性肺炎的病理变化及并发症。

（1）感染性休克　是大叶性肺炎的严重并发症。肺炎链球菌或金黄色葡萄球菌感染引起严重毒血症时可以发生休克，称为休克性肺炎或中毒性肺炎，死亡率较高。

（2）肺肉质变　亦称机化性肺炎，因为大叶性肺炎灰色肝样变期病灶中中性粒细胞渗出少或功能障碍，渗出物中的纤维素不能被完全清除吸收，而由肉芽组织加以机化，肉眼观病变部位肺组织呈褐色肉样，故称为肺肉质变。

（3）肺脓肿及脓胸　多见于金黄色葡萄球菌引起的大叶性肺炎。肺组织发生坏死液化，形成脓肿；若脓肿破入胸膜腔，则形成脓胸。

（4）败血症及脓毒败血症　见于严重感染，细菌侵入血液大量繁殖并产生毒素所致。

（二）小叶性肺炎

小叶性肺炎又称为支气管性肺炎，是以细支气管为中心的肺组织化脓性炎症。此病可单独发病，但常作为其他疾病的并发症。病变起始于细支气管，并向其周围和纵深发展，形成以肺小叶为单位，呈灶状分布的化脓性病灶。临床上，患者常有发热、咳嗽、咳黏液或脓性痰等症状，肺部听诊可闻及散在湿啰音。多见于小儿及年老体弱者。

1. 病因与发病机制　主要由化脓性细菌如葡萄球菌、肺炎球菌、链球菌、铜绿假单胞菌和大肠埃希菌等感染引起，其中致病力较弱的4、6、10型肺炎球菌是最常见的致病菌。往往在某些诱因的影响下，如患传染病、营养不良、慢性心力衰竭、麻醉、手术后等，机体抵抗力下降，呼吸系统防御功能受损，细菌得以侵入、繁殖，发挥致病作用，引起支气管肺炎。因此，支气管肺炎常是某些严重疾病的并发症，如麻疹性肺炎、手术后肺炎、吸入性肺炎、坠积性肺炎等。

2. 病理变化及临床病理联系

（1）病理变化　病变特征是肺组织内散在的以细支气管为中心的化脓性炎症病灶。病变一般较小，形状不规则，散布于两肺各叶，尤以背侧和下叶最多。

肉眼观，两肺表面和切面上散在分布灰黄色实变病灶（图6–12），病灶大小不等，直径一般在0.5~1cm（相当于肺小叶范围），以下叶、背侧多见。严重者，病灶可相互融合或累及全叶，形成融合性支气管肺炎。一般不累及胸膜。

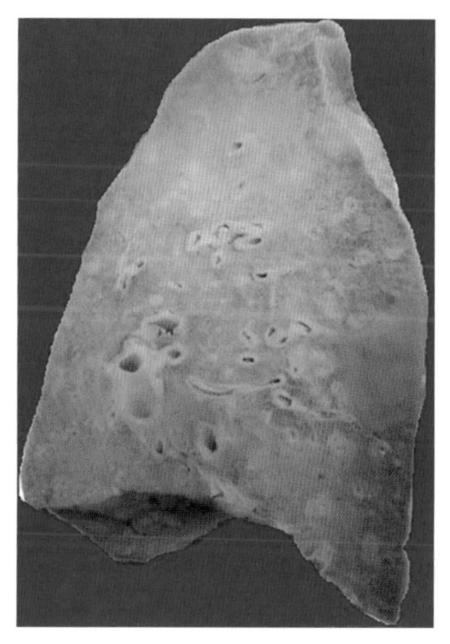

图6–12　小叶性肺炎

切面可见大小不等的病灶，形状不规则，色灰红或带黄色

镜下观，病变早期，细支气管黏膜充血、水肿，表面附着黏液性渗出物，周围肺组织无明显改变。病程进展期，细支气管管腔及其周围的肺泡腔内充满脓性分泌物，有较多的中性粒细胞（图6–13）、少量红细胞和脱落的肺泡上皮细胞，纤维素一般较少。病灶周围肺组织充血，可有浆液渗出，部分肺泡过度扩张形成代偿性肺气肿。当支气管和肺组织严重破坏时呈完全化脓性炎症改变。由于病变发展阶段的不同，各病灶的病变表现和严重程度也不一致。有些病灶完全化脓，有些则仅可见到浆液渗出，有的还停留在细支气管及其周围炎阶段。

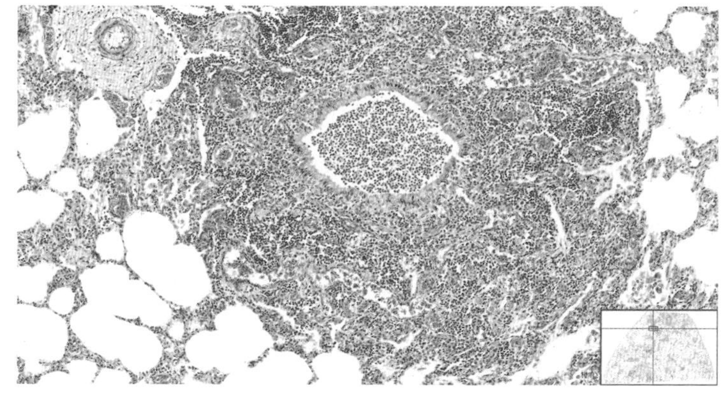

图6–13　小叶性肺炎（镜下）

以细支气管为中心，其周围的肺泡腔内充满多量中性粒细胞等炎性渗出物

（2）临床病理联系　小叶性肺炎的临床表现取决于发病的原因、肺组织损伤的程度和范围。临床上仍以急起的发热、咳嗽、咳痰为首发症状。由于支气管黏膜受炎症及渗出物的刺激常引起咳嗽，痰液呈黏液脓性。因病灶较小且散在分布，肺实变体征一般不明显。病变区细支气管和肺泡内含有渗出物，听诊可闻及湿啰音。X线检查，可见肺内散在小片状或斑点状模糊阴影。本病若发现及时，治疗得当，肺内渗出物可完全吸收而痊愈，但在儿童、年老体弱者，特别是并发其他重大疾病者，预后大多不良。

3. 并发症　本病通过积极治疗大多能治愈，少数患者可出现下列并发症。

（1）呼吸衰竭　炎症渗出物影响肺泡通气和换气功能，若病变范围广泛，则引起呼吸衰竭。

考点提示

小叶性肺炎的病理变化及并发症。

（2）心力衰竭　若肺部炎症广泛，肺循环阻力增加，加重右心负荷，又因缺氧和中毒使心肌细胞变性、坏死，心肌收缩力降低，导致右心衰竭，在幼儿常导致急性心力衰竭。

（3）肺脓肿、脓胸　多见于金黄色葡萄球菌引起的小叶性肺炎。

（4）支气管扩张　支气管破坏严重且病程较长者，可导致支气管扩张症。

大叶性肺炎与小叶性肺炎的区别见表6–1。

表6–1　大叶性肺炎与小叶性肺炎的区别

	大叶性肺炎	小叶性肺炎
病原菌	肺炎链球菌（90%），毒力较强的1、3、7、2型	多种化脓性细菌：金黄色葡萄球菌、肺炎球菌、流感嗜血杆菌、克雷伯杆菌、链球菌、铜绿假单胞菌等
病变特点	肺泡的纤维素性炎	以细支气管为中心的肺组织的化脓性炎
病变范围	起始于肺泡→肺段或整个肺叶	起始于细支气管→以肺小叶为单位灶性散布
肉眼	单侧肺，左肺、右肺下叶	双肺下叶和背侧，黄白色病灶，斑片状分布
镜下	单侧肺受累，典型的四期表现，胸膜常受累，支气管不受累	化脓性支气管炎、肺泡腔内的渗出物成分多样化、肺泡壁破坏及小脓肿形成
并发症	肺肉质变、肺脓肿及脓胸、败血症、感染性休克	心衰、呼衰、肺脓肿、脓胸
好发人群	青壮年	小儿和年老体弱者，往往作为合并症出现
预后	好	差

二、病毒性肺炎

病毒性肺炎是由各种病毒感染引起的间质性肺炎。

（一）病因与发病机制

常由上呼吸道病毒感染向下蔓延所致，常见的病毒有流感病毒、腺病毒、呼吸道合胞病毒、麻疹病毒和巨细胞病毒等。临床上以腺病毒性肺炎最常见，流感病毒性肺炎最严重。除流感病毒外，其余病毒性肺炎多见于儿童，症状轻重不等，但婴幼儿和老年患者病情较重，一般为散发，偶尔会造成流行。病毒性肺炎的病情、病变类型及其严重程度有很大差别。

知识拓展

禽流感

人禽流行性感冒是由禽甲型流感病毒某些亚型中的一些毒株引起的急性呼吸道传染病，可引起肺炎和多器官功能障碍（multiple organ dysfunction syndrome，MODS）。1997年以来，高致病性禽流感病毒（H5N1）跨越物种屏障，引起许多人染病和死亡。近年又获得H9N2、H7N2、H7N3亚型禽流感病毒感染人类的证据。WHO警告此疾病可能是人类潜在威胁最大的疾病之一。

（二）病理变化

病毒性肺炎主要表现为肺间质的炎症。

1. **肉眼观**　病变常不明显，病变肺组织因充血呈暗红色、水肿导致肺体积轻度肿大。

2. **镜下观**　病毒性肺炎主要表现为肺间质的炎症，通常表现为肺泡间隔明显增宽，肺间质水肿及淋巴细胞、单核细胞浸润，肺泡腔一般无渗出物或仅有少量的浆液。有些病毒性肺炎（如流感病毒性肺炎、麻疹病毒性肺炎、腺病毒性肺炎）肺泡腔渗出较明显，渗出物凝结成一层红染的膜样物，贴附于肺泡内表面，即透明膜形成，支气管上皮和肺泡上皮也可增生，甚至出现多核巨细胞。麻疹病毒性肺炎的主要病变特点是在间质性肺炎的基础上，肺泡腔内有透明膜形成，并有较多的多核巨细胞。在增生的上皮细胞和多核巨细胞的胞质和胞核内可以见到病毒包涵体，这种病毒包涵体对于病毒性肺炎具有诊断意义。病毒包涵体常呈球形，约红细胞大小，嗜酸性染色，均质，呈细颗粒状，其周围常有一清晰的透明晕。其他一些病毒性肺炎，如巨细胞病毒性肺炎、腺病毒性肺炎等，也可在增生的支气管上皮、支气管黏液腺上皮或肺泡上皮内见到病毒包涵体。

（三）临床病理联系

临床症状差别较大，体征少。病毒血症可一起发热和全身中毒症状；炎症刺激所致剧烈咳嗽为其突出症状，因肺泡腔内渗出物较少，故常为干咳；透明膜形成时，则可影响气体交换，出现发绀、呼吸困难等缺氧表现；严重病例或合并细菌感染或多种病毒混合感染时，可有肺实变体征，而造成心、肺功能不全等后果。

三、支原体肺炎

支原体肺炎是由肺炎支原体感染引起的一种急性间质性肺炎。支原体肺炎占非细菌性肺炎的1/3以上，秋冬季节多发，主要经飞沫传播，常散发，偶有局部小流行，多发生于儿童及青少年，成年人很少患此病。

（一）病因与发病机制

肺炎支原体是目前所知最小的能独立生活的病原微生物，仅对人体致病，对抗生素敏感。患者起病急，以发热、头痛、顽固剧烈的咳嗽、少痰、气促、胸痛为特征。支原体肺炎临床不易与病毒性肺炎鉴别，但可以从患者呼吸道分泌物中培养出肺炎支原体而诊断。

（二）病理变化

肺炎支原体感染可波及整个呼吸道，引起上呼吸道炎、气管炎、支气管炎和肺炎，肺部病变主要是急性间质性炎症。

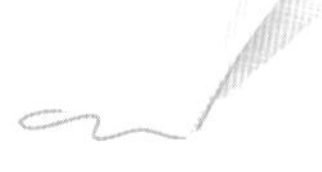

1. **肉眼观** 肺部病变常仅累及一叶肺组织，呈灶性分布，以下叶多见，病变多呈阶段性，严重时可累及两肺。切面病变暗红色，实变不明显，气管或支气管腔内可有黏液或黏液脓性渗出物。

2. **镜下观** 肺炎支原体感染所致的肺炎可见沿支气管、细支气管及其周围小叶间隔分布的间质性炎症。肺泡间隔明显增厚，肺实质内血管充血、水肿以及淋巴细胞、单核细胞浸润，肺泡腔内一般无明显渗出物。病变较严重者，肺泡也可受累，肺泡腔内出现由浆液、少量纤维蛋白、红细胞和巨噬细胞组成的炎性渗出物，甚至可以发生组织坏死。

（三）临床病理联系

本病和病毒性肺炎不易鉴别，临床上可做痰、鼻及咽拭子细菌培养进行诊断。炎症刺激所致剧烈咳嗽为其突出症状，初为干咳，后咳少量黏液性痰或黏液脓性痰，肺部无实变体征。肺炎支原体引起的间质性肺炎预后良好。

扫码“学一学”

第四节 肺硅沉着病

肺硅沉着病简称硅肺（曾称矽肺），是因长期吸入大量含游离二氧化硅的粉尘微粒而引起的一种职业病。临床常伴有慢性支气管炎、肺气肿和肺功能障碍。病变以硅结节形成和广泛肺组织纤维化为特征，晚期重症病例呼吸功能严重受损，常并发肺结核和肺源性心脏病。

一、病因与发病机制

吸入空气中游离二氧化硅粉尘是硅肺发生的主要原因。凡长期从事二氧化硅生产或使用含二氧化硅材料的工作者（采矿、采石、碎石、磨石粉、铸造业中碾砂、玻璃搪瓷工业等），如不采取适当的防护措施，则可引起肺硅沉着病。肺硅沉着病的发生与硅尘中二氧化硅的含量、生产环境中硅尘的浓度、分散度、硅尘微粒的大小、从事硅尘工作者的工龄以及机体的防御功能等因素有关，当吸入硅尘数量超出肺的清除能力时可使硅尘沉积于肺内而形成硅肺。一般认为硅粒>5μm者经过上呼吸道时易附着于黏膜表面，大多被黏液-纤毛排送系统清除出体外；硅粒<5μm则可被吸入肺内直达肺泡并被聚集于肺泡间隔或被支气管周围的巨噬细胞吞噬，形成硅肺的细胞性结节。硅粒越小，致病力越强，尤其是1~2μm的硅尘微粒易被吸入肺泡内，致病力最强。

肺硅沉着病的发生机制不完全清楚。目前认为：被肺巨噬细胞吞噬的硅尘与溶酶体融合，其表层的二氧化硅与水聚合呈硅酸，其羟基基团与溶酶体膜脂蛋白结构上的氢原子形成氢键，损伤溶酶体膜的完整性与稳定性。溶酶体膜受损后，释放出硅尘和细胞崩解产物，吸引巨噬细胞聚集，肺组织的炎症反应和成纤维细胞增生导致肺纤维化，并形成结节。此过程不断重复，病变不断发展、加重。有证据表明，硅结节内含有较多的免疫球蛋白，从患者的血清中也检测到IgM、IgG及抗核抗体的异常。说明免疫因素在发病中也可能发挥作用，但确切机制尚未明了。

二、病理变化

肺硅沉着病的基本病变为硅结节的形成和弥漫性肺组织纤维化，硅结节是硅肺的特征性变化。

硅结节境界清楚，直径2~5mm，呈圆形或椭圆形，灰白色，质硬，触之有沙粒感（图6-14）。硅结节由吞噬硅尘的巨噬细胞聚集而成，周围由成纤维细胞、纤维细胞和胶原纤维构成。除硅结节外，肺内还有不同程度的弥漫性纤维化。

硅结节的形成过程大致可以分为三个阶段：①细胞性结节：是由吞噬硅尘的巨噬细胞局灶性聚集而成，巨噬细胞间有网状纤维，这是早期的硅结节。②纤维性结节：由成纤维细胞、纤维细胞、胶原纤维组成。③玻璃样结节：由纤维性结节玻璃样变而形成，玻璃样变由结节的中央开始，逐渐向周围发展，往往在发生玻璃样变的结节周围又有新纤维组织包绕。

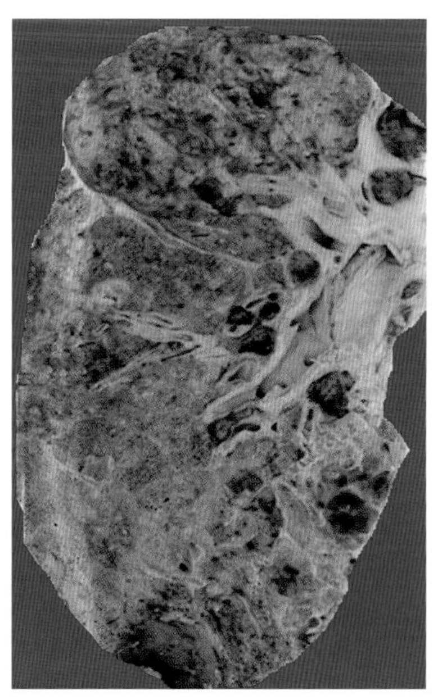

图6-14　硅肺

镜下观：典型的硅结节是由呈同心圆状或漩涡状排列的、已发生玻璃样变的胶原纤维构成（图6-15），结节中央往往可见内膜增厚的血管。肺门淋巴结内也有硅结节形成和弥漫性纤维化及钙化，淋巴结因而肿大、变硬。此外，胸膜也可发生广泛的纤维组织增生。

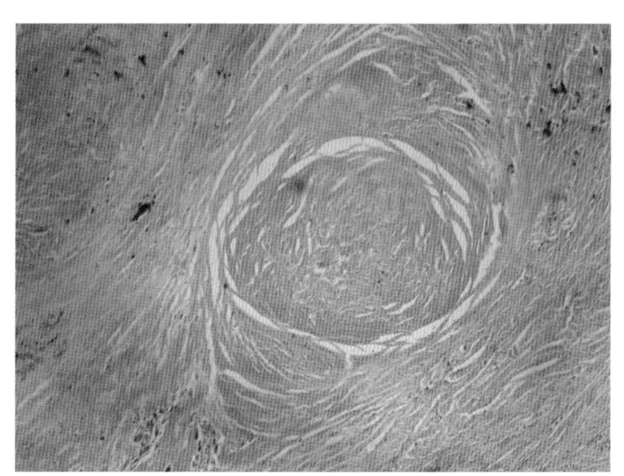

图6-15　硅结节

三、肺硅沉着病分期

根据硅结节数量、大小和肺纤维化的程度，可分为三期。

Ⅰ期硅肺：硅结节数量少，直径在1~3mm，主要分布于双肺中、下叶。表现为肺门淋巴结肿大，其内有硅结节形成和纤维化改变。X线显示肺门阴影增大，密度增强，可见少量圆形或不规则形小阴影。

Ⅱ期硅肺：硅结节数量增多，直径小于1cm，结节性病变散布于全肺，但仍在中、下肺叶靠近肺门处密集，同时伴有较明显的肺纤维化。X线显示肺野内有较多直径小于1mm的阴影，分布范围广泛。

Ⅲ期硅肺：硅结节相互融合为长径大于2cm，宽径大于1cm的团块状结节，中央可有空洞形成。X线显示肺内可出现直径较大的阴影，肺门淋巴结肿大，密度增高，可见蛋壳样钙化。

四、并发症

1. 肺结核病 晚期和重症硅肺患者最易合并肺结核病，称硅肺结核病。Ⅲ期硅肺患者肺结核病发病率可高达70%，硅肺病变和结核病变可分开存在，也可混合存在。硅肺患者易合并肺结核的原因可能是二氧化硅对巨噬细胞的毒性损害及肺间质的弥漫性纤维化，导致肺的血液循环和淋巴循环障碍，从而降低了对结核分枝杆菌的抵抗力。硅肺结核病的病变要比单纯性硅肺或单纯性肺结核的病变进展快，累及范围广，更易形成空洞。当影响到较大血管时。患者可因大咯血而死亡。

2. 慢性肺源性心脏病 有60%~75%的硅肺患者可并发肺心病，这是因为肺间质弥漫性纤维化，肺毛细血管床减少，同时小血管管腔狭窄、闭锁，尤以肺小动脉损害最为明显，肺循环阻力增加，导致心脏负荷加重，重者可因右心衰竭而死亡。

3. 肺感染 由于硅肺患者抵抗力低，又有慢性阻塞性肺病，容易并发细菌和病毒感染，尤其在弥漫性肺气肿的情况下，肺感染可以继发呼吸衰竭而死亡。

4. 肺气肿和自发性气胸 晚期硅肺患者常有不同程度的弥漫性肺气肿，有时在脏层胸膜下还可以出现肺大泡，肺大泡破裂可引起自发性气胸。

第五节 肺 癌

扫码"学一学"

肺癌是指起源于支气管黏膜上皮，少数起源于支气管腺体上皮或肺泡上皮细胞恶性肿瘤，所以肺癌也称支气管源性癌。肺癌是最常见的恶性肿瘤之一，20世纪50年代以来，世界各国肺癌的发病率和死亡率呈上升趋势。我国肺癌的发病率和死亡率数十年来成倍增长，尤其是人口密度较高的工业城市。肺癌多发生于40岁以后，60岁以上的肺癌患者明显增多，男女之比为（4~5）：1，但近年来女性发病有上升趋势，可能与女性吸烟增多有关。

（一）病因

肺癌的病因复杂，目前认为主要与下列因素有关。

1. 吸烟 吸烟是肺癌发生的最危险因素。大量资料证明，吸烟者比不吸烟者的肺癌发生率高25倍，日吸烟量越大、开始吸烟的年龄越小，患肺癌的危险性越大，80%~90%的男性患者与吸烟有关。烟雾中有多种化学致癌物质（如尼古丁、苯并芘、煤焦油等），长期吸烟使呼吸道上皮增生、鳞状上皮化生、非典型增生及癌变。

2. 环境致癌 肺癌与大气污染密切相关，工业废气、汽车废气、家庭排烟等含有苯并芘、二乙基亚硝胺和砷等致癌物质。有资料证明，肺癌的发病率与空气中的3，4-苯并芘的浓度呈正相关，城市肺癌患病率高于农村。此外，长期接触石棉、砷、煤焦油等化学致癌物的人员发病率较高。

（二）病理变化

1. 肉眼观 根据肺癌发生的部位与大体形态，可将其分为中央型、周围型和弥漫型。

（1）中央型 此型最常见，占肺癌总数的60%~70%。癌块位于肺门部（图6-16），右肺多于左肺，主要发生在主支气管壁或叶支气管壁。早期，支气管局部管壁弥漫性增厚；进一步发展，癌沿支气管壁浸润发展，使气道管腔狭窄。除浸润管壁外，还可累及周围肺组织，并经淋巴道蔓延至支气管肺门淋巴结，在肺门处融合成巨大癌块，与肺组织界限不清，癌块周围可有卫星灶。

（2）周围型　起源于肺段或肺段以下的支气管，在靠近胸膜的周边部形成孤立的结节状或者球形癌结节，无包膜，直径通常为2~8cm（图6-17），可侵犯胸膜。发生淋巴道转移较中央型晚，手术切除预后较好。该型占肺癌总数的30%~40%。

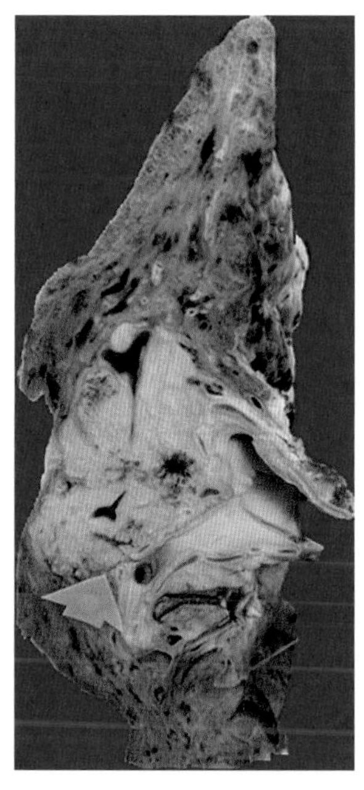

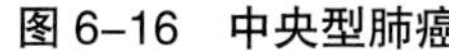

图 6-16　中央型肺癌

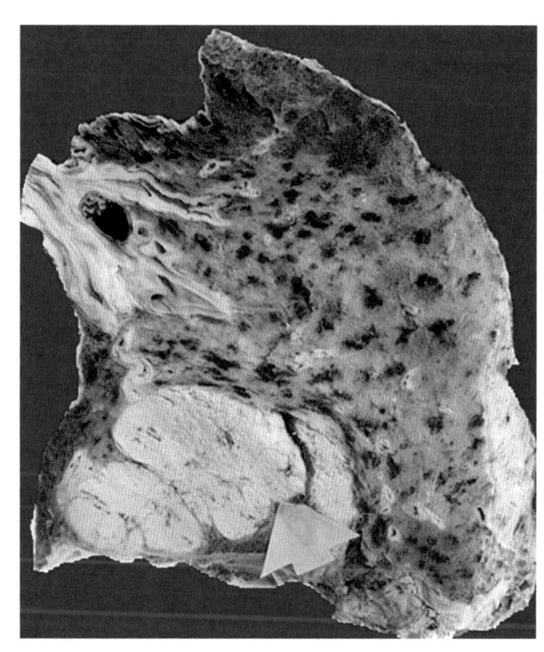

图 6-17　周围型肺癌

（3）弥漫型　比较少见，该型占肺癌总数的2%~5%。癌组织起源于末梢肺组织，沿肺泡管、肺泡呈弥漫浸润性生长，侵犯部分或者整个肺大叶，甚至一侧肺，形成多数粟粒大小结节，此时须与肺转移癌和肺炎进行鉴别。

早期肺癌：中央型早期肺癌是指在段支气管及其以上大支气管发生的恶性肿瘤。其诊断标准为：①尚无局部淋巴结转移；②癌组织仅局限于管壁内生长，甚至侵至支气管外膜，但不侵及临近的肺实质。包括腔内型和管壁浸润型。发生于小支气管的周边型早期肺癌，诊断标准为：形成肺组织癌结节状肿块，直径小于2cm，且无局部淋巴结转移。

隐性肺癌：是指肺内无明显肿块且X线检查阴性，但是痰脱落细胞学检查癌细胞阳性，手术切除标本经病理学证实为原位癌或早期浸润癌而无淋巴结转移。

2. 镜下观　肺癌组织学类型表现复杂多样，可以分为鳞癌、腺癌、小细胞癌和大细胞癌四个基本类型。

（1）鳞状细胞癌　是肺癌中最常见的类型，约占手术切除肺癌病例的60%以上，其中80%~85%为中央型肺癌。患者以老年男性为主，多有吸烟史，主要发生在主支气管和叶支气管，纤支镜检查易发现。肿块生长较慢，转移较晚。根据分化程度可分为：①高分化型：癌巢中有角化珠形成，可见到细胞间桥（图6-18）。②中分化型：有细胞角化现象，但无角化珠形成，可见细胞间桥。③低分化型：癌细胞异型性大，无细胞内角化及角化珠形成，癌巢界限不清。

（2）腺癌　占肺癌的15%~20%。此类型女性多于男性，常见于被动吸烟者。周围型肺癌多为腺癌，肿块直径多>4cm，常累及胸膜。高分化腺癌癌巢排列成腺腔状，伴有黏液分泌，分化最好者为细支气管肺泡癌。肉眼观，为多结节型或弥漫型。镜下观，癌细胞沿肺泡壁或细支气管壁成单层或多层生长，形似线样结构，伴有乳头形成，肺泡间隔尚存，肺泡轮廓完好，现又称原位腺癌（图6–19）。中分化腺癌细胞排列成腺腔状或实体的癌巢，也可伴有乳头形成及黏液的分泌。低分化腺癌排列成实体状，一般不伴有黏液分泌，细胞异型性明显。

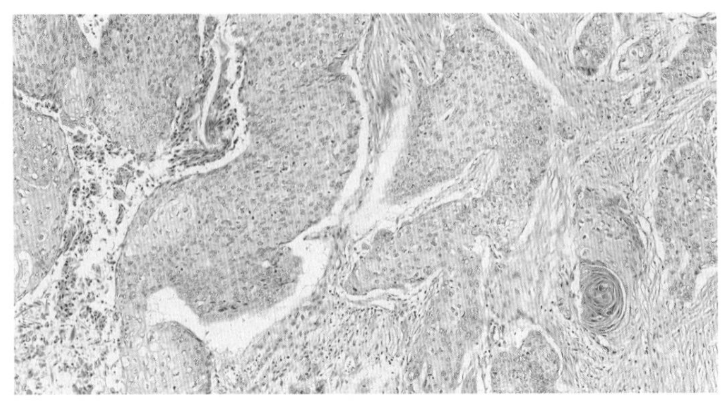

图 6–18　肺鳞状细胞癌

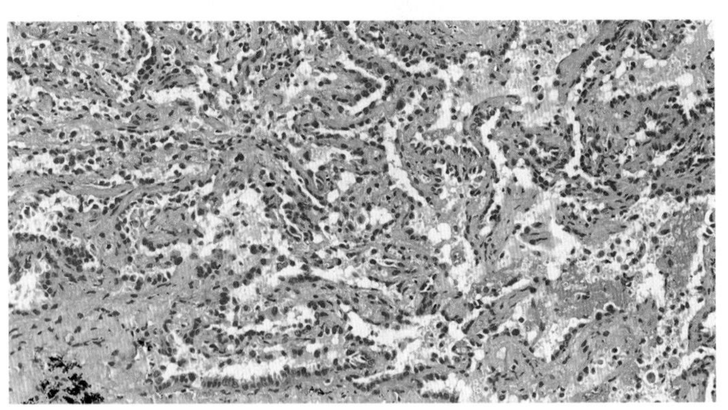

图 6–19　肺原位腺癌

（3）小细胞癌　又称小细胞神经内分泌癌，占肺癌的10%~20%，是腺癌中分化最低、恶性度最高的类型。患者以中、老年男性居多，与吸烟关系密切。小细胞癌多为中央型，生长迅速，转移较早。手术切除效果差，对放疗及化疗敏感。镜下观，癌细胞较小，呈短梭形或淋巴细胞样，胞质少而形似裸核，称为肺燕麦细胞癌（图6–20），常聚集成群，由结缔组织加以分隔，有时呈假菊形团，是一种具有异源性内分泌功能的肿瘤。

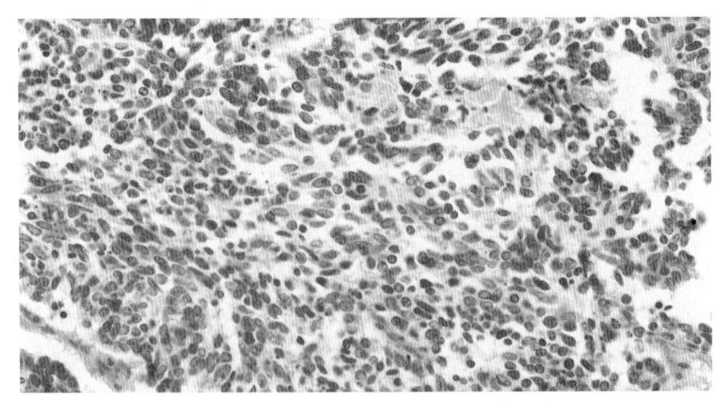

图 6–20　肺小细胞癌

考点提示

肺癌的病理变化。

（4）大细胞癌　占肺癌的15%~20%。多数大细胞癌发生于大支气管。癌细胞体积大，胞质丰富，核常为多边形，癌细胞高度异型性，核分裂象多见。癌组织常形成实性团块或弥漫分布，部分大细胞癌呈神经内分泌分化，故又称大细胞神经内分泌癌。恶性程度较高，生长快，容易侵入血道形成血道转移。

（三）扩散和转移

1. **直接蔓延**　中央型肺癌常直接侵及纵隔、心包及周围血管，或沿支气管向同侧甚至对侧肺组织蔓延。周围型肺癌可直接侵犯胸膜，长入胸壁。

2. **转移**　肺癌最早发生淋巴道转移，癌组织沿淋巴管转移至支气管旁淋巴结，再扩散至纵隔、锁骨上、腋窝及颈部淋巴结，血道转移常见于脑、肾上腺以及骨、肝等处。

（四）临床病理联系

肺癌的病理学类型较为复杂，故临床表现多样，有些患者早期症状不明显，易被忽视，有的在X线胸片检查时偶然发现。肿瘤原发于支气管，故常产生局部刺激、阻塞或压迫，引起咳嗽、咳痰、咯血、呼吸困难等症状以及乏力、消瘦、持续性低热等全身表现。常并发肺气肿、肺不张、肺炎、肺脓肿等。累及胸膜可出现胸痛、胸腔积液，且多为血性。由于肿瘤压迫和侵犯，可导致上腔静脉综合征（因上腔静脉阻塞产生的颈静脉、胸部静脉怒张、水肿，皮肤和口唇青紫，眼结膜充血等症状），喉返神经麻痹而声嘶，颈交感神经综合征（眼睑下垂、眼球突出、瞳孔缩小、患侧无汗、感觉异常等）。

此外，10%的肺癌具有分泌激素功能而出现多种异位激素综合征。如肺鳞癌可产生甲状旁腺激素或前列腺素致高钙血症。最常见的是小细胞癌分泌ACTH、ADH、5-羟色胺等，可引起库欣综合征、ADH分泌过多综合征及类癌综合征等。

肺癌患者多数预后不良，对于年龄40岁以上，有吸烟史，若出现咳嗽、咳痰、气急、胸痛等症状应高度警惕。通过X线、纤支镜及病理活检等辅助检查手段可以确诊肺癌。早发现、早诊断、早治疗对提高患者的治愈率和生存率至关重要。

本章小结

常见的呼吸系统疾病可归纳为：①慢性阻塞性肺疾病（COPD）：是一组以肺实质与气道受到病理损害后，导致气道完全或不完全阻塞、气流阻力增加，肺功能不全为共同特征的慢性肺疾病，如慢性支气管炎、肺气肿、支气管哮喘、支气管扩张症等；②慢性肺源性心脏病，简称肺心病，是指因慢性肺疾病，肺血管及胸廓的病变引起肺循环阻力增加，肺动脉压增高引起的以右心室壁肥厚，心腔扩大甚至发生右心衰竭的心脏病。通常以肺动脉瓣下2cm处右心室肌壁厚度大于5 mm作为诊断肺心病的病理形态学标准。③感染性疾病：主要是由细菌等各种病原体引起的呼吸道炎症性疾病，如大叶性肺炎、小叶性肺炎、间质性肺炎等；④肺硅沉着病；⑤肿瘤：如肺癌。

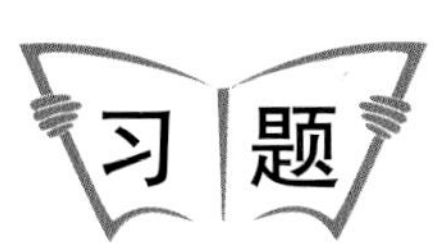

一、选择题

【A1/A2 型题】

1. 诊断肺源性心脏病的病理标准是

A．右心房肥大
B．肺动脉瓣下2cm处右心室壁厚超过5mm
C．主动脉瓣狭窄
D．左心室肥大
E．肺动脉瓣狭窄

2．根据临床表现有肺脏疾病和右心衰的症状和体征，可诊断为
A．慢性支气管炎　　B．阻塞性肺气肿
C．慢性肺源性心脏病　　D．硅肺
E．肺性脑病

3．大叶性肺炎的病变性质是
A．化脓性炎　　B．出血性炎
C．纤维素性渗出炎　　D．增生性炎
E．变质性炎

4．慢性支气管炎的典型病变不包括下列哪项
A．黏膜腺体肥大增生
B．平滑肌肥大
C．杯状细胞增生
D．支气管壁内大量嗜酸性粒细胞浸润
E．肺泡扩张、肺泡壁变薄

5．大叶性肺炎最严重的并发症是
A．中毒性休克　　B．肺脓肿
C．败血症　　D．肺肉质变
E．脓胸

6．小叶性肺炎的病变分布通常以何处较重
A．肺上叶　　B．两肺尖部
C．两肺下叶及背侧　　D．两肺下部
E．肺中部

7．大叶性肺炎的灰色肝样变期，肺泡腔内的主要渗出物是
A．大量浆液及粒细胞　　B．大量纤维素
C．大量纤维素与中性粒细胞　　D．大量纤维素与红细胞
E．淋巴细胞

8．大叶性肺炎肺泡腔内充满纤维素与红细胞是
A．充血期　　B．红色肝样变期
C．灰色肝样变期　　D．消散期
E．水肿期

9．病毒性肺炎具有诊断意义的病变是
A．肺泡上皮细胞增生　　B．肺泡间质炎细胞浸润
C．肺泡上皮内出现病毒包涵体　　D．肺泡上皮变性、坏死
E．肺水肿形成

10．肺癌绝大多数起源于

A．支气管黏膜上皮　　B．支气管壁腺体
C．肺泡上皮　　D．鳞状上皮
E．肺泡间隔中的细胞

11．慢性肺源性心脏病的主要发病环节是
A．肺毛细血管减少　　B．肺小动脉硬化
C．肺广泛纤维增生　　D．阻塞性肺气肿
E．肺动脉高压，肺循环阻力增大

12．大叶性肺炎的主要致病菌是
A．肺炎球菌　　B．溶血性链球菌
C．葡萄球菌　　D．铜绿假单胞菌
E．大肠埃希菌

13．大叶性肺炎多发生于
A．老年人　　B．儿童
C．青壮年　　D．久病体弱者
E．昏迷麻醉患者

14．小叶性肺炎属于
A．化脓性炎　　B．出血性炎
C．纤维蛋白性炎　　D．变质性炎
E．过敏性炎

15．间质性肺炎的致病菌主要是
A．细菌　　B．螺旋体
C．真菌　　D．支原体和病毒
E．立克次体

16．致病性最强的矽尘微粒大小是
A．1~2μm　　B．5μm
C．2.5~5μm　　D．0.1~1μm
E．3~4μm

17．硅肺的基本病变是
A．淋巴结肿大　　B．硅结节形成和纤维化
C．肺组织纤维化　　D．肺泡充满矽尘颗粒
E．肺淤血

18．大叶性肺炎的病变特点不包括下列哪项
A．病变累及一个以上肺段　　B．多由肺炎双球菌引起
C．病变起始于细小支气管　　D．多发生于青壮年
E．病变性质为纤维蛋白性炎症

【A3/A4 型题】

（19~20题共用题干）

患者，男，35岁，卡车司机，入院前5天感到头痛发冷，在卫生所就诊，服用感冒药后无明显改善，体温逐渐升高，咳嗽，咳铁锈色痰，胸部有刺痛。

入院查体：T 39.8℃，P 128次/分，R 30次/分，BP 80/48mmHg，叩诊左上肺实音。实

验室检查：白细胞总数25×10^9/L，中性粒细胞占0.90，胸部X线检查提示左上肺阴影，痰液检查见革兰阳性链球菌。入院后病情很快恶化，抢救无效死亡。

尸体解剖：中年男性尸体，身高175cm，体重70kg，发育正常，营养良好，在躯干、四肢皮肤与眼睑结膜、口腔黏膜可见瘀点。胸腔及肺脏：左肺重1100g，右肺重470g（正常成人左肺重325~480g，右肺重360~570g）；左上叶实变，切面呈灰黄色、干燥，并有无数针头大小的颗粒状物突起，呈现粗糙感，左侧胸腔可见少量淡黄色略浑浊的液体。

19. 该患者的临床诊断是

A. 大叶性肺炎（变质渗出期）
B. 大叶性肺炎（红色肝样变期）
C. 大叶性肺炎（灰色肝样变期）
D. 大叶性肺炎（溶解消散期）
E. 小叶性肺炎

20. 大叶性肺炎患者咳铁锈色痰是由于痰中混有

A. 细菌
B. 含铁血黄素
C. 中性粒细胞
D. 纤维素
E. 红细胞

扫码“练一练”

二、思考题

1. 大叶性肺炎的病理分期及各期病变特点是什么？
2. 简述肺源性心脏病的病理诊断依据？

（侯菊花）

第七章　消化系统疾病

扫码"学一学"

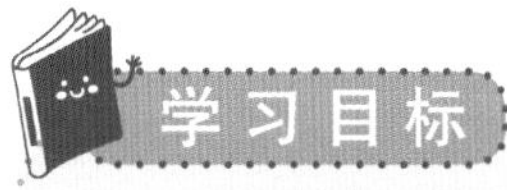

1. **掌握**　消化性溃疡、桥接坏死、点状坏死、碎片状坏死、肝硬化、假小叶的概念；胃溃疡的病理变化及并发症，病毒性肝炎的基本病变及各型病变特点，门脉性肝硬化的病理变化及临床病理联系。

2. 熟悉　慢性胃炎的类型及病变，早期胃癌的概念，食管癌、胃癌、肝癌、大肠癌的类型及病理变化。

3. 了解　病毒性肝炎的病因及传播途径，坏死后性肝硬化和胆汁性肝硬化的病变特点。

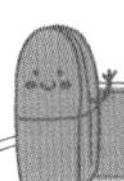

案例讨论

［**案例**］夏某，男，55岁。主诉：乏力、消瘦3个月。

14年前患"乙肝"，未规范治疗，近来消瘦明显，体重下降约10kg，乏力，食欲差。入院体检：皮肤黏膜、巩膜黄染，前胸部皮肤有出血点、蜘蛛痣，肝掌，肝在右肋下缘下可触及。实验室检查：凝血时间（CT）3.5分钟。总蛋白（A+G）63g/L，清蛋白（A）35g/L，球蛋白（G）30g/L，丙氨酸氨基转移酶（GPT）141U/L，HBsAg（+），抗HBe（+），AFP：831μg/L。入院后对症治疗，入院15天发现呕血，并出现发热、腹腔积液和嗜睡症状，经对症支持、抗感染治疗无效，入院后27天死亡。

尸解：皮肤黄色，腹部膨隆。腹腔内有1500ml草黄色清亮液体，食管下段静脉曲张，肝脏表面布满绿豆至黄豆大小结节，膈面见12.0cm×7.0cm大小白色结节性肿物。脾脏体积增大，紫褐色，包膜紧张。镜下见肝脏部分区域假小叶形成，小叶中央静脉偏位、缺失或两个；部分区域异型肝细胞排列成不规则的梁索状、腺泡状或片块状，可见巨型核和怪异状核。

［**讨论**］

1．本例患者的主要病理诊断及诊断依据是什么?

2．本例患者的死亡原因。

3．本例患者病变的发生发展过程及临床病理联系。

消化系统包括消化管和消化腺，其中消化管由口腔、食管、胃、肠及肛门构成连续性管道，消化腺包括涎腺、肝、胰及消化管的黏膜腺等。消化系统是机体的重要组成部分，主要功能是消化食物、吸收营养、排除食物残渣、解毒及内分泌等。消化系统的诸多疾病如胃炎、消化性溃疡、肝炎、肝硬化、食管癌、胃癌、大肠癌、肝癌等均属于临床常见病、多发病。

第一节 胃 炎

胃炎（gastritis）是指发生在胃黏膜的非特异性炎症，是一种常见病，临床可分为急性胃炎和慢性胃炎两类。

一、急性胃炎

急性胃炎（acute gastritis）是多种病因引起的胃黏膜急性炎症。多数急性胃炎病因明确，如过量服用阿司匹林等非甾体抗炎药物，过度饮酒、吸烟、尿毒症、全身感染、应激反应，强酸强碱刺激以及休克等。根据病因及病理变化的不同，可分为急性单纯性胃炎、急性出血性胃炎、急性腐蚀性胃炎、急性感染性胃炎等4种类型。

1. 急性单纯性胃炎 急性单纯性胃炎又称刺激性胃炎，多因暴饮暴食，食用过热或刺激性食物所致，病变多累及胃窦、胃体。胃镜可见黏膜潮红、充血、水肿，有时可见糜烂。黏膜黏液分泌亢进，有时可见黏液附着，故又称急性卡他性胃炎。

2. 急性出血性胃炎 急性出血性胃炎多因由服药不当或过度饮酒所致。此外，创伤、手术等应激反应也可诱发该病。特征性病变为胃黏膜糜烂和出血，少数患者可出现多发灶状浅表性应激性溃疡。

3. 急性腐蚀性胃炎 急性腐蚀性胃炎多由吞服强酸强碱或其他腐蚀剂引起。病变多较严重，胃黏膜坏死、脱落，严重者可累及深层组织甚至穿孔。

4. 急性感染性胃炎 急性化脓性胃炎少见，可由金黄色葡萄球菌、链球菌或大肠埃希菌等引起败血症和脓毒败血症后所致，也可因胃外伤直接感染所致。此型胃炎病情较重，表现为胃黏膜弥漫性化脓性炎，故又称急性蜂窝织炎性胃炎。

二、慢性胃炎

慢性胃炎是发生在胃黏膜的慢性非特异性炎症，发病率高，临床表现缺乏特异性，主要表现有胃部胀闷、胃痛、返酸、嗳气或食欲不振。

（一）病因与发病机制

1. 幽门螺杆菌感染 幽门螺杆菌（helicobacter pylori，Hp）是引起慢性胃炎的主要病因，与Hp分泌尿素酶、蛋白溶解酶、磷脂酶A、细胞空泡毒素及炎症介质等引起胃黏膜上皮细胞和血管内皮细胞损伤有关。

2. 长期慢性刺激 长期过度饮酒、吸烟、滥用水杨酸类药物、喜食辛辣或过热的食物等。

3. 十二指肠液或胆汁反流 十二指肠液或胆汁反流至胃，破坏胃黏膜屏障作用。

4. 自身免疫性损伤 患者血清中出现抗壁细胞、抗内因子抗体等自身抗体，导致胃黏膜损伤。

（二）类型和病理变化

1. 慢性浅表性胃炎 又称为慢性单纯性胃炎，是慢性胃炎中最常见类型。胃镜见：病变最常见于胃窦部，但也可累及胃的各部位，呈多灶性或弥漫性分布，病灶处胃黏膜充血、水肿，表面可有灰白或灰黄色渗出物，可见散在糜烂和小灶性出血。镜下见：黏膜浅层淋巴细胞和浆细胞浸润，多位于黏膜层的上1/3，腺体无明显破坏。活动期可见中性粒细胞浸润，表层黏膜糜烂、出血。大多经治疗和合理膳食而痊愈，少数转变为慢性萎缩性胃炎。

2. 慢性萎缩性胃炎　多由慢性浅表性胃炎发展而来，也主要累及胃窦部。胃黏膜萎缩变薄、黏膜腺体减少或消失并伴肠上皮化生为其特征。临床可分为A、B、C三型。A型胃炎，我国罕见，发病与自身免疫有关，又称自身免疫性胃炎，常伴发恶性贫血，主要累及胃体。B型胃炎，我国多见，主要累及胃窦，发生与Hp感染有关。C型胃炎为化学物质刺激所致，尤其是胆汁反流，也可因乙醇、药物和尿毒症等引起。

（1）病理变化　胃镜见：①黏膜变薄，皱襞变浅、变平或消失；②黏膜颜色由正常的橘红色变成浅红色，或灰白、灰黄色；③黏膜下血管清晰可见，偶有出血、渗出或糜烂（图7-1）。镜下见：①胃黏膜固有腺体萎缩、变小、变少，有时可见腺体囊性扩张；②黏膜全层均见淋巴细胞、浆细胞浸润及淋巴滤泡形成；③可见肠上皮化生和假幽门腺化生，肠上皮化生较为常见，主要表现为病灶处胃黏膜上皮被肠型腺上皮替代，出现分泌黏液的杯状细胞、有纹状缘的吸收上皮细胞和潘氏（Paneth）细胞等（图7-2）。在胃体和胃底部病变区，壁细胞和主细胞消失，被类似幽门腺的黏液分泌细胞替代，称为假幽门腺化生。

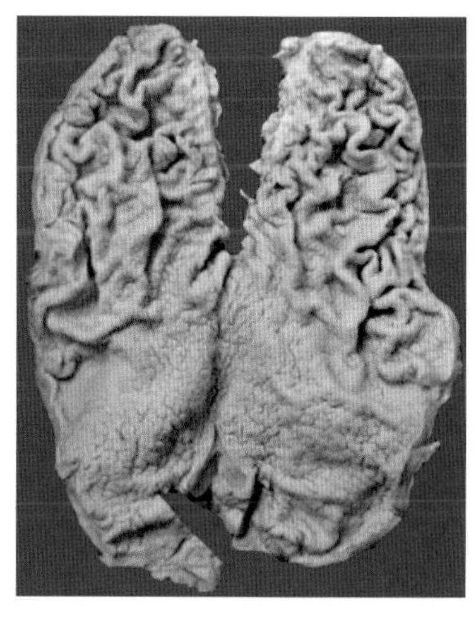

图7-1　慢性萎缩性胃炎（肉眼）

图7-2　慢性萎缩性胃炎（镜下）

（2）临床病理联系　由于胃腺体萎缩，壁细胞及主细胞减少或消失，导致胃酸及胃蛋白酶分泌减少，患者常有食欲降低、消化不良、上腹部不适及疼痛等症状。A型患者因壁细胞破坏，内因子缺乏，维生素B_{12}吸收障碍，常有恶性贫血。肠上皮化生有发生癌变的可能。

3. 慢性肥厚性胃炎　病变主要累及胃底及胃体部。胃镜见：黏膜层明显增厚，皱襞肥大、加深，状似脑回。镜下见：胃小凹高度伸长，黏液分泌细胞增多，腺体增生、肥大，有时穿过黏膜肌层，炎细胞浸润不明显。

4. 疣状胃炎　原因不明，病变以胃窦部多见。胃镜见：病变处胃黏膜表面出现痘疹样突起，中央多发性糜烂、凹陷。镜下见：病变活动期，可见病灶中心凹陷部胃黏膜坏死、脱落而出现糜烂，表面可有急性渗出物覆盖。

第二节　消化性溃疡

消化性溃疡（peptic ulcer）又称慢性消化性溃疡或消化性溃疡病，是指胃或十二指肠黏膜自身消化形成慢性溃疡。溃疡病是一种常见病，患者年龄多为20~50岁。胃溃疡约占25%，十二指肠溃疡约占70%，胃溃疡和十二指肠溃疡并存时称为复合性溃疡，约占5%。

一、病因与发病机制

溃疡病的病因与发病机制尚未完全阐明，目前认为主要与Hp感染、胃液的消化作用、胃黏膜屏障破坏以及神经内分泌失调等因素有关。

1. Hp感染 Hp感染与溃疡病的发生关系密切，胃溃疡中Hp检出率达70%以上，十二指肠溃疡中达100%。Hp不仅直接导致黏膜上皮损伤，还可以刺激G细胞分泌胃泌素，使胃酸分泌上升。此外，Hp损伤血管内皮，影响黏膜血流，也可导致胃和十二指肠黏膜缺血、坏死。

2. 胃液的消化作用 研究证明，胃液自我消化作用是溃疡形成的直接原因，即溃疡的形成是胃或十二指肠局部黏膜组织被胃酸和胃蛋白酶消化的结果。临床上发现，胃酸分泌增加的患者易发生溃疡病，抑制胃酸分泌可控制溃疡病发展；胃-空肠吻合术后，吻合口处的空肠黏膜易形成溃疡。这些现象说明胃液的自我消化在溃疡形成过程中起着重要作用。

3. 胃黏膜屏障破坏 正常胃黏膜防御屏障包括：①黏液-碳酸氢盐屏障，起隔离、中和作用，避免黏膜被胃液自身消化；②胃酸和胃蛋白酶是以喷射的方式排到胃的，也不与胃黏膜上皮直接接触。③黏膜上皮屏障，黏膜上皮具有快速再生能力，保证了黏膜表面的完整性；④胃黏膜中丰富的血液循环可及时清除损伤因子，如氢离子，保持局部微环境稳定。当服用对胃黏膜有刺激性的药物（如水杨酸类药物）、吸烟、饮酒、胆汁反流以及Hp感染等，均可使胃黏膜屏障受到破坏，导致溃疡形成。

4. 神经-内分泌功能失调 溃疡病患者常有精神过度紧张、忧虑、迷走神经机能紊乱现象。精神因素刺激可造成皮层下中枢功能紊乱，自主神经的功能失调，引起胃壁血管痉挛及胃酸分泌增多，促进溃疡的形成。

5. 其他因素 如长期使用肾上腺皮质激素可加重原有溃疡病变、复发或产生新的溃疡；O型血的人，胃溃疡发病率比其他血型高1.5~2倍。

二、病理变化

1. 胃溃疡 肉眼观，胃溃疡好发于胃小弯近幽门部，尤多见于胃窦部。常单发，圆形或椭圆形，直径多在2cm以内；溃疡边缘整齐，状如刀切，底部平坦、无坏死组织，通常穿越黏膜下层深达肌层，甚至浆膜层（图7-3）。溃疡附近的黏膜皱襞呈放射状向溃疡集中。镜下见，溃疡底部由内向外分为四层：①渗出层：主要为纤维蛋白、中性粒细胞等炎性渗出物。②坏死层：主要为红染无结构的坏死组织、细胞核碎片及纤维蛋白样物质。③肉芽组织层：由新生的肉芽组织构成。④瘢痕组织层：由肉芽组织转化而来的陈旧瘢痕组织构成（图7-4）。瘢痕内的小动脉因受炎症刺激可发生增生性动脉内膜炎，导致管腔狭窄或血栓形成，不利于溃疡愈合，但对防止溃疡局部血管破裂出血有一定作用。溃疡底部神经纤维受局部刺激常发生扭曲、断裂、变性及增生，形成创伤性神经瘤，这也是患者产生疼痛的主要原因之一。

2. 十二指肠溃疡 十二指肠溃疡多发生于十二指肠球部前壁或后壁，其病理变化与胃溃疡相似，但溃疡一般小而浅，直径多在1cm以内，容易愈合。

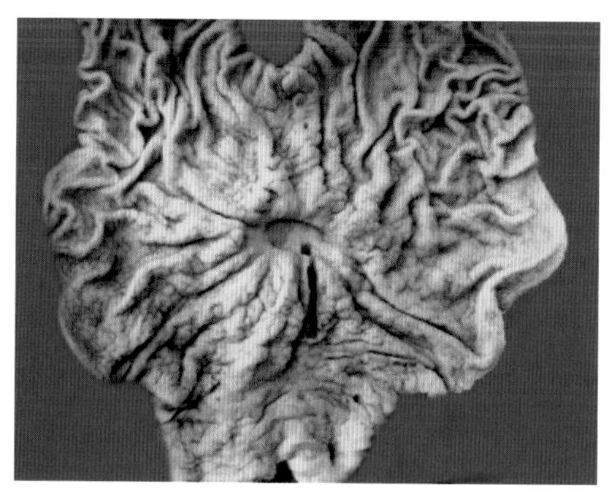

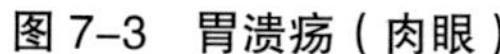

图 7-3　胃溃疡（肉眼）

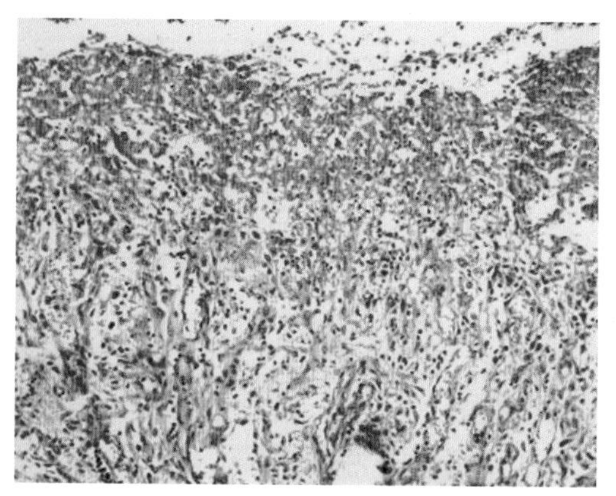

图 7-4　胃溃疡（镜下）

三、临床病理联系

1. 上腹疼痛　周期性和节律性上腹疼痛是溃疡病的主要临床表现。胃溃疡的疼痛出现在餐后半小时至两小时，下次餐前消失；这与进食后促使胃泌素、胃酸分泌增多，刺激创面及局部神经末梢有关。十二指肠溃疡疼痛常发生在空腹或夜间；这是因为空腹或夜间迷走神经亢进、胃酸分泌增多，溃疡局部神经末梢受刺激导致疼痛发生，进食后胃酸稀释，疼痛即缓解。剧烈疼痛常提示发生穿孔。

考点提示

消化性溃疡的病理特点。

2. 返酸、嗳气　慢性溃疡可导致幽门狭窄，加之幽门括约肌痉挛，引起胃逆蠕动、胃内容物排空延缓。

3. X线检查　胃溃疡做X线钡餐检查，在溃疡处可见有突向胃壁的龛影。

四、结局

（一）愈合

绝大多数患者经合理治疗和调理，渗出物和坏死组织逐渐被吸收、排出，底部的肉芽组织增生，填充溃疡，形成瘢痕，周围黏膜再生，覆盖创面而愈合。

（二）并发症

若治疗不及时、不彻底或病情较重，可发生以下并发症。

1. 出血　出血是溃疡病最常见的并发症。溃疡底部毛细血管破裂时患者出血较少，大便潜血试验阳性；少数患者溃疡底部较大的血管破裂引起上消化道大出血，表现为呕血和黑便，严重时可因出血较多发生失血性休克。

2. 穿孔　溃疡穿透胃或十二指肠浆膜时可发生穿孔，发生率约为5%。急性时引起急性弥漫性腹膜炎，患者多突出现剧烈腹痛、板状腹，严重者可引起休克。如穿孔前已与邻近器官粘连、包裹，溃疡穿孔较慢，则称慢性穿孔，形成局限性腹膜炎。

3. 幽门梗阻　溃疡底部瘢痕组织形成、溃疡周围充血水肿以及幽门括约肌痉挛等可导致幽门狭窄、梗阻。临床上出现胃内容物潴留、反复呕吐、水电解质失衡等。

4. 癌变　长期不愈合的溃疡可引起癌变，胃溃疡癌变率不超过1%，十二指肠溃疡不发生癌变。

第三节　病毒性肝炎

病毒性肝炎（viral hepatitis）是一组由肝炎病毒引起的以肝细胞变性、坏死为主要病变的传染病。根据肝炎病毒类型的不同，可将病毒性肝炎分为甲、乙、丙、丁、戊、庚等六型，以甲、乙两型最为多见。我国病毒性肝炎发病率高，乙型肝炎表面抗原携带者人数众多，对我国人口健康威胁极大，是我国重点防治的传染病。

一、病因与发病机制

1. 病因和传播途径　肝炎病毒有6种，分别是甲型肝炎病毒（HAV）、乙型肝炎病毒（HBV）、丙型肝炎病毒（HCV）、丁型肝炎病毒（HDV）、戊型肝炎病毒（HEV）和庚型肝炎病毒（HGV）。各型肝炎病毒特点见表7–1。

表 7–1　各型肝炎病毒特点

肝炎病毒	病毒大小、性质	潜伏期	传播途径	转成慢性肝炎	暴发型肝炎
HAV	27nm，单链 RNA	2~6 周	肠道	无	0.1%~0.4%
HBV	43nm，DNA	4~26 周	输血、注射，密切接触	5% ~10%	>1%
HCV	30~60nm，单链 RNA	2~26 周	输血、注射，密切接触	>70%	极少
HDV	缺陷性 RNA	4~7 周	输血、注射，密切接触	共同感染 <5%	共同感染 3%~4%，重叠感染 80%
HEV	32~34nm，单链 RNA	2~8 周	肠道	无	合并妊娠 20%
HGV	单链 RNA	不详	输血、注射	无	不详

2. 发病机制　不同类型的肝炎病毒导致肝损害的机制不尽相同。甲型、丁型病毒性肝炎是由于病毒在肝细胞内聚集、复制，直接导致肝细胞受损。乙型肝炎病毒在肝细胞内复制，改变了肝细胞表面的抗原性，遭受致敏T淋巴细胞的攻击，引起肝细胞变性、坏死；还与自身免疫反应和免疫复合物沉积有关。

由于机体的免疫反应和病毒数量、毒力不同，引起的肝细胞受损程度也不一样，因而，病毒性肝炎有不同的临床病理类型：①机体免疫功能正常，病毒数量较少，毒力较弱，表现为急性（普通型）肝炎；②机体免疫功能过强，病毒数量多、毒力强，表现为重型肝炎；③机体免疫功能不足，病毒数量少，毒力弱，表现为慢性（普通型）肝炎；④机体免疫功能耐受或缺陷，表现为无症状的病毒携带者。

知识拓展

HBV 感染的机体反应

为了成功地克服 HBV 诱发的传染性疾病，机体投入细胞性及体液性免疫反应，产生中和 HBV 的抗体，将感染病毒的肝细胞破坏。这在多数病例是成功的，也提示乙型病毒性肝炎可不留遗患的恢复。但仍有 10% 的患者可能因机体的免疫应答缺陷和（或）HBV 发生突变呈慢性经过。不规范的治疗可能使得这一比例逐渐升高。

二、基本病理变化

各种类型病毒性肝炎的病理变化基本相同，均以肝细胞的变性、坏死为主，同时伴有不同程度的炎细胞浸润、肝细胞再生和纤维组织增生。

（一）肝细胞变性、坏死

1. 肝细胞变性

（1）细胞水肿　为最常见的病变，表现为肝细胞内水分较正常明显增多，肝细胞体积明显肿大，胞质疏松网状、半透明，称为胞质疏松化；病变进一步发展，肝细胞肿大更为明显，呈球形，胞质几乎完全透明，状如气球，称为气球样变（图7-5）。高度气球样变的肝细胞最终可发生溶解坏死。

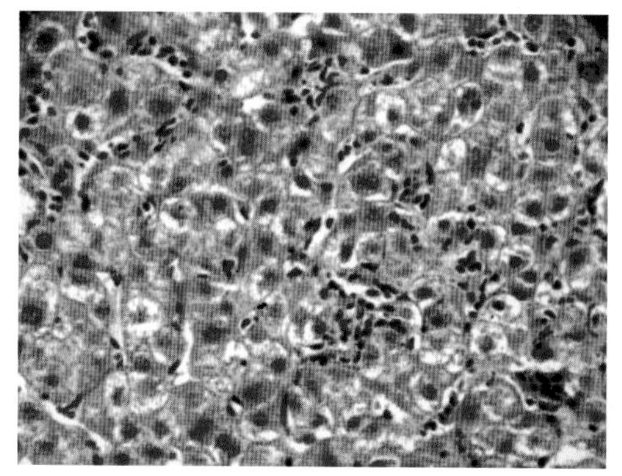

图7-5　病毒性肝炎肝细胞气球样变

（2）嗜酸性变　多累及单个或几个肝细胞，散布于肝小叶内。镜下见肝细胞胞质浓缩、颗粒性消失，呈强嗜酸性，胞核浓缩以至消失。剩下深红色均一浓染的圆形小体，与相邻的肝细胞脱离，称为嗜酸性小体。

2. 肝细胞坏死

（1）依据坏死的性质不同　可分为①嗜酸性坏死：为单个肝细胞的死亡，由嗜酸性变发展而来。胞质进一步浓缩，核固缩或消失，最终形成深红色浓染的圆形小体，称为嗜酸性小体。目前认为肝细胞嗜酸性变为肝细胞凋亡的早期改变，而嗜酸性小体即为凋亡小体。②溶解性坏死：气球样变进一步发展，细胞极度肿胀，进而崩解、破裂，发生坏死。

（2）依据坏死的范围和程度不同　可分为①点状坏死：是指小叶内散在的肝细胞坏死，常累及几个或几十个肝细胞，同时伴炎细胞浸润，常见于急性普通性肝炎。②碎片状坏死：是指肝小叶周边界板处的少数肝细胞的小片状溶解坏死，小叶周边常出现缺损，伴炎细胞浸润，常见于慢性肝炎。③桥接坏死：是指中央静脉与中央静脉之间、中央静脉与汇管区之间，或两个汇管区之间肝细胞的桥状连接的坏死带，常见于中、重度慢性肝炎。④大片状坏死：是指多个小叶的大片融合性溶解坏死，常见于急性重型肝炎。

（二）炎细胞浸润

在肝小叶内或汇管区处常有程度不等的炎细胞浸润，主要是淋巴细胞和巨噬细胞，有时也可见少量中性粒细胞。

（三）间质反应性增生和肝细胞再生

1. 肝细胞再生　肝细胞坏死时，邻近的肝细胞可通过分裂而再生修复。再生的肝细胞体积较大，核大染色较深，可为双核。坏死范围较大时，再生的肝细胞可排列成团块状。

2. Kupffer细胞增生　这是肝内单核-吞噬细胞系统的炎性反应，Kupffer细胞反应性增生，突出于窦壁或脱入肝窦内成为游走的吞噬细胞。

3. 间叶细胞和成纤维细胞增生　肝炎时间叶细胞可分化为组织细胞参与炎症反应，合成并分泌胶原纤维，反复发生后大量纤维组织增生可发展成肝硬化。

4. 小胆管增生　慢性病例在门管区尚可见细小胆管的增生。

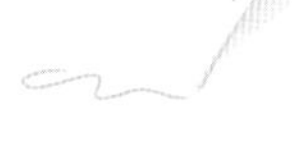

三、临床病理类型及其病变特点

病毒性肝炎除按病原学分类外，还可根据病程、病变程度和临床表现的不同进行分类。

（一）急性（普通型）肝炎

急性（普通型）肝炎是最常见的一种类型，临床上根据有无黄疸分为黄疸型和无黄疸型两种，我国多为无黄疸型，多见于乙型病毒性肝炎。

1. 病理变化 肉眼观，肝脏体积增大、包膜紧张。镜下见，肝细胞广泛变性，以胞质疏松化和气球样变最多见。肝小叶内可见散在的点状坏死灶和嗜酸性小体。门管区及肝小叶内有少量炎细胞浸润。黄疸型与无黄疸型病变基本相同，黄疸型者坏死灶稍多、稍重，毛细胆管管腔中可见胆栓。

2. 临床病理联系 由于肝细胞广泛水肿，使肝体积增大，包膜紧张，故临床表现为肝肿大、肝区疼痛或压痛。由于肝细胞发生坏死，将细胞内的酶类释出入血，故血清谷丙转氨酶等升高，同时还可引起多种肝功能异常。较多的肝细胞变性坏死使胆红素代谢障碍，患者的皮肤、黏膜，尤其是巩膜黄染，称为黄疸。

3. 结局 本型肝炎多在6个月内治愈，肝细胞点状坏死可完全再生修复。但部分肝炎恢复较慢，且可能会转变为慢性肝炎，极少数可发展为重型肝炎。

（二）慢性（普通型）肝炎

病毒性肝炎的病程持续在6个月以上即为慢性肝炎，大多由急性转变而来。根据肝细胞坏死、纤维组织增生的程度不同，将慢性肝炎分为轻度、中度、重度三种。

1. 类型及病理变化特点

（1）轻度慢性肝炎 肉眼观，肝体积略增大，表面光滑。镜下见，肝细胞出现点状坏死，偶见轻度碎片状坏死，汇管区可见慢性炎细胞浸润，少量纤维组织增生，肝小叶结构完整。

（2）中度慢性肝炎 肉眼观，肝体积略增大，表面仍光滑。镜下见，肝细胞坏死较明显，出现中度碎片状坏死以及特征性桥接坏死。汇管区及小叶内慢性炎细胞浸润明显。肝小叶内可见纤维间隔形成，但小叶结构尚存。

（3）重度慢性肝炎 肉眼观，肝脏体积正常或略大，表面散在细小颗粒。镜下见，出现重度碎片状坏死和大范围桥接坏死，肝细胞结节状再生，大量纤维间隔形成，导致小叶结构紊乱，形成早期肝硬化。

2. 临床病理联系 患者除肝肿大、肝区疼痛外，还可伴有脾大。ALT、胆红素、丙种球蛋白可有不同程度的升高，白蛋白减低等。轻度慢性肝炎可以痊愈或相对静止，如病变继续加重，最终导致肝硬化。

（三）重型肝炎

本型患者病情严重。根据起病急缓及病变程度，可分为急性重型和亚急性重型二种。

1. 急性重型肝炎 少见，起病急，病程短，临床上又称为暴发型或电击型肝炎，大多为10天左右，病变严重，死亡率高。

（1）病理变化 肉眼观，肝脏体积明显缩小，以左叶为甚，包膜皱缩，质地柔软，重量减轻，可轻至600~800g。切面呈黄色或红褐色，称为急性黄色肝萎缩或急性红色肝萎缩。镜下见：①肝细胞坏死广泛而严重，肝细胞索解离，出现弥漫性大片状坏死，仅在小叶周边残存少量肝细胞。②肝细胞再生不明显，Kupffer细胞增生、肥大，吞噬活跃。③肝窦扩

扫码“看一看”

张充血、出血。④坏死灶及汇管区大量淋巴细胞、巨噬细胞浸润。

（2）临床病理联系　①黄疸：肝细胞大量溶解破坏，导致胆红素代谢障碍，大量进入血液，引起严重的肝细胞性黄疸。②出血倾向：肝细胞大量溶解破坏，凝血因子合成减少，导致皮肤、黏膜出血。③肝衰竭：由于肝细胞大量溶解破坏，肝脏功能极度减损，不能对各种代谢产物进行解毒，可导致肝性脑病。④肝肾综合征：由于胆红素代谢障碍和肾脏血液供应严重不足，可诱发肾衰竭，称为肝肾综合征。

（3）结局　急性重型肝炎患者大多在短期内死于肝性脑病、消化道大出血、肾衰竭和弥散性血管内凝血，少数迁延为亚急性重型肝炎。

2. 亚急性重型肝炎　多由急性重型肝炎迁延而来，少数由急性普通型肝炎恶化而来。本型病变较急性重型肝炎稍轻，病程较长达一至数月。

> **考点提示**
> 各型病毒性肝炎的病理特点。

（1）病理变化　镜下见，本型肝炎既有肝细胞大片状坏死，也有肝细胞的结节状再生（因网状支架塌陷，再生的肝细胞呈不规则的结节状）；坏死区纤维组织增生，有淋巴细胞和单核细胞浸润；小叶周边小胆管增生，并有淤胆和胆栓形成。肉眼观，肝脏体积缩小，包膜皱缩，重量减轻，表面见粟粒大小结节，质较硬，切面坏死区呈土黄色或红褐色，称为亚急性黄色肝萎缩或亚急性红色肝萎缩。

（2）结局　治疗及时、得当，可阻止病情恶化并有治愈的可能，但多数发展为坏死后性肝硬化。

第四节　肝 硬 化

肝硬化（liver cirrhosis）是由多种病因长期反复作用而引起肝细胞弥漫性变性、坏死，同时伴有不同程度的纤维组织增生和肝细胞结节状再生，这三种病变反复交错进行，导致肝小叶结构破坏和肝内血液循环途径被改建，最终导致肝脏变形、变硬的一种常见慢性肝病。

肝硬化按病因分为肝炎后肝硬化、酒精性肝硬化、胆汁性肝硬化、心源性肝硬化、隐源性肝硬化等；按形态分为小结节型、大结节型、大小结节混合型及不全分隔型肝硬化。我国常采用结合病因、病变特点和临床表现的综合分类：门脉性、坏死后性、胆汁性、淤血性、寄生虫性和色素性肝硬化等。

一、门脉性肝硬化

门脉性肝硬化是最常见的肝硬化类型，在形态分类中属于小结节型肝硬化，男女发病率无明显差异，临床上患者常有门脉高压症和肝功能障碍两大系列临床表现。

（一）病因与发病机制

1. 病毒性肝炎　病毒性肝炎，尤其是乙型和丙型慢性病毒性肝炎是我国门脉性肝硬化的主要原因。门脉性肝硬化患者常检测到HBsAg阳性，其阳性率可高达76.7%。

2. 慢性酒精中毒　长期酗酒是欧美一些国家发生门脉性肝硬化的主要原因。酒精的代谢产物乙醛可通过直接损伤导致肝细胞变性、坏死；另外，酗酒者因饮食不平衡导致的营养不良和维生素缺乏促进了肝硬化的发生。

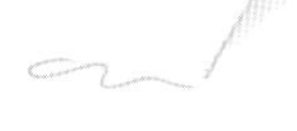

知识拓展

酒精性脂肪肝

虽然酒精引起肝损伤的机制仅能部分阐明，但研究表明：嗜酒时间及用量与随后发生的肝实质损伤之间存在着明显的线性关系。通常女性比男性对酒精敏感。每日饮用酒精60g以上，则所有人均会出现酒精性脂肪肝，但在戒酒后2~4周内可完全恢复。但如果每天饮用酒精超过120g，则一律发展成为慢性肝损伤。

3. 营养缺乏 动物实验表明，食物中长期缺乏胆碱或蛋氨酸类物质，可妨碍肝脏合成磷脂，导致肝细胞脂肪变性、坏死，进一步发展为肝硬化。

4. 毒物中毒 氯仿、四氯化碳、砷、磷以及黄曲霉毒素等化学物质具有肝毒作用。这些物质的长期作用可致肝细胞变性、坏死及肝硬化。

上述各种因素首先引起肝细胞变性、坏死，之后肝内坏死区出现胶原纤维增生和肝细胞的结节状再生。增生的胶原纤维来自于肝小叶间的成纤维细胞、窦周间隙的贮脂细胞及肝细胞坏死后局部网状纤维支架塌陷、融合而形成的胶原纤维。随着疾病进展，这些胶原纤维相互连接，形成纤维间隔，使肝小叶结构破坏和肝内血液循环途径被改建而最终形成肝硬化。

（二）病理变化

1. 肉眼观 在早、中期，肝脏体积正常或略增大，重量增加，质地正常或者稍硬。在后期，肝体积显著缩小，重量减轻，可减至1000g以下（正常肝脏约1500g），质地明显变硬，表面呈颗粒状或小结节状，结节大小较一致，结节直径最大不超过1.0cm（图7-6）。切面见圆形或卵圆形的结节，呈弥漫分布，可呈黄褐色（脂肪变）或黄绿色（淤胆），大小与表面结节一致。结节周围由包绕的纤维组织条索形成纤维间隔，这些纤维间隔较窄且宽窄较一致。

2. 镜下观 肝小叶的正常结构被破坏，纤维组织广泛增生。肝细胞再生结节或肝小叶被增生的纤维结缔组织分割包绕形成大小不等、圆形或卵圆形的肝细胞团，称为假小叶，是肝硬化的病变特征（图7-7）。假小叶内肝细胞索排列紊乱，可有不同程度的变性和坏死，伴肝细胞再生。中央静脉缺如、偏位或出现两个以上，可见汇管区包绕其内。假小叶周围有纤维组织增生，形成宽窄较一致的纤维间隔，内有数量不等的淋巴细胞和巨噬细胞等慢性炎细胞浸润，并可见新生的小胆管和没有管腔的假胆管。

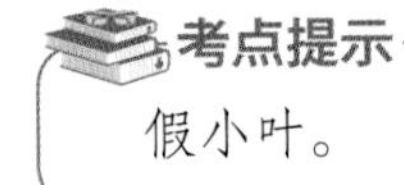

假小叶。

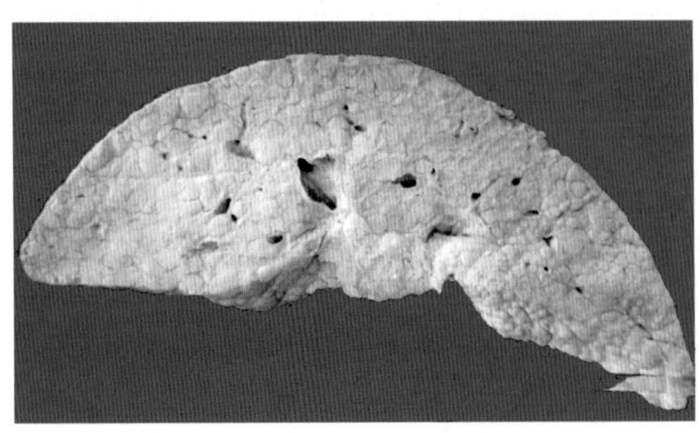

图7-6 门脉性肝硬化

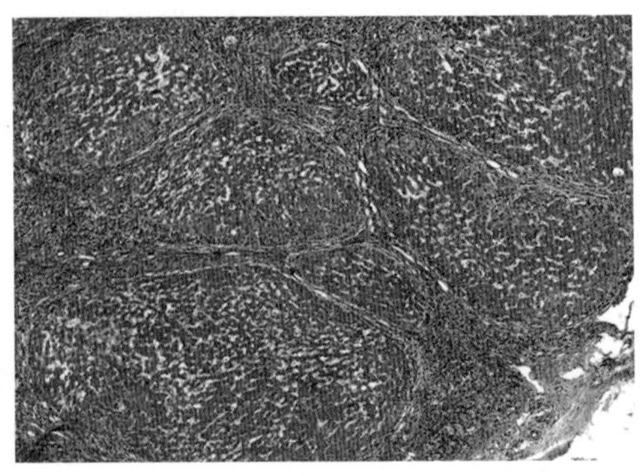

图7-7 门脉性肝硬化假小叶

（三）临床病理联系

1. 门脉高压症　其发生原因包括：①窦性阻塞：小叶中央静脉及肝窦周围广泛纤维化，引起肝窦阻塞，妨碍门静脉血的回流。②窦后性阻塞：假小叶压迫小叶下静脉，使肝窦内血液流出受阻，致门静脉血不能流入肝窦。③窦前性阻塞：肝动脉分支与门静脉分支在汇入肝窦前形成异常吻合支，使高压力的动脉血流入门静脉。

门静脉压力升高后，胃、肠、脾等器官因静脉回流受阻发生淤血，早期由于代偿作用可无明显临床表现。后期因代偿失调，患者可出现一系列临床症状和体征。

（1）脾大　70%~85%的患者出现脾大，系因脾脏长期慢性淤血所致。肉眼观，脾体积增大，重量增加至400~500g，质韧。脾窦扩张，脾窦内皮细胞增生、肥大，脾小体萎缩，红髓内纤维组织增生，可见含铁结节。肿大的脾脏常有功能亢进，导致外周血液中红细胞、白细胞和血小板减少，患者出现贫血和出血倾向。

（2）胃肠道淤血、水肿　由于门静脉压力升高，使胃肠静脉回流受阻所致。患者常有消化吸收功能障碍，出现食欲不振、消化不良、腹胀等症状。

（3）腹腔积液　肝硬化晚期患者常出现腹腔积液，量大时腹部膨隆似蛙腹。腹腔积液为漏出液，呈淡黄色透明状。其机制是：①门静脉压升高，胃肠道淤血，毛细血管内压增高，液体漏入腹腔。②小叶下静脉受压及中央静脉与肝窦周围纤维化，使肝窦内压升高，液体漏出，部分经淋巴管吸收，部分经肝被膜漏入腹腔。③肝细胞受损，白蛋白的合成减少，以及胃肠消化、吸收功能障碍，从而导致低蛋白血症，使血浆胶体渗透压降低。④腹腔积液形成后，有效循环血量减少，反射性引起醛固酮分泌和抗利尿激素释放增多，同时肝脏对这两种激素的灭活作用减弱，因而其血中水平升高而致钠水潴留，进一步促进腹腔积液形成。

> **考点提示**
> 肝硬化腹腔积液的形成机制。

（4）侧支循环形成　门静脉压升高后，门-腔静脉吻合支开放，部分门静脉血经吻合支绕过肝脏直接回到右心，可起到降低门静脉压的作用，但同时也会引起一些并发症。主要的侧支循环及并发症有：①食管静脉丛曲张：最常见，门静脉压升高后，门静脉血经胃冠状静脉、食管下段静脉丛、奇静脉注入上腔静脉而回右心，致食管下段静脉明显曲张而隆起，在腹压升高或粗糙食物磨损时，极易发生破裂，引起致命性的上消化道大出血，是肝硬化患者常见的死因之一。②直肠静脉丛曲张：门静脉血经肠系膜下静脉、直肠上静脉、直肠静脉丛、直肠下静脉、髂内静脉注入下腔静脉而回右心，患者可有痔核形成，破裂时出现便血。③脐周静脉曲张：门静脉血经脐静脉、脐周静脉网，向上经胸腹壁静脉和腹壁上静脉至上腔静脉，向下经腹壁下静脉和腹壁浅静脉至下腔静脉，曲张的脐周静脉及腹壁浅静脉形成“海蛇头”现象。

2. 肝功能障碍　由于肝细胞长期反复受到损伤，导致肝功能障碍。

（1）蛋白合成　因肝细胞合成白蛋白减少，使血浆白蛋白减少，导致A/G缩小甚至倒置。

（2）出血倾向　由于肝合成凝血酶原和其他凝血因子减少，以及脾功能亢进血小板破坏增多，患者可有鼻衄、牙龈出血、皮下出血等。

（3）雌激素灭活功能降低　肝脏对雌激素的灭活作用减弱，体内雌激素过多，可表现为：①睾丸萎缩、男性乳腺发育症。②女性出现月经紊乱。③雌激素过多还可使小动脉末梢扩张，出现肝掌、蜘蛛痣。蜘蛛痣多出现在面、颈、胸部等处。

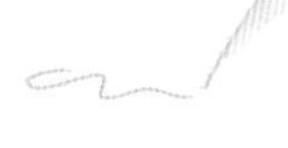

（4）黄疸　肝硬化晚期肝细胞坏死、肝细胞内胆汁淤积及毛细胆管内胆栓形成等，致血中胆红素含量增多，患者可出现黄疸，多为肝细胞性黄疸。

> **考点提示**
> 门脉性肝硬化临床病理联系。

（5）肝性脑病　肝性脑病是以意识障碍为主的神经精神综合征，是肝衰竭所致。肝性脑病是肝硬化患者最严重的并发症，也是常见的死亡原因。

（四）结局与并发症

门脉性肝硬化早期，如能消除病因并积极治疗，病变可逐渐消退，肝功能得以改善。但当发展到晚期，患者则常死于肝性脑病、食道下段静脉曲张破裂引起的消化道大出血、继发感染或合并肝癌（癌变率为2.4%）等。

二、坏死后性肝硬化

坏死后性肝硬化是在肝细胞发生大片坏死的基础上形成的。相当于形态分类中的大结节型和大小结节混合型。

（一）病因与发病机制

1. 病毒性肝炎　多由亚急性重型肝炎迁延而来，在病程迁延数月至1年以后逐渐发展为坏死后性肝硬化。慢性肝炎反复发作且坏死严重时，也可发展为本型肝硬化。

2. 药物及化学物质中毒　某些药物或化学物质可引起肝细胞弥漫性坏死，继而出现结节状再生而发展为坏死后性肝硬化。

（二）病理变化

1. 肉眼观　肝脏体积缩小（尤以左叶为甚），重量减轻，质地变硬。与门脉性肝硬化不同之处在于肝脏明显变形，结节较大且大小不等，通常为1~5cm，切面纤维结缔组织间隔较宽，且宽窄不一。

2. 镜下观　坏死后性肝硬化具有以下特点：①可见灶状、带状甚至整个肝小叶的坏死。②假小叶大小、形态不一，可呈半月形、地图形、圆形及卵圆形。③有时在较大的假小叶内可见数个完整的肝小叶。④相邻几个肝小叶的肝细胞坏死、消失，可致残存的汇管区呈现集中现象。⑤假小叶内的肝细胞有不同程度的变性、坏死。⑥纤维间隔较宽，其内有多量炎细胞浸润及小胆管增生。

（三）临床病理联系

临床表现与门脉性肝硬化相似，由于坏死后性肝硬化的肝细胞坏死较严重，故肝功能障碍较门脉性肝硬化明显且出现较早，而门脉高压症的临床表现较轻且出现晚。

（四）结局

本型肝硬化的病程较门脉性肝硬化短，若病程较长，也可转变为门脉性肝硬化。癌变率也较门脉性肝硬化高，为13.1%。

三、胆汁性肝硬化

胆汁性肝硬化是因胆道阻塞，胆汁淤积而引起的肝硬化，较少见，分为继发性与原发性两类。原发性者更为少见。

1. 原发性胆汁性肝硬化　又称慢性非化脓性破坏性胆管炎，病因不明，可能与自身免疫反应有关。我国少见，多见于中年以上妇女。主要病变为门管区小叶间胆管上皮发生空泡变性、坏死，伴淋巴细胞浸润，进而小胆管被破坏并出现淤胆，纤维组织增生并侵入、分隔肝小叶，最终发展成肝硬化。临床表现多为慢性梗阻性黄疸、肝脏肿大和皮肤瘙痒等。

2. 继发性胆汁性肝硬化

（1）病因　胆道系统的阻塞，如胆结石、肿瘤（胰头癌、壶腹癌）等对肝外胆道的直接阻塞或压迫，引起胆管腔闭锁或狭窄。儿童患者原因多为肝外胆道先天闭锁、总胆管囊肿等。

（2）病理变化　早期肝体积常轻度增大，表面平滑或呈细颗粒状，硬度中等。肝外观常被胆汁染成深绿或绿褐色。镜下，肝细胞胞质内胆色素沉积，肝细胞体积增大，胞质疏松呈网状、核消失，称为网状或羽毛状坏死。坏死区胆管破裂，胆汁外溢，形成"胆汁湖"。门管区胆管扩张及小胆管增生，纤维组织增生及小叶的改建远较门脉性及坏死后性肝硬化为轻。

第五节　消化系统常见肿瘤

一、食管癌

食管癌是食管黏膜上皮或腺体发生的恶性肿瘤。为我国常见肿瘤之一，太行山区、苏北地区、大别山区、川北地区、闽粤交界地区等为高发区。发病年龄多在40岁以上，男性多于女性。早期症状不明显，中晚期出现进行性吞咽困难。

（一）病因

尚未完全阐明，可能与以下因素有关。

1. 饮食因素　长期进食过热、过硬或粗糙的食物以及吸烟、饮酒等可能与本病发生有关。

2. 环境因素　食管癌高发区某些粮食、食物中亚硝酸盐和亚硝胺的含量较高，食物常被真菌污染，土壤中微量元素钼、锌、铜等的含量低，这些因素可能会引起食管癌的发生。

3. 遗传因素　食管癌高发区常有家族聚集现象，提示食管癌的发生与遗传有一定的关系。

知识拓展

Barrett 食管

Barrett 食管是指食管远端黏膜的鳞状上皮被化生的腺上皮所替代的现象。长期的胃食管反流是主要原因。Barrett 食管黏膜区呈橘红色，天鹅绒样不规则病变，在灰白色的正常黏膜背景上呈补丁状分布，镜下见该处黏膜可有柱状上皮化生。目前认为 Barrett 食管为一种癌前病变，化生的腺上皮可转化为腺癌，癌变率可达 10%。Barrett 食管与胃黏膜异位不同，胃黏膜异位多见于先天性食管异常，是指胃黏膜局灶性地出现在食管上段，临床大多无并发症，偶尔并或溃疡或瘢痕形成。

（二）病理变化

食管癌主要发生在食管的三个生理狭窄处，以中段最多，下段次之，上段最少。可分为早期和中晚期两类。

1. 早期癌　肉眼观，癌变处黏膜无明显异常，有时可见轻度糜烂、细颗粒状或微乳头状。镜下见，病变较局限，常为原位癌或黏膜内癌，也可为黏膜下癌，未侵及肌层，无淋巴结转移。临床多无明显症状，早期诊断困难。

2. **中晚期癌** 临床已有明显症状，肉眼形态分为四型（图7-8）。

（1）髓质型 肿瘤在食管壁内浸润性生长，使食管壁均匀性增厚，管腔狭窄，表面常有表浅溃疡。切面见癌组织为灰白色，质软似脑髓。

（2）蕈伞型 肿瘤为卵圆形扁平肿块，向腔内呈蘑菇状突起，向深层浸润较少，预后相对较好。

（3）溃疡型 肿瘤表面形成深达肌层的溃疡，边缘隆起，底部凹凸不平，有出血坏死。

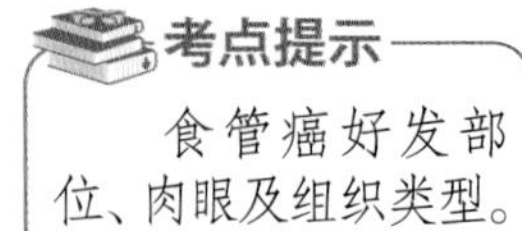

食管癌好发部位、肉眼及组织类型。

（4）缩窄型 少见。癌组织在食管壁内环周生长，同时伴有明显的纤维结缔组织增生，导致明显的环形狭窄，此型梗阻症状重，缩窄以上的食管腔显著扩张。

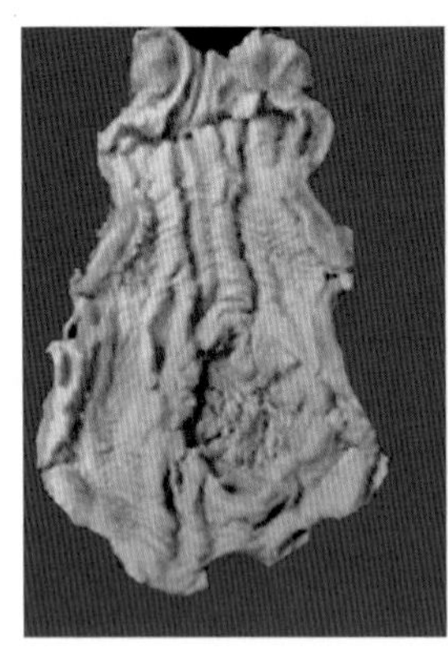
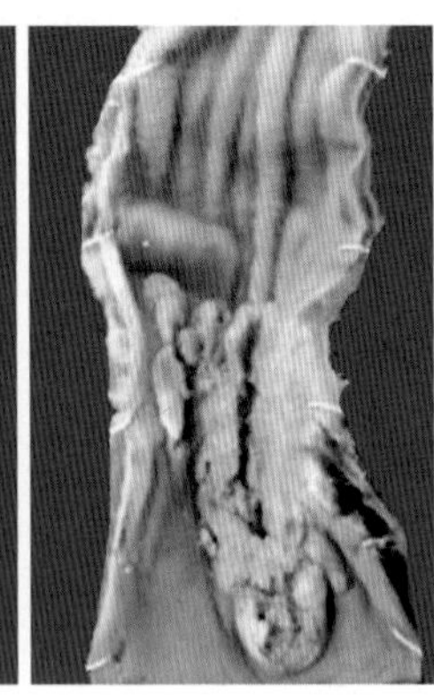
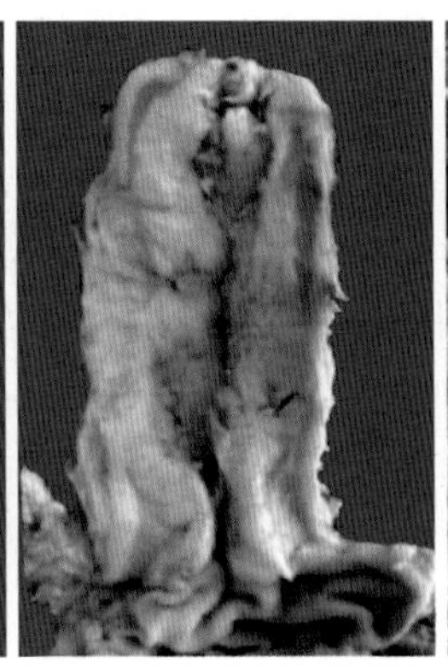
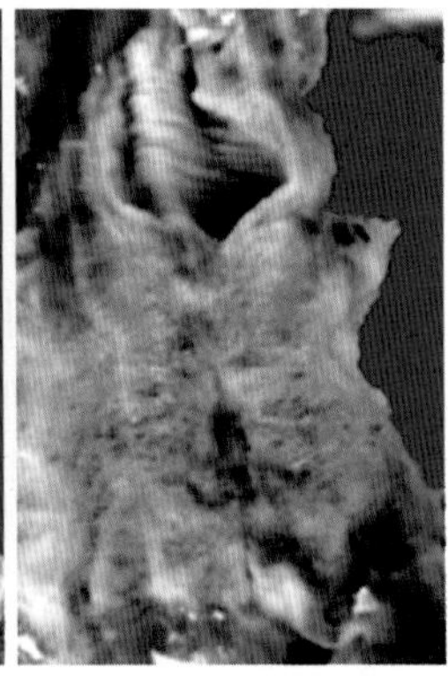

图7-8 食管癌

A. 溃疡型 B. 蕈伞型 C. 髓质型 D. 缩窄型

镜下见，食管癌90%以上为鳞状细胞癌，腺癌次之，其余类型均少见。

（三）扩散

1. **直接蔓延** 上段癌可侵犯喉、气管和颈部软组织；中段癌可侵至支气管、肺；下段癌常侵及贲门、膈肌和心包等。可导致食管-支气管瘘、大出血、脓胸、肺脓肿、心包炎等。

2. **淋巴道转移** 很常见，上段食管癌常转移至颈部及纵隔淋巴结；中段多转移至食管旁及肺门淋巴结；下段癌多转移至食管旁、贲门部及腹腔淋巴结。

3. **血道转移** 仅见于晚期患者，多转移至肝和肺，也可转移至肾、骨和肾上腺等。

（四）临床病理联系

早期食管癌症状不明显，部分患者可有食管异物感、噎梗感、烧灼样疼痛，中晚期患者可出现进行性吞咽困难，晚期逐渐出现恶病质。

二、胃癌

胃癌是发生于胃黏膜上皮或腺体的恶性肿瘤，为消化道最常见的恶性肿瘤。好发年龄在40~60岁，男女比例为2∶1~3∶1。

（一）病因

胃癌的病因未明，可能与以下因素有关。

1. **Hp感染** Hp感染后，使有致癌效应的N-亚硝基化合物增多，还可导致上皮细胞基因突变，因而，Hp感染被认为是胃癌发生的主要危险因素之一。

2. **环境因素**　胃癌的发生有一定的地域性，且移民后其后代逐渐下降并接近当地居民，提示胃癌的发生可能与环境因素有关。

3. **饮食因素**　高盐饮食、大量摄取熏制食品、食物构成成分、食物感染等，均与胃癌发生呈不同程度的相关。

4. **胃黏膜的慢性刺激**　慢性萎缩性胃炎、胃溃疡等疾病经久不愈时可恶变为胃癌。

5. **遗传因素**　在胃癌患者的直系亲属中，胃癌的发生率可高出一般居民4倍，提示了遗传因素的作用。

（二）病理变化

胃癌好发于胃窦部，尤其是胃小弯侧。根据癌组织侵犯深度，将其分为早期胃癌和进展期胃癌。

1. **早期胃癌**　不论范围大小，是否有周围淋巴结转移，癌组织局限于黏膜层及黏膜下层者均称为早期胃癌。根据肉眼形态分为以下三型。

（1）隆起型　病变胃黏膜面明显隆起，有时呈息肉状，有蒂或无蒂。

（2）表浅型　肿瘤表面较平坦，或稍隆起于黏膜面，有时可稍凹陷伴糜烂。

（3）凹陷型　最为多见，黏膜有明显凹陷或溃疡形成，癌组织限于黏膜下层。

镜下见，以原位癌和管状腺癌最多见，其次为乳头状腺癌及印戒细胞癌，未分化癌少见。

2. **中晚期胃癌**　癌组织浸润超过黏膜下层者均称为进展期胃癌，也称为中、晚期癌。肉眼形态分为以下三型。

（1）息肉型或蕈伞型　癌组织向黏膜表面生长，呈息肉状、菜花状或蕈状突入胃腔。

（2）溃疡型　部分癌组织坏死、脱落形成溃疡。溃疡一般较大，边缘隆起呈皿状或火山口状，底部凹凸不平，有较多坏死组织，质脆，易出血（图7-9）。应注意与胃溃疡区别（表7-2）。

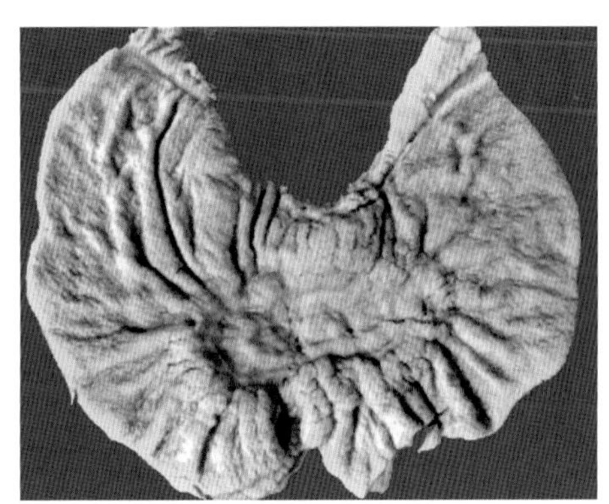

图7-9　胃癌（溃疡型）

表7-2　胃溃疡与溃疡型胃癌的肉眼形态鉴别

鉴别要点	胃溃疡	溃疡型胃癌
外形	圆形或卵圆形	不整形、皿状或火山口状
大小	溃疡直径一般 <2cm	溃疡直径一般 >2cm
深度	较深	较浅
边缘	整齐，状如刀割	不整齐，隆起
底部	较平坦	凹凸不平，有坏死，出血明显
周围黏膜	黏膜皱襞呈放射状向溃疡集中	黏膜皱襞中断，呈结节状肥厚

（3）浸润型　癌组织向胃壁呈局限性或弥漫性浸润，与周围组织分界不清，胃黏膜皱襞大部分消失，胃壁增厚、变硬，胃腔缩小，弹性减退，形同皮革制成的囊袋，称为革囊胃。

考点提示

早期胃癌的概念，胃癌肉眼形态。

镜下见，进展期胃癌组织学类型常为管状腺癌、乳头状腺癌、黏液腺癌和印戒细胞癌，少数为鳞状细胞癌或未分化癌。

（三）扩散

1. 直接蔓延 浸润到浆膜层后癌组织可直接扩散至邻近器官和组织，如肝、胰腺及大网膜等邻近器官或组织。

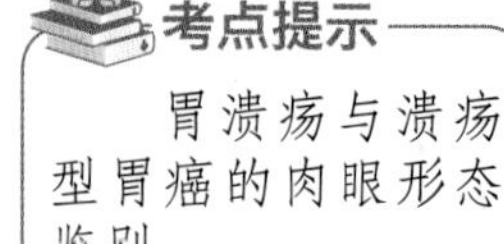

胃溃疡与溃疡型胃癌的肉眼形态鉴别。

2. 淋巴道转移 为胃癌转移的主要途径。首先转移到局部淋巴结，以转移到胃小弯侧胃冠状静脉旁淋巴结及幽门下淋巴结最为多见；可进一步转移到腹主动脉旁、肝门、胰头上方或肠系膜根部的淋巴结；晚期经胸导管可转移到锁骨上淋巴结。

3. 血道转移 多见于胃癌晚期。常经门静脉转移到肝，其次为肺、骨及脑。

4. 种植性转移 当胃癌细胞尤其是胃黏液腺癌或印戒细胞，侵透胃浆膜后脱落到腹腔，种植于大网膜及腹腔、盆腔器官的浆膜上，形成癌结节，常导致腹腔、盆腔器官的广泛粘连及血性腹腔积液。若黏液癌发生种植性转移，常在双侧卵巢形成转移性黏液癌，称为库肯勃瘤。

（四）临床病理联系

早期胃癌常无明显临床症状。进展期胃癌可出现食欲减退、消瘦、乏力等。肿瘤侵犯神经时可出现上腹部不适、无时间规律且逐渐加重的疼痛，侵及血管可出现大便潜血、呕血或便血，甚至大出血，患者可表现为贫血。幽门及贲门部癌肿可引起梗阻、呕吐或吞咽困难。侵透浆膜可穿孔导致弥漫性腹膜炎。

三、原发性肝癌

原发性肝癌是指由肝细胞或肝内胆管上皮细胞发生的恶性肿瘤，常简称为肝癌。我国是肝癌高发国家，据统计每年约有11万人死于肝癌。发病年龄多为40~50岁，男多于女。肝癌发病隐匿，早期无临床症状，发现时多数已到晚期。采用甲胎蛋白（AFP）检测和B超、磁共振等影像学检查，可提高早期肝癌的检出率。

（一）病因

原发性肝癌的病因尚不清楚，可能与下列因素有关。

1. 肝炎病毒 与肝癌发生关系最为密切的是HBV，其次是HCV，在肝癌高发地区，60%~90%的肝癌患者有HBV感染。

2. 肝硬化 在我国由肝硬化发展为肝癌尤为多见。约84.6%原发性肝癌患者合并肝硬化，并且大多为坏死后性肝硬化，其演化为肝癌的时间大概为7年左右。

3. 真菌及其毒素 黄曲霉菌、青霉菌等真菌可引起实验性肝癌。黄曲霉菌及其毒素（黄曲霉素）的致癌性在动物实验中已得到证实。

4. 亚硝胺类化合物 长期摄入含亚硝胺类化合物较多的食物可引起肝癌。

（二）病理变化

1. 肉眼观

（1）早期肝癌或小肝癌 早期肝癌是指癌结节数目不超过2个且癌结节直径或者直径之和在3cm以下的原发性肝癌，患者血清AFP阳性，但常无临床症状。癌结节多呈球形或者分叶状，灰白色，质较软，切面无出血、坏死，边界清楚。

（2）中晚期肝癌 可分为三个类型：①巨块型：肿瘤为单发巨大实体肿块，呈圆形，直径常大于15cm，多位于肝右叶内，中心部常有出血、坏死。瘤体周边常有散在的卫星状病灶（图7-10）。②结节型：最多见，通常伴有明显的肝硬化。癌结节多个，散在分布，圆形或卵圆形，大小不等，有时可相互融合，肝脏表面凹凸不平（图7-11）。③弥漫型：此型少见。癌组织弥漫分布于肝内，一般无明显的结节，常在肝硬化基础上发生。

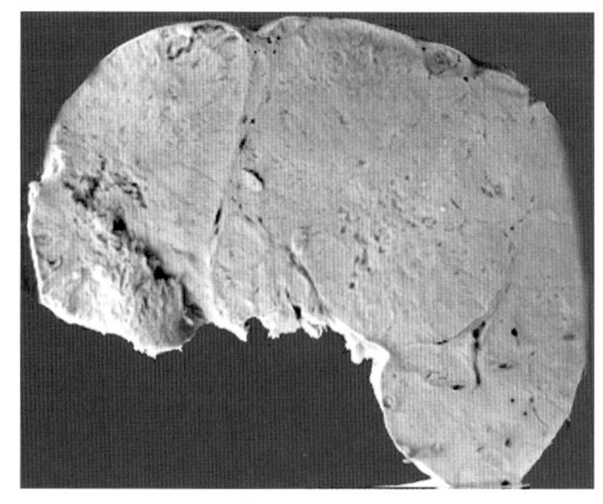

图7-10 巨块型肝癌

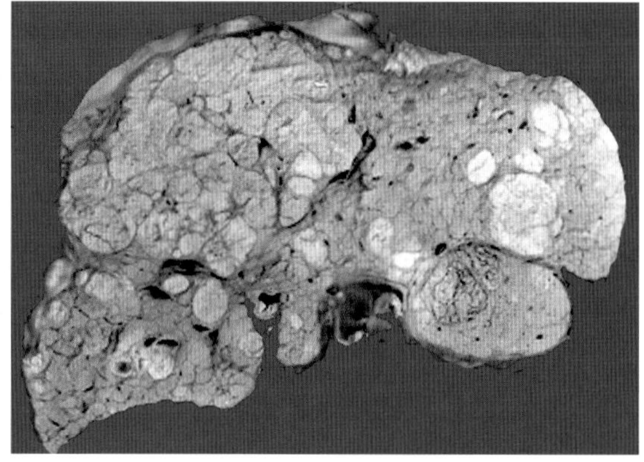

图7-11 结节型肝癌

2. **镜下观** 原发性肝癌分为三型：①肝细胞癌：最多见，是由肝细胞发生的癌。癌细胞较大，呈多边形，境界清楚，核大而圆，大小不等，核仁清，常见多核、巨核和畸形核。癌细胞排列呈条索状，或腺泡样。②胆管细胞癌：较为少见，由肝内胆管上皮细胞发生的癌，其组织结构多为腺癌或单纯癌。③混合细胞性肝癌：同时具有肝细胞癌和胆管细胞癌两种成分，最少见。

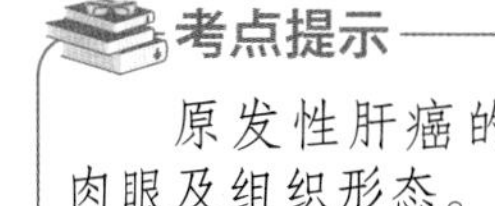

原发性肝癌的肉眼及组织形态。

（三）扩散

1. **肝内播散** 原发性肝癌首先在肝内直接蔓延，并可沿门静脉分支播散，在肝内形成多个癌结节。可逆行蔓延至肝内门静脉主干形成癌栓，可堵塞管腔引起门脉高压。

2. **淋巴道转移** 癌细胞侵入淋巴道可转移至肝门、上腹部及腹膜后淋巴结。

3. **血道转移** 晚期癌细胞经肝静脉转移到肺、肾上腺、脑、肾等处。

4. **种植性转移** 癌细胞浸润到肝包膜后，可脱落直接种植至腹膜、大网膜以及腹腔、盆腔脏器表面，形成种植性转移。

（四）临床病理联系

原发性肝癌患者多有肝炎病毒感染和肝硬化病史，起病隐匿，多数患者就诊时已为临床晚期。主要临床表现为进行性消瘦，肝区疼痛、肝迅速增大，黄疸及腹腔积液等。有时由于肝表面癌结节自发性破裂或侵破大血管而引起腹腔内大出血。患者多因肝昏迷，消化道或腹腔内大出血及合并感染而死亡。

本章小结

慢性胃炎可分为慢性表浅性胃炎、慢性萎缩性胃炎、肥厚性胃炎和疣状胃炎等，其中慢性萎缩性胃炎胃黏膜固有腺体萎缩、变小、稀疏，有时可见肠上皮化生。慢性萎缩性胃炎可分为A、B、C三型，我国多见B型胃炎，发生与Hp感染有关。消化性溃疡发病与胃液的消化作用、Hp感染和胃黏膜自身屏障破坏有关，临床主要表现为上腹部长期性、周期性和节律性疼痛。胃溃疡多位于胃小弯近幽门部，圆形或椭圆形，溃疡边缘整齐，底部平坦，深浅不一。多数可愈合，也可出现出血、穿孔、幽门狭窄和癌变。

食管癌是食管黏膜上皮和腺体发生的恶性肿瘤，以食管中段最多见。早期无明显症状，晚期表现为进行性吞咽困难。早期癌多为原位癌或黏膜内癌，部分病例为黏膜下癌，未侵及肌层，无淋巴结转移。临床就诊者多为进展期癌，肉眼可分为髓质型、蕈伞型、溃疡型、缩窄型，镜下鳞状细胞癌最为多见。早期胃癌指癌组织只限于黏膜层或黏膜下层。进展期胃癌肉眼可为息肉型或蕈伞型、溃疡型、浸润型，组织学类型分为乳头状腺癌、管状腺癌、黏液腺癌、印戒细胞癌和未分化癌等。

病毒性肝炎以肝细胞的变性、坏死和凋亡为主，同时伴有不同程度的炎细胞浸润、肝细胞再生和纤维组织增生。其中坏死可表现为点状或灶性坏死、碎片状坏死、桥接坏死、大块坏死。临床上可分为急性普通型肝炎、慢性肝炎与重型肝炎，其中慢性肝炎又可分为轻度、中度及重度，重型肝炎又分为急性和亚急性。肝细胞弥漫性变性坏死、纤维组织增生和肝细胞结节状再生，这三种病变反复交错进行，导致肝脏变小、变硬、变形，称为肝硬化，特征性改变是假小叶形成，临床可表现为门脉高压症和肝功能障碍。

原发性肝癌是由肝细胞或肝内胆管上皮细胞发生的恶性肿瘤，早期肝癌也称小肝癌，是指单个癌结节直径在3cm以下或结节数目不超过2个，其直径的总和在3cm以下的肝癌。中晚期肝癌肉眼可分巨块型、多结节型和弥漫型，组织学可分为肝细胞癌、胆管上皮癌和混合性肝癌。肝癌首先在肝内蔓延和沿门静脉分支转移，也可行淋巴道、血道转移。患者多因肝昏迷，消化道或腹腔内大出血及合并感染而死亡。

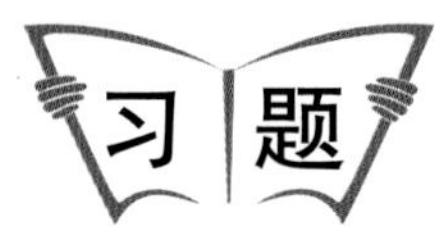

一、选择题

【A1/A2 型题】

1. 胃溃疡的好发部位为
   A. 胃前壁
   B. 胃大弯及胃底
   C. 胃后壁
   D. 胃小弯近贲门处
   E. 胃小弯近幽门处
2. 胃溃疡底部镜下所见为
   A. 渗出层
   B. 坏死层
   C. 肉芽组织层
   D. 瘢痕组织层
   E. 以上都是
3. 下何种情况与胃消化性溃疡无关
   A. 幽门螺旋菌感染
   B. 溃疡底部正常胃壁结构破坏
   C. 常反复发作
   D. 溃疡直径通常在2cm以下
   E. 患者胃酸分泌减少
4. 易引起穿孔的消化性溃疡最可能的部位是
   A. 胃小弯
   B. 胃底
   C. 十二指肠下段
   D. 十二指肠球部后壁
   E. 幽门
5. 胃溃疡病的肉眼病变特点应除外

A. 溃疡通常只有一个
B. 圆形成椭圆形
C. 直径一般大于2.5cm
D. 深达肌层或浆膜层
E. 溃疡边缘整齐，底部干净、光滑

6. 胃消化性溃疡不易愈合的局部因素主要是
A. 局部溃疡过深
B. 溃疡周边组织水肿
C. 局部溃疡过大
D. 溃疡底部神经纤维变性、断裂
E. 溃疡底部小动脉增生性内膜炎

7. 复合性溃疡是指
A. 胃癌有溃疡形成
B. 胃及十二指肠同时有慢性溃疡
C. 胃溃疡合并幽门梗阻
D. 胃溃疡合并慢性胃炎
E. 胃溃疡合并穿孔、出血

8. 胃肠道癌血行转移最常见于
A. 肝脏　B. 肺脏　C. 肾脏　D. 脑　E. 骨

9. 下列哪项不属于病毒性肝炎的基本病变
A. 胞质疏松化和气球样变
B. 脂肪变性
C. 溶解坏死
D. 嗜酸性变
E. 肝细胞再生

10. 下列哪型肝炎肝脏重量减轻最为明显
A. 急性普通型肝炎
B. 急性重型肝炎
C. 轻度慢性肝炎
D. 中-重度慢性肝炎
E. 亚急性重型肝炎

11. 下列哪项不是肝硬化引起门脉高压的原因
A. 假小叶压迫中央静脉
B. 假小叶压迫小叶下静脉
C. 肝动脉与肝静脉之间形成异常吻合支
D. 门静脉与肝动脉之间形成异常吻合支
E. 肝窦与中央静脉血管床减少

12. 下列哪项不属于门脉高压症的表现
A. 脾大
B. 肝大
C. 腹腔积液
D. 胃肠淤血
E. 食管静脉曲张

13. 门脉性肝硬化最严重的并发症是
A. 脾肿大
B. 腹腔积液
C. 肝性脑病
D. 睾丸萎缩
E. 痔静脉曲张

14. 早期肝癌（小肝癌）的诊断标准是
A. 直径在1cm以下，单个瘤结节
B. 直径在1cm以下，不超过2个瘤结节
C. 直径在3cm以下，单个瘤结节
D. 直径在3cm以下，不超过2个瘤结节

E. 无临床症状的肝癌

15. 原发性肝癌是指

A. 肝细胞发生的癌
B. 肝细胞和胆管上皮发生的癌
C. 胆管上皮发生的癌
D. 来自肝巨噬细胞的恶性肿瘤
E. 肝细胞和肝内胆管上皮发生的癌

16. 患者，男，59岁。既往有乙肝病史，高空坠落伤手术，术中见脾肿大为正常的2倍，肝稍大，表面不平，可见多个大小相仿结节，镜检：此结节肝细胞核浆比例大于正常，部分肝小叶中央静脉偏左或缺如，假小叶间隔内见淋巴细胞浸润。此肝脏病变是

A. 门脉性肝硬化
B. 肝癌
C. 重度慢性肝炎
D. 肝血吸虫病
E. 肝包虫病

17. 患者，男，39岁。10年前发现乙型肝炎表面抗原阳性，未规律诊治。近日食欲下降。穿刺可见假小叶，其正确的诊断是

A. 肝癌
B. 肝结核
C. 慢性乙型肝炎
D. 肝淋巴瘤
E. 乙肝肝硬化

18. 患者，男，45岁。昏迷不醒，曾有乙肝病史，昏迷前一段时间内睾丸萎缩、乳腺发育和蜘蛛痣，则其可能昏迷的原因是

A. 中毒性休克
B. 药物中毒
C. 肝性脑病
D. 中枢神经受损
E. 以上说法都不对

【A3/A4 型题】

（19~20题共用题干）

患者，女，50岁，胃部不适3个月，胃镜检查发现胃窦部有一直径3.3cm溃疡，表面污秽，边缘不整齐，质脆，触之易出血。

19. 从肉眼观察最可能的诊断是

A. 溃疡型胃癌
B. 胃溃疡
C. 胃黏膜相关淋巴瘤
D. 胃间质瘤
E. 胃平滑肌瘤

20. 镜下见部分胃黏膜上皮坏死脱落，肿瘤细胞体积大，核大深染，有一定异型性，排列呈腺样、管状结构。从镜下表现应诊断为

A. 印戒细胞癌
B. 黏液腺癌
C. 管状腺癌
D. 未分化癌
E. 类癌

扫码“练一练”

二、问答题

1. 试述急性普通型肝炎的病变特点及临床病理联系。
2. 简述良性溃疡和恶性溃疡肉眼区别。
3. 试述门脉性肝硬化晚期出现门脉高压和腹腔积液的发生机制。

（张延新）

第八章　泌尿系统疾病

扫码"学一学"

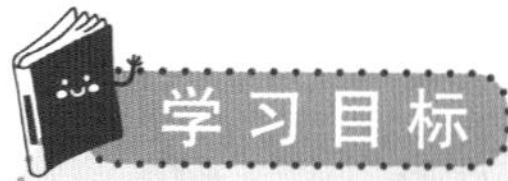

1. **掌握**　肾小球肾炎的类型、病理变化和临床病理联系，肾盂肾炎的病理变化和临床病理联系。

2. **熟悉**　肾小球肾炎和肾盂肾炎的病因和发病机制。

3. 了解　膀胱炎、肾癌、膀胱癌的病理特点。

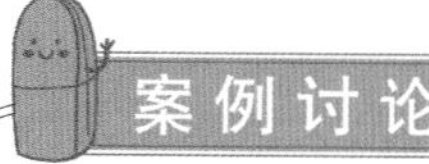

［**案例**］患儿，女，6岁。家长诉其颜面和四肢明显浮肿3天，发热2天。患儿于20天前发现左上肢有数个脓疱，经局部处理后明显好转。半个月前患儿早晨起床时发现两眼睑开始出现轻度水肿，后逐渐加重，并逐渐波及颜面和四肢，同时尿量逐渐减少，无尿频、尿急和尿痛，2天前出现发热伴全身乏力而入院。查体：T 38.5℃，P 124次/分，R 42次/分，BP 160/105mmHg，患儿烦躁，神志清楚，呈急性病容，双眼睑及颜面部水肿，四肢有凹陷性水肿，左上肢可见数个结痂，局部无压痛，双肾区叩击痛，肝脾肋下未触及，心肺检查无异常。血常规：Hb105g/L，WBC 9.6×10^9/L，中性粒细胞0.68。尿常规：尿蛋白（++），红细胞（++），颗粒管型0~1个/HPF。24小时尿量380ml。血液生化：ASO 575IU/ml。

［**讨论**］

1．本病的病理诊断及其病理变化。

2．根据病理变化解释其临床表现。

3．本病的预后如何？

泌尿系统包括肾脏、输尿管、膀胱和尿道。肾脏是泌尿系统最重要的器官，且具有内分泌功能，参与调节血压、红细胞生成等，当肾脏结构和功能异常时就会出现一系列病理变化和临床表现。

肾脏的基本结构和功能单位是肾单位，由肾小球和与其相连的肾小管组成，人体约有200万个肾单位。肾小球由血管球和肾小囊两部分构成。血管球是一团盘曲的毛细血管。入球小动脉于血管极处进入血管球后反复发出分支，形成呈网状吻合的毛细血管袢，最后在血管极处汇合成出球小动脉，离开肾小球。肾小囊又称鲍曼囊，是一个双层囊，由肾小管盲端凹陷而成，其内层为脏层上皮细胞，外层为壁层上皮细胞，两层之间为肾小囊腔，于尿极处与近曲小管相连。

肾小球毛细血管壁包含三层结构，中层为基底膜，内层为内皮细胞，外层为上皮细胞，即肾小囊脏层上皮细胞，又称足细胞。毛细血管袢之间为系膜，内有系膜细胞及系膜基质，构成毛细血管袢的轴心，系膜基质是系膜细胞的产物（图8-1）。

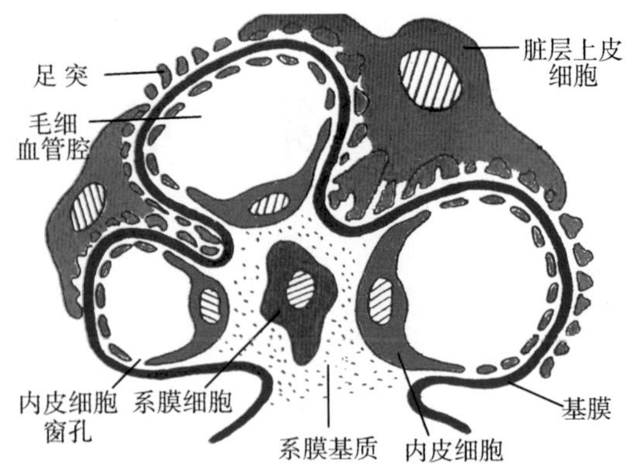

图 8-1 肾小球结构示意图

肾小囊脏层上皮细胞伸出足状突起，紧贴于基底膜外侧，足突间有一宽约25nm的裂隙，称为裂孔，其上有厚4~6nm的裂孔膜。基底膜由三层构成，厚约250nm。

通常把有孔的内皮细胞、基底膜和上皮细胞的裂孔膜三层结构称为滤过膜或滤过屏障。滤过膜表面含大量负电荷，可阻挡血液中含负电荷的小分子物质通过，称为电荷屏障。

泌尿系统病变的种类按病因及发生部位分为肾小球疾病、肾小管疾病、肾间质疾病、肾血管性疾病、梗阻性疾病、泌尿系统肿瘤及先天性异常等，其中以肾小球肾炎为代表的肾小球疾病是最为常见的疾病之一，其临床病理类型复杂，部分病变预后不理想，最终导致慢性肾衰竭。

第一节 肾小球肾炎

肾小球肾炎（glomerulonephritis）是以肾小球损害及改变为主的一组疾病，分为原发性、继发性及遗传性。原发性肾小球肾炎指原发于肾脏的独立性疾病，多数为抗原抗体反应导致的免疫性疾病。继发性肾小球肾炎的肾脏病变是继发于其他疾病或作为全身性疾病的一部分，如糖尿病肾病等。遗传性肾小球肾炎指一组以肾小球病变为主的家族性疾病，如Fabry病。本节主要介绍原发性肾小球肾炎。

一、病因与发病机制

大量研究表明，多数肾小球肾炎与体液免疫有关，是由免疫复合物沉积导致变态反应引起的。

（一）循环免疫复合物沉积

循环免疫复合物（抗原-抗体复合物）中的抗原可为内源性抗原，如DNA、肿瘤抗原、甲状腺球蛋白等，也可为外源性，如细菌、异种蛋白、病毒、药物等，但均为非肾小球性。抗原刺激机体产生相应抗体，二者在血液循环中结合形成循环免疫复合物，其随血液流经肾脏时，沉积于肾小球内，引起肾小球损伤。免疫复合物能否在肾小球内沉积并引起损伤，取决于复合物的大小、溶解度和携带电荷的种类等。通常认为大分子不溶性免疫复合物常被吞噬细胞所清除，不引起肾小球损伤。小分子可溶性免疫复合物不能结合补体，且易通过肾小球滤出，也不引起损伤。只有中等分子免疫复合物可随血液循环沉积于肾小球而引起肾小球肾炎。免疫荧光检查显示不连续的颗粒状荧光沿基底膜或在系膜区出现（图8-2）。

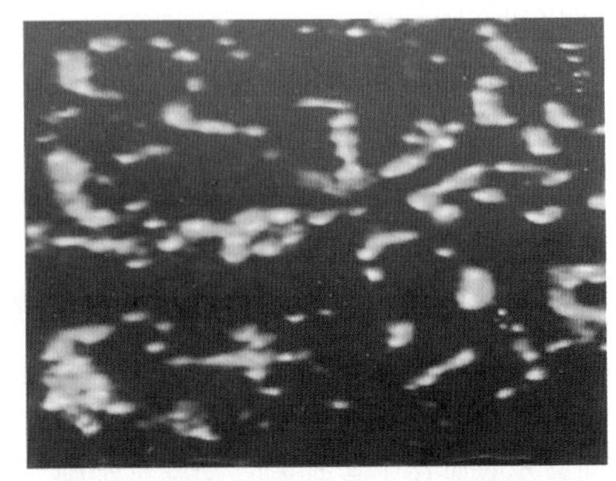
图 8-2 循环免疫复合物性肾炎（荧光染色）

（二）原位免疫复合物形成

肾小球自身的固有成分由于某种原因成为抗原，或非肾小球抗原进入肾小球后与其某一成分结合而形成植入性抗原，二者皆可刺激机体产生相应抗体。抗原与抗体在肾小球局部结合，形成原位免疫复合物，导致原位免疫复合物肾小球肾炎的发生。

1. 肾小球固有成分　作为靶抗原的肾小球固有成分包括：①层粘连蛋白、蛋白聚糖和胶原的α链等作为肾小球基底膜抗原，可引起抗基底膜性肾小球肾炎和肺出血肾炎综合征，免疫荧光检查显示沿基底膜形成特征性的连续的线性荧光（图8-3）；②上皮细胞抗原成分如β1整合素等诱发膜性肾小球肾炎；③细胞表面抗原Thy1.1、系膜基质抗原等系膜抗原诱发系膜增生性肾小球肾炎；④血管紧张素转换酶抗原等抗内皮细胞抗原。

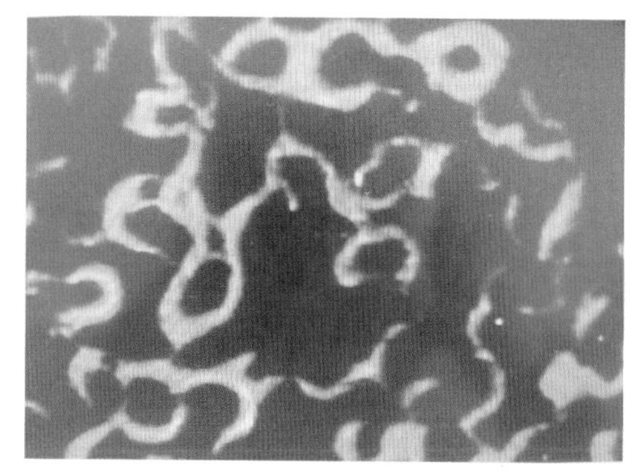

图8-3　抗肾小球基底膜抗体引起的肾炎（荧光染色）

2. 植入性抗原　病毒、细菌、寄生虫、免疫球蛋白等感染产物和某些药物等非肾小球抗原进入机体，与肾小球某一固有成分结合为植入抗原，刺激机体产生相应抗体，并在肾小球内原位结合形成免疫复合物。

知识拓展

肾小球肾炎的发病机制

研究表明，多数肾小球肾炎由抗体介导的免疫损伤引起，但某些肾小球肾炎则与细胞免疫关系密切。在一些肾小球内均可见激活的巨噬细胞、T细胞，其产物在此类肾小球肾炎的发生发展中起重要作用。体内和体外实验表明，在肾小球硬化过程中，巨噬细胞和淋巴细胞释放的细胞因子和淋巴因子可刺激系膜细胞增生，使系膜基质增加，引起肾小球硬化。

肾小球内沉积的免疫复合物可以激活补体，使细胞溶解破坏，并产生多种蛋白水解片断和生物活性物质，如C3a、C4a和C5a等，可刺激细胞释放组胺等血管活性物质，使毛细血管通透性升高，同时C5a作为趋化因子，又可吸引白细胞。中性粒细胞、巨噬细胞、淋巴细胞、血小板和自然杀伤细胞等可产生多种血管活性物质、蛋白溶解酶等，参与变质、渗出和增生等病变过程。肾小球固有细胞（系膜细胞、内皮细胞和上皮细胞）受刺激后，可分泌白细胞介素（IL-1、IL-6、IL-8）和多肽细胞因子（上皮细胞生长因子、转化生长因子、血小板衍生生长因子、集落刺激因子等）等多种介质，并可产生基质成分，促进细胞增生和肾小球硬化。

二、基本病变和分布特点

（一）基本病变

1. 变质　肾小球肾炎时，因蛋白溶解酶和细胞因子的作用使基底膜通透性升高，肾小球固有细胞变性，甚至发生纤维素样坏死。

2. 渗出　肾小球肾炎时常见白细胞渗出，主要是中性粒细胞和单核细胞，偶见嗜酸性粒细胞。中性粒细胞渗出后，可释放蛋白水解酶，破坏基底膜、上皮细胞和内皮细胞，导致红细胞漏出，大量漏出发生肉眼血尿，小量漏出时仅见镜下血尿，肾小囊腔内有时可见纤维素渗出。

3. **增生** 肾小球内细胞数目增多是肾小球肾炎的特征之一。主要是肾小球固有细胞数目增多，表现为以毛细血管内细胞增生为主，如内皮细胞的增生；以毛细血管外细胞增生为主，如肾小囊上皮细胞的增生，常形成新月体。此外，还常有系膜细胞的增生。晚期系膜基质增多，使肾小球发生硬化。

（二）分布特点

按肾小球病变的分布特点分为弥漫性和局灶性、球性和节段性。弥漫性和局灶性是指病变累及的肾小球占全部肾小球的比例，若累及几乎所有（50%以上）肾小球称为弥漫性，仅累及部分肾小球称为局灶性。球性和节段性是指病变侵犯一个肾小球的程度，若累及整个或几乎整个肾小球称为球性，仅累及肾小球的一部分称为节段性。

三、临床表现

（一）尿的变化

1. **少尿或无尿** 24小时尿量少于400ml，称为少尿，少于100ml，称为无尿。各种原因造成肾小球滤过率下降，可出现少尿或无尿。

2. **多尿、夜尿和低比重尿** 24小时尿量超过2500ml称为多尿。见于部分肾单位破坏，有效肾单位减少，而部分肾单位代偿，但代偿肾单位的滤过率虽增加，其重吸收功能和浓缩原尿功能却下降，使尿量增多、夜间排尿增多和尿比重降低。

3. **血尿** 尿沉渣镜检，每个高倍视野超过1个红细胞则为血尿。尿中混有0.1%以上的血液，尿呈红色或洗肉水样，称为肉眼血尿；肉眼未见尿呈红色，光镜下才见有血尿，称为镜下血尿。血尿是由于肾小球滤过膜严重损伤和断裂造成的，因通过裂口时的挤压和肾小管中渗透压的影响，红细胞呈奇形怪状，与非肾性血尿不同。

4. **蛋白尿** 24小时尿中蛋白含量大于150mg为蛋白尿，大于3.5g则称大量蛋白尿，提示肾小球有严重损伤。蛋白尿是由于肾小球毛细血管通透性增高引起的。

5. **管型尿** 管型由蛋白质、细胞或细胞碎片等在肾小管内凝聚而成，为肾小管铸型。管型包括透明管型（白蛋白构成），颗粒管型（细胞碎片构成），上皮细胞管型，红细胞管型，白细胞管型，脂肪管型等。正常情况下，尿沉渣镜检可见个别透明管型，若有大量透明管型或其他管型，则称管型尿，表明肾小球或肾小管有病变。透明管型和颗粒管型多见于肾小球病变。

（二）系统性改变

1. **肾性水肿** 肾性水肿是由于肾功能异常导致的血浆渗透压下降和水钠潴留的结果，主要表现为眼睑及颜面等组织疏松部位水肿，重者可表现为腹腔积液、胸腔积液等。见于尿蛋白长期大量流失或肾脏水调节功能下降。

2. **肾性高血压** 由于肾功能异常导致的高血压，称为肾性高血压。各种原因导致肾小球内皮细胞和系膜细胞严重增生，肾小球结构破坏和硬化，肾小球毛细血管受压闭塞乃至消失，导致肾小球缺血，肾素分泌增多，可引起肾素依赖性肾性高血压。此外，由于肾功能异常，体内水钠潴留，有效循环血量增多，也可导致钠依赖性肾性高血压。

3. **肾性贫血和肾性骨病** 肾功能严重损伤时，促红细胞生成素减少，电解质紊乱，钙磷代谢失调，从而导致肾性贫血和肾性骨病。

（三）临床综合征

根据肾小球肾炎的临床表现，结合其他检查结果、病程经过等，可将肾小球肾炎分为以下类型。

1. 急性肾炎综合征　起病急，主要表现为血尿、蛋白尿、少尿，常伴高血压和轻度水肿。主要病理类型是急性弥漫性增生性肾小球肾炎。

2. 快速进行性肾炎综合征　起病急，进展快，表现为血尿、蛋白尿、贫血，快速进展至肾衰竭，预后极差。主要病理类型是急进性肾小球肾炎。

3. 肾病综合征　主要表现为大量蛋白尿、低蛋白血症、高度水肿和高脂血症及脂尿。主要病理类型有膜性肾小球肾炎、微小病变性肾小球肾炎、膜增生性肾小球肾炎、系膜增生性肾小球肾炎和局灶性节段性肾小球硬化。

4. 慢性肾炎综合征　主要表现为多尿、夜尿、低比重尿、高血压、贫血、氮质血症等，多缓慢发展，最终发展为肾功能不全。各种病理类型的原发性肾小球肾炎终末阶段均可表现为慢性肾炎综合征。

5. 反复发作性或持续性血尿　起病急或缓，常表现为无症状性血尿或轻度蛋白尿，一般无其他症状。主要病理类型是IgA肾病。

6. 隐匿性肾炎综合征　一般无症状，仅有镜下血尿或蛋白尿。主要病理类型是系膜增生性肾小球肾炎。

7. 肾衰竭　临床表现为少尿、无尿或多尿，高血压，血肌酐和尿素氮升高。根据病程和临床表现，分为急性和慢性肾衰竭。各种病理类型的肾小球肾炎均可导致肾衰竭。

> **考点提示**
> 肾病综合征的临床表现。

8. 尿毒症　是严重的肾衰竭导致的自体中毒状态。由于体内毒性物质的刺激和水电解质平衡失调，可导致多个系统出现病变，如脑水肿、心肌水肿、胃肠道水肿、纤维素性小叶性肺炎、纤维素性心包炎、胸膜炎、腹膜炎、周围神经病变、肾性贫血和肾性骨病等。

四、肾小球肾炎的病理类型

（一）急性弥漫性增生性肾小球肾炎

急性弥漫性增生性肾小球肾炎，是临床最常见的肾炎类型，多见于儿童和青少年，主要病变特点为系膜细胞、内皮细胞增生，又称毛细血管内增生性肾小球肾炎，简称急性肾炎。多数病例常在腭扁桃体炎等上呼吸道感染1~4周后发病，与A组乙型溶血性链球菌感染有关，故称链球菌感染后肾小球肾炎。除链球菌外，肺炎双球菌、葡萄球菌等及麻疹、水痘等病毒亦可引起，故称非链球菌感染后肾小球肾炎。

1. 病理变化　肉眼观察，双侧肾脏轻、中度肿大，被膜紧张，表面光滑、充血，色泽红润，可有散在出血点，故称大红肾或蚤咬肾（图8-4）。光镜下，弥漫性肾小球体积增大，其主要特征是细胞数目显著增多（图8-5）。系膜细胞、内皮细胞明显增生，早期可见中性粒细胞和单核细胞浸润。增生的细胞使毛细血管管腔狭窄、甚至闭塞，导致肾小球缺血。间质充血、水肿，少量淋巴细胞和中性粒细胞浸润。肾小管上皮细胞变性，管腔内常出现各种管型，如透明管型、红细胞管型、白细胞管型等。

免疫荧光显示免疫球蛋白IgG、IgM和补体C3呈粗颗粒状沉积于肾小球毛细血管壁。

电镜下见基底膜外侧或上皮下有高密度、大团块电子致密物沉积。沉积物自基底膜向外侧形成驼峰状突起。

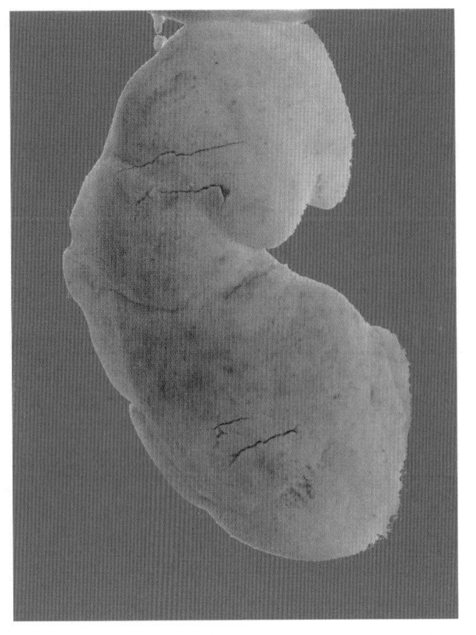

图 8-4 急性弥漫性增生性肾小球肾炎

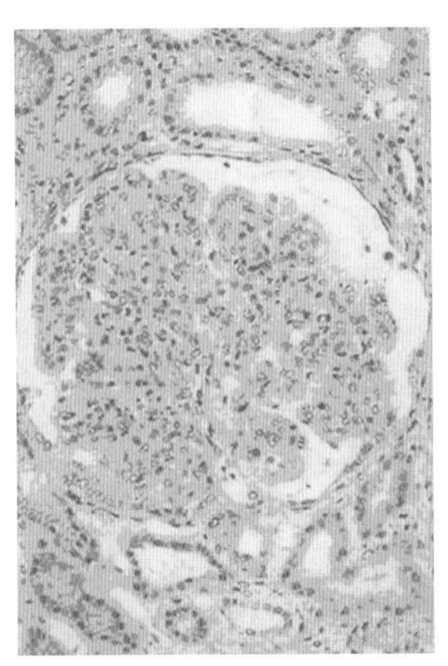

图 8-5 急性弥漫性增生性肾小球肾炎

2. 临床病理联系 主要表现为急性肾炎综合征。多数患儿预后较好，成人预后较差。

（二）新月体性肾小球肾炎

新月体性肾小球肾炎以肾小囊壁层上皮细胞增生形成新月体为特征，因主要病变位于肾小球毛细血管丛之外又称为毛细血管外增生性肾小球肾炎。根据病因分为：Ⅰ型，抗基底膜型，患者体内有抗肾小球基底膜抗体；Ⅱ型，免疫复合物介导型，病变肾小球内有免疫复合物沉积；Ⅲ型，免疫反应缺乏型或血管炎型，患者血内有中性粒细胞胞质抗体（ANCA）。

1. 病理变化 肉眼观察，双侧肾脏肿大，色苍白，表面常有点状出血。光镜下，病变特征为弥漫性（>50%）肾小囊腔内有新月体形成。一般认为肾小球基膜严重损伤，毛细血管壁断裂，出血及大量纤维素进入肾小囊腔，纤维素刺激肾小囊壁层上皮细胞增生，在毛细血管球外侧形成新月体或环状结构。早期，构成新月体的主要成分是增生的壁层上皮细胞和渗出的单核-巨噬细胞，其间混有中性粒细胞、淋巴细胞和纤维素。此种以细胞成分为主的新月体，称为细胞性新月体（图8-6）。之后增生的细胞转化为成纤维细胞，并产生胶原纤维，形成细胞和纤维共存的纤维-细胞性新月体。后期，细胞成分完全被纤维组织代替，形成纤维性或硬化性新月体。肾小管上皮细胞发生变性，因吸收蛋白导致细胞内玻璃样变。部分肾小管萎缩消失，肾间质水肿，炎细胞浸润，后期发生纤维化。

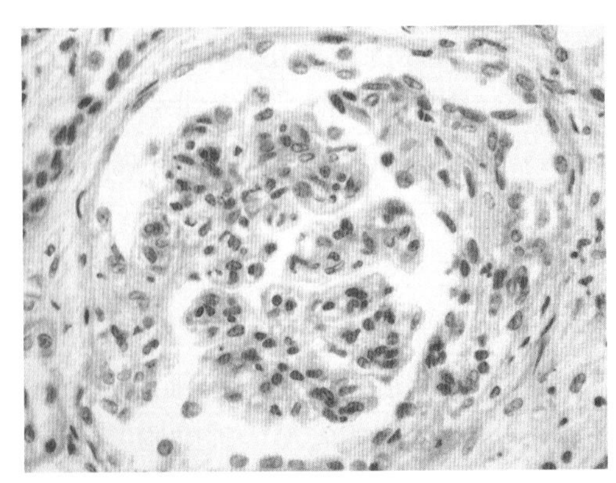

图 8-6 急进性肾小球肾炎

免疫荧光见Ⅰ型新月体性肾小球肾炎显示IgG和C3沿肾小球毛细血管壁呈线状沉积；Ⅱ型新月体性肾小球肾炎可见不同的免疫球蛋白和C3在肾小球不同部位呈颗粒状沉积；Ⅲ型新月体性肾小球肾炎IgG和C3阴性。

电镜下见肾小球基底膜不规则增厚，可见基底膜断裂和缺损，新月体形成。Ⅱ型新月体性肾小球肾炎可见电子致密物沉积。

2. 临床病理联系 临床表现为快速进行性肾炎综合征，故本病也称快速进行性肾小球肾炎或急进性肾小球肾炎。本病预后较差，其预后与新月体形成的比例有关，有新月体或环状体的肾小球比例低于80%者预后略好。

知识拓展

肺出血-肾炎综合征

肺出血-肾炎综合征是一种罕见的自身免疫性疾病，发生于青年男性。一般认为是一种抗肾小球基底膜病，一些患者的自身抗基底膜抗体（通常为IgG型）与肺泡毛细血管基底膜发生交叉反应，引起肺毛细血管出血，肺组织出现红褐色实变病灶。临床表现为咯血伴复发性血尿、轻度蛋白尿、高血压等肾炎症状。通常发展为快速进行性肾小球肾炎，晚期因大量肾小球受累而进展为快速进行性肾衰竭。未经治疗的患者，预后差，血浆置换可改善其预后。

（三）膜性肾小球肾炎

膜性肾小球肾炎，简称膜性肾炎，病变特点是肾小球毛细血管壁弥漫性增厚。由于本型肾炎缺乏炎症的渗出、增生等表现，故又称膜性肾小球病或膜性肾病。中老年人多见，40岁以上为发病高峰期，是引起成人肾病综合征最常见的原因。

1. 病理变化 肉眼观察，双侧肾脏肿大，色苍白，故称大白肾。光镜下，早期肾小球改变不明显，毛细血管腔无显著变化，之后毛细血管壁弥漫性基底膜增厚，毛细血管腔变狭窄（图8-7）。上皮下免疫复合物沉积（Masson染色呈红色），免疫复合物之间出现新生的基底膜样物质形成钉状突起（spike）（镀银染色呈黑色）。

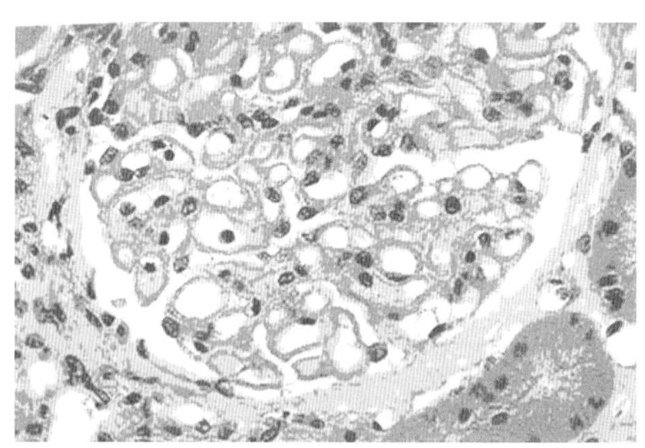

图8-7 膜性肾小球肾炎

免疫荧光显示IgG、C3沿毛细血管壁呈颗粒状沉积，偶见IgM的沉积。

电镜下上皮细胞肿胀，足突融合，基底膜增厚，上皮下大量电子致密物沉积，电子致密物之间新生基底膜样物质形成钉状突起，镀银染色显示钉突与增厚的基底膜垂直，形如梳齿。之后电子致密物部分溶解消失，不规则增厚的基底膜呈虫蚀状。最终肾小球发生玻璃样变和硬化。

2. 临床病理联系 临床主要表现为肾病综合征，基底膜严重损伤，通透性明显增高，大量血浆蛋白由肾小球滤过，导致严重的非选择性蛋白尿。约半数患者发病后10年左右进展至慢性肾衰竭。

（四）膜增生性肾小球肾炎

膜增生性肾小球肾炎的病变特点是既有系膜细胞增生和系膜基质增多，又有基底膜不规则增厚。根据超微结构和免疫荧光分为两个亚型，Ⅰ型较多见（约占90%），也称为系膜毛细血管性肾小球肾炎，Ⅱ型少见（约占10%），也称为致密沉积物病。有些患者持续性血清补体降低，又称为低补体血性肾小球肾炎。

1. 病理变化　肉眼观察，早期肾脏无明显改变，晚期缩小。光镜下，肾小球体积增大，弥漫性系膜细胞和内皮细胞增生，系膜基质明显增多，沿内皮细胞和基底膜之间插入，使毛细血管壁增厚，镀银染色或PAS染色基底膜呈双轨状或多层状改变，这是由于系膜基质或系膜细胞的突起插入造成的。由于系膜细胞重度增生和系膜基质增多，系膜区域扩大使肾小球呈明显的分叶状。

免疫荧光显示Ⅰ型膜增生性肾小球肾炎表现为IgG和补体C3呈颗粒状和团块状沉积于毛细血管壁和系膜区，Ⅱ型膜增生性肾小球肾炎显示大量补体C3沉积于毛细血管壁和系膜区。

电镜下增生的系膜细胞和系膜基质插入到基底膜和内皮细胞之间。因系膜基质与基底膜形态相似，故似有两层或多层基底膜，即光镜下所见双层或多层形态，一层为原有基底膜，另几层为插入到内皮细胞和基底膜之间的系膜基质。肾小球内可见电子致密物。Ⅰ型表现为内皮细胞下及系膜区出现大量电子致密物，少量见于上皮下；Ⅱ型表现为大量块状电子密度极高的沉积物沿基底膜致密层呈带状分布。

2. 临床病理联系　本病多见于青少年，女性略多于男性。多表现为肾病综合征，也可仅表现为无症状性血尿或蛋白尿。本病常呈慢性进行性，50%~70%的患者在10年内进展至慢性肾衰竭。皮质类固醇和免疫抑制剂治疗效果常不明显，Ⅱ型膜增生性肾小球肾炎在行肾移植后复发率较高。

（五）系膜增生性肾小球肾炎

系膜增生性肾小球肾炎的病变特点是弥漫性系膜细胞增生，通常伴系膜基质增多，晚期则系膜硬化显著。本病多见于我国和亚太地区，欧美国家少见。

1. 病理变化　光镜下早期以弥漫性系膜细胞增生为主，后期系膜基质逐渐增多，使系膜区加宽。毛细血管壁无明显变化。有时伴局灶性节段性肾小球硬化。

免疫荧光显示在我国主要是IgG和C3在系膜区沉积，而其他国家则主要是IgM和C3沉积，后者又称为IgM肾病。

电镜下弥漫性系膜细胞增生和系膜基质增多，部分伴低密度电子致密物沉积于系膜区。

2. 临床病理联系　系膜增生性肾小球肾炎多见于青少年，男性多于女性。临床主要表现为隐匿性肾炎综合征，部分表现为蛋白尿、血尿或肾病综合征。病变轻者预后较好，但可复发。重度系膜增生者可损伤肾功能，继续发展可导致硬化性肾小球肾炎。

（六）IgA肾病

IgA肾病是引起反复发作的镜下或肉眼血尿的最常见原因，由Berger于1968年最先描述，又称Berger病，是最常见的原发性肾小球疾病，是肾衰竭的主要原因之一。病因不明，发病有地区分布不同，亚洲和太平洋地区发病率最高。

1. 病理变化　IgA肾病的组织学病变程度参差不齐，最常见的表现为系膜细胞增生和系膜基质增多，也可表现为局灶性节段性增生或硬化，有时少数病例可有新月体形成。严重者系膜弥漫性增生，并有节段性坏死，肾功能迅速恶化，预后较差。有时可见肾间质活动性炎症，若有间质纤维化则预后不良。

免疫荧光显示特征性改变是系膜区大量IgA沉积，常伴有C3和备解素，IgG和IgM较少，一般无早期补体成分。

电镜下可见系膜区有电子致密沉积物。

2. 临床病理联系　临床上青少年多见，主要表现为复发性血尿，有的可伴轻度蛋白尿，发病前常有上呼吸道感染或消化道、泌尿道感染，极少有肾病综合征，可有高血压，血清IgA水平升高。儿童患者预后较好，成人较差。持续高度蛋白尿和高血压提示预后不佳。

（七）轻微病变性肾小球肾炎

轻微病变性肾小球肾炎又称轻微肾小球病变或轻微病变性肾病，是引起儿童肾病综合征的最常见原因。病变特征是电镜下弥漫性脏层上皮细胞足突融合，光镜下肾小球无明显病变或病变轻微，而肾小管上皮细胞内大量脂质沉积，故又称脂性肾病。

1. 病理变化　肉眼观察，双侧肾脏肿胀，颜色苍白，切面肾皮质因肾小管上皮细胞内大量脂质沉积而增厚，并出现黄白色条纹。光镜下肾小球结构基本正常或仅见局灶节段性轻度系膜增生。近端肾小管上皮细胞内可见大量脂滴空泡和蛋白小滴。

免疫荧光显示肾小球内无免疫球蛋白和补体沉积。

电镜下肾小球基底膜和系膜无显著变化，肾小球内无电子致密沉积物，主要病变是弥漫性肾小球脏层上皮细胞足突融合、消失，故又称足突病。

2. 临床病理联系　本病好发于儿童，可发生于呼吸道感染或免疫接种之后。临床上主要表现为肾病综合征，患者常出现大量蛋白尿，多为选择性蛋白尿。因肾小球无明显炎症，病变轻微，故一般无高血压及血尿，肾功能无损害。皮质类固醇对90%以上的患儿治疗效果显著。

（八）局灶性节段性肾小球硬化

局灶性节段性肾小球硬化症的病变特征是部分肾小球发生局灶性或节段性硬化，临床主要表现为肾病综合征。

1. 病理变化　光镜下病变呈局灶性分布，早期主要累及皮髓质交界处的肾小球，以后逐渐波及皮质全层。病变肾小球的部分小叶和毛细血管袢内系膜基质增多，基膜塌陷，玻璃样物质或脂质沉积，有时可见硬化区周围上皮细胞增生并与肾小囊粘连。病变持续发展可导致肾小球硬化，并出现肾小管萎缩和间质纤维化。

免疫荧光显示肾小球硬化区可见IgM和C3沉积。

电镜下肾小球基底膜厚薄不均，弥漫性脏层上皮细胞足突融合。系膜基质增多，伴电子致密物沉积。

2. 临床病理联系　大多数患者主要表现为肾病综合征，伴血尿和高血压，少数仅表现为蛋白尿，对皮质类固醇治疗不敏感。病变呈进行性，多发展为慢性肾小球肾炎，约半数在10年内发展至肾衰竭。

（九）慢性肾小球肾炎

慢性肾小球肾炎是各种不同类型肾小球肾炎发展的最后阶段。由于大量肾小球发生玻璃样变和硬化，故又称为慢性硬化性肾小球肾炎。病变特点是大量肾小球硬化，肾小管萎缩、消失，间质纤维化。

1. 病理变化 肉眼观察，双侧肾脏对称性缩小，重量减轻，质地变硬，颜色苍白，表面呈弥漫性细颗粒状（图8-8），故称为继发性颗粒性固缩肾。切面肾皮质变薄，皮髓质分界不清，肾盂周围脂肪组织增多。光镜下可见少数结构残存的肾小球，大量肾小球（超过全部肾小球的50%）玻璃样变、纤维化而硬化。肾小球中心部分变为无细胞、嗜酸性、PAS染色阳性的玻璃样物质，周围部分纤维化。硬化肾小球所属的肾小管萎缩、消失，间质纤维组织增生伴大量淋巴细胞、浆细胞浸润，间质纤维化使玻璃样变的肾小球相互靠拢集中（图8-9）。病变轻的肾单位呈代偿性肥大，肾小球体积增大，肾小管扩张，管腔内可见各种管型。间质内细小动脉发生硬化，管壁增厚，管腔狭窄。

> **考点提示**
> 各种肾小球肾炎的病理变化特征。

免疫荧光和电镜一般无特异性发现。

2. 临床病理联系 本病成人多见，临床表现主要为慢性肾炎综合征，出现多尿、夜尿、低比重尿、高血压、贫血和氮质血症，由慢性肾衰竭最后发展为尿毒症。

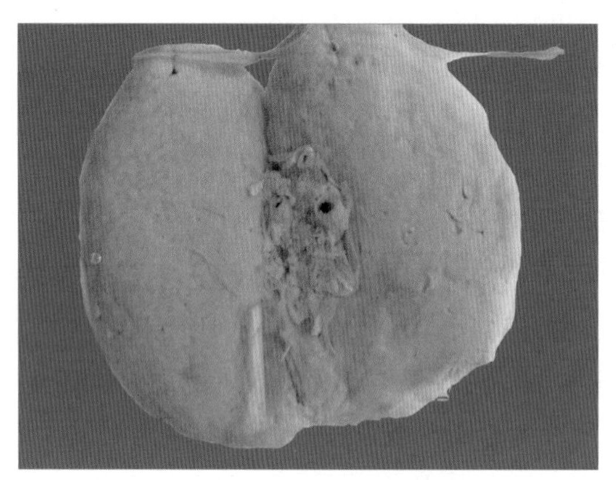

图8-8 慢性肾小球肾炎

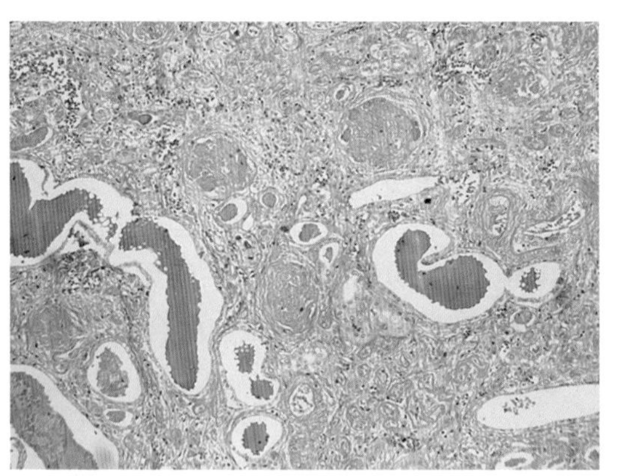

图8-9 慢性肾小球肾炎

第二节 泌尿系统感染性疾病

一、肾盂肾炎

（一）急性肾盂肾炎

急性肾盂肾炎是由细菌感染引起的肾盂、肾小管和肾间质的急性化脓性炎症，是泌尿系统常见的感染性疾病，可发生于任何年龄，女性发病率为男性的9~10倍。

1. 病因与发病机制 肾盂肾炎致病菌多为革兰阴性菌，大肠埃希菌最多见，其他包括变形杆菌、产气杆菌、葡萄球菌等。细菌通过两条感染途径累及肾脏。

（1）上行性感染 肾盂肾炎多由上行性感染引起。尿道炎或膀胱炎时，细菌沿输尿管或输尿管周围淋巴管上行到肾盂，引起肾盂、肾小管和肾间质的炎症。病原菌多为革兰阴性菌，病变可为单侧或双侧肾脏。

（2）下行性感染 即血源性感染，细菌从某处感染灶侵入血流，到达肾脏，引起急性肾盂肾炎。病原菌多为葡萄球菌，双侧肾脏同时受累。

正常情况下，排尿对泌尿道有冲洗自净作用，膀胱黏膜的白细胞及其产生的抗体具有抗菌作用，细菌不易在泌尿道繁殖，膀胱内尿液呈无菌状态。当泌尿道结石、前列腺肥大、妊娠子宫的压迫等导致尿道阻塞时，可引起尿流不畅、尿液潴留，有利于细菌感染；膀胱局部结构异常、下尿道梗阻、膀胱功能紊乱等引起的膀胱输尿管反流是导致细菌由膀胱到达输尿管和肾盂的重要途径；导尿、膀胱镜检查及其他尿道手术引起的泌尿道损伤为细菌感染提供了条件。女性发病率高于男性与下列因素相关：女性尿道短，易发生上行性感染；激素水平的变化有利于细菌黏附于尿道黏膜；缺少男性前列腺液中含有的抗菌物质等。

2. **病理变化**　肉眼观察，单侧或双侧肾脏肿大，质软。表面充血，可见散在、大小不等的稍隆起黄白色脓肿，脓肿周围见紫红色充血带。病灶可呈弥漫分布或较局限。切面见髓质内有黄色条纹状病灶向皮质延伸，或呈楔形分布，可见脓肿不规则地分布于肾皮质和髓质各处。肾盂黏膜充血，水肿，表面有脓性渗出物，有时可见小出血点。重者，肾盂内可有积脓。镜下，病变特征为肾间质的灶状化脓性炎和肾小管上皮细胞的坏死。肾盂黏膜血管扩张充血。间质水肿，大量中性粒细胞浸润，形成脓肿或条索状化脓病灶。早期中性粒细胞局限于肾间质，之后化脓灶破坏肾小管，导致肾小管结构破坏，受累管腔内充满大量中性粒细胞，可形成中性粒细胞管型。上行性感染与血源性感染病变特点不同，前者通常肾小球较少受累，肾盂炎症明显，从肾乳头部向皮质形成索状或不规则脓肿。后者常先累及肾皮质的肾小球及周围肾间质，在肾皮质内形成散在小脓肿，并逐渐向肾盂延伸。

3. **并发症**　糖尿病或有尿路阻塞的患者易合并肾乳头坏死，重者可引起肾髓质血供障碍，肾乳头部供血的直小动脉内有炎性血栓形成，肾乳头发生缺血、坏死，为凝固性坏死；伴严重输尿管高位阻塞者，因脓性液体不能排出，潴留于肾盂、肾盏及输尿管内，形成肾盂积脓，若未及时治疗，肾组织最终大部被破坏，整个肾变成充满脓液的囊腔；病变严重时，肾内化脓性炎穿破肾被膜，扩展至肾周围组织，形成肾周围脓肿。

由于抗生素的应用，并发症已少见。

> **考点提示**
>
> 急性肾盂肾炎感染途径及病理变化特点。

4. **临床病理联系**　急性肾盂肾炎发病急，发热、寒战、白细胞增多等症状明显。肾肿大，被膜紧张引起腰痛和肾区叩痛。化脓性病灶累及肾小管，中性粒细胞、脓细胞和细菌等从尿中排出，可出现脓尿、蛋白尿、菌尿和管型尿，白细胞管型对肾盂肾炎的临床诊断有意义。上行性感染引起者由于炎症对膀胱和尿道黏膜的刺激，还出现尿频、尿急、尿痛等膀胱和尿道刺激征。急性肾盂肾炎若及时彻底治疗多可痊愈，若治疗不彻底或尿路阻塞不能解除，病变易反复发作而迁延为慢性。

（二）慢性肾盂肾炎

慢性肾盂肾炎多由急性肾盂肾炎反复发作逐渐进展而来；若急性肾盂肾炎临床表现不明显，也可隐性进展至慢性阶段。

1. **病理变化**　病变可为一侧或双侧，若为双侧，则两侧病变不对称。肾脏体积缩小，变硬，表面高低不平，有不规则的凹陷性瘢痕。切面见肾脏被膜增厚，皮髓质界限不清，肾乳头萎缩，肾盂和肾盏变形，肾盂黏膜增厚、粗糙。镜下，病变呈不规则灶状分布，肾间质大量淋巴细胞和巨噬细胞等慢性炎细胞浸润，淋巴滤泡形成，间质纤维组织增生。部分肾小管萎缩、消失。部分残存肾单位代偿性肥大，肾小管扩张，管腔内充满均质红染的胶样管型，形似甲状腺滤泡。肾内细小动脉发生玻璃样变和硬化。活动期可见大量中性粒细胞浸润及小脓肿形成。早期，肾小球因较少受累，常无明显改变，仅见其周围纤维化。

晚期，肾小球发生萎缩、玻璃样变、纤维化（图8-10）。

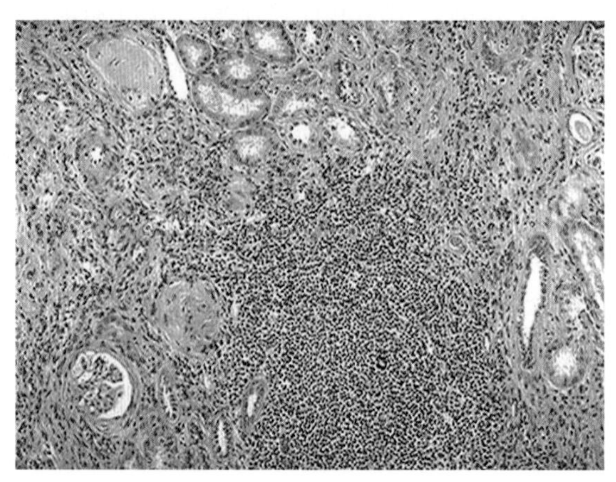

图 8-10 慢性肾盂肾炎

2. 临床病理联系 慢性肾盂肾炎病程较长，常反复发作。临床表现为腰疼、发热、间歇性脓尿和菌尿等。因肾小管病变出现早且重，其浓缩功能明显降低，导致多尿、夜尿症状显著，但蛋白尿较轻。因电解质丧失过多，可有缺钾、缺钠和酸中毒。晚期肾组织纤维化和小血管硬化，致肾缺血而引起高血压。最后可出现肾衰竭。

二、膀胱炎

膀胱炎一般是指由大肠埃希菌、副大肠埃希菌、变形杆菌、金黄色葡萄球菌等所致的非特异性感染，根据其病变进程分为急性膀胱炎和慢性膀胱炎。

1. 急性膀胱炎 常突然起病，女性多见。病变特点为膀胱黏膜充血、水肿、出血、溃疡和中性粒细胞浸润，以膀胱三角区最明显。临床表现为排尿时有烧灼感，尿道有疼痛。伴尿急、尿频，尿量少，终末血尿明显。一般全身症状轻微，部分患者有疲乏感、低热、耻骨上不适和轻度腰痛。若全身症状明显、体温显著升高、腰痛，则可能已发展为急性肾盂肾炎。男性可并发附睾炎或尿道炎，女性可并发盆腔炎，并反复发作。

2. 慢性膀胱炎 膀胱镜检查见膀胱三角区和膀胱颈水肿，整个膀胱黏膜呈片状红肿，易出血，重者有黏膜溃疡，其上有渗出物覆盖。慢性炎症细胞可侵及黏膜和肌层，伴纤维化，使膀胱弹性下降。临床表现为尿频、尿急、尿痛长期存在，反复发作，患者疲乏无力、腰腹部和会阴区不适或隐痛。慢性膀胱炎因长期反复感染，可引起膀胱壁广泛纤维化和膀胱挛缩，导致膀胱容量变小。

第三节 泌尿系统常见肿瘤

一、肾细胞癌

肾细胞癌是成年人最常见的原发性肾脏恶性肿瘤，多见于60岁左右的人群，男性多于女性。多以无症状性血尿为始发症状，渐出现腰痛并能触及肿物。肿瘤来源于肾小管上皮细胞，又称肾腺癌。

1. 病因与发病机制 肾细胞癌的病因和发病机制尚未完全阐明。流行病学调查显示吸烟是引起肾癌的最危险因素，吸烟者发病率较不吸烟者高两倍。其他危险因素包括肥胖

（尤其是女性）、高血压、接触石油产品、石棉和重金属等。

绝大多数肾癌为散发性，发病年龄较大，单侧多见。少数为家族性，为常染色体显性遗传，发病年龄小，常为双侧多灶性。

2. 病理变化　肿瘤多为单发，常表现为实性球形肿物，多见于肾的两极，尤以上极多见，常致肾脏变形。肿瘤界限清楚，常有假包膜形成。切面见肿瘤多为实性，少数为囊性，颜色多样，呈灰黄（癌细胞胞质内含有大量脂质）或灰白色，常有出血（红褐色）、坏死（灰白）和纤维化（白色）区并存，呈现出多种颜色交错的多彩特征（图8–11）。

光镜下肾细胞癌有三个主要类型。

（1）透明细胞癌　为最常见类型，占肾细胞癌70%~80%。肿瘤细胞体积较大，轮廓清晰，圆形或多边形，细胞核小而深染，胞质丰富，多透明，少数呈颗粒状，细胞多排列成实性片状或腺泡状。间质内含丰富毛细血管和少量纤维组织（图8–12）。

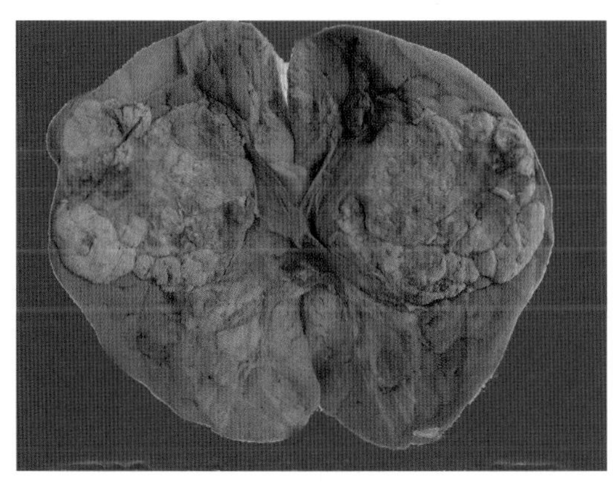

图8–11　肾细胞癌

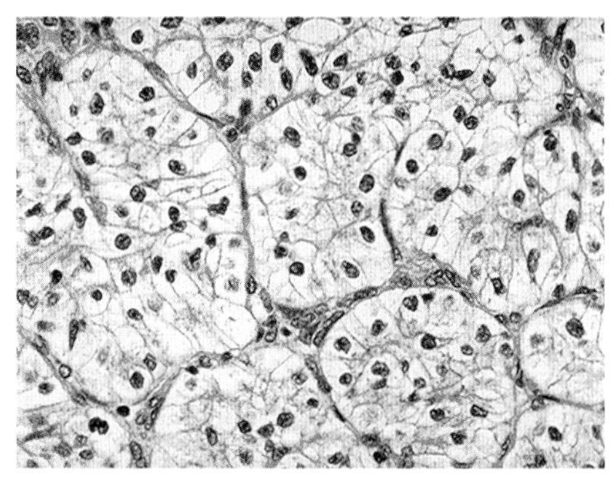

图8–12　肾透明细胞癌

（2）乳头状癌　占肾细胞癌10%~15%。肿瘤细胞为立方形或矮柱状，呈乳头状排列，乳头中轴间质内常见泡沫细胞和砂粒体，并可发生水肿。

（3）嫌色细胞癌　约占肾细胞癌的5%。肿瘤细胞大小不一，胞膜清晰可见，核周常有空晕，呈实性片状排列。

3. 临床病理联系　肾细胞癌早期常无症状，一般在体积很大时才被发现。血尿、腰痛和肾区肿块三联征是对肾细胞癌具有诊断意义的三个典型症状，出现时已属晚期。无痛性血尿是肾细胞癌的主要症状，是肿瘤侵入肾盂、肾盏和血管所致，一般为间歇性，早期仅为镜下血尿。肾细胞癌可产生异位激素和激素样物质，导致多种副肿瘤综合征，如高钙血症、红细胞增多症和高血压等。

4. 转移　肾细胞癌可直接侵入肾盂、肾盏和输尿管。肿瘤穿破肾被膜，可侵犯肾上腺和肾周围脂肪组织。肾细胞癌常侵入肾静脉，静脉腔内条索状的瘤栓可向下腔静脉延伸，甚至达右心房。因癌组织血管丰富，早期即可发生血道转移，最常转移到肺、骨和对侧肾脏。淋巴道转移常首先转移到肾门及主动脉旁淋巴结。

5. 预后　肾细胞癌预后较差，平均5年生存率约为45%。若无转移，术后5年生存率可达70%以上。

二、膀胱上皮性肿瘤

绝大多数膀胱肿瘤起源于上皮组织，称为尿路上皮肿瘤或移行上皮肿瘤，其他类型如鳞状细胞癌、腺癌和间叶来源的肿瘤则少见。膀胱移行细胞癌是泌尿系统疾病最常见、最重要的肿瘤，多见于50岁以后，男性多于女性。

1. **发病因素** 吸烟是膀胱肿瘤发生的主要原因。此外，还与长期职业接触苯胺等化学致癌物及血吸虫感染等引发的膀胱黏膜慢性炎症刺激等因素有关。

2. **病理变化** 肉眼观，膀胱癌好发于膀胱侧壁和膀胱三角区近输尿管开口处。单发或多发，大小不等，直径从数毫米至数厘米。多呈乳头状，也可呈息肉状、菜花状或扁平的突起（图8-15）。肿瘤可向深层浸润，也可呈非浸润性。切面灰白，可有出血坏死等改变。

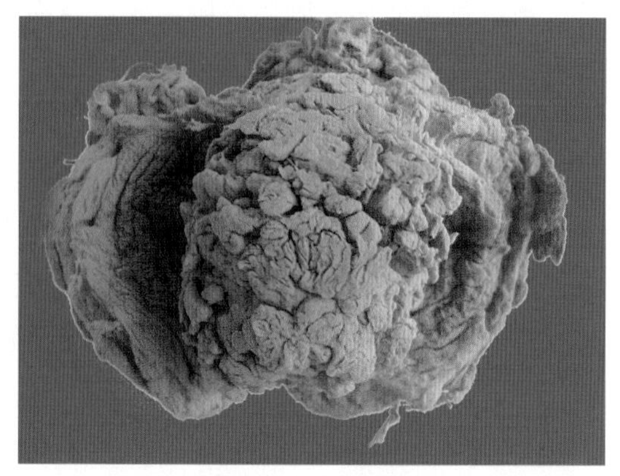

图 8-15 膀胱癌

尿路上皮乳头状瘤较少见，多见于青年。肿瘤呈乳头状，细胞分化好。

低度恶性潜能乳头状尿路上皮肿瘤的组织学结构与尿路上皮乳头状瘤相似，但乳头粗大，细胞增生更显著，超过正常尿路上皮厚度。肿瘤预后好，复发率低。

低级别乳头状尿路上皮癌的细胞形态和组织结构较规则，极性无明显紊乱。肿瘤由纤细、多分支和轻度融合的乳头组成。细胞排列紧密，细胞核增大、浓染，核仁不明显，可见少量核分裂象（多出现在基底部）。术后可复发，少数病例进展为浸润性肿瘤。

高级别乳头状尿路上皮癌细胞异型性明显，细胞核深染、多形，核仁明显，核分裂象多见，上皮全层可出现病理性核分裂象。细胞排列紊乱，极性消失。多有浸润性，容易发生转移。

3. **临床病理联系** 膀胱肿瘤最常见的症状是无痛性血尿。肿瘤刺激膀胱黏膜可发生尿频、尿急、尿痛或排尿困难等尿路刺激症状。肿瘤若侵及输尿管开口，可引起肾盂积水或积脓等。

4. **预后** 患者的预后与肿瘤的病理学分级和是否浸润有密切的关系。乳头状瘤、低度恶性潜能乳头状尿路上皮肿瘤和低级别非浸润性乳头状尿路上皮癌预后好，肿瘤复发率低，10年生存率可达90%以上。高级别乳头状尿路上皮癌预后较差，10年生存率仅为40%左右。

本章小结

肾小球肾炎常见类型包括急性弥漫性增生性肾小球肾炎、新月体性肾小球肾炎、膜性肾小球肾炎、膜增生性肾小球炎、系膜增生性肾小球肾炎、轻微肾小球病变、IgA肾病、硬化性肾小球肾炎等。其病因和发病机制与体液免疫有关，是由免疫复合物沉积导致变态反应引起的，包括循环免疫复合物沉积和原位免疫复合物形成。基本病变包括变质、渗出、增生。临床表现为少尿或无尿、多尿、夜尿和低比重尿；血尿、蛋白尿、管型尿；肾性高血压、水肿、贫血；急性肾炎综合征、快速进行性肾炎综合征、肾病综合征、慢性肾炎综合征等。

肾盂肾炎是肾脏最常见的疾病之一。急性肾盂肾炎是由细菌感染引起的肾盂、肾小管和肾间质的急性化脓性炎症，感染途径包括上行性感染和血源性（下行性）感染。主要表现为发热、寒战、腰痛、肾区叩痛、白细胞增多和脓尿、蛋白尿、菌尿和管型尿，白细胞管型对肾盂肾炎的临床诊断有意义。膀胱炎是泌尿系统较常见的感染性疾病，其主要表现为尿频、尿急、尿痛等膀胱和尿道刺激征。

肾细胞癌是肾脏最常见的原发性恶性肿瘤，包括透明细胞癌、乳头状癌、嫌色细胞癌。血尿、腰痛和肾区肿块三联征是对肾细胞癌具有诊断意义的三个典型症状。肾细胞癌可产生异位激素和激素样物质，导致多种副肿瘤综合征。膀胱移行细胞癌是泌尿系统疾病最常见、最重要的肿瘤，好发于膀胱侧壁和膀胱三角区近输尿管开口处，最常见的症状是无痛性血尿，其预后与肿瘤的病理分级和是否浸润有密切的关系。

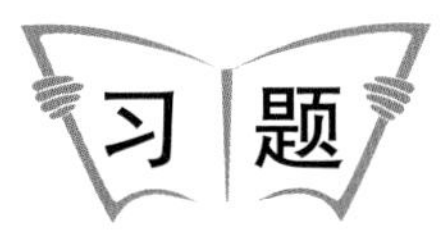

一、选择题

【A1/A2 型题】

1. 下列所有的临床特征中不符合肾病综合征的是
   A. 蛋白尿　B. 低蛋白血症
   C. 红细胞管型　D. 高脂血症
   E. 水肿
2. 急性弥漫性增生性肾小球肾炎中增生的细胞主要是
   A. 肾小囊壁层上皮细胞　B. 肾小囊脏层上皮细胞
   C. 肾小球系膜细胞及内皮细胞　D. 肾小球周围成纤维细胞
   E. 肾小球间质细胞
3. 快速进行性肾小球肾炎的病理特征是
   A. 系膜细胞显著增生
   B. 肾小囊壁层上皮细胞增生形成新月体
   C. 基底膜弥漫性显著增厚
   D. 肾小球大量纤维化、玻璃样变
   E. 基底膜外侧有驼峰状免疫复合物沉积
4. 膜性肾小球肾炎电镜下常见的病变是
   A. 基底膜“虫蚀样”改变　B. 脏层上皮细胞足突融合
   C. 基底膜外侧有驼峰状电子致密物　D. 基底膜内侧电子致密物散在沉积
   E. 基底膜呈“双轨状”
5. 脂性肾病的病理学特点是
   A. 嗜银染色示基底膜上形成钉状突起　B. 肾小囊脏层上皮细胞足突消失
   C. 系膜细胞增生　D. 系膜基质增生
   E. 内皮细胞增生
6. 引起儿童期肾病综合征最常见的肾炎类型是
   A. 急性弥漫性增生性肾小球肾炎　B. 新月体性肾小球肾炎
   C. 膜性肾小球肾炎　D. 膜性增生性肾小球肾炎
   E. 轻微病变性肾小球肾炎
7. 慢性硬化性肾小球肾炎的肾小球主要病变是
   A. 肾小球周围纤维化，肾小囊壁增厚　B. 肾小球纤维化、玻璃样变
   C. 入球小动脉玻璃样变性，肾小球萎缩　D. 肾小囊脏层上皮细胞明显增生

E．肾小球毛细血管内皮增生，肾小球缺血

8．急性肾盂肾炎的基本病变属于

A．纤维素性炎　　B．卡他性炎
C．浆液性炎　　D．肉芽肿性炎
E．化脓性炎

9．慢性肾盂肾炎与慢性硬化性肾小球肾炎的肉眼区别主要是

A．体积缩小　　B．质地变硬
C．肾内小动脉硬化　　D．颜色苍白
E．表面有不规则的凹陷性瘢痕

10．关于肾细胞癌描述正确的是

A．常在早期即有临床症状
B．典型组织病理学形态为透明细胞癌
C．患者常因血尿、腰痛和腰部肿块三联征被发现
D．转移少见，发生时也只局限于肾周
E．肉眼上肿瘤切面为囊性，灰白色，含少量脂质

【A3/A4 型题】

（11~13题共用题干）

患者，女，26岁。3个月前突然起病，排尿时有烧灼感，尿道有疼痛，伴尿急、尿频，尿量少，全身症状不明显，给予相关治疗后病情好转。今发热、恶寒3天，腰区不适感1天，无明显尿急、尿频、尿痛。

体检：T 40℃，P 135次/分，R 25次/分，BP 120/90mmHg，右肾区有明显叩击痛。实验室检查：血WBC 13×10^9/L，N 0.85，L 0.15，尿蛋白（+），白细胞（+++），可见白细胞管型。早晨中段尿培养有细菌生长，菌落计数1.2×10^5/ml尿。

11．该患者3个月前的临床诊断是

A．急性弥漫性增生性肾小球肾炎　　B．肾母细胞瘤
C．急性膀胱炎　　D．肾细胞癌
E．膀胱移行细胞癌

12．该患者此次发病的临床诊断是

A．链球菌感染后肾小球肾炎　　B．慢性膀胱炎
C．急性膀胱炎　　D．急性肾盂肾炎
E．慢性肾盂肾炎

13．该患者此次发病是由前次发病的下列哪项造成的

A．上行性感染　　B．下行性感染
C．血源性感染　　D．种植性转移
E．血道转移

扫码“练一练”

二、思考题

1．简述慢性硬化性肾小球肾炎的病理变化及其主要临床表现。
2．简述肾盂肾炎的病因和发病机制。

（姜晓刚）

第九章　女性生殖系统和乳腺疾病

扫码"学一学"

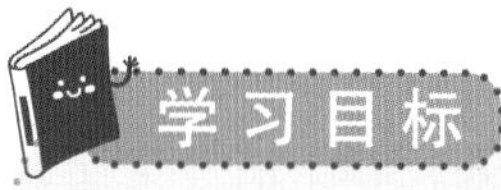

1. **掌握**　子宫颈癌的病理变化、扩散与转移及临床病理联系；葡萄胎、侵袭性葡萄胎和绒毛膜上皮癌的主要病变及临床病理联系；乳腺癌的常见组织学类型、扩散与转移。

2. **熟悉**　慢性子宫颈炎的病理类型；子宫颈上皮内瘤变的病理特点、分级；子宫内膜增生的概念、病变特点；子宫内膜异位的概念；子宫颈癌、乳腺癌的临床病理联系。

3. 了解　子宫内膜癌的病变特点；子宫内膜异位的病变特点；乳腺增生、乳腺癌、纤维腺瘤的病理特点。

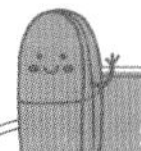

案例讨论

[案例] 患者，女性，27 岁，工人。1 年前，患者停经 3 个月后自然流产，清宫后恢复正常。3 个月前出现阴道不规则流血，并有烂肉样碎组织排出，常有咳嗽，胸痛，头痛等症状。近日症状加重，咯血 2 天入院。入院后检查，胸片示：双肺有结节状影。实验室检查：尿妊娠试验（+）。入院后第三天晨起床后突感头痛，随即倒地，抢救无效死亡。尸解摘要：患者消瘦贫血状，腹腔内有血性液体约 400ml。肝、肺表面和切面上见数个大小不等出血性结节，最大直径达 2.5cm，伴出血、坏死。脑组织水肿。子宫 13cm×13cm×12cm，宫底后壁见直径 4cm 的出血性结节，切面呈紫红色，伴坏死、溃烂，边界不清，并穿破肌层达浆膜。阴道壁见 2 个紫红色结节。镜下见结节组织中有两种肿瘤细胞：细胞滋养层细胞和合体滋养层细胞，有异型性，两种瘤细胞混合存在，瘤组织中没有间质和血管，可见明显出血和坏死。

[讨论]

1．死者患有何种疾病？死亡原因？

2．用病理学知识，解释死者生前出现的一系列症状和体征。

第一节　子宫颈疾病

一、慢性子宫颈炎

慢性子宫颈炎（chronic cervicitis）是育龄妇女中最为常见的妇科疾病。可由多种病原微生物感染引起，常见的有葡萄球菌、链球菌、大肠埃希菌、肠球菌等，沙眼衣原体、淋球菌、单纯疱疹病毒（HSV）或人类乳头状瘤病毒（HPV）等也与本病发生有关。另外分娩、流产以及手术造成的子宫颈损伤、阴道酸性环境的改变、经期卫生不良等因素也可促使慢性子宫颈炎的发生。

根据病变特点，可将慢性子宫颈炎分为以下四种类型。

1. 子宫颈糜烂 临床上极为常见，包括：①真性糜烂：炎性刺激导致子宫颈阴道部表面的鳞状上皮细胞变性坏死脱落，形成浅表的缺损，称为真性糜烂，临床少见。②假性糜烂：临床子宫颈糜烂多为假性糜烂。鳞状上皮脱落后被增生的子宫颈管黏膜上皮取代，由于颈管黏膜上皮单层排列，较薄，其下小血管易显露，颜色鲜红，似糜烂状，但其本质非真正的糜烂，因此称假性糜烂。

镜下见，糜烂处被颈管黏膜单层柱状上皮所覆盖，上皮下可有充血、水肿，大量淋巴细胞和浆细胞等浸润。糜烂修复时，柱状上皮下的储备细胞增生，可发生鳞状上皮化生，鳞状上皮也可向腺体内延伸并取代腺上皮，称为腺体鳞状上皮化生（图9-1）。

2. 子宫颈息肉 慢性子宫颈炎时，子宫颈管黏膜上皮、腺体及间质呈增生，向黏膜表面突起形成带蒂的小肿物，形成单个或多个带蒂的肿块突出于黏膜表面，称为子宫颈息肉。肉眼观，肿块数毫米至数厘米不等，红色，质软，易出血。镜下见，息肉表面被覆单层柱状上皮或鳞状上皮，上皮下由增生的腺体、纤维结缔组织及毛细血管构成，伴有充血、水肿及以淋巴细胞为主的炎细胞浸润，蒂为纤维组织和血管。子宫颈息肉一般为良性，极少数患者（1%以下）可异常增生发展为癌。

3. 子宫颈腺体囊肿 炎性刺激导致子宫颈腺体开口受阻，腺体分泌物排泄障碍致腺体扩大成囊状，称为子宫颈腺体囊肿，又称纳博特囊肿。肉眼见子宫颈外口处有单个或多个透明的囊泡，大小不等，内含黏液。镜下见，腺体扩张呈囊状，囊内含黏液（图9-2）。

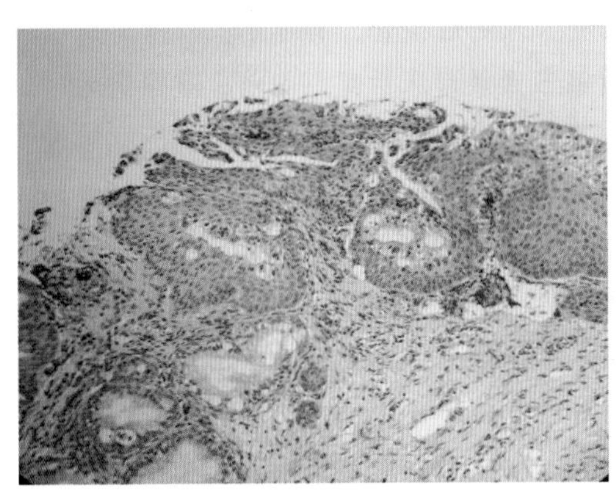

图 9-1 子宫颈腺体鳞状上皮化生

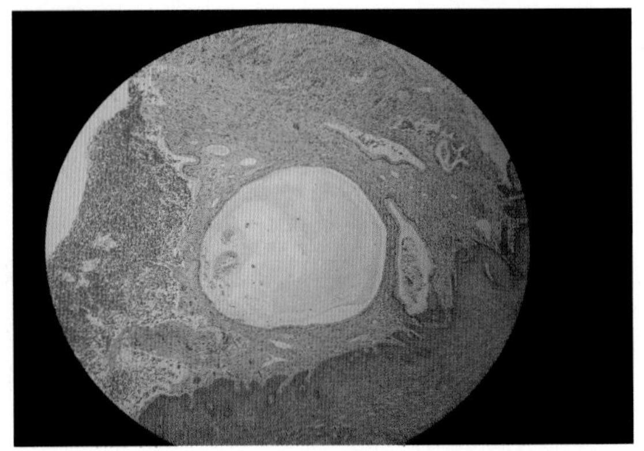

图 9-2 子宫颈腺体囊肿

4. 子宫颈肥大 长期慢性炎症刺激引起子宫颈腺体和结缔组织增生，导致子宫颈肥大。肉眼观，宫颈体积均匀增大，表面光滑、色苍白，质较硬。镜下见，宫颈表面鳞状上皮增厚，间质纤维组织增生，血管充血，淋巴细胞浸润，腺体增生。

二、子宫颈上皮内瘤变

子宫颈上皮非典型增生是指子宫颈鳞状上皮呈不同程度的异型性增生，系癌前病变。若上皮全层均为异型细胞所取代，但尚未突破基底膜者，则称为原位癌。现已将子宫颈上皮非典型增生和原位癌称为子宫颈上皮内瘤变（cervical intraepithelial neoplasia，CIN）。

子宫颈上皮非典型增生属癌前病变，是指子宫颈鳞状上皮被异型性不等的细胞取代，病变由基底层逐渐向表层发展。依据其病变程度不同分为三级：Ⅰ级，异型细胞局限于上皮的下1/3；Ⅱ级，异型细胞累及上皮层的下1/3至2/3；Ⅲ级，异型细胞超过全层的2/3，但还未累及上皮全层（图9-3）。

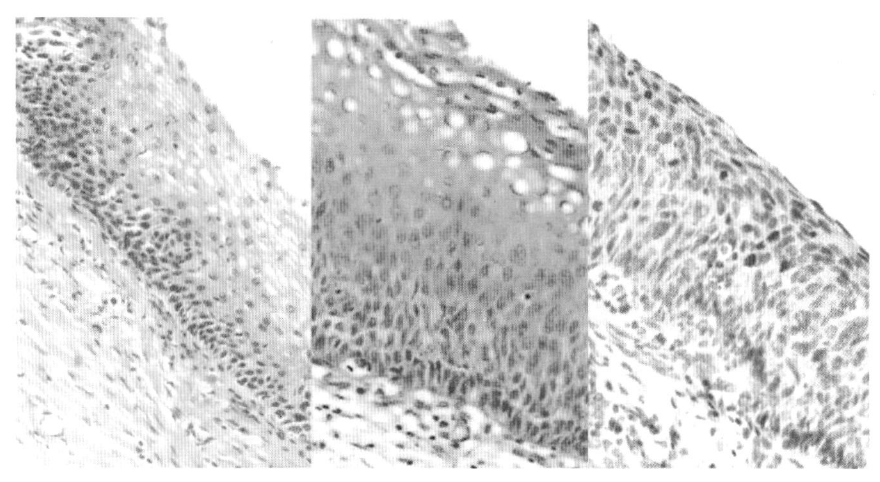

图9-3　子宫颈上皮内肿瘤（CIN）Ⅰ，Ⅱ，Ⅲ级

子宫颈原位癌：异型细胞累及子宫颈黏膜上皮全层，但病变局限于上皮层内，未突破基膜。有时癌细胞可沿基膜蔓延入子宫颈腺体内，取代全部或部分腺上皮，但仍未突破腺体的基膜，称为原位癌累及腺体，仍然属于原位癌的范畴。

子宫颈上皮非典型增生并不一定都发展为原位癌乃至浸润癌，大约一半的轻度非典型增生可自然消退，仅有不到2%的轻度非典型增生最终发展为浸润癌。如经适当治疗，绝大多数非典型增生可治愈。

考点提示

子宫颈上皮非典型增生、子宫颈上皮内瘤变、原位癌等概念。

三、子宫颈癌

子宫颈癌是发生在子宫颈上皮的恶性肿瘤，是女性生殖系统中常见的恶性肿瘤，发病年龄以40~60岁居多。目前普遍认为宫颈癌的发生与人乳头状瘤病毒（HPV）感染有关，此外，还与早婚、早育、多产、宫颈裂伤、性生活紊乱、包皮垢刺激等因素有关。近年来宫颈的脱落细胞学普查，使宫颈癌的早期发现、早期诊断率明显提高，5年存活率和治愈率也显著增加。

扫码“看一看”

知识拓展

子宫颈癌的病因

子宫颈癌的病因和发病机制尚未完全明了，一般认为与早婚、多产、宫颈裂伤、局部卫生不良、包皮垢刺激等多种因素有关，流行病学调查表明性生活过早和性生活紊乱是子宫颈癌发病的最主要原因。近20年来，病毒作为病因研究受到重视，经性传播的HPV感染可能是子宫颈癌致病的主要因素。尤其是HPV-16、18型与子宫颈癌发生密切相关，为高危险性亚型，其次为31和33型。吸烟和免疫缺陷可增加HPV的致癌风险，HIV感染可使子宫颈癌的发生概率增加5~10倍。

（一）病理变化

子宫颈癌的发生多来源于子宫颈管的柱状上皮与宫颈外口鳞状上皮交界处。

肉眼观，子宫颈癌分为以下四种类型。

1. **糜烂型** 病变处黏膜变红，颗粒状，质脆，触之易出血。临床需与子宫颈糜烂鉴别。

2. **外生菜花型** 癌组织主要向子宫颈表面生长，形成乳头状、菜花状突起，表面常因感染而发生坏死，形成浅表溃疡（图9-4）。

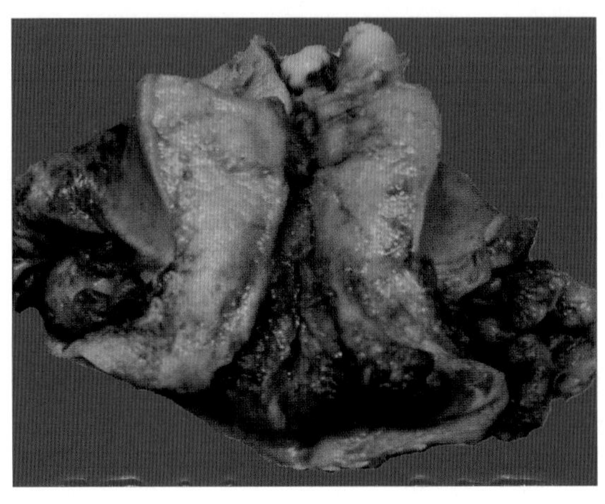

图 9-4 子宫颈癌（外生菜花型）

3. **内生浸润型** 癌组织沿宫颈壁向子宫颈深部浸润生长，临床可见宫颈前后唇增厚变硬，但表面仍光滑，表现如慢性宫颈肥厚，易漏诊。

4. **溃疡型** 癌组织向深部浸润生长，同时表面出现大块坏死、脱落，形成明显溃疡，似火山口状。

镜下见，子宫颈癌可分为鳞状细胞癌和腺癌，其中多数为鳞状细胞癌，约占90%。鳞状细胞癌可分为原位癌、早期浸润癌和浸润癌。子宫颈腺癌较鳞状细胞癌少见，约占10%左右，近年来其发病率有上升趋势，且对放疗和化学药物疗法均不敏感，预后较差。

（二）扩散

1. **直接蔓延** 癌组织向上侵犯整段子宫颈，很少累及子宫体；向下可累及阴道穹隆及阴道壁；向两侧可侵犯宫旁及盆壁组织，侵及输尿管时可引起肾盂积水。晚期向前可侵及膀胱，向后可累及直肠。

2. **淋巴道转移** 是子宫颈癌最常见和最重要的转移途径。最先累及的为子宫颈旁淋巴结，然后可依次转移至闭孔、髂内、髂外、髂总、腹股沟及骶前淋巴结，晚期可转移至锁骨上淋巴结。

3. **血道转移** 少见，多见于晚期患者，常转移至肺、骨及肝等。

> **考点提示**
> 子宫颈癌的肉眼观病理变化及组织类型、扩散。

（三）临床病理联系

早期常无自觉症状。病变逐渐进展，癌组织破坏血管，患者可出现不规则阴道流血或接触性出血。如癌组织坏死并继发感染，则白带增多，同时伴有特殊腥臭味。晚期如癌组织侵犯盆腔神经，可出现下腹部及腰骶部疼痛；侵犯膀胱或直肠时，可引起子宫膀胱瘘或子宫直肠瘘。

第二节　子宫体疾病

一、子宫内膜异位症

子宫内膜异位症是指子宫内膜以外的部位出现子宫内膜腺体及间质，多见于卵巢，约占80%，其余依次发生于子宫阔韧带、直肠阴道陷窝、盆腔腹膜、腹部手术瘢痕、脐部、阴道、外阴和阑尾等。如子宫内膜腺体及间质异位于子宫肌层中（距子宫内膜基底层至少2~3mm以上），则称作子宫腺肌病。

受卵巢分泌激素影响，异位子宫内膜周期性反复出血、坏死。肉眼观可呈紫红或棕黄色结节，也可因机化与周围组织粘连。如发生在卵巢，反复出血、坏死而形成囊腔，内含黏稠的咖啡色液体，称为巧克力囊肿。

镜下，可见与正常子宫内膜相似的腺体、间质、含铁血黄素以及含有含铁血黄素的巨噬细胞（图9-5）。

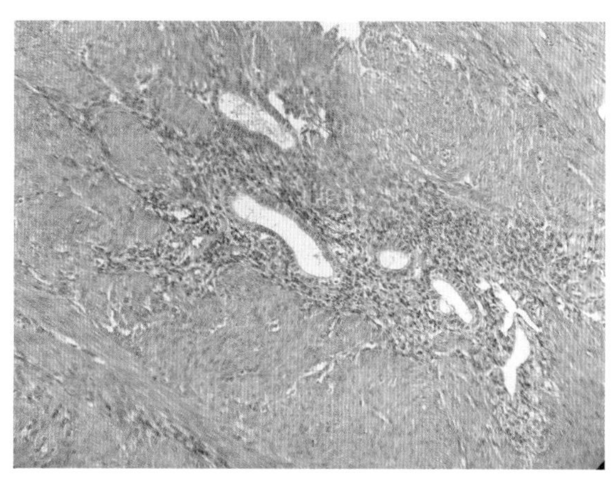

图 9-5　子宫腺肌病

知识拓展

子宫内膜异位

子宫内膜异位可能与下列机制（包括假说机制）有关：①回流学说：月经期，子宫内膜逆行播散，通过输卵管进入腹腔。②血管-淋巴播散学说：子宫内膜在肺和淋巴结内被发现，使得部分学者相信子宫内膜可通过血管-淋巴进行播散。③诱导学说：在子宫、阴道或器官内，先天性存在多能性细胞，可通过多因子的调节机制转变为子宫内膜细胞。

二、子宫内膜增生症

子宫内膜增生症是指由于雌激素增高而引起的子宫内膜腺体和间质增生，多见于青春期或更年期妇女。临床主要表现功能性子宫出血，即不规则阴道出血和经量过多。

肉眼观，子宫内膜弥漫性增厚，厚度达0.5cm以上，严重者可达1cm，甚至形成息肉状突起，质地较软。

镜下，基于细胞形态和腺体结构增生及分化程度的不同，分为三种类型。

1. **单纯性增生** 腺体数量增加，大小较一致，部分腺体扩张成囊状。腺上皮细胞一般为单层或假复层，无异型性，细胞形态和排列与增生期子宫内膜相似。较为常见，约1%的患者可发展为子宫内膜癌。

2. **复杂性增生** 腺体明显增生，大小不一，相互拥挤，腺上皮复层，可向腺腔内呈乳头状突起，腺体结构复杂且不规则，但无异型性，间质明显少。约3%可发展为子宫内膜腺癌。

3. **非典型增生** 在复杂性增生的基础上出现异型上皮细胞，表现为极性紊乱，核大、深染，并可出现核分裂象。重度非典型增生有时和子宫内膜癌较难区别，若有间质浸润则归属为癌，需经子宫切除后全面检查才能确诊。约有1/3的患者可演变为子宫内膜腺癌。

三、子宫内膜癌

子宫内膜癌是由子宫内膜上皮细胞发生的恶性肿瘤，多与正常子宫内膜相似，又称为子宫内膜样腺癌或子宫体癌。多见于50岁以上绝经期和绝经期后妇女，以55~65岁为高峰。近年来我国发病率呈上升趋势，多与人口平均寿命延长，以及更年期激素替代疗法有关。

子宫内膜增生、非典型增生和子宫内膜癌，无论是形态学还是生物学都为一连续的演变过程，病因和发生机制也极为相似。子宫内膜癌的病因尚未明了，一般认为与过量雌激素长期持续作用有关，肥胖、糖尿病、高血压和不孕是其高危因素。

（一）病理变化

肉眼观，子宫内膜癌分为弥漫型和局限型。局限型多位于子宫底或子宫角，常呈息肉或乳头状突向宫腔，多为早期病变。弥漫型表现为子宫内膜弥漫性增厚，表面粗糙不平，灰白质脆，常有出血坏死或溃疡形成，并不同程度地浸润子宫肌层。

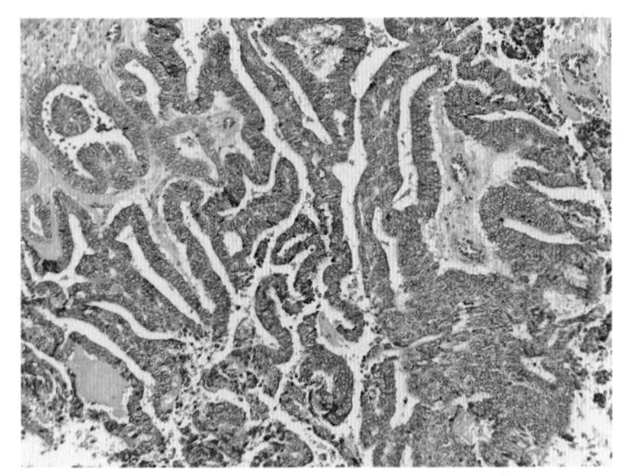

图9-6 高分化子宫内膜样腺癌

镜下，根据癌组织分化程度可分为三级：Ⅰ级为高分化腺癌（图9-6），Ⅱ级为中分化腺癌，Ⅲ级为低分化腺癌。其中以高分化腺癌较多，部分伴有化生的良性鳞状细胞巢，称为子宫内膜样腺癌伴鳞状细胞化生。

（二）扩散

子宫内膜癌一般生长缓慢，转移发生较晚。扩散途径以直接蔓延和淋巴道转移多见，血道转移多发生在晚期。

（三）临床病理联系

早期，患者可无症状，最常见的临床表现是阴道不规则出血，部分伴阴道分泌物增多，继发感染时则呈脓性，伴腥臭味。晚期，癌组织侵犯盆腔神经，可引起下腹部及腰骶部疼痛等症状。

第三节 滋养层细胞疾病

滋养层细胞疾病是一组以胎盘绒毛滋养层细胞异常增生和成熟异常为特征的疾病，包括葡萄胎、侵袭性葡萄胎和绒毛膜癌。

一、葡萄胎

葡萄胎又称水泡状胎块，是胎盘绒毛的一种良性病变。其主要特征是绒毛间质高度水肿和滋养层细胞不同程度增生，形成许多串状水泡，状如葡萄。与妊娠有关，经产妇多于初产妇，曾患过葡萄胎的女性再发的风险显著增加。

（一）病理变化

肉眼观，病变多局限于宫腔内，不侵入肌层。胎盘绒毛肿大，形成透明或半透明、大小不等的薄壁水泡，有蒂相连，形似葡萄。若所有绒毛都呈葡萄状，称为完全性葡萄胎；若部分绒毛呈葡萄状，部分绒毛正常，伴有或不伴有胎儿及其附属物者，称为不完全性葡萄胎。

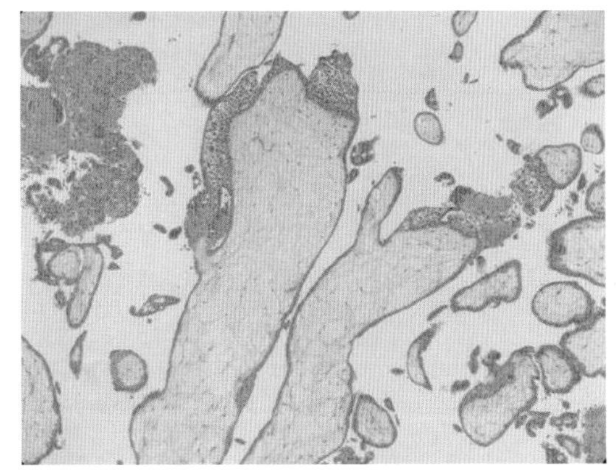

图 9-7　葡萄胎

镜下，葡萄胎有三个特点：①绒毛因间质高度水肿而明显增大；②绒毛间质内血管消失，或见少量无功能的毛细血管，内无红细胞；③滋养层细胞不同程度增生，并有轻度异型性，这也是葡萄胎的最重要的特征（图9-7）。

（二）临床病理联系

增生的滋养层细胞有较强的侵袭血管的能力，故子宫反复不规则出血，偶有葡萄状物流出，多见于停经后2~3个月。胎盘绒毛水肿致使子宫体积明显增大，超过同月份正常妊娠子宫的大小。因胚胎早期死亡，故临床检查听不到胎心，摸不到胎体，也无胎动。增生的滋养层细胞分泌大量HCG，导致患者血、尿HCG显著增高。

绝大多数葡萄胎患者彻底刮宫后可痊愈，有10%~15%可转变为侵袭性葡萄胎，2%~3%可发展为绒癌。

二、侵袭性葡萄胎

侵袭性葡萄胎又称恶性葡萄胎，大多数继发于葡萄胎，也可起病即为侵袭性葡萄胎。侵袭性葡萄胎和良性葡萄胎的主要区别是水泡状绒毛侵入子宫肌层内。

（一）病理变化

肉眼观，子宫肌层内有侵入的水泡状绒毛。镜下见，子宫肌层中有水肿的绒毛，且常见出血坏死，滋养层细胞增生和异型性较良性葡萄胎更为明显。在子宫壁肌层内找到完整的水泡状绒毛结构是病理学的诊断依据，这也是侵袭性葡萄胎与绒毛膜上皮癌最重要的区别点。

（二）临床病理联系

患者血、尿HCG持续阳性。如侵袭并破坏血管，可使阴道持续或间断性不规则出血。侵袭性葡萄胎可经血道栓塞阴道、肺、脑等器官。和转移不同，绒毛不会在栓塞部位继续生长，并可自然消退。

三、绒毛膜上皮癌

绒毛膜上皮癌简称绒癌，是发生于滋养层细胞的高度恶性肿瘤。发病年龄以20~30岁多见，绝大多数与妊娠相关，尤其是与异常妊娠有关，约50%继发于葡萄胎后，25%继发于流产后，20%发生于正常分娩后，5%发生于早产和异位妊娠，易发生血道转移。

（一）病理变化

肉眼观，肿瘤单个或多个，结节状，位于子宫的不同部位，大者可突入宫腔内，也可达子宫深肌层甚至穿透宫壁而突出于浆膜下。由于坏死明显，因而肿块呈暗红或紫蓝色。

镜下见，绒癌具有以下特点：①癌组织由分化不良的细胞滋养层和合体细胞滋养层两种瘤细胞组成，细胞异型性明显，核分裂象易见。②癌细胞不形成绒毛和水泡状结构，这一点和侵蚀性葡萄胎明显不同。③无血管和间质。④常有明显的出血和坏死（图9-8）。

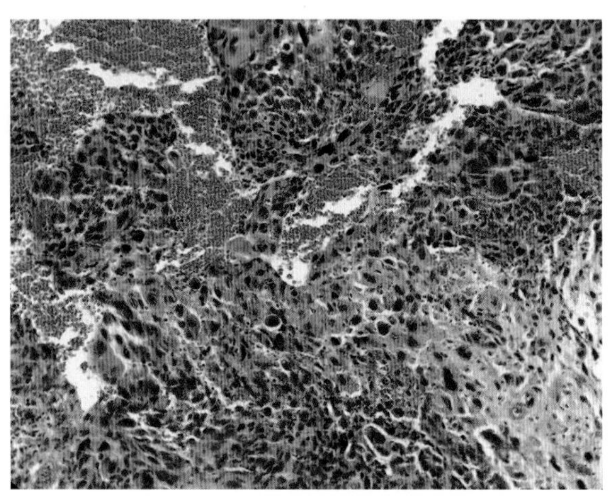

图9-8　绒毛膜上皮癌

（二）扩散与转移

绒癌侵袭破坏血管能力很强，除在局部破坏蔓延外，早期就极易经血道转移，以肺和阴道壁最常见，其次为脑、肝、脾、肾和肠等。少数病例在原发灶切除后，转移灶可自行消退。

（三）临床病理联系

临床主要表现为葡萄胎流产和妊娠数月甚至数年后，出现持续性阴道不规则出血，子宫增大且软。血或尿HCG水平显著升高。血道转移是绒癌的显著特点，转移到肺可出现咯血，转移到脑可出现头痛、抽搐、瘫痪等。

> **考点提示**
> 葡萄胎、侵袭性葡萄胎和绒毛膜上皮癌的病理特点。

绒癌是恶性度很高的肿瘤，过去多以手术治疗为主，患者多在一年内死亡。自应用化疗后，生存时间明显延长，死亡率降至20%以下。

第四节　卵巢上皮性肿瘤

卵巢上皮性肿瘤是最常见的卵巢肿瘤，占所有卵巢肿瘤的90%，依据分化程度分为良性、交界性和恶性，依据上皮的类型分为浆液性、黏液性和子宫内膜样。

一、浆液性肿瘤

卵巢浆液性肿瘤可分为浆液性囊腺瘤、交界性浆液性囊腺瘤和浆液性囊腺癌三种。

1. 浆液性囊腺瘤　浆液性囊腺瘤是卵巢最常见的肿瘤，好发于30~40岁，以单侧居多，也可双侧发生。肉眼观，由单个或多个纤维分隔的囊腔组成，囊内含有清亮透明液体，偶混有黏液，直径多为5~10cm，囊壁内面一般较光滑（图9-9），如伴乳头形成时，称为浆液性乳头状囊腺瘤。镜下见，囊壁内衬单层立方或矮柱状上皮，排列整齐，具有纤毛，乳头较宽，细胞无异型性，有时在乳头间质内可见砂粒体。

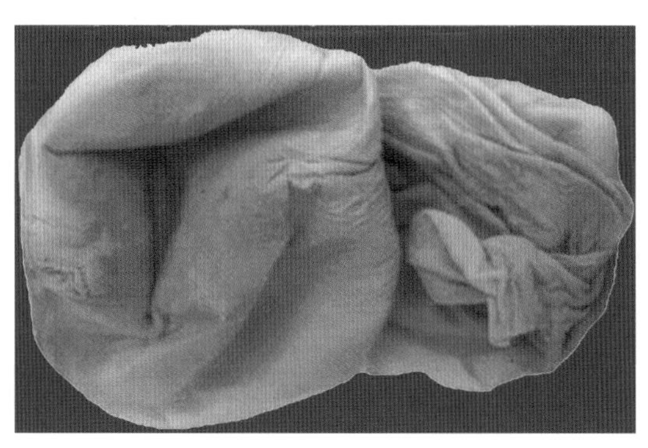

图9-9　卵巢浆液性囊腺瘤

2. **交界性浆液性囊腺瘤**　其形态结构和生物学行为界于良、恶性之间。肉眼观，与浆液性乳头状囊腺瘤相似，但乳头状突起比良性者丰富而广泛。镜下见，乳头上皮细胞层次增加，可达2~3层，细胞有异型性，但无间质浸润。

3. **浆液性囊腺癌**　浆液性囊腺癌是常见的卵巢恶性肿瘤，占全部卵巢癌的40%，半数为双侧性，发病年龄较良性和交界性偏大。多由交界性浆液性囊腺瘤发展而来，也可起病即为囊腺癌。肉眼观，肿瘤常呈囊实性，可有出血坏死。镜下见，癌细胞除层次增加超过三层外，最主要的特征是伴有间质浸润，乳头分支多而复杂，核分裂象易见。

二、黏液性肿瘤

卵巢黏液性肿瘤较浆液性肿瘤少见，约占所有卵巢肿瘤的25%，多为良性和交界性。

1. **黏液性囊腺瘤**　黏液性囊腺瘤主要起源于卵巢表面上皮。好发年龄与浆液性肿瘤相同，多为单侧，双侧少见。肉眼观，肿瘤呈大小不一圆形或卵圆形，直径可达15~30cm。表面光滑，切面呈多房性，囊内充满黏稠液体。镜下见，囊壁内衬单层高柱状黏液上皮，无纤毛，核位于基底部，无异型性。

2. **交界性黏液性囊腺瘤**　形态结构和生物学行为界于良、恶性之间，肉眼与黏液性囊腺瘤相似，有时囊内壁可见乳头状突起。镜下见，上皮细胞层次增加，一般在3层内。肿瘤细胞可有明显异型性，但无间质浸润。

3. **黏液性囊腺癌**　肿瘤多为单侧，双侧少见。肉眼观，肿瘤体积较大，表面光滑，切面呈囊性或实性，常伴出血、坏死。镜下见，癌细胞异型性明显，腺体和乳头状结构复杂，上皮细胞增生超过3层，有明显间质浸润。

第五节　乳腺疾病

一、乳腺增生性病变

（一）乳腺纤维囊性变

乳腺纤维囊性变是最常见的乳腺疾病，好发于25~45岁的女性，极少在青春期前发病，绝经前达发病高峰，绝经后一般不再进展。其确切发病机制仍不十分清楚，可能与雌激素分泌过多有关。

根据乳腺纤维囊性变的病理变化，可分为非增生型和增生型纤维囊性变两种。

1. 非增生型纤维囊性变 肉眼观，常为双侧，多发，小结节状分布，边界不清。囊肿大小不一，多少不等，大的囊肿因含有半透明的浑浊液体，外观呈蓝色，称为蓝顶囊肿。镜下见，囊肿被覆的上皮多为扁平上皮，也可为柱状或立方上皮，有时囊壁上皮也可完全缺如，仅见纤维性囊壁。常可见大汗腺化生，有时可见囊肿周围纤维化、玻璃样变。

2. 增生型纤维囊性变 除了囊肿形成和间质纤维增生外，同时伴有末梢导管和腺泡上皮的增生。上皮增生呈乳头状，乳头顶部相互吻合，构成筛状结构。如上皮异型增生，有演化为乳腺癌的可能，应视为癌前病变。

（二）硬化性腺病

硬化性腺病是指乳腺纤维间质和腺体明显增生，纤维组织增生使小叶腺泡受压而扭曲变形。

肉眼观，病变灰白，质硬，与周围乳腺界限不清。镜下，每一终末导管的腺泡数目增加，小叶体积增大，轮廓尚存。病灶中央部位纤维组织呈程度不等的增生，腺泡受压而扭曲，病灶周围的腺泡扩张。腺泡外层的肌上皮细胞明显可见。

二、乳腺肿瘤

（一）乳腺纤维腺瘤

纤维腺瘤是乳腺最常见的良性肿瘤，好发于青春期，尤其是20~30岁的青年女性。一般为单发，也可多发，可累及一侧或双侧乳腺。

肉眼观，肿瘤呈圆形或卵圆形结节状，质韧，包膜完整，与周围组织分界清楚。切面灰白色，略呈分叶状，可见散在的细小裂隙。镜下见，肿瘤主要由增生的纤维间质和腺体组成，腺体呈圆形或卵圆形，或被周围的纤维结缔组织挤压呈裂隙状（图9–10）。

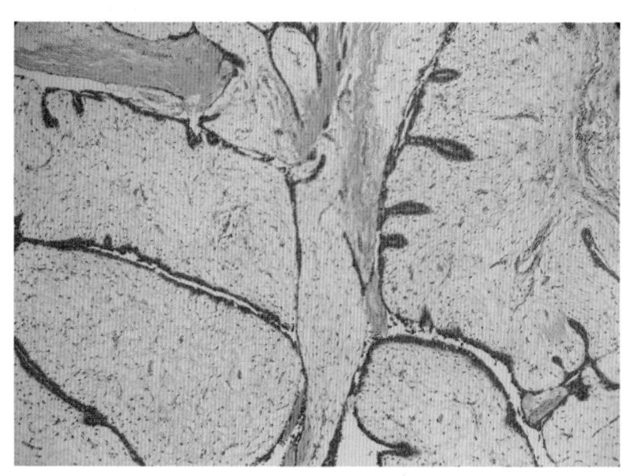

图9–10 乳腺纤维腺瘤

（二）乳腺癌

乳腺癌是来自乳腺终末导管上皮及小叶上皮的恶性肿瘤。近年发病率逐渐上升，目前已超越子宫颈癌跃居我国女性恶性肿瘤首位。好发年龄为40~60岁，近年发病年龄年轻化。

乳腺癌的发病机制尚未完全阐明，雌激素长期作用、家族遗传倾向、环境因素、长时间大剂量接触放射线均与乳腺癌发病有关。临床上，乳腺癌早期除有乳腺内硬结外，无其他不适症状，常在体检时或无意中发现。

1. 病理变化　肿瘤主要发生于乳腺外上象限，其次为乳腺中央区和其他象限。肉眼观，肿瘤呈灰白色，质硬，与周围组织分界不清（图9–11）。

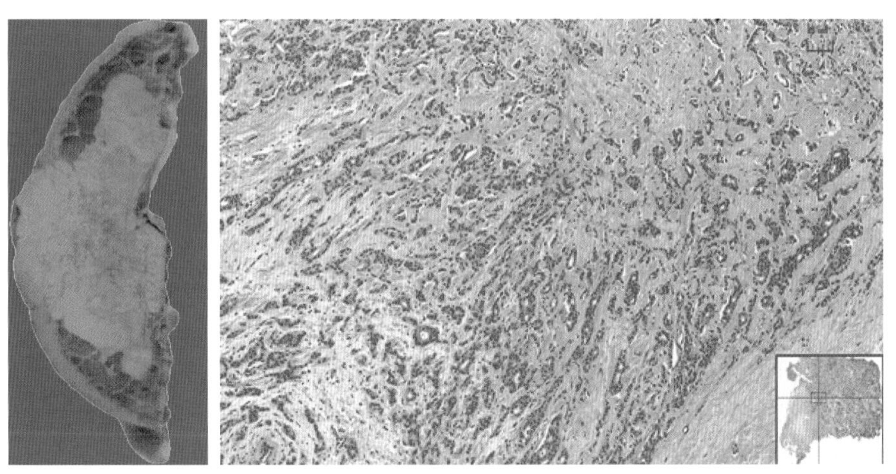

图9–11　乳腺癌

根据形态特征，乳腺癌可分为导管癌和小叶癌，每类又可分为非浸润性癌和浸润性癌两大类。

（1）非浸润性癌（原位癌）　分为导管内原位癌和小叶原位癌。①导管内原位癌：又称导管内癌，多发生于乳腺小叶的终末导管，导管明显扩张，癌细胞局限于扩张的导管内，但导管基底膜完整（图9–12）。如癌组织发生坏死，切面可见扩张的导管内含灰黄色软膏样坏死物质，挤压时可由导管内溢出，状如皮肤粉刺，故称为粉刺癌。②小叶原位癌：发生于乳腺小叶的末梢导管上皮和腺泡上皮，约30%累及双侧乳腺，常为多中心性，因肿块小，临床上一般触不到。镜下见，癌细胞充满扩张的乳腺小叶末梢导管和腺泡，呈实体排列，大小形态较为一致，核圆形或卵圆形，核分裂象罕见，癌细胞未突破基底膜，乳腺小叶结构尚存。

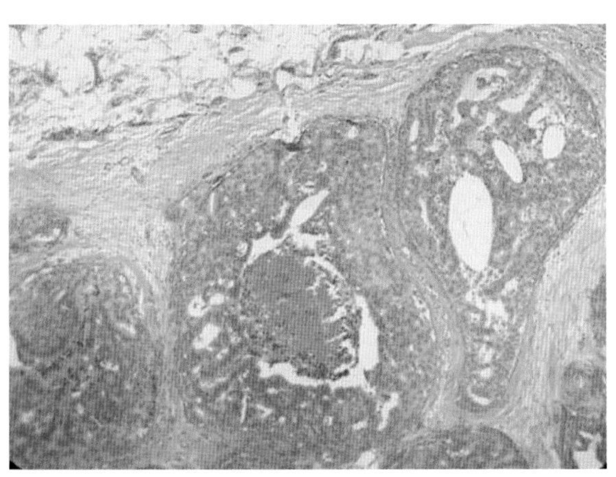

图9–12　乳腺导管内原位癌

（2）浸润性癌　包括浸润性导管癌、浸润性小叶癌和特殊类型癌。①浸润性导管癌：多由导管内癌发展而来，是最常见的乳腺癌类型，约占70%。镜下见，导管内的癌细胞突破基底膜向间质浸润，细胞大小、形态各异，核分裂象多见，呈巢状、团索状，有时可伴有腺样结构，肿瘤间质有致密的纤维组织增生。根据癌细胞与纤维间质的比例不同，可将其分为单纯癌、硬癌和不典型髓样癌三种。②浸润性小叶癌：由小叶原位癌发展而来，占乳腺癌5%~10%。镜下见，癌细胞穿透基底膜，呈单行串珠状或细条索状浸润于纤维间质之间，或环行排列在正常导管周围。细胞小，大小一致，核分裂象少见。③乳腺特殊类型癌：包括髓样癌、Paget病、黏液癌和乳腺炎性癌等。

2. 扩散

（1）直接蔓延　癌细胞可沿乳腺导管或导管周围间隙直接蔓延至乳腺小叶腺泡、周围脂肪组织、乳头、胸肌及胸壁等。

（2）淋巴道转移　是乳腺癌最常见的转移途径。首先转移至同侧腋窝淋巴结，晚期可转移至锁骨下淋巴结或锁骨上淋巴结。内上象限的乳腺癌常转移至乳内动脉旁淋巴结，进一步至纵隔淋巴结。偶尔也可转移至对侧腋窝淋巴结。

（3）血道转移　晚期乳腺癌可经血道转移至肺、肝、脑、骨等组织或器官。

3. 临床病理联系　乳腺癌早期常为无痛性肿块，不易发现。随肿瘤增大并浸润周围组织，乳腺内出现质硬、固定、边界不清的肿块，约50%的病例有同侧腋窝淋巴结转移。癌肿侵及乳头时周围纤维组织增生收缩，可导致乳头内陷或倾斜。癌组织压迫或阻塞真皮内淋巴管，可致皮肤水肿，毛囊处皮肤相对下陷，导致病变区皮肤呈橘皮样外观。

考点提示

乳腺癌的来源、病理类型及扩散。

知识拓展

乳腺和子宫内膜一样，同为雌二醇和孕激素的靶器官，在正常乳腺上皮细胞的胞核内均含有雌二醇受体（Estrogen receptor，ER）和孕激素受体（Progesterone receptor，PR），激素在细胞核内与受体形成二聚体的激素-受体复合物，促使DNA复制，启动细胞分裂周期。阻断ER和PR的作用环节可抑制乳腺癌的生长。

大多数ER和PR均为阳性的乳腺癌患者进行内分泌治疗的效果显著，二者均阴性者对内分泌治疗的反应较差。此外，ER和PR还与乳腺癌的预后有关，阳性者转移率低，无瘤存活时间长；反之则较差。

本章小结

慢性子宫颈炎是非特异性炎症，可表现为宫颈糜烂、子宫颈息肉、子宫颈腺体囊肿和宫颈肥大。子宫颈上皮非典型增生和原位癌统称为子宫颈上皮内肿瘤（CIN）。子宫颈癌肉眼可分为糜烂型、外生菜花型、内生浸润型和溃疡型；镜下以鳞状细胞癌居多，其次为腺癌。早期子宫颈癌常无自觉症状，与子宫颈糜烂不易区别。晚期可直接侵犯周围组织，发生淋巴道、血道转移。对于已婚妇女，定期作子宫颈脱落细胞学检查，是发现早期子宫颈癌的有效措施。

子宫内膜异位症是指子宫内膜腺体和间质出现于子宫内膜以外的部位，多发生于卵巢，可形成巧克力囊肿。子宫内膜增生症是由于雌激素增高引起的子宫内膜腺体或间质增生，临床主要表现为功能性子宫出血。可分为单纯性增生、复杂性增生、非典型增生。子宫内膜癌是由子宫内膜上皮细胞发生的恶性肿瘤，绝大多数子宫内膜癌的腺体和正常子宫内膜相似。肉眼分为弥漫型和局限型。镜下子宫内膜样腺癌以高分化腺癌居多。子宫内膜增生、不典型增生和子宫内膜癌，无论是形态学还是生物学都为连续的演变过程。

侵袭性葡萄胎和良性葡萄胎的主要区别是水泡状绒毛侵入子宫肌层。绒毛膜上皮癌和侵袭性葡萄胎不同，除了细胞显著异型和明显出血坏死外，癌细胞不形成绒毛和水泡状结构是其主要区别点。卵巢上皮性肿瘤是最常见的卵巢肿瘤，分为良性、交界性和恶性，依据上皮的类型可分为浆液性、黏液性和子宫内膜样。交界性卵巢上皮性肿瘤是指形态学和生物学行为界于良性和恶性之间，具有低度恶性潜能的肿瘤。

乳腺纤维囊性变是最常见的乳腺疾患，分为非增生型和增生型两种。非增生型纤维囊性变可形成蓝顶囊肿，增生型纤维囊性变囊肿伴有上皮增生，尤其是有上皮异型增生时，有演化为乳腺癌的可能，应视为癌前病变。乳腺癌是来自乳腺终末导管和小叶上皮的恶性肿瘤。多发生于乳腺外上象限。组织形态十分复杂，分为非浸润性癌和浸润性癌两大类，非浸润性癌分为导管内原位癌和小叶原位癌，浸润性癌分为浸润性导管癌和浸润性小叶癌。淋巴管转移是乳腺癌最常见的转移途径，也可沿乳腺导管直接蔓延至周围组织，晚期行血道转移。

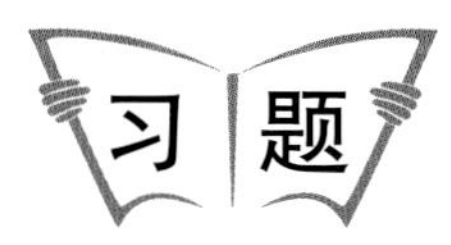

一、选择题

【A1/A2 型题】

1. 生育期妇女最常见的疾病是
   A．外阴尖锐湿疣　　B．子宫内膜增生症
   C．子宫颈癌　　D．慢性子宫颈炎
   E．子宫内膜异位症
2. 慢性宫颈炎的肉眼形态可呈红色糜烂状，其病变本质是
   A．黏膜缺损　　B．肉芽组织增生
   C．柱状上皮替代鳞状上皮　　D．表面出血
   E．腺上皮鳞状化生
3. 宫颈癌好发部位及组织起源是
   A．宫颈外口柱状上皮　　B．宫颈阴道部和外口交界处储备细胞
   C．宫颈阴道部鳞状上皮　　D．宫颈管腺体
   E．宫颈管柱状上皮
4. 宫颈早期浸润癌是指
   A．浸润深度不超过基底膜下 5mm　　B．浸润深度不超过基底膜下 2mm
   C．浸润深度不超过基底膜下 3mm　　D．浸润深度不超过基底膜下 4mm
   E．浸润深度不超过基底膜下 1mm
5. 关于子宫颈浸润型鳞癌，下列哪一项是错误的
   A．肉眼观主要为外生菜花型

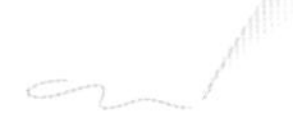

B．中分化鳞癌约占60%
C．可伴有临床症状
D．高分化鳞癌约占20%，对放射线敏感
E．浸润深度超过基底膜下5mm

6．子宫内膜异位症最多见的部位是
A．子宫颈　B．阴道　C．卵巢　D．膀胱　E．直肠

7．下列哪一种肿瘤没有间质
A．卵巢黏液性囊腺癌　B．宫颈癌
C．绒癌　D．葡萄胎
E．子宫内膜癌

8．侵袭性葡萄胎与绒癌的主要不同为
A．浸润肌层　B．细胞明显增生和具异型性
C．转移的阴道结节　D．有绒毛结构
E．有出血坏死

9．下列有关绒毛膜癌的选项中，哪一项是错误的
A．22.5%发生于正常分娩后　B．50%发生于流产后
C．2.5%发生于异位妊娠　D．绒癌本身不含血管
E．淋巴道转移极为少见

10．卵巢最常见的肿瘤是
A．浆液性囊腺瘤　B．黏液性囊腺瘤
C．畸胎瘤　D．无性细胞瘤
E．颗粒细胞瘤

11．葡萄胎与侵袭性葡萄胎的相同点在于
A．明显的出血坏死　B．可见胎盘绒毛组织
C．侵犯肌层内　D．发生阴道结节
E．可有远隔脏器转移

12．绒毛膜癌最常转移到
A．肺　B．肝　C．阴道　D．脑　E．肠

13．属于癌前病变的乳腺疾病为
A．腺瘤　B．硬化性腺病
C．纤维腺瘤　D．增生性纤维囊性变
E．以上都不是

14．乳腺癌最常发生于乳房的
A．外上象限　B．内上象限
C．外下象限　D．内下象限
E．中央部

15．乳腺癌中最常见的类型是
A．浸润性小叶癌　B．浸润性导管癌
C．粉刺癌　D．髓样癌
E．黏液癌

16. 患者，女，35岁。人工流产后3个月阴道流血，血HCG测定持续阳性。肺部摄片见左上肺有圆形棉絮状阴影，直径2cm，考虑最可能的诊断为

A. 侵袭性葡萄胎　　B. 吸宫不全
C. 功能失调性子宫出血　　D. 绒毛膜癌
E. 子宫内膜癌

17. 患者，女，31岁，月经前3天来诊，诉左乳有一豆粒大小肿物，有压痛，月经前增大，月经后缩小。查体：左乳外上象限可触及多个结节，最大者约0.5cm×0.5cm，质韧、光滑，边界尚清，活动欠佳，触痛明显，最有可能的诊断是

A. 乳腺纤维腺瘤　　B. 乳腺增生症
C. 乳腺导管扩张症　　D. 乳管内乳头状瘤
E. 乳腺癌

18. 患者，女，28岁，闭经3个月，子宫体及阴道壁有暗紫色结节、坏死。最大可能是

A. 宫外孕　　B. 葡萄状肉瘤
C. 葡萄胎　　D. 恶性葡萄胎
E. 绒毛膜癌

【A3/A4 型题】

（19~20题共用题干）

患者，女，52岁，阴道不规则出血、分泌物带血，阴道镜检查见子宫颈有菜花样肿物，表面出血、坏死。活检病理检查见肿瘤细胞与间质分界清，呈巢状、条索状、团块状，可见病理性核分裂、细胞间桥及层状角化物质，光镜下见部分癌细胞已突破基膜2.5cm。

19. 肉眼观察，最可能的诊断是

A. 宫颈糜烂　　B. 宫颈息肉
C. 宫颈癌　　D. 宫颈囊肿
E. 宫颈肥大

20. 镜下观察，肿瘤应属下列哪一型

A. 原位癌　　B. CIN Ⅲ级
C. 浸润性癌　　D. 早期浸润癌
E. 内生浸润性癌

二、思考题

1. 什么是CIN？什么是原位癌及原位癌累及腺体？
2. 试述绒毛膜癌的基本病变要点。
3. 乳腺导管内癌在肉眼和组织变化上有哪些特点？

扫码“练一练”

（张延新）

扫码“学一学”

第十章　内分泌系统疾病

学习目标

1. **掌握**　非毒性甲状腺肿和毒性甲状腺肿的病理变化，甲状腺癌的分类和病理特点，糖尿病的概念、类型、病因及病理变化。

2. 熟悉　甲状腺癌的分型与预后的关系。

3. 了解　甲状腺肿、糖尿病的发病机制。

案例讨论

[**案例**] 患者，李某，女，60 岁，农民。主诉：8 个月前颈前触及一肿块，颈部无疼痛，无声音嘶哑，无吞咽和呼吸困难。肿块生长缓慢，无明显不适感。近 2 个月来饮食逐渐增多，但渐感身体消瘦，全身乏力，皮肤潮湿，怕热多汗，今入院检查。

查体：T 37.3℃，P 116 次 / 分，R 23 次 / 分，BP 150/85mmHg。甲状腺弥漫性增大，质较软，表面光滑，活动度好，可触及震颤，并闻及血管性杂音。颈部淋巴结无肿大，肝脾肋下未触及，心肺检查无异常。

实验室检查：彩色超声检查显示，甲状腺弥漫性中度肿大，边缘欠规则，回声减弱，腺体内血流丰富。血总甲状腺素（TT_4）44pmol/L，总三碘甲状腺原氨酸（TT_3）6.17 pmol/L，血清游离甲状腺素（FT_4）36.3pmol/L，游离三碘甲状腺原氨酸（FT_3）12.3pmol/L，促甲状腺激素（TSH）0.002 mU/L。甲状腺细针穿刺细胞学检查显示，滤泡上皮呈高柱状或乳头样增生，小滤泡形成。

治疗经过：入院后行颈前肿物切除术。肉眼见甲状腺弥漫性肿大，表面光滑，切面灰红色，分叶状，胶质棕红色，肌肉样。显微镜下见甲状腺滤泡上皮高柱状增生，有乳头和小滤泡形成。滤泡腔内胶质少，其周边胶质有大小不等的上皮细胞吸收空泡。间质血管丰富，淋巴组织增生。术后康复出院，随访健在。

[**讨论**]

1. 该患者的临床诊断是什么？
2. 该患者的病理诊断是什么？
3. 简述病理诊断的依据。

内分泌系统包括内分泌腺、内分泌组织和弥散分布的神经内分泌细胞。内分泌系统与神经系统共同调节机体的生长、发育和代谢，维持体内平衡或稳定。各内分泌器官发生增生、肿瘤、炎症、血液循环障碍、遗传疾病等均可引起该器官激素分泌增多或减少，导致其功能亢进或减退，使相应靶器官发生增生、肥大或萎缩。本章主要介绍内分泌系统疾病常见病、多发病。

第一节　甲状腺疾病

一、弥漫性非毒性甲状腺肿

弥漫性非毒性甲状腺肿又称单纯性甲状腺肿，是由于甲状腺素分泌不足，促甲状腺素（TSH）分泌增多，甲状腺滤泡上皮增生，滤泡内胶质堆积而引起的甲状腺肿大。根据地理分布可分为地方性和散发性两种，地方性甲状腺肿多位于内陆山区。主要表现为甲状腺肿大，多无临床症状，少数可伴甲状腺功能亢进或低下等，极少数可癌变。

1. 病因与发病机制

（1）缺碘　地方性甲状腺肿主要病因为缺碘。由于地方土壤、饮水及食物中缺碘，或青春期、妊娠和哺乳期对碘需求量增加而相对缺碘，甲状腺素合成减少，通过反馈机制使垂体TSH分泌增多，甲状腺滤泡上皮细胞增生肥大，摄碘功能增强，从而可以缓解。若长期缺碘，则一方面滤泡上皮持续增生，另一方面所合成的甲状腺球蛋白未能充分碘化而不能被上皮细胞吸收利用，使滤泡腔内充满胶质，甲状腺进一步肿大。

（2）致甲状腺肿因子　有的地区水中含大量钙和氟，可影响肠道吸收碘，并使滤泡上皮细胞质内钙离子增多，从而抑制甲状腺素分泌，可引起甲状腺肿；某些食物，如木薯内的氰化物可抑制碘化物在甲状腺内运送，卷心菜内的硫氰酸盐和有机氯酸盐可妨碍碘向甲状腺聚集；某些药物，如硫脲类药、磺胺类等，可抑制碘离子的浓集或碘离子有机化，均可致甲状腺肿。

（3）高碘　常年饮用含高碘的水，因碘摄食过高，碘的有机化过程受阻，可使甲状腺呈代偿性肿大。

（4）遗传　过氧化物酶、去卤化酶的缺陷及碘酪氨酸耦联缺陷等可致家族性甲状腺肿。

2. 病理变化　根据其发展过程和病变特点，可分为三个时期。

（1）增生期　甲状腺弥漫性对称性增大，一般不超过150g（正常为20g~40g），表面光滑。滤泡上皮增生，呈立方形或低柱状，有小滤泡形成，胶质少，间质充血。此期又称弥漫性增生性甲状腺肿。

（2）胶质贮积期　甲状腺弥漫性对称性显著增大，重达200g~300g，有的可达500g以上，表面光滑，无结节形成，质地较软，切面呈淡褐色，半透明胶冻状。部分上皮增生，可有小滤泡或假乳头形成，大部分滤泡上皮复旧变扁平，滤泡腔高度扩张，腔内充满胶质。此期又称弥漫性胶样甲状腺肿。

（3）结节期　随着病程的进展，本病后期由于滤泡上皮局灶性增生与复旧不一致，纤维组织增生，分割滤泡形成不规则结节。甲状腺呈不对称结节状增大，结节大小不一，大者直径可达数厘米，有的境界清楚，但多无包膜或包膜不完整，切面见出血、坏死、钙化、囊性变和瘢痕形成。部分滤泡上皮呈柱状或乳头状增生，有的在增生的结节内形成“Sanderson小膨出”（图10-1）；部分滤泡上皮复旧或萎缩，胶质贮积，间质纤维组织增生并有间隔包绕，形成大小不一的结节状病灶。此期又称结节性甲状腺肿。

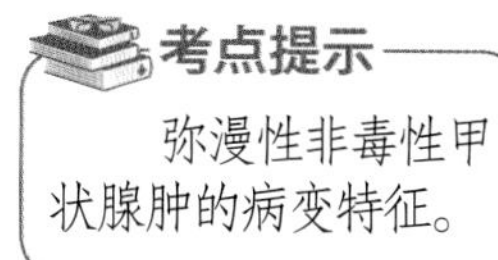

弥漫性非毒性甲状腺肿的病变特征。

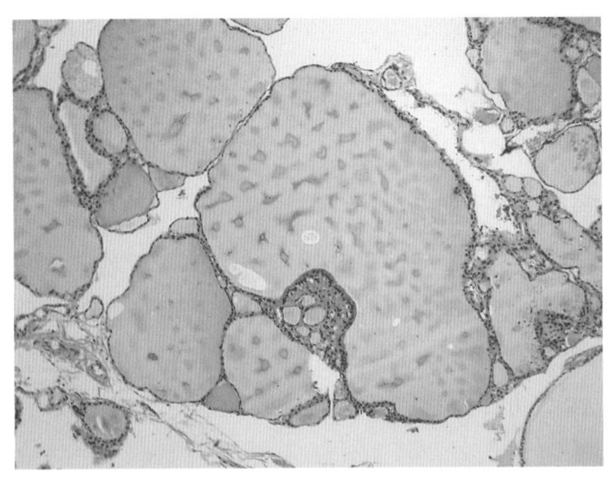

图 10-1　结节性甲状腺肿

二、弥漫性毒性甲状腺肿

弥漫性毒性甲状腺肿是指血中甲状腺素过多，具有甲状腺毒症的一种甲状腺肿，临床上统称为甲状腺功能亢进症，简称“甲亢”，因约1/3患者伴眼球突出，故又称为突眼性甲状腺肿（图10-2），而在英语国家常被称为Graves病，在欧洲非英语国家称之为Basedow病。临床上主要表现为甲状腺肿大，基础代谢率和神经兴奋性升高，T_3、T_4高，如烦热、心悸、多汗、手震颤、脉搏快、多食、消瘦、乏力、焦躁易怒、紧张多疑、突眼等。本病多见于20~40岁女性，男女之比为1：4~1：6。

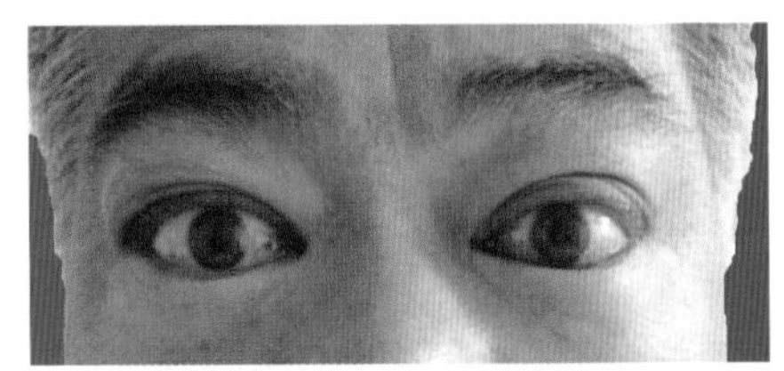

图 10-2　突眼性甲状腺肿

1. 病因与发病机制　一般认为本病与以下因素有关：①主要与自身免疫有关，是一种自身免疫性疾病，原因一是血液中球蛋白增高，并有多种抗甲状腺自身抗体，且常与其他自身免疫性疾病如重症肌无力等并存，二是血液中存在与TSH受体结合的自身抗体，具有类似TSH的作用。②遗传因素，多认为此病与遗传基因有密切的关系。在一个家族中发现某些的患者亲属也患有此病或其他自身免疫性疾病，且多为女性；③精神创伤，各种原因引起的精神过度兴奋或过度抑制可能干扰了免疫系统而促进自身免疫疾病的发生。

2. 病理变化　甲状腺弥漫性对称性增大，一般可达正常的2~4倍，重60g~100g，质较软，表面光滑，血管充血，切面灰红色，分叶状，胶质含量少，棕红色，肌肉样。光镜下：①滤泡上皮增生呈高柱状，常向腔内形成乳头状突起，并有小滤泡形成；②滤泡腔内胶质稀薄，滤泡周边胶质出现许多大小不等的上皮细胞吸收空泡，有的滤泡内甚至不见胶质；③间质血管丰富，充血显著，多量淋巴细胞浸润及淋巴组织增生。电镜下，滤泡上皮细胞胞质内质网丰富、扩张，高尔基复合体肥大、核糖体增多，分泌活跃。免疫荧光，滤泡基底膜上有IgG沉着。经碘治疗治疗后甲状腺病变有所减轻，甲状腺体积缩小，质变实，光镜下见胶质增多变浓，上皮细胞增生受到抑制，吸收空泡减少，间质血管减少，充血减轻，淋巴细胞浸润减少。

> **考点提示**
> 弥漫性毒性甲状腺肿的病变特征。

除甲状腺病变外，还可有全身淋巴组织增生，胸腺和脾脏增大，心脏肥大、扩张，心肌细胞变性、坏死及纤维化，肝细胞脂肪变性、坏死和纤维增生。眼球外肌水肿、球后纤维脂肪组织增生、淋巴细胞浸润和黏液水肿，向前推压眼球，导致眼球外突。

三、甲状腺肿瘤

（一）甲状腺腺瘤

甲状腺腺瘤是甲状腺滤泡上皮发生的常见良性肿瘤，多见于中青年女性，极少数患者可出现功能亢进。肿瘤多为单发，圆形或类圆形，包膜完整，常压迫周围组织，直径从数毫米到3~5cm，切面多为实性，色暗红或棕黄，可见出血、囊性变、纤维化和钙化。根据肿瘤组织形态学特点可分为单纯型腺瘤、胶样型腺瘤、胎儿型腺瘤、胚胎型腺瘤、嗜酸细胞型腺瘤和非典型腺瘤。

（二）甲状腺癌

甲状腺癌是一种较常见的恶性肿瘤，男女之比约2∶3，以40~50岁多见，多数患者甲状腺功能正常，少数可引起内分泌紊乱。

> **考点提示**
> 甲状腺乳头状癌的病变特征。

1. 乳头状癌 是甲状腺癌中最常见的类型，多见于青年女性。肿瘤生长慢，恶性程度较低，预后较好，但局部淋巴结转移较早。肿瘤多呈圆形，直径2~3cm，无包膜，少数有不完整包膜，质地较硬，切面灰白，肿瘤常伴出血、坏死、纤维化、钙化和囊性变，囊内可见颗粒状细乳头结构（图10-3）。癌细胞分化程度不一，立方形或矮柱状，单层或多层，细胞核大，核染色质少，常呈透明或毛玻璃状，缺乏核仁，可见核沟和核内假包涵体（图10-4）。癌细胞呈乳头状排列，乳头分支较多，中心血管丰富，间质内常见同心圆状钙化小体，即砂粒体（图10-5），有助于诊断。

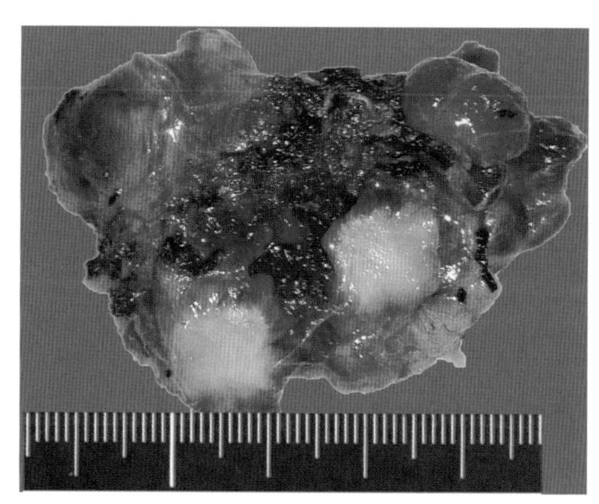

图10-3 甲状腺乳头状癌

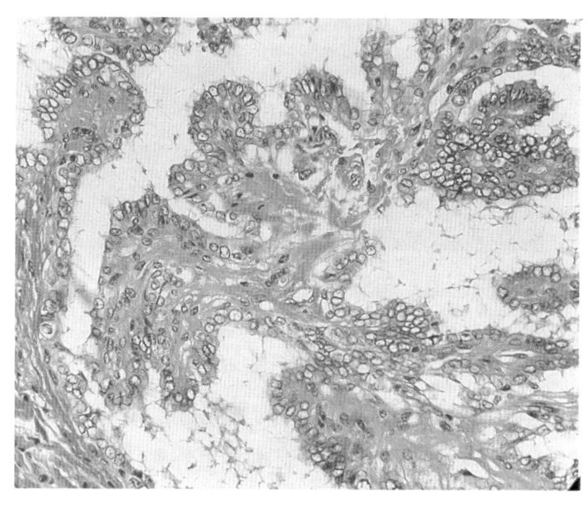

图10-4 甲状腺乳头状癌

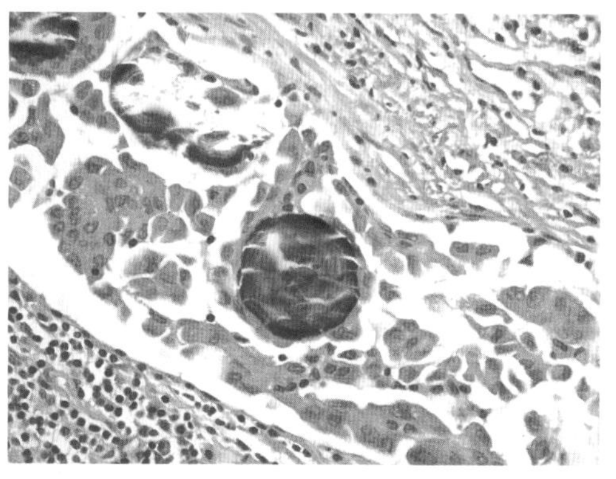

图10-5 甲状腺乳头状癌砂粒体

知识拓展

甲状腺微小癌

甲状腺乳头状癌有时以微小癌出现。美国和日本等国家的尸检资料研究发现，生前未被发现的甲状腺癌患者的发病率可达5.6%~35.6%，揭示了甲状腺微小癌的高发病率。肿瘤直径不超过1cm，多数为1~3mm，临床称其为“隐匿癌”。甲状腺微小癌多在尸检中或因其他疾病进行甲状腺切除时发现或因颈部淋巴结转移才被注意。甲状腺微小癌的恶性程度较低，远处转移也少见，长期预后较好。

2. **滤泡癌** 恶性程度比乳头状癌高，预后差。见于40岁以上女性，早期易发生血道转移，侵犯周围组织或器官时可引起相应症状。肿瘤一般呈结节状，有不完整包膜，境界较清楚，似腺瘤。切面灰白色，质较软；有的在甲状腺内广泛浸润，并可进一步侵犯气管、肌肉等（图10-6）。滤泡分化程度不同，可见包膜浸润、血管内癌栓（图10-7）。有时分化好的滤泡癌与腺瘤难以区别，注意是否有包膜和血管侵犯加以鉴别；分化差者为实性巢状、片状，癌细胞有明显异型性，滤泡较少，且不完整。

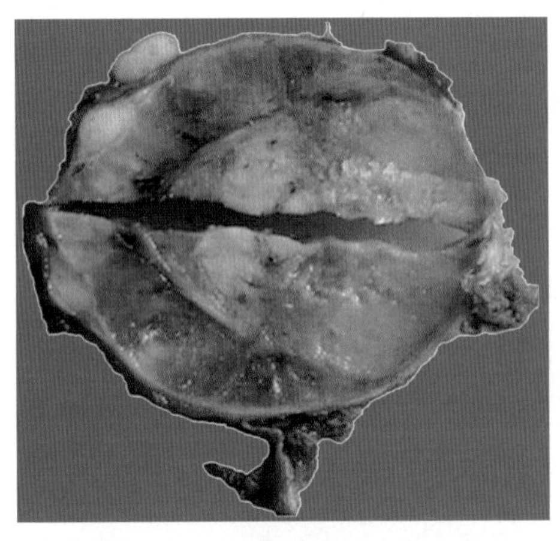

图10-6 甲状腺滤泡癌（肉眼）

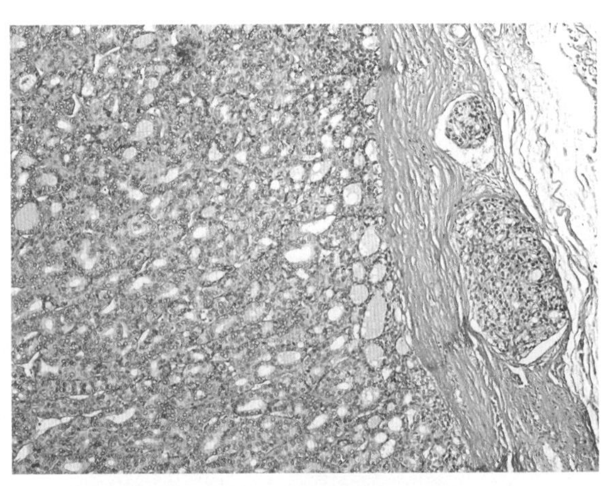

图10-7 甲状腺滤泡癌（镜下）

3. **髓样癌** 是由滤泡旁细胞（即C细胞）发生的恶性肿瘤，又称C细胞癌，属APUD瘤。40~60岁多见，有的为家族性常染色体显性遗传。绝大多数肿瘤分泌降钙素，产生严重腹泻和低钙血症，有的还同时分泌生长抑素等多种激素和物质，产生相应的临床表现。肿瘤单发或多发，直径1~11cm，有假包膜，境界清晰（图10-8）。切面灰白或黄褐色，质实而软。光镜下，癌细胞为圆形、多角形或梭形小细胞，核圆或卵圆，核仁不明显。癌细胞常呈实性巢状或乳头状、滤泡状、梁状排列，间质内常有淀粉样物质和钙盐沉着（图10-9）。电镜下，胞质中有大小一致的神经内分泌颗粒。

免疫组织化学染色降钙素阳性（图10-10），甲状腺球蛋白阴性；滤泡癌、乳头状癌和未分化癌甲状腺球蛋白均为阳性，而降钙素均为阴性。

4. **未分化癌** 恶性程度极高，预后极差，又称间变性癌或肉瘤样癌。较少见，多发生于50岁以上，生长快，早期即可发生转移。肿块较大，形状不规则，无包膜，广泛浸润、破坏。切面灰白色，常有出血、坏死。癌细胞大小、形态、染色深浅不一，核分裂象多见。根据组织形态可分为小细胞型、梭形细胞型、巨细胞型。

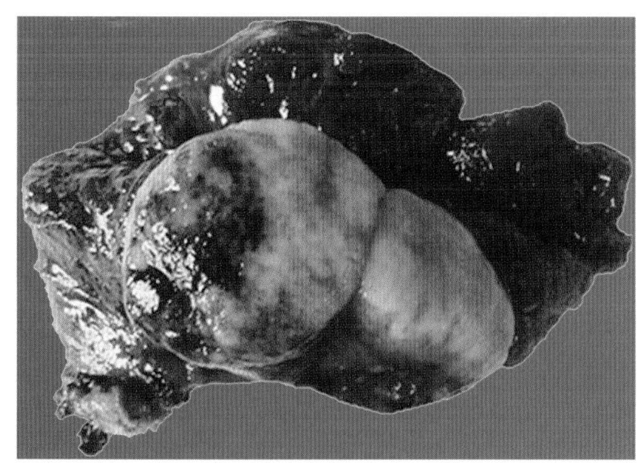

图 10-8　甲状腺髓样癌（肉眼）

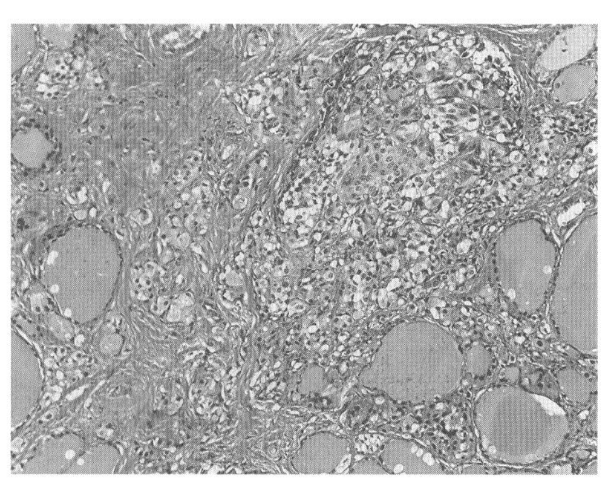

图 10-9　甲状腺髓样癌（镜下）

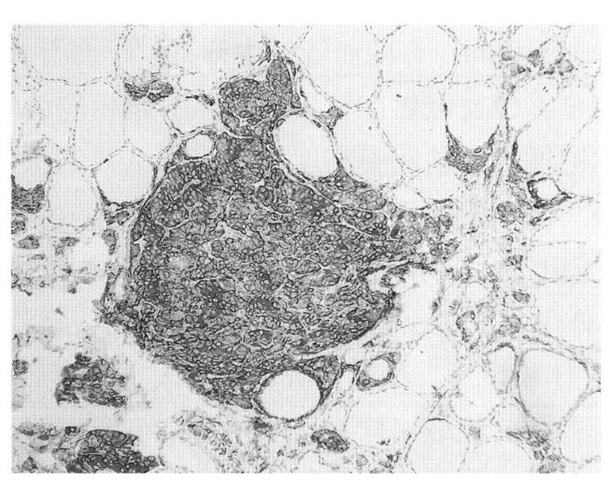

图 10-10　甲状腺髓样癌（免疫组化染色）

第二节　胰岛疾病

一、糖尿病

糖尿病是一种体内胰岛素相对或绝对不足或靶细胞对胰岛素敏感性降低，或胰岛素本身存在结构上的缺陷而引起的碳水化合物、脂肪和蛋白质代谢紊乱的慢性代谢性疾病。其主要特点是高血糖和糖尿。临床上表现为多饮、多食、多尿和体重减轻（即“三多一少”）及酮症酸中毒、肢体坏疽、多发性神经炎、失明和肾衰竭等多种并发症。

（一）分类、病因及发病机制

糖尿病可分为原发性糖尿病和继发性糖尿病。原发性糖尿病，即日常所称糖尿病，又分为胰岛素依赖型糖尿病（insulin-dependent diabetes mellitus，IDDM）和非胰岛素依赖型糖尿病（non- insulin-dependent diabetes mellitus，NIDDM）两种。

1. 原发性糖尿病

（1）胰岛素依赖型糖尿病　又称1型或幼年型糖尿病，约占糖尿病的10%。主要见于青少年，起病急，病情重，发展快，“三多一少”症状明显。胰岛B细胞数目明显减少，血中胰岛素降低，引起糖尿病，易出现酮症，治疗依赖胰岛素。目前认为本病是在遗传易感性的基础上，由病毒感染等诱发的针对B细胞的一种自身免疫性疾病。

（2）非胰岛素依赖型糖尿病　又称2型或成年型糖尿病，约占糖尿病的90%。主要见于成年人，起病慢，病情较轻，进展缓慢，“三多一少”症状不明显。胰岛数目正常或轻度减少，血中胰岛素可正常、增多或降低，多见于肥胖者，酮症较少出现，不依赖胰岛素。其病因、发病机制不清，一般认为可能是胰岛素相对不足和组织对胰岛素敏感性降低所致。

2. 继发性糖尿病 指已知原因造成胰岛内分泌功能不足所致的糖尿病，如炎症、肿瘤、手术等损伤和某些内分泌疾病（如肢端肥大症）等。

（二）病理变化

1. 胰岛病变 1型糖尿病早期为非特异性胰岛炎，随后胰岛B细胞变性、坏死、消失，胰岛体积变小、数量减少，纤维组织增生和玻璃样变；2型糖尿病早期病变不明显，后期常见胰岛淀粉样变性，B细胞减少。

2. 血管病变 糖尿病血管病变非常广泛，从毛细血管到大中动脉均有不同程度的累及。毛细血管和细小动脉内皮细胞增生，基底膜明显增厚，有的血管壁增厚变硬、玻璃样变，血压增高，与良性高血压相同；有的血管发生纤维素样变性和脂肪变性，通透性升高；有的有血栓形成或管腔狭窄，使血液供应发生障碍，引起相应组织或器官缺血、功能障碍和病变。电镜下，内皮细胞增生，基底膜高度增厚，可见绒毛状突起突向管腔，内皮细胞之间连接增宽，形成窗孔，有的管壁可见纤维素样坏死，有的可见血小板聚集，血栓形成。大、中动脉有中层钙化或较重的动脉粥样硬化。临床表现为主动脉、冠状动脉、下肢动脉、脑动脉和其他脏器动脉粥样硬化，可引起冠心病、心肌梗死、脑萎缩、肢体坏疽等。

3. 肾脏病变 ①肾脏体积增大：早期肾脏体积增大，治疗后可恢复正常；②结节性肾小球硬化：肾小球系膜内有结节状玻璃样物质沉积，结节增大使毛细血管腔阻塞；③弥漫性肾小球硬化：在肾小球内有玻璃样物质沉积，弥漫分布，主要损害肾小球毛细血管壁和系膜，基底膜普遍增厚，毛细血管腔狭窄或闭塞，最终导致肾小球缺血和玻璃样变；④肾小管-间质损害：肾小管上皮细胞出现颗粒样和空泡样变性，晚期肾小管萎缩。肾间质纤维化、水肿和炎细胞浸润；⑤血管损害：可累及所有的肾血管，主要是肾动脉，引起动脉硬化，特别是入球和出球小动脉硬化。⑥肾乳头坏死：常见于糖尿病患者并发急性肾盂肾炎时，因缺血和感染导致肾乳头坏死。

4. 视网膜病变 早期表现为微小动脉瘤和视网膜小静脉扩张，随后出现渗出、水肿、微血栓形成和出血等非增生性视网膜病变；血管病变还可引起缺氧，刺激纤维组织增生、新生血管形成等增生性视网膜性病变；视网膜病变可造成白内障，或因视网膜脱离而失明。

5. 神经系统病变 血管病变可引起周围神经缺血性损伤，表现为肢体疼痛、麻木、感觉丧失、肌肉麻痹等，脑细胞也可发生广泛变性。

6. 其他组织或器官病变 如出现皮肤黄色瘤、肝脂肪变和糖原沉积、骨质疏松、糖尿病性外阴炎及化脓性和真菌性感染等。

二、胰岛细胞瘤

胰岛细胞瘤又称胰岛细胞腺瘤，依次好发于胰尾、体、头部，也可发生于异位胰腺。肿瘤多为单个，体积较小，重量增加，可达500g，圆形或椭圆形，边界清晰，有的有完整包膜，有的包膜不完整，色浅灰红或暗红，均质，质软，可继发纤维组织增生、钙化、淀粉样变或黏液样变和囊性变。瘤细胞排列形式多样，有的呈岛片状或团块状排列，有的呈梁状、索带状、脑回状、腺管和腺泡状，也可呈菊形团样结构，还可呈实性、弥漫、不规则排列及各种结构混合或单独排列（图10-11）。其间为毛细血管，可见多少不等的胶原纤维分隔瘤组织，并可见黏液、淀粉样变、钙化等继发性改变。瘤细胞似胰岛细胞，呈小圆形、短梭形或多角形，形态较一致，细胞核圆形或椭圆形、短梭形，染色质细颗粒状，可见小核仁，核分裂象少见，偶见巨核细胞。胰岛细胞瘤在HE染色切片上不能区别细胞种类，常需特殊染色、电镜及免疫组织化学加以鉴别。

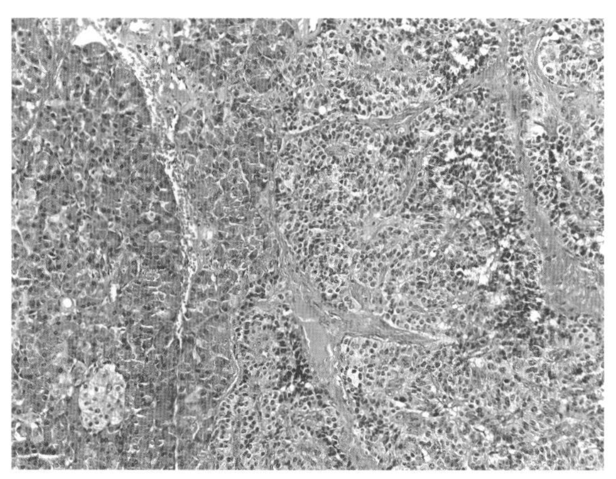

图 10-11　胰岛细胞瘤

本章小结

弥漫性非毒性甲状腺肿又称单纯性甲状腺肿，是由于甲状腺素分泌不足，促甲状腺素（TSH）分泌增多，甲状腺滤泡上皮增生，滤泡内胶质堆积而引起的甲状腺肿大。根据其发展过程和病变特点，可分为增生期、胶质贮积期、结节期。弥漫性毒性甲状腺肿是指血中甲状腺素过多，具有甲状腺毒症的一种甲状腺肿，临床上简称“甲亢”，主要表现为甲状腺肿大，基础代谢率和神经兴奋性升高，T_3、T_4高。

甲状腺腺瘤是甲状腺滤泡上皮发生的常见良性肿瘤，极少数患者可出现功能亢进。甲状腺癌是一种较常见的恶性肿瘤，多数患者甲状腺功能正常，少数可引起内分泌紊乱。最常见的类型为乳头状癌，肿瘤生长慢，恶性程度较低，预后较好，但局部淋巴结转移较早。乳头间质内常见同心圆状钙化小体，即砂粒体，有助于诊断。其次为滤泡癌，早期易发生血道转移，分化好的滤泡癌与腺瘤难以区别，注意是否有包膜和血管侵犯加以鉴别。髓样癌是由滤泡旁细胞（即C细胞）发生的恶性肿瘤，又称C细胞癌，绝大多数分泌降钙素，有的还同时分泌生长抑素等多种激素和物质。未分化癌恶性程度极高，预后极差，又称间变性癌或肉瘤样癌。较少见，生长快，早期即可发生转移。

糖尿病是一种体内胰岛素相对或绝对不足或靶细胞对胰岛素敏感性降低，或胰岛素本身存在结构上的缺陷而引起的碳水化合物、脂肪和蛋白质代谢紊乱的慢性代谢性疾病。其主要特点是高血糖和糖尿。临床上表现为多饮、多食、多尿和体重减轻（即“三多一少”）及多种并发症，可使一些组织或器官发生形态结构改变和功能障碍，可分为原发性糖尿病和继发性糖尿病。胰岛细胞瘤又称胰岛细胞腺瘤，好发部位依次为胰尾、体、头部，在HE染色切片上不能区别细胞种类，常需特殊染色、电镜及免疫组织化学加以鉴别。

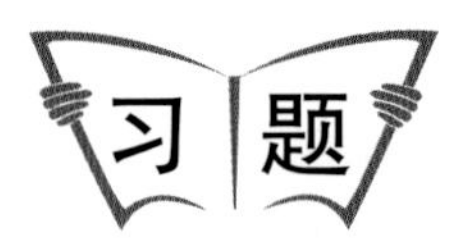

一、选择题

【A1/A2 型题】

1. 下列甲状腺癌，最常出现砂粒体的是

A. 滤泡性癌　　B. 乳头状癌
C. 未分化癌　　D. 鳞状细胞瘤
E. 髓样癌

2. 下述不符合1型糖尿病的是

A. 多为青少年患者　　B. 胰岛B细胞明显减少
C. 血胰岛素水平降低　　D. 有遗传倾向
E. 与自身免疫反应无关

3. 关于结节性甲状腺肿的叙述，错误的是

A. 结节常为多个，大小不等
B. 结节边界清楚，有完整包膜
C. 结节内常有出血、坏死等改变
D. 甲状腺滤泡上皮增生，有小滤泡形成
E. 病变后期滤泡上皮增生与复旧不一致，分布不均

4. 关于甲状腺乳头状癌的叙述，不正确的是

A. 为最多见的甲状腺癌　　B. 青少年女性多见
C. 生长缓慢，预后较好　　D. 发现时常有颈淋巴结转移，预后很差
E. 有时原发灶很小，临床上首先发现转移病灶

5. 弥漫性非毒性甲状腺肿发病的主要原因是

A. 遗传　　B. 缺硒
C. 缺碘　　D. 高氟
E. 高碘

【A3/A4 型题】

（6~7题共用题干）

患者，女，26岁。1个月前发现左颈部肿块，无呼吸困难，声音嘶哑等表现。肿块生长缓慢，表面不平，边界不清，固定，有压疼。术中见肿块位于左侧甲状腺内，无包膜，质地较硬，呈广泛的浸润性生长，可见有囊形成，周围局部淋巴结肿大。镜下见肿瘤细胞分化程度不一，透明，核染色质少，纤维血管间质内见呈同心圆状的钙化小体，淋巴结癌转移。免疫组织化学染色，肿瘤细胞甲状腺球蛋白阳性。

6. 该患者的病理学诊断是

A. 未分化癌　　B. 滤泡性癌
C. 髓样癌　　D. 乳头状癌
E. 肉瘤样癌

7. 对其诊断最有意义的是

A．砂粒体　　B．Rusell小体
C．Malloy小体　　D．玻璃样小滴
E．淀粉样物质

二、思考题

1．弥漫性毒性与非毒性甲状腺肿的病变有何区别？
2．比较1、2型糖尿病的异同。

（姜晓刚）

扫码"练一练"

扫码“学一学”

第十一章　传染病与寄生虫病

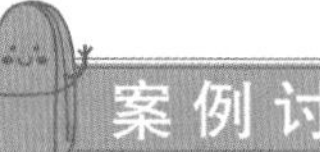

学习目标

1. **掌握**　结核病的基本病理变化及转归，原发性肺结核的病变特点、发展和结局，继发性肺结核的类型和病变特点；伤寒、细菌性痢疾、流行性脑脊髓膜炎、流行性乙型脑炎、流行性出血热、手足口病、血吸虫病的基本病理变化。

2. 熟悉　肺外器官结核病的病变特点；细菌性痢疾、伤寒、流行性脑脊髓膜炎、流行性乙型脑炎的临床病理联系；流行性出血热的病理变化和临床病理联系。

3. 了解　结核病、细菌性痢疾、伤寒、流行性脑脊髓膜炎、流行性乙型脑炎、流行性出血热的病因和传播途径；淋病、梅毒、尖锐湿疣、艾滋病的病因和基本病变。血吸虫病的病理变化和临床病理联系。

案例讨论

［**案例**］患者，男，24岁。儿童时患过结核病，近期潮热、盗汗、乏力1个月余，咳嗽半个月，咯血2天入院。查体：体温38.7℃。X线检查：右肺上叶边缘模糊，中央密度增高，呈片状致密阴影及纤维条索状影。痰涂片及细菌培养检到大量结核分枝杆菌。

［讨论］

1. 患者应诊断哪种类型的肺结核病？诊断依据是什么？
2. 治疗原则是什么？

传染病是由病原微生物感染人体，引起的具有传染性、流行性的一类炎症性疾病。传染病的发生或流行必须具备传染源、传播途径和易感人群三个基本环节。传染病曾经广泛流行于世界各地，严重威胁人类健康，随着诊疗水平的进步，有效抗生素的发明使用，传染病已得到很好地控制、甚至消灭了部分传染病，加之疫苗研发和广泛接种保护易感人群，传染病的发病率和死亡率均已明显下降。本章主要介绍结核病、伤寒、细菌性痢疾、流行性脑脊髓膜炎、流行性乙型脑炎、流行性出血热、手足口病、性传播疾病以及血吸虫病。

第一节　结核病

扫码“看一看”

一、概述

结核病是由结核分枝杆菌引起的一种慢性肉芽肿性炎症，是临床常见的慢性呼吸道传染病。典型病变为形成结核结节并伴有不同程度的干酪样坏死。全身各器官均可发生结核分枝杆菌感染，以肺结核最常见。

> **考点提示**
> 结核病的特征性病变，结核结节伴干酪样坏死。

（一）病因与发病机制

结核分枝杆菌是结核病的致病菌，感染人的菌群有人型和牛型。呼吸道传染是结核病最常见、最重要的传播途径，结核病患者咳嗽排出大量带菌微滴，如易感人群吸入可能造成肺部感染，另外也可经消化道感染如食入含菌牛奶，偶见经皮肤伤口感染。

结核分枝杆菌引起人体发病的机制与菌体成分密切相关：①菌体脂质可直接损伤人体细胞，保护菌体不易被巨噬细胞消化，刺激巨噬细胞转化为上皮样细胞，形成结核结节，脂质是结核分枝杆菌主要致病物；②结核菌素蛋白与蜡质D结合具有抗原特性，引起人体变态反应，组织发生干酪样坏死；③菌体多糖类成分引起中性粒细胞浸润。

结核病的发生、发展过程，受感染细菌数量的多少、毒力的强弱、机体免疫力、变态反应的强弱四方面综合因素的影响（图11–1）。结核分枝杆菌感染刺激人体形成特异性细胞免疫，形成过程需要30~50天。机体初次感染结核分枝杆菌后，刺激T细胞致敏，当再次接触本菌时，致敏T细胞被激活、增殖，释放多种淋巴毒素（巨噬细胞趋化因子、移动抑制因子、活化因子等），使巨噬细胞移动、吞噬、杀灭结核分枝杆菌的能力增强，巨噬细胞大量增生聚集在一起形成结核结节，它是机体细胞免疫的形态表现。

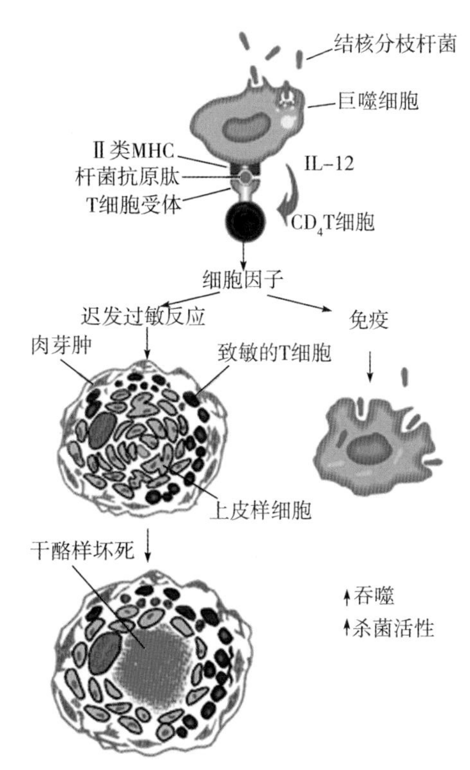

图 11–1　结核分枝杆菌感染过程

结核病发生的变态反应属迟发性变态反应，即Ⅳ型变态反应。

接种卡介苗可预防结核病，卡介苗为无毒力的牛型结核分枝杆菌疫苗，用它接种出生24小时内的新生儿，代替初次结核菌感染，使机体获得免疫力。

（二）基本病理变化

结核病是一种慢性炎症，有渗出、增生、坏死三种基本病理变化。

1. 渗出性病变为主　见于炎症早期或机体抵抗力低下，细菌数量多、毒力强、变态反应强时。好发于肺、浆膜、滑膜、脑膜等处，发生浆液性或浆液纤维素性炎。早期病灶有中性粒细胞浸润，很快被巨噬细胞取代，渗出液和巨噬细胞内有结核分枝杆菌。渗出物可完全吸收，可转变为增生为主或坏死为主的病变。

2. 增生性病变为主　见于机体抵抗力强、侵入细菌量少、毒力低或变态反应弱时。肉眼观：单个结核结节小，不易看见；3~4个结节融合约小米粒大小、呈灰白色半透明状，有干酪样坏死时，呈淡黄色。镜下观：结节中央有干酪样坏死，周围大量上皮样细胞、朗汉斯（Langhans）巨细胞聚集、结节边缘见淋巴细胞及少量成纤维细胞（图11–2）。上皮样细胞由巨噬细胞转化来，胞质丰富淡染伊红色，呈梭形或多边形，细胞境界不清。核呈圆形或卵圆形，染色质甚少或可呈空泡状，核内有1~2个核仁。多个上皮样细胞互相融合成朗汉斯巨细胞，核多达十几个、甚至百余个，核排列呈花环状、马蹄形，或密集于胞体一端，直径可达300μm，胞质丰富。结核结节具有诊断意义。

3. 坏死性病变为主 见于机体抵抗力低或变态反应强，细菌侵入量多、毒力强时。渗出、增生为主病变都可发展为干酪样坏死。肉眼观：干酪样坏死灶质地较实，均匀细腻、淡黄色。镜下观：干酪样坏死为红染无结构颗粒状物，含有结核分枝杆菌，是导致病灶恶化的原因。

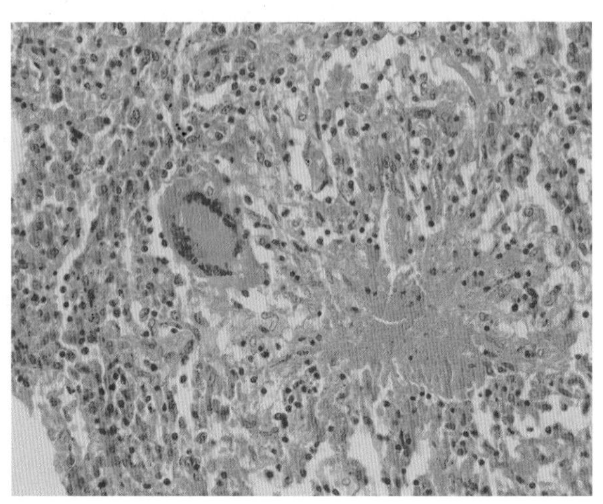

图 11-2 肺结核结节（镜下观）

（三）转归

结核病的渗出、坏死、增生病变往往同时存在，以其中一种病变为主，三种病变可以相互转化。结核病的发展和结局，取决于机体抵抗力与结核分枝杆菌致病力之间的相互作用。机体抵抗力强，细菌被杀灭，病变转向愈合；反之病变转向恶化。

1. 转向愈合

（1）吸收、消散 是渗出性病变的主要愈合方式，渗出物经淋巴道回流吸收，病灶缩小或消散。X线检查可见边缘模糊、云絮状密度不均的渗出性病变阴影，逐渐缩小、分割成小片，直至完全消失，临床称为吸收好转期。经积极治疗，较小的干酪样坏死灶及增生性病灶也能吸收消散或缩小。

（2）纤维化、钙化 增生性病变和小的干酪样坏死灶，可逐渐纤维化形成瘢痕而愈合。较大的干酪样坏死灶难以完全纤维化，坏死物为周边纤维组织包裹，逐渐干燥并有钙盐沉着，此病变临床属于痊愈。钙化的结核病灶内仍有少量结核分枝杆菌残留，当机体抵抗力降低时可复发进展。X线检查可见，钙化灶为高密度、边缘清晰的阴影，纤维化病灶呈边缘清楚、密度增高的条索状阴影。临床称为硬结钙化期。

2. 转向恶化

（1）浸润进展 疾病恶化时，原病灶周围出现渗出性病变，使病灶范围不断扩大，并继发干酪样坏死。X线检查，原病灶周围出现边缘模糊的絮状阴影，临床称为浸润进展期。

（2）溶解播散 病情恶化时，干酪样坏死物发生液化，经体内的自然管道如支气管、输尿管排出，肺和肾内出现空洞。空洞内液化的干酪样坏死物，含有大量结核分枝杆菌，通过自然管道播散到其他部位，形成新的结核病灶。X线检查可见，病灶阴影密度不一，出现透亮区（空洞）、大小不等的新播散病灶。临床称为溶解播散期。除经自然管道播散外，结核分枝杆菌还可经血道、淋巴道播散至全身各处。

> **考点提示**
> 结核病的病理变化和转归。

二、肺结核病

结核病最常见的是肺结核病。肺结核病根据初次还是再次感染结核菌，分原发性和继发性肺结核两大类。

（一）原发性肺结核病

是指机体初次感染结核分枝杆菌所引起的肺结核病，常见于儿童，也称为儿童型肺结核病。偶见于初次感染结核分枝杆菌的青少年或成人。

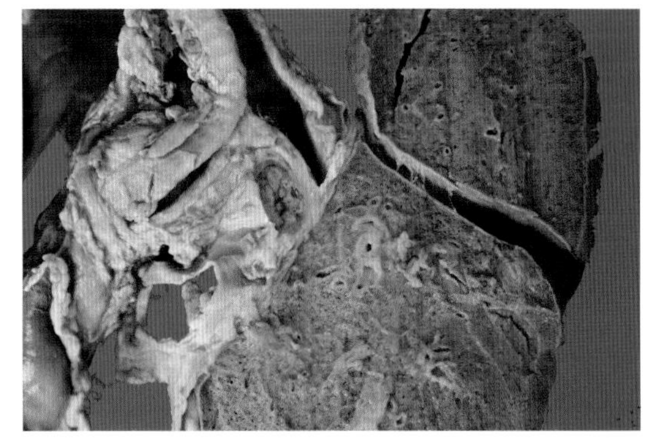

图 11-3　肺原发综合征

1. 病理变化　特征性病理变化是形成原发综合征，它是肺的原发病灶、淋巴管炎和肺门淋巴结炎的合称（图11-3）。肺原发病灶最先出现在通气良好的上肺下部或下肺上部靠近胸膜处，右肺多见，多形成直径1cm左右的灰白色病灶。初次感染，机体缺乏免疫力，结核分枝杆菌容易沿淋巴管扩散至肺门淋巴结，引起肺门淋巴结炎，导致淋巴结增大。X线检查肺内原发灶、结核性淋巴管炎和肺门淋巴结炎三者呈哑铃状阴影，患儿临床症状和体征多不明显。

2. 转归　原发性肺结核患儿，最初几周内可有细菌通过血道或淋巴道播散到其他器官，肺内出现原发综合征，但随着细胞免疫的建立，95%左右的病例病变不再进展，病灶进行性纤维化和钙化。部分患儿病变继续发展，形成支气管淋巴结核。少数免疫功能明显下降的患儿，会出现病灶扩大、空洞形成，甚至形成粟粒性肺结核（图11-4），或全身性粟粒性结核病，类似病变也可发生在成人身上。

> **考点提示**
> 原发性肺结核的病理变化、转归。

（二）继发性肺结核病

是再次感染结核分枝杆菌引起的肺结核病。常见于成年人，也称为成人型肺结核病。根据病变特点分为六种类型。

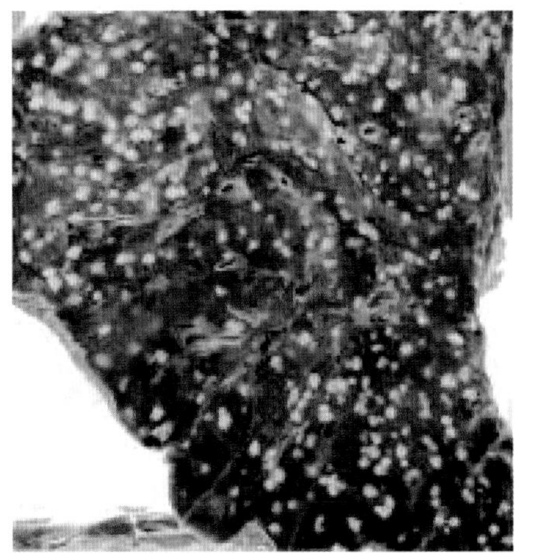

图 11-4　肺粟粒性肺结核

1. 局灶型肺结核　是继发性肺结核病的早期病变。X线显示肺尖部有单个或多个结节状病灶，右肺尖部常见，直径0.5~1cm。病灶境界清楚，为纤维包裹。镜下病变以增生为主。患者常无自觉症状，属于非活动性结核病。临床多数患者自然经过，病灶发生纤维化、钙化而痊愈。如免疫力低，可发展为浸润型肺结核。

2. 浸润型肺结核　是临床最常见的活动性肺结核，一般由局灶型肺结核进展形成。病灶常位于锁骨下，X线示锁骨下有边缘模糊的云絮状阴影。镜下病变以渗出为主，中央发生干酪样坏死。患者常有疲乏、低热、盗汗、消瘦等结核中毒症状以及咳嗽、咳痰、咯血等呼吸系统症状，痰中可查见结核分枝杆菌。如发现及时，治疗科学合理，病变可吸收或通过纤维化、钙化而痊愈。如患者抵抗力低或未及时治疗，渗出性病变和干酪样坏死区不断扩大（浸润进展），干酪样坏死物液化后经支气管排出，局部形成急性薄壁空

> **考点提示**
> 继发性肺结核的分类及病理变化。

洞，可经支气管播散（因洞壁坏死层内含大量结核分枝杆菌），引起干酪样肺炎（溶解播散）。经过合理治疗，急性空洞可形成瘢痕愈合；急性空洞经久不愈，将发展为慢性纤维空洞型肺结核。

3. 慢性纤维空洞型肺结核 此型的病变特点：①肺内有一个或多个厚壁空洞，壁厚可达1cm以上，多位于肺上叶，大小不一，形状不规则。镜下洞壁结构分三层：内层为干酪样坏死物含有大量结核分枝杆菌；中层为结核性肉芽肿；外层为纤维组织。②结核分枝杆菌在两肺内经支气管播散，形成新旧不一、上旧下新、大小不等、病变类型不一的病灶。③晚期肺组织严重破坏，广泛纤维化、胸膜增厚与胸壁粘连，肺体积缩小、变形、变硬，肺功能明显障碍甚至导致呼吸衰竭（图11–5）。

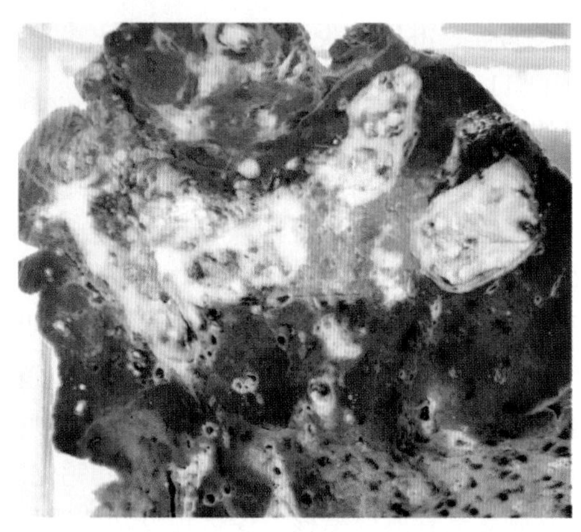

图 11–5 慢性纤维空洞型肺结核

病变空洞与支气管相通，患者咳嗽不断排出含有结核分枝杆菌的痰液，成为结核病最重要的传染源，此型又称开放性肺结核。空洞干酪样坏死侵蚀较大血管，将引起大咯血，如患者大量吸入血液会窒息死亡。空洞穿透胸膜可并发气胸。咳含菌痰液可并发喉结核，如咽下可引起肠结核。肺广泛破坏纤维化可致肺毛细血管床大量减少，并发肺动脉高压，引起肺源性心脏病。

临床现已广泛采用多药联合抗结核治疗，积极增加患者抵抗力，故较小的空洞一般可以机化闭塞。而体积较大的空洞，随着内壁坏死组织脱落，空洞壁逐渐变成瘢痕组织并由支气管上皮覆盖，此时空洞虽存，实已无菌，本质上已经愈合。

4. 干酪样肺炎 由浸润型肺结核恶化进展而来，或急、慢性空洞内细菌通过支气管播散所致。肉眼可见肺叶实变，切面黄色干酪样。镜下主要为广泛干酪样坏死。此型结核病病情危重，发病迅猛，病死率高，现已罕见。

5. 结核球 别名结核瘤（图11–6），直径2~5cm，为有纤维包裹的、孤立的、境界清楚的干酪样坏死灶。多为单个，肺上叶常见，是相对静止性病变，常无症状，但有潜在恶化的危险。X线检查结核球需与肺癌鉴别。干酪样坏死灶周围有很厚的纤维组织包绕，药物难以进入，临床多采取手术切除。

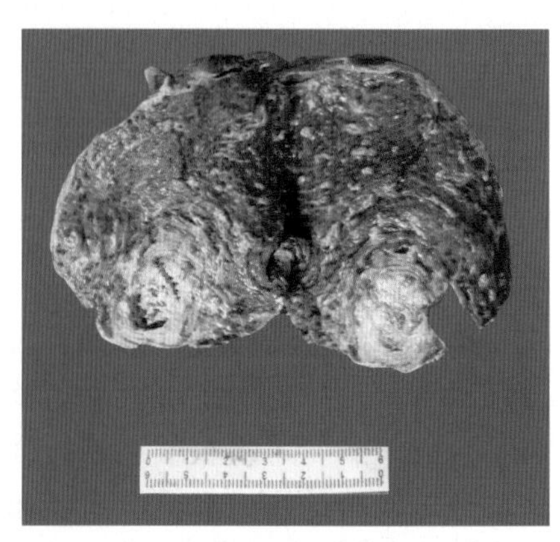

图 11–6 结核球

6. 结核性胸膜炎 可分两种：①渗出性结核性胸膜炎，此型多见，年轻人好发。病变为浆液纤维素性炎，可引起胸腔积液。治疗及时有效，渗出液可吸收痊愈，若渗出物中纤维素较多，可导致胸膜粘连。②增生性结核性胸膜炎，较少见，以增生性病变为主，少有胸腔积液。一般通过纤维化愈合，常使胸膜增厚、粘连。

考点提示

原发性肺结核与继发性肺结核的比较。

原发性肺结核病与继发性肺结核病的比较见表11-1。

表11-1 原发性和继发性肺结核病的比较

	原发性肺结核病	继发性肺结核病
结核分枝杆菌感染	初次	再次
发病人群	儿童	成人
对结核分枝杆菌的免疫力或过敏性	先天，病程中发生	有
病理特征	原发综合征	病变复杂，新旧病灶并存，较局限
起始病灶	上叶下部，下叶上部近胸膜处	肺尖部
主要播散途径	淋巴道或血道	支气管为主
病程	短，大多自愈	长，时好时坏，需治疗

三、肺外器官结核病

（一）肠结核病

多继发于活动性空洞型肺结核病，患者反复咽下含菌痰液引起。好发于回盲部，按病变特点分为溃疡型和增生型。

1. 溃疡型 较多见，结核分枝杆菌侵入肠壁淋巴组织，形成结核结节，发生干酪样坏死并融合、破溃形成溃疡。溃疡长径与肠纵轴垂直，边缘不整齐，底部有干酪样坏死、结核性肉芽组织，一般较浅。溃疡愈合后因瘢痕收缩而致肠狭窄。临床有腹痛、腹泻和结核中毒症状。

2. 增生型 较少见，病变特征是肠壁大量结核性肉芽组织增生及纤维组织增生。肠壁显著增厚、肠腔狭窄。病灶处黏膜可有浅溃疡和息肉形成。临床表现为慢性不完全低位肠梗阻，右下腹可触及包块，易误诊为结肠癌。

（二）结核性腹膜炎

青少年多见。感染途径多由肠结核、肠系膜淋巴结结核、输卵管结核直接蔓延引起。可分增生性、渗出性和混合性病变，以混合性多见，共同特点为腹膜上密布无数结核结节，出现大量草黄色和血性腹腔积液。临床表现腹部包块，腹痛、腹泻，腹壁触诊柔韧感。

（三）结核性脑膜炎

多见于儿童，常由原发性肺结核病经血道播散引起，是全身性粟粒性结核病的一部分。病变以脑底部最明显，脑桥、脚间池、视神经交叉等处的蛛网膜下腔内，有大量灰黄色浑浊的胶冻样渗出物积聚。脑室脉络丛、室管膜有时可形成结核结节。病变严重时可累及脑皮质引起脑膜脑炎。病程迁延可继发闭塞性血管内膜炎，出现多发性脑软化，也可并发蛛网膜粘连堵塞第四脑室正中孔和外侧孔，引起脑积水。临床表现常见脑膜刺激征和颅内压增高，以及对应脑软化区的脑功能障碍。

（四）肾结核病

常见于20~40岁男性，病变多为单侧，结核分枝杆菌多来自原发性肺结核病血道播散。

病变多从皮质和髓质交界处或肾乳头内开始，初期为局灶性病变，发展为干酪样坏死，坏死物破坏肾乳头，破入肾盂，病灶持续扩大导致肾内形成多个空洞，最终肾仅存空壳，肾功能完全丧失。含结核分枝杆菌的干酪样坏死物随尿排出，致使输尿管、膀胱相继受累，结构破坏纤维大量增生导致泌尿道梗阻，引起肾盂积水损害肾功能。

（五）生殖系统结核病

男性生殖系统结核病多由泌尿系统结核直接蔓延而来，前列腺、精囊、输精管、附睾均可感染、肿大变硬，可见结核性肉芽肿和干酪样坏死。附睾结核是男性不育的重要原因之一。女性生殖系统结核多由血道或淋巴道播散而来，也可由邻近器官结核病蔓延而来。输卵管结核最多见，是女性不孕症的常见原因之一，其次为子宫内膜和卵巢结核。

（六）骨与关节结核病

常见于儿童和青少年，多由血道播散引起。骨结核多累及脊椎骨、指骨及长骨骨骺等处。早期骨松质内形成小结核病灶，以后发展为干酪样坏死、形成死骨，病变可累及周围软组织。坏死液化后可在骨旁形成结核性“脓肿”，不伴红、痛、热的真脓肿症状，故称“冷脓肿”，若穿破皮肤可形成经久不愈的窦道。脊椎结核在骨结核中最常见，多发生于第10胸椎至第2腰椎，干酪样坏死物常破坏椎间盘和邻近椎体，引起椎体塌陷造成脊椎后突畸形，出现驼背，甚至压迫脊髓引起瘫痪。关节结核，以髋、膝、踝、肘多见，多继发于骨结核。关节结核痊愈后常因关节腔内纤维填充，导致关节强直，失去运动功能。

（七）淋巴结结核

多见于儿童和青年，颈部最多见（俗称瘰疬），其次是支气管和肠系膜淋巴结。淋巴结常成群受累粘连成大包块，病灶内有结核性肉芽肿和干酪样坏死形成。坏死物液化后穿破颈部皮肤，造成经久不愈的窦道。

知识拓展

世界防治结核病日

1882年3月24日，德国著名微生物学家罗伯特·郭霍在柏林宣读发现结核分枝杆菌论文。1995年年底，世界卫生组织（WHO）为纪念郭霍将每年3月24日定为“世界防治结核病日”，1996年我国开展了第一个“世界防治结核病日”宣传教育活动，目的是动员政府加强结核病控制工作，提醒公众对结核病认识，使人类结核病能及时诊、治、护。根据2014年WHO全球结核病报告，全球有九百万人罹患结核病，150万人死于结核病。延误诊断、缺乏治疗机会、出现耐药菌等问题日益受到关注。2017第22个“世界防治结核病日”，国家卫生计生委为进一步提高公众对结核病的防治意识，加快推进健康中国建设，开展了主题为”联合起来消除结核，不让任何人掉队”的宣传活动。普及结核病知识，增强结核病防控意识，以利于结核病的早期检查诊断。

第二节　伤　寒

伤寒是由伤寒杆菌引起的一种急性传染病，特征性病变是全身单核－吞噬细胞系统增生，形成伤寒肉芽肿。以回肠末端淋巴组织的病变最为突出。临床主要表现为持续高热、相对缓脉、脾大、皮肤玫瑰疹、中性粒细胞、嗜酸性粒细胞减少等。儿童和青壮年多见，夏、秋季节多发，感染后可获得较稳固的免疫力，很少再感染。

一、病因与发病机制

伤寒杆菌是革兰阴性杆菌，其菌体“O”抗原、鞭毛“H”抗原及表面“Vi”抗原均能使人体产生相应抗体，尤以“O”和“H”抗原性较强，故可用血清凝集试验（肥达反应，Widal-reaction）来测定血清中抗体的增高，作为临床诊断伤寒的依据之一。

伤寒患者及健康带菌者为本病的传染源，细菌随粪尿排出后，污染食物和水源，或以苍蝇为媒介经口入消化道感染。进入消化道的伤寒杆菌一般被胃酸杀灭，未被杀灭的细菌进入小肠，穿过小肠黏膜上皮细胞侵入肠壁淋巴组织，尤其是回肠末端的集合、孤立淋巴小结。沿着淋巴管到达肠系膜淋巴结。淋巴组织中的伤寒杆菌被巨噬细胞吞噬并在其中生长繁殖，又可经胸导管进入血液，引起菌血症。血液中的细菌很快被全身单核-巨噬细胞系统的细胞吞噬，并在其中大量繁殖，致肝、脾、淋巴结肿大。这段时间患者没有临床症状，约10天左右，称为潜伏期。此后，随着细菌的繁殖再次入血和内毒素释放，患者出现菌血症和毒血症症状。同时胆囊中大量的伤寒杆菌随胆汁再次入肠，侵入已致敏的淋巴组织，导致强烈的过敏反应致肠黏膜坏死、脱落形成溃疡。

二、病理变化与临床病理联系

病变主要累及全身单核-巨噬细胞系统，表现为急性增生性炎症。增生的巨噬细胞体积大，吞噬功能活跃，胞质内常吞噬有伤寒杆菌、红细胞和坏死细胞碎片，称为伤寒细胞，伤寒细胞聚集成团形成小结节，称为伤寒肉芽肿，具有诊断意义（图11-7）。

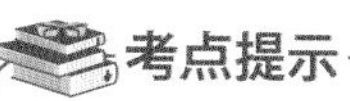

伤寒的概念、病因与发病机制、病理变化与临床病理联系。

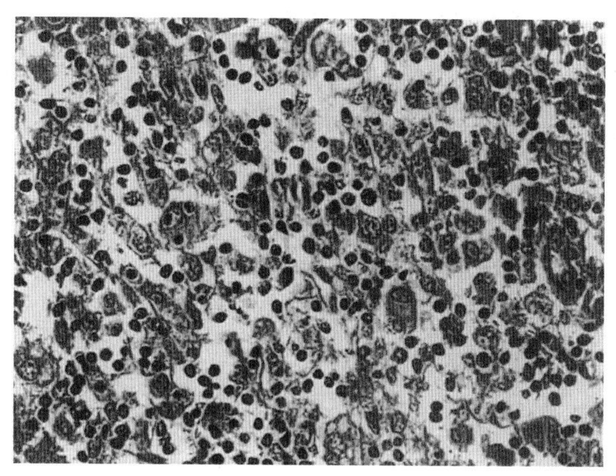

图11-7　伤寒肉芽肿（镜下观）

（一）肠道病变

主要位于回肠下段集合淋巴小结和孤立淋巴小结，病变发展过程分四期，每期持续约一周。

1. 髓样肿胀期　发病第1周，伤寒肉芽肿形成，回肠下段淋巴小结明显肿胀，隆起于黏膜表面，色灰红，质软似脑回。

2. 坏死期　发病第2周，髓样肿胀处肠黏膜坏死。由于伤寒杆菌释放内毒素入血，此期中毒症状更加明显。体温持续在39~40℃，皮肤出现玫瑰疹，是由血液中的细菌栓子栓塞皮肤毛细血管，以及伤寒杆菌、毒素刺激皮肤毛细血管扩张、充血而引起，直径2~4mm，压之褪色，分布于胸腹壁，数日内消失。血中抗体滴度升高，肥达反应阳性。

3. 溃疡期 发病第3周，坏死组织脱落形成溃疡。集合淋巴小结处溃疡较大，呈椭圆形，其长轴与肠纵轴平行；孤立淋巴小结处溃疡较小，呈圆形；溃疡一般深及黏膜下层，重者可深达肌层和浆膜层（图11-8）。此期易发生肠出血、肠穿孔等并发症，临床表现与坏死期相同。

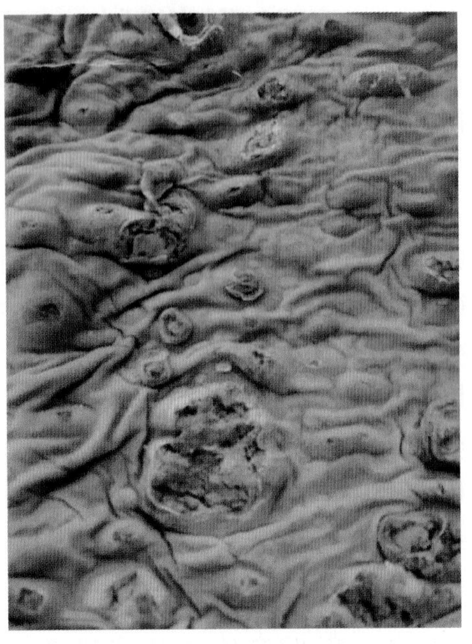

图 11-8　肠伤寒溃疡期肉眼观

4. 愈合期 发病第4周，溃疡处肉芽组织增生将其填平，由黏膜上皮再生覆盖而愈合。由于溃疡长径与肠管长轴相平行，故一般不引起肠管狭窄。

由于临床上早期有效抗生素的应用，目前临床上很难见到四期典型病变。

（二）其他病变

肠系膜淋巴结、肝、脾及骨髓内巨噬细胞增生活跃，镜检可见伤寒肉芽肿及灶性坏死，淋巴结、肝、脾可出现肿大。心肌纤维可水肿，甚至坏死，出现中毒性心肌炎，患者出现相对缓脉；皮肤出现淡红色小丘疹（玫瑰疹）；膈肌、腹直肌、股内收肌常发生凝固性坏死（蜡样变性），临床出现肌痛和皮肤知觉过敏；胆囊无明显病变，伤寒杆菌在胆汁中繁殖并可长期存活，患者临床痊愈后，仍有细菌不断随胆汁经肠道排出，成为重要传染源。

三、结局与并发症

大多数患者经治疗经4~5周均可痊愈。少数患者在症状消失、体温正常后，可再度出现症状和病变，为复发。慢性感染病例亦可累及关节、骨、脑膜及其他部位。

伤寒患者常见并发症有肠穿孔、肠出血、支气管肺炎。①肠穿孔：肠伤寒最严重的并发症，多发生于溃疡期（起病第3周），穿孔后常引起弥漫性腹膜炎；②肠出血：为肠伤寒最常见的并发症，发生于坏死期和溃疡期（起病2~3周），严重患者可发生出血性休克；③支气管肺炎：小儿患者多见。

第三节　细菌性痢疾

细菌性痢疾是由痢疾杆菌引起一种肠道传染病，病变特征是肠黏膜大量纤维蛋白渗出，形成假膜性炎，假膜脱落伴有不规则浅表溃疡形成，病变多局限在结肠。临床表现为腹痛、腹泻，里急后重，黏液脓血便。

一、病因与发病机制

> **考点提示**
> 细菌性痢疾的概念、病因与发病机制、病理变化与临床病理联系。

痢疾杆菌是革兰阴性短杆菌，包括福氏、志贺氏、鲍氏和宋内氏四个群，均能产生内毒素，志贺菌还可产生强烈外毒素。患者和带菌者是本病传染源。痢疾杆菌从粪便中排出后污染水源或食物，经消化道传播，可引起菌痢的爆发流行，苍蝇是重要的传播媒介。发病多见于夏、秋季，儿童发病率较高。痢疾杆菌经口入胃，大部分被胃酸杀死，少数进入肠道，如机体抵抗力下降，细菌在肠道繁殖，侵入肠黏膜内继续繁殖并释放内毒素，引起肠壁黏膜坏死，内毒素入血引起全身中毒症状。

二、病理变化与临床病理联系

病变主要发生在大肠，以乙状结肠、直肠为重。根据病理变化和临床经过分三种类型。

1. 急性细菌性痢疾　初期为急性卡他性炎，腺体分泌亢进，黏膜充血、水肿，中性粒细胞浸润等；病变进一步发展，黏膜浅表坏死，大量纤维素渗出，与中性粒细胞、红细胞及细菌形成假膜；假膜呈糠皮样，灰白色，暗红色或灰绿色，并逐渐脱落，形成大小不等、形状不一“地图状”溃疡；当肠黏膜渗出物及坏死组织被吸收、排出，肠黏膜再生，溃疡逐渐愈合，不留瘢痕（图11-9）。

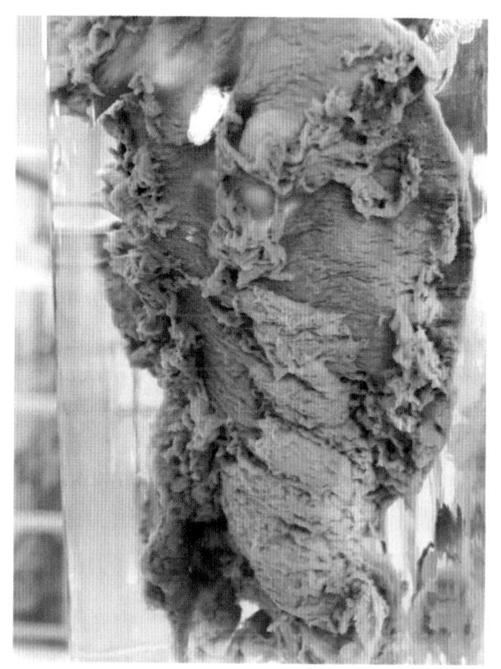

图11-9　急性细菌性痢疾假膜性炎症

临床上病变肠道蠕动亢进及痉挛，常导致阵发性腹痛、腹泻，黏液脓血便，偶尔排出片状假膜；炎症刺激直肠内神经末梢及肛门括约肌，出现里急后重和排便次数增多。病程一般1~2周，适当治疗大多痊愈。少数转慢性。

2. 慢性细菌性痢疾　患者病程超过2个月，多由急性菌痢转变而来，福氏菌感染居多。病程数月或数年，期间肠道病变反复出现，新旧病灶并存。慢性溃疡边缘不规则，黏膜常形成息肉，肠壁全层有慢性炎细胞浸润、纤维组织增生，瘢痕形成，致使肠壁增厚、变硬，甚至引起肠腔狭窄。

临床上患者出现肠功能紊乱，可有腹痛、腹胀、腹泻、便秘等症状；炎症加剧时，可出现急性菌痢症状，称为慢性菌痢急性发作。

3. 中毒性细菌性痢疾　多见于2~7岁儿童，起病急骤、全身中毒症状重、急性循环障碍出现早，而肠道病变和症状轻，发病后数小时即出现中毒性休克或呼吸衰竭。致病菌多为毒力较弱的福氏和宋内氏痢疾杆菌。

第四节　流行性脑脊髓膜炎

流行性脑脊髓膜炎是由脑膜炎双球菌引起的急性化脓性炎症，简称流脑。冬、春季多见，好发于儿童及青少年，可引起流行。临床表现为高热、寒战、头痛、呕吐、脑膜刺激征、皮肤瘀点瘀斑，甚至出现中毒性休克。

一、病因与发病机制

脑膜炎双球菌有荚膜，并能产生内毒素，能抵抗白细胞的吞噬作用，并引起小血管的坏死、出血，导致皮肤、黏膜出现瘀点瘀斑。它存在于患者和带菌者的鼻咽部，由飞沫经呼吸道传播，进入呼吸道后，多数人仅引起局部炎症或成为带菌者，部分抵抗力低下的患者，细菌侵入血流，引起菌血症或败血症；2%~3%的患者细菌通过血－脑屏障引起化脓性脑膜炎。

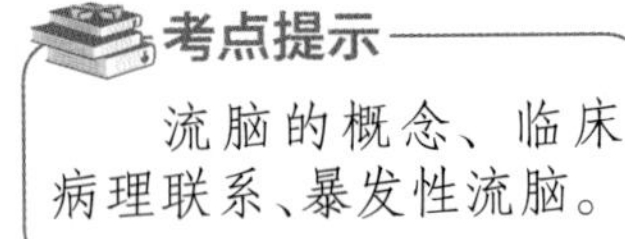
考点提示
流脑的概念、临床病理联系、暴发性流脑。

二、病理变化

肉眼可见，脑脊髓膜血管高度充血，蛛网膜下腔充满灰黄色脓性渗出物，覆盖着脑沟、脑回，渗出物可阻塞脑脊液循环，引起脑室扩张。镜下可见，蛛网膜血管高度扩张充血，蛛网膜下腔扩张充满中性粒细胞、纤维蛋白和少量单核细胞、淋巴细胞。邻近的脑皮质可有轻度水肿，小血管周围少量中性粒细胞浸润。病变严重者，可并发动静脉脉管炎和血栓形成。

三、临床病理联系

1. 脑膜刺激征 表现为颈项强直、屈髋伸膝试验（Kernig征）阳性。由于炎症累及蛛网膜、软脑膜、软脊膜，使脊髓神经根通过椎间孔处受压，当颈部或背部肌肉运动时引起疼痛，颈部肌肉发生保护性痉挛呈僵硬状态，称颈项强直；在婴幼儿，因腰背部肌肉保护性痉挛可出现“角弓反张”征；腰骶神经根受压时，表现为屈髋伸膝试验阳性。

2. 颅内压升高 表现为剧烈头痛、喷射性呕吐等，小儿前囟饱满，是由于脑脊髓膜血管充血，蛛网膜下腔渗出物堆积，以及脑水肿导致的。

3. 脑脊液变化 脑脊液压力增高，呈浑浊脓性，细胞数及蛋白增多，糖量减少，涂片或细菌培养可找到脑膜炎双球菌。脑脊液检查是诊断本病重要依据。

4. 脑神经麻痹 基底部脑炎累及脑神经可出现视力障碍、斜视、面神经瘫痪等。

四、结局与并发症

及时应用抗生素治疗，大多数患者可痊愈。极少数患者并发脑神经受损麻痹、脑积水、脑梗死等后遗症。

暴发性流脑见于少数儿童，起病急骤，病情危重。根据临床病理特点分两型。

1. 暴发性脑膜炎球菌败血症 表现为败血症休克，患儿迅速出现周围循环衰竭、皮肤黏膜大片紫癜，双侧肾上腺严重出血及肾上腺皮质功能衰竭，称华－佛综合征，脑膜炎症病变较轻。

2. 暴发性脑膜脑炎 软脑膜下脑组织在内毒素作用下，出现淤血、水肿，颅内压急骤升高。抢救不及时，可危及生命。

知识拓展

流脑疫苗

流脑疫苗是预防流行性脑脊髓膜炎的有效手段。广泛使用的两种疫苗是A群流脑疫苗和A+C群流脑疫苗。接种效果A群和C群疫苗对2岁以上儿童和成人有85%~100%短期效果。

第五节　流行性乙型脑炎

流行性乙型脑炎是由乙型脑炎病毒引起的急性传染病，主要病变为神经元变性、坏死。10岁以下儿童多见，夏季高发，起病急，病情重，死亡率高。临床表现高热、嗜睡、抽搐、昏迷等。

考点提示
乙脑的概念、病因、病理变化、临床病理联系。

一、病因与发病机制

乙脑病毒为RNA病毒，传染源为患者和病毒携带者（包括牛、马、猪），传播媒介为三节吻库蚊。当带有病毒的蚊子叮人时，病毒进入人体，并在血管内皮及单核–巨噬细胞系统中繁殖，入血引起短暂的病毒血症。当机体免疫力低下、血–脑屏障功能不健全时，病毒侵入中枢神经系统，引起脑实质变性坏死。

二、病理变化

病变广泛累及中枢神经系统灰质，以大脑皮质、基底核、视丘最严重，小脑、延髓及脑桥次之，脊髓病变仅限于颈段。

肉眼可见，软脑膜充血，脑水肿明显，脑回变宽、脑沟变窄。切面见皮质深层、基底核、视丘等部位有粟粒大小、半透明的软化灶，弥漫或灶状分布（图11–10）。

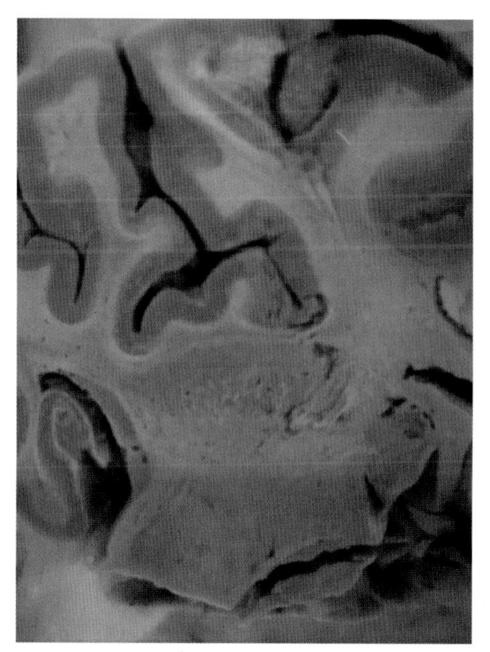

图 11–10　流行性乙型脑炎

镜下可见：①神经细胞变性、坏死，轻者神经细胞肿胀、尼氏小体消失等；重者神经细胞坏死，有增生胶质细胞环绕周围，称为卫星现象；若小胶质细胞包围、吞噬神经元，则称噬神经细胞现象；神经组织坏死后，可溶解液化形成圆形或卵圆形、边界清楚的筛网状软化灶。②血管高度扩张、充血，血管周围间隙增宽，脑组织出现水肿，以淋巴细胞为主的炎细胞围绕血管，称为套袖状浸润。③小胶质细胞增生，呈弥漫性或聚集形成小胶质细胞结节，多位于小血管和坏死的神经细胞附近。

三、临床病理联系

由于中枢神经细胞广泛受累，患者出现嗜睡、昏迷症状。脑神经核受累导致脑神经麻痹症状。脑充血、水肿引起颅内压增高，导致患者出现头痛、呕吐，重者引起脑疝，小脑扁桃体疝压迫延髓呼吸中枢，使呼吸骤停而致死。

四、结局及并发症

多数患者适当治疗，在急性期后可痊愈；重症患者可出现语言障碍、痴呆、肢体瘫痪及因脑神经损伤所致吞咽困难、中枢性面瘫、眼球运动障碍，经数月后多能恢复正常。少数患者不能完全恢复留下后遗症。

第六节　流行性出血热

考点提示

HFRS的概念、病因与传播途径、病理变化与临床病理联系。

流行性出血热现在称肾综合征出血热（hemorrhagic fever with renal syndrome，HFRS），是汉坦病毒引起的，由鼠类传染给人的自然疫源性急性传染病。临床以发热、休克、出血、充血及肾衰竭为主要表现。我国是本病的高发区，仅青海、新疆无病例报道。

一、病因及传播途径

HFRS由感染汉坦病毒引起。鼠类是主要传染源，病毒可经呼吸道、消化道、垂直、接触以及虫媒传播。HFRS全年可发病，冬季高发。发病机制尚不清楚，汉坦病毒对人体组织广泛感染，引起多器官损伤。

二、病理变化

HFRS的基本病变是毛细血管内皮肿胀、脱落、纤维素样坏死。尸检可见：全身皮肤和多个脏器广泛出血，其中肾上腺髓质出血、脑垂体前叶出血和右心房、右心耳内膜下大片出血通常会恒定出现，具有病理诊断意义。镜下，肾、肾上腺、下丘脑和垂体的出血、血栓形成以及坏死为HFRS的特征性病变。

三、临床病理联系

HFRS的临床表现可分为发热期、低血压休克期、少尿期、多尿期和恢复期。约2/3以上病例病情较轻，主要表现为发热和上呼吸道感染症状，肾脏损伤很轻。1/3以下的重症病例，发热急骤，常伴有头痛、腰痛、眼眶痛，头晕、全身极度乏力、恶心、呕吐、腹痛、腹泻和烦躁不安。体征有颜面、颈部、胸部潮红（醉酒貌），眼结膜充血水肿、皮肤、黏膜进行性出血。

四、结局与并发症

绝大多数患者病情较轻预后好，若治疗不及时或重症病例在短期内可死于急性肾衰竭。

五、防控措施

采取环境治理、灭鼠防鼠、预防接种、个人防护的综合性防治措施。夏末秋初野外活动时加强防范是预防HFRS发病的关键，搞好环境卫生和室内卫生，做好食品保藏工作，不明原因发热（39~40℃），被老鼠咬伤，皮肤有破损应及时就诊。治疗做到“三早一就”，早发现、早休息、早治疗、就地处理。对易感人群接种出血热疫苗。

第七节　手足口病

手足口病（hand foot and mouth disease，HFMD）是一组由肠道病毒引起的、以发热和手足口皮疹为特征的儿童急性传染病。好发于夏、秋季节，5岁以下婴幼儿多发，起病急，传染性强。大多数患儿症状轻微，预后良好，少数发展为重症甚至死亡。

一、病因与发病机制

病因是肠道病毒，以柯萨奇病毒A16型（Cox A16）和肠道病毒71型（EV 71）最常见，EV71型引起重症和死亡的比例高于其他型。主要通过人群密切接触传播，也可通过飞沫和被污染的水及食物传播。对污染品可选用暴晒、煮沸、含氯消毒剂进行消毒。

> **考点提示**
> 手足口病的病因、病理变化、临床病理联系。

二、病理变化

手、足、口、臀四个部位出现疱疹。口腔黏膜疹，初为粟米样斑丘疹或水疱，呈圆形或椭圆形扁平凸起，周围红晕，位于舌、两颊部及唇齿侧。手、足等远端部位出现或平或凸的斑丘疹或疱疹，疱疹内有浑浊液体，如黄豆大小不等，皮疹不痒，斑丘疹在5天左右由红变暗，然后消退，愈合后不留痕迹。水疱及皮疹常在一周后消退。

三、临床病理联系

起病急，发热，口腔黏膜、手掌或脚掌部出现疱疹，临床表现不痛、不痒、不结痂、不结疤的四不特征。一般患儿均可伴有上呼吸道感染的前驱症状。少数重症病例病毒会侵犯心、脑、肾等重要器官，引起暴发性心肌炎、无菌性脑膜炎，表现为高热、头痛、颈部僵硬、呕吐、烦躁不安、睡眠不安稳等。

四、结局与并发症

该病为自限性疾病，多数预后良好，不留后遗症。极少数患儿可引起脑膜脑炎、心肌炎、弛缓性麻痹、肺水肿等严重并发症。

第八节　性传播疾病

性传播疾病（sexually transmitted diseases，STD）是指通过性接触传播为主要途径的一类疾病。病种已多达20余种。本节仅叙述淋病、梅毒、尖锐湿疣和艾滋病。

一、淋病

淋病是由淋球菌感染引起的急性化脓性炎症，是最常见的性传播疾病。

（一）病因与发病机制

淋球菌为革兰阴性双球菌，具有极强的传染性，主要侵犯泌尿生殖系统。传染源为患者和无症状带菌者。成年人主要通过性交直接传染，儿童通过接触患者的衣物传染，新生儿可经阴道感染而患淋球菌眼炎，少数病例可经血行播散引起其他部位的病变。

> **考点提示**
> 淋病的概念、病理变化及临床病理联系。

（二）病理变化及临床病理联系

1. 急性淋病　受感染后2~7天，生殖道、尿道及附属腺体出现急性卡他性化脓性炎症。肉眼观，尿道口、外阴阴道口出现充血、水肿，有脓性渗出物流出。镜下观，黏膜充血、水肿，坏死，大量中性粒细胞浸润。临床上患者出现局部疼痛烧灼感，以及尿频、尿急、尿痛症。严重的患者可发生淋球菌性败血症。

2. 慢性淋病　感染后未经治疗或治疗不彻底可转变为慢性。表现为慢性尿道炎、慢性输卵管炎。淋球菌长期潜伏在病灶内，引起急性反复发作。

（三）结局

急性淋病及时合理治疗，可痊愈。如果治疗不彻底，反复发作，可引起男女不育不孕。

二、梅毒

梅毒（syphilis）是由梅毒螺旋体感染引起的传染病。曾流行于世界各地，新中国成立后我国基本消灭了梅毒，近年来又有新梅毒病例发生，在沿海城市有流行趋势。

（一）病因及传播途径

病原体为梅毒螺旋体，在体外存活力低，梅毒患者是唯一的传染源，传染途径分两种：①后天性梅毒，95%以上通过性交传染，少数因输血或接触病变部位感染；②先天性梅毒，为梅毒孕妇血中的梅毒螺旋体经胎盘感染胎儿。

> **考点提示**
> 梅毒的病因、传播途径、基本病理变化、类型及病变特点。

（二）基本病理变化

1. 闭塞性动脉内膜炎和小血管周围炎 小动脉内皮细胞及纤维细胞增生，使管壁增厚、血管腔狭窄闭塞。血管周围单核细胞、淋巴细胞和浆细胞浸润，浆细胞恒定出现是本病的特点，此类病变见于梅毒各期。

2. 树胶样肿（梅毒瘤） 是细胞介导的迟发型变态反应引起的肉芽肿，第三期梅毒时出现。肉眼观，病灶灰白色，结节状，大小不一，质韧有弹性，似树胶而得名。镜下观，中央为凝固性坏死，周围肉芽组织中有大量浆细胞和淋巴细胞浸润，上皮样细胞和巨细胞较少；伴有闭塞性小动脉内膜炎和动脉周围炎。树胶样肿后期被吸收、纤维化及瘢痕形成，很少钙化。

（三）类型及病变特点

1. 后天性梅毒 分三期：一、二期为早期梅毒，传染性强；三期梅毒为晚期梅毒，一般无传染性，对组织、器官破坏性大，也称内脏梅毒。

（1）一期梅毒 形成硬性下疳。梅毒螺旋体入侵机体约3周，侵入部位出现病变，常单个，直径约1cm大小，表面发生糜烂，破溃后形成质硬、底部洁净、边缘隆起的溃疡，称硬性下疳；90%以上的硬下疳发生在外生殖器官。镜下观，溃疡底部有闭塞性动脉内膜炎和小血管周围炎。硬下疳出现1~2周后，局部淋巴结呈非化脓性增生性反应。硬下疳约1个月自然消退，局部淋巴结肿大也消退。此时临床上处于静止状态，但体内螺旋体仍继续繁殖。若及时治疗，螺旋体可被彻底杀灭，否则继续发展为二期梅毒。

（2）二期梅毒 出现梅毒疹。硬下疳发生后7~8周，体内的螺旋体大量繁殖，由于免疫复合物沉积，引起全身皮肤、黏膜广泛梅毒疹和全身非特异性淋巴结肿大。梅毒疹好发于躯干与四肢，常对称分布，呈斑疹和丘疹。镜下观，典型闭塞性动脉内膜炎和小血管周围炎，病灶内可找到螺旋体。故此期传染性大。梅毒皮疹可自行消退。

（3）三期梅毒 病变特点是树胶样肿形成。发生于感染后4~5年，病变由皮肤、黏膜，累及到内脏，特别是心血管和中枢神经系统。特征性树胶样肿形成后，逐渐纤维化，瘢痕收缩，导致严重的组织结构破坏、变形和功能障碍。引起鞍鼻和唇缺损，梅毒性主动脉瘤、主动脉瓣关闭不全、麻痹性痴呆和脊髓痨以及骨关节损害等。其中梅毒性主动脉瘤病是患者猝死的主要原因。此期病灶内不易查到螺旋体，梅毒血清反应呈阳性，无传染性。

2. **先天性梅毒**　胎儿通过胎盘被感染，胎龄2~3个月时胎儿体内已有螺旋体，重者胎儿可死于宫内，可发生晚期流产或出生不久即死亡。轻度感染者可在儿童期或青年期发病，患儿出现发育不良、智力低下，可有间质性角膜炎、楔形门齿及神经性耳聋，后三种表现构成晚发性先天性梅毒三大特征，具有诊断意义。

（四）结局

机体免疫力的强弱决定感染后的转归，痊愈、隐匿或发展为晚期梅毒。

三、尖锐湿疣

尖锐湿疣是由人乳头状瘤病毒（human papillary virus，HPV），主要是HPV6型和HPV11型引起的良性疣状增生性疾病，20~40岁多发，在性传播性疾病中发病率居第二位。

（一）病因及传播途径

HPV属DNA嗜黏膜病毒，具有高度宿主和组织特异性。传染源为患者和病毒携带着，主要通过性接触传染（约60%），也可通过污染物（浴巾、浴盆等）间接接触传染。患者发病3个月内传染性最强，本病潜伏期为3周至8个月。

考点提示

尖锐湿疣的概念、病理变化、结局。

（二）病理变化和临床病理联系

HPV易在人体温暖、潮湿的部位生长繁殖，男性病变好发于龟头、包皮、包皮系带、冠状沟、尿道口、肛门周围；女性多见于阴唇、阴蒂、阴道、子宫颈、会阴部及肛周。偶见于腋窝、乳房、脐窝等处。临床表现局部瘙痒。肉眼可见，初期为小而尖的突起，逐渐发展为疣状、乳头状甚至菜花状。色暗红或淡红，质软，表面凹凸不平，易发生糜烂、触之易出血。镜下可见，表皮角质层轻度增厚，几乎全为角化不全细胞，棘层肥厚，乳头状瘤样增生，表皮钉突不规则增宽和延长，偶见核分裂；表皮浅层出现凹空细胞有助于诊断。凹空细胞较正常细胞大，胞质空泡状，细胞边缘常残存带状胞质，核增大居中，圆形或椭圆形，染色深，可见双核或多核。真皮浅层水肿、毛细血管扩张、慢性炎细胞浸润。应用免疫组织化学方法可检测HPV抗原，PCR技术可检测HPV，帮助临床诊断。

（三）结局

多数在数月内自然消退，多年不消退，如不治疗，少数病例可恶变。

四、艾滋病

艾滋病是获得性免疫缺陷综合征（acquired immunodeficiency syndrome，AIDS）的简称，是由人类免疫缺陷病毒（HIV）感染引起的，以全身性严重免疫缺陷为主要特征的致命性传染病。本病传染性强，尚无有效治疗药物，因此，在全社会大力开展防治艾滋病的健康教育，对防止艾滋病流行至关重要。

（一）病因、传播途径及发病机制

病原体是HIV，属于反录病毒科，为单链的RNA病毒。已知HIV分为HIV-1和HIV-2两个亚型，我国目前已有各种HIV亚型存在，患者和无症状病毒携带者是本病的传染源。HIV主要存在于宿主的血液、精液、子宫、阴道的分泌物和乳汁中。

考点提示

艾滋病的概念、传播途径、发病机制、病理变化及临床病理联系。

AIDS的传染途径包括：①性接触传染：可由同性恋、双性恋男性，异性恋之间性传播。②血道传播：使用被病毒污染的针头进行静脉注射，含有病毒血液或血液制品的应用。③母婴传播：母体感染HIV通过胎盘或哺乳、黏膜接触等途径感染婴儿。④医务人员职业性传播，少见。

发病机制包括两个方面：①HIV感染CD_4^+ T细胞，导致其大量破坏、功能受损，细胞免疫发生缺陷，并发各种严重的机会性感染和肿瘤。②HIV感染组织中的单核-巨噬细胞，在病毒扩散中起重要作用，引起中枢神经系统的感染。HIV感染导致机体严重免疫缺陷，构成了AIDS发病的中心环节。

（二）病理变化

AIDS的病理变化可归纳为全身淋巴组织的变化、机会性感染和恶性肿瘤三方面。

1. 淋巴组织的变化 早期淋巴结肿大，镜下淋巴滤泡明显增生，生发中心活跃，有"满天星"现象；晚期淋巴结萎缩，结构及淋巴细胞消失，仅残留一些巨噬细胞和浆细胞。呈现一片荒芜景象。

2. 机会性感染 是指在人体免疫功能严重破坏、免疫缺陷的特定条件下引起的感染。感染范围广，累及器官多，为本病主要的死亡原因。其中卡氏肺孢子菌感染最常见，也可见弓形虫、新型隐球菌、巨细胞病毒、乳头状瘤空泡病毒感染所致神经系统病变，以及结核分枝杆菌、白色念珠菌等。

3. 恶性肿瘤 约30%的患者可发生Kaposi肉瘤，非霍奇金淋巴瘤及女性宫颈癌可见伴发。

（三）临床病理联系

急性期患者出现咽痛、发热、肌肉酸痛，发生在感染后2~6周，症状持续2~3周自行缓解，进入潜伏期。潜伏期可持续2~10年，无临床症状，仅出现抗HIV抗体阳性。

AIDS前期，患者出现发热、体重下降、全身淋巴结肿大，Th细胞数下降，Th/Ts比例倒置（由正常比值2：1降至1：2）。

AIDS晚期，Th细胞严重缺陷，出现致命性机会感染，发生各种恶性肿瘤。

（四）预后

本病预后差，目前抗HIV治疗主要采取联合用药，如联合使用齐多夫定、拉米夫定和印第那韦，称为高效抗反转录病毒疗法，可使AIDS的机会性感染和继发性肿瘤发病率平均下降80%~90%，血浆病毒量降至50拷贝/ml以下。疫苗的前景还不乐观，因此，大力开展预防，对防止AIDS流行是最有效的途径。

第九节　血吸虫病

血吸虫病是由血吸虫寄生于人体引起的寄生虫病，人经皮肤接触含尾蚴的疫水而感染，特征病变是肝和肠内形成血吸虫虫卵结节。临床表现发热、腹泻、肝大，晚期发生肝硬化。在我国长江中下游地区十三个省市农渔业作业人群中流行。

一、病因及感染途径

病原体有日本血吸虫、曼氏血吸虫和埃及血吸虫等6种。我国流行的只有日本血吸虫，其生活史分为虫卵、毛蚴、胞蚴、尾蚴、童虫、成虫六个阶段。血吸虫的传播必须具备三个条件，即：带虫卵的粪便入水，钉螺的滋生，人体接触疫水。当患者和病畜的粪便排出血吸虫卵进入水中，卵内成熟毛蚴孵化而出，钻入钉螺体发育成尾蚴游于水中（疫水），人、畜接触疫水时，尾蚴可借其头腺分泌的溶组织酶和机械性运动钻入其皮肤或黏膜，脱去尾部变为童虫；童虫穿入小静脉和淋巴管内到达右心，经肺循环进入大循环播散到全身。

但只有抵达肠系膜静脉者才能发育为成虫并大量产卵，虫卵随门静脉入肝，或逆流入肠壁，发育为成熟虫卵，并破坏肠黏膜进入肠腔，随粪便排出体外重复其生活周期。

二、病理变化及发病机制

血吸虫感染过程中，尾蚴、童虫、成虫和虫卵等均可引起人体的免疫性损伤，其中以虫卵引起的病变最严重、危害性最大。

（一）尾蚴引起的病变

尾蚴侵入皮肤引起尾蚴性皮炎：常在数小时至2~3日内发生，皮肤局部出现红色小丘疹，奇痒，数日后自然消退。镜下见真皮毛细血管扩张充血、出血及水肿，初期为中性粒细胞及嗜酸性粒细胞浸润，以后主要是单核细胞浸润。与Ⅰ型、Ⅳ型变态反应有关。

（二）童虫引起的病变

童虫移行至肺部，引起肺内血管炎和血管周围炎，病变短暂轻微，患者出现发热、短暂咳嗽和痰液中带血丝等症状。

（三）成虫引起的病变

成虫吸附对血管壁造成机械性损伤，可引起寄生部位静脉炎和静脉周围炎。成虫的代谢产物、分泌排泄物刺激机体发生Ⅲ型变态反应。成虫吞噬红细胞，形成黑褐色血吸虫色素，当死亡虫体周围组织坏死，引起大量嗜酸性粒细胞浸润，可形成嗜酸性脓肿。患者出现发热、贫血，肝、脾增大，嗜酸性粒细胞增多等症状。

（四）虫卵引起的病变

虫卵沉着所引起的损伤是血吸虫病最主要、最严重的病变，形成特征性虫卵结节（血吸虫性肉芽肿）。虫卵主要沉着于乙状结肠、直肠和肝，也可见于回肠末端、阑尾、升结肠、肺、脑等部位。按虫卵结节病变发展过程分两种。

1. 急性虫卵结节　是由成熟虫卵引起的急性坏死、渗出性病灶。肉眼可见灰黄色、粟粒大小结节；镜下见，结节中央有1~2个成熟虫卵，虫卵表面可有放射状嗜酸性棒状体，棒状体病变为抗原-抗体复合物，虫卵周围是一片坏死物及大量嗜酸性粒细胞浸润，似脓肿，故称嗜酸性脓肿（图11-11）。随病变发展，毛蚴死亡，脓肿周围出现肉芽组织增生，类上皮细胞形成并围绕结节中央呈放射状排列，嗜酸性粒细胞显著减少，形成晚期急性虫卵结节。

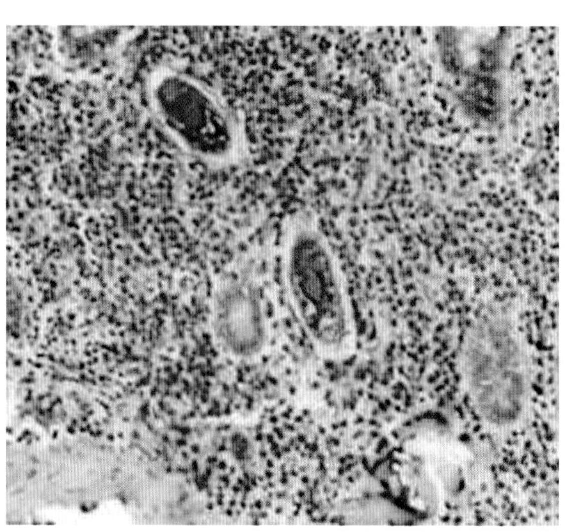

图11-11　血吸虫病急性虫卵结节（镜下观）

2. 慢性虫卵结节 急性虫卵结节经10天左右，虫卵内毛蚴死亡，虫卵及结节内坏死物质逐渐被巨噬细胞清除或钙化，周围出现类上皮细胞和少量异物巨细胞，伴有淋巴细胞浸润、肉芽组织增生，其形态类似结核结节，故称假结核结节（图11-12）。最后结节纤维化玻璃样变，其中死亡、钙化的虫卵可长期存留，为病理学诊断血吸虫病的依据。

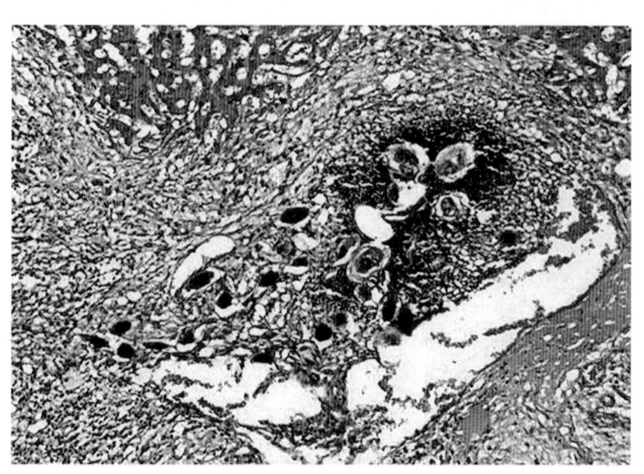

图11-12 血吸虫病慢性虫卵结节（镜下观）

三、主要脏器病理变化及其后果

（一）结肠

病变可累及全部结肠，由于成虫多寄生于肠系膜下静脉和痔上静脉，故病变以直肠、乙状结肠、降结肠最明显。急性期，肠黏膜充血、水肿，形成褐色稍隆起的斑片状病灶，直径0.5~1cm，重者坏死物脱落，形成大小不等浅表溃疡，虫卵随坏死物落入肠腔，大便检查可查见虫卵。镜下见，肠黏膜及黏膜下层出现急性虫卵结节。临床表现腹痛、腹泻和脓血便等痢疾样症状。随着病变慢性持续发展，虫卵反复沉积，形成许多新旧不一的虫卵结节，肠黏膜反复发生溃疡和纤维化，最终导致肠壁增厚变硬，肠腔狭窄甚至肠梗阻。部分患者肠腔内肠黏膜呈息肉状增生，少数并发绒毛状腺瘤甚至腺癌。

（二）肝脏

虫卵随门静脉血流到达肝脏，由于虫卵直径大于门静脉末梢分支的口径，虫卵栓塞于汇管区内不能进入肝窦，故虫卵引起的病变主要在汇管区，以肝左叶明显。急性期，肉眼可见肝轻度增大，肝表面及切面呈粟粒至绿豆大小灰白或灰黄色结节；镜下见汇管区有大量急性虫卵结节，邻近肝细胞可发生变性、灶性坏死或受压萎缩，肝窦充血，肝巨噬细胞增生，并吞噬血吸虫色素。慢性期，肝内见慢性虫卵结节、汇管区纤维化，肝小叶破坏不严重，不形成典型假小叶。长期重度感染病例，肝脏严重纤维化而变硬、变小、变形导致血吸虫性肝硬化。肝表面有浅的沟纹分割成凹凸不平的结节，切面，增生纤维沿门静脉分支呈树枝状分布，造成肝内门静脉分支阻塞和受压，导致门静脉高压，临床表现为腹腔积液、巨脾和食管下端静脉曲张等症状。

（三）脾脏

早期轻度肿大，是成虫代谢产物引起了单核-巨噬细胞增生。晚期门脉高压引起脾淤血和纤维组织增生，导致脾进行性肿大，重量可达1000g以上（正常150g），甚至形成巨脾，重量可达4000g。肉眼见，脾包膜增厚，质地坚韧；切面暗红色，散在棕黄色含铁小结，有时可见梗死灶。镜下见，脾窦扩张淤血，窦内皮细胞及网状细胞增生，窦壁纤维增生，导致窦壁明显增宽。脾小体萎缩减少，中央动脉管壁增厚、玻璃样变。单核-巨噬细胞增生，可见血吸虫色素沉着。偶见虫卵结节。临床出现贫血、血小板减少、白细胞减少等脾功能亢进表现。

（四）异位血吸虫病

1. 肺脏　是常见的异位部位，虫卵来源认为是寄生于肠系膜的成虫，经门-腔静脉之间的交通支至下腔静脉或肝静脉内产卵，再经右心入肺。可形成急性虫卵结节，通常病变轻微，不导致严重后果。部分严重病例，肺内出现较多急性虫卵结节并伴炎性渗出，X线照片类似粟粒性肺结核。

2. 脑　脑血吸虫病也较常见，病变在大脑顶叶、额叶和枕叶。镜下表现为不同时期的虫卵结节形成和胶质细胞增生。临床表现急性脑炎、癫痫发作以及疑似颅内占位性病变症状。

3. 其他器官　近年发现由血吸虫感染引起的血吸虫病肾小球肾炎，属于Ⅲ型变态反应引起的免疫复合物肾炎。

儿童长期反复重度感染血吸虫病，严重影响肝功能，激素灭活减少，继发脑垂体功能抑制，垂体前叶及性腺萎缩，影响生长发育，称为血吸虫病侏儒症。

本章小结

结核病是由人型、牛型结核分枝杆菌致病的，可经呼吸道、消化道传播，特征性病变是形成结核结节、干酪样坏死。肺是最常见感染部位，分为原发性和继发性肺结核，可经支气管、淋巴管、血道播散，导致肺内、肺外不同的结核性病变。原发性肺结核的特征性病变是原发综合征。继发性肺结核有局灶型、浸润型、慢性纤维空洞型肺结核、干酪样肺炎，结核球，结核性胸膜炎六型。肺外结核病可发生在肠道、腹膜、骨关节、肾、生殖道等部位。

伤寒和细菌性痢疾是由伤寒杆菌、痢疾杆菌引起的消化道传染病，特征性病变是形成伤寒肉芽肿、假膜性肠炎，可在肠道形成溃疡，导致腹痛腹泻，大便性状的改变，以及全身中毒症状。肠道溃疡特点，肠伤寒溃疡长轴与肠腔平行，急性菌痢为地图状浅表性溃疡，而肠结核溃疡长轴与肠腔垂直。

流行性脑脊髓膜炎是由脑膜炎双球菌引起的软脑膜的急性化脓性炎症，临床上出现脑脊液改变、颅内高压、脑膜刺激征、脑神经功能损伤的表现。流行性乙型脑炎是库蚊叮咬感染乙脑病毒，导致脑实质变性坏死的变质性炎症，患者常出现嗜睡、昏迷，颅神经麻痹，颅内压增高等临床表现。

肾综合征出血热是汉坦病毒引起的，由鼠类传染给人的自然疫源性急性传染病。临床以发热、休克、出血、充血及肾衰竭为主要表现。基本病变是毛细血管内皮肿胀、脱落、纤维素样坏死，肾上腺髓质出血、脑垂体前叶出血和右心房、右心耳内膜下大片出血，具有病理诊断意义。手足口病是一组肠道病毒引起的，以发热和手足口及臀部皮疹为特征的儿童急性传染病，3岁以下婴幼儿多发，疱疹表现不痛、不痒、不结痂、不结疤的四不特征。

性传播疾病是指通过性接触传播为主要途径的一类疾病。淋病是由淋球菌感染引起的急性化脓性炎症，是最常见的性传播疾病。梅毒是由梅毒螺旋体感染引起的。基本病理变化是闭塞性动脉内膜炎和小血管周围炎；树胶样肿。梅毒可分为先天性和后天性梅毒，其中后天性梅毒分三期：一、二期为早期梅毒，传染性强；三期梅毒为晚期梅毒，一般无传染性，对组织器官破坏性大，也称内脏梅毒。尖锐湿疣是由人乳头状瘤病毒（HPV），主要是HPV6型和HPV11型引起的良性疣状增生性疾病，基本病理变化是表皮浅层出现凹空细胞。艾滋病是由人类免疫缺陷病毒（HIV）感染引起的，以全身性严重免疫缺陷为主要特征的致命性传染病，本病传染性强，无有效治疗药物。AIDS的病理变化可归纳为全身淋巴组织的变化、机会性感染和恶性肿瘤三方面。

血吸虫病是由血吸虫寄生于人体引起的寄生虫病，人经皮肤接触含尾蚴的疫水而感染，特征病变是肝和肠内形成血吸虫虫卵结节。临床表现发热、腹泻、肝大，晚期发生肝硬化。

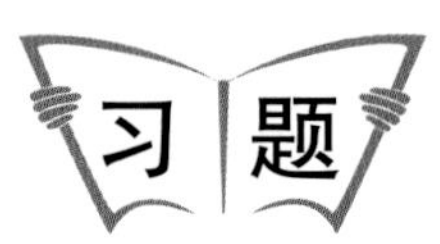

一、选择题

【A1/A2型题】

1. 继发性肺结核的临床特点，下列哪项不正确
   A. 多见于成年人　B. 继发性肺结核是最常见的类型
   C. X线检查病灶多在锁骨上下　D. 容易形成空洞
   E. 不包括干酪性肺炎
2. 肠结核的好发部位
   A. 十二指肠　B. 小肠
   C. 回盲部　D. 乙状结肠
   E. 横结肠
3. 成人肺结核最可靠的诊断依据是
   A. 血沉增快　B. 低热、咳嗽、盗汗、乏力
   C. 胸片有渗出阴影　D. 痰涂片检查结核菌阳性
   E. 结核菌素试验阳性
4. 流行性出血热的特征性病理变化部位是
   A. 脑垂体前叶、肾髓质及右心房出血　B. 垂体后叶、肾皮质及肾盂破坏
   C. 肝萎缩及脾肿大　D. 右心室及间脑出血
   E. 大脑水肿及脑疝
5. 日本血吸虫寄生部位常见于
   A. 肠系膜下静脉和痔上静脉　B. 肝静脉系统
   C. 肝动脉系统　D. 肝淋巴系统
   E. 肠系膜动脉
6. 日本血吸虫病的病理变化主要是由什么引起的
   A. 尾蚴　B. 童虫
   C. 成虫　D. 虫卵
   E. 毛蚴

7. 血吸虫病的基本病理变化
   A. 尾蚴性皮炎　　B. 嗜酸性粒细胞增多
   C. 肝脾肿大　　D. 虫卵肉芽肿
   E. 静脉炎和静脉周围炎
8. 对艾滋病患者和艾滋病病毒感染者应采取的隔离措施是
   A. 接触隔离　　B. 呼吸道隔离
   C. 肠道隔离　　D. 虫媒隔离
   E. 血液、体液隔离
9. 艾滋病的发生主要是HIV侵犯了人体的
   A. B淋巴细胞　　B. 辅助性T淋巴细胞
   C. 单核-巨噬细胞　　D. 自然杀伤细胞
   E. 中性粒细胞
10. HIV感染人体后主要导致下列哪个系统损害
   A. 消化系统　　B. 免疫系统
   C. 循环系统　　D. 运动系统
   E. 泌尿系统
11. 艾滋病患者常见的肿瘤是
   A. 霍奇金病　　B. 淋巴肉瘤
   C. 卡波西肉瘤　　D. 非霍奇金淋巴瘤
   E. 肺癌
12. 下面哪种病原体不能引起手足口病
   A. 小RNA病毒科　　B. 肠道病毒属的柯萨奇病毒
   C. 埃可病毒　　D. 痢疾杆菌
   E. 肠道病毒71型
13. 流行性出血热病理改变最明显的器官是
   A. 心脏　　B. 肝脏
   C. 脑实质　　D. 肾脏
   E. 肺
14. 流行性出血热的“三痛”是指
   A. 头痛、腰痛和身痛　　B. 头痛、腰痛和关节痛
   C. 头痛、腰痛和腓肠肌痛　　D. 头痛、腰痛和眼眶痛
   E. 头痛、腰痛和腹痛
15. 可通过母婴传播的传染病是
   A. 甲型病毒性肝炎　　B. 艾滋病
   C. 流行性脑脊髓膜炎　　D. 霍乱
   E. 细菌性痢疾
16. 菌痢的病变部位主要位于
   A. 乙状结肠与直肠　　B. 结肠
   C. 回盲部　　D. 回肠
   E. 结肠与空回肠

17. 伤寒最显著的病理改变部位在
A. 肠系膜淋巴结
B. 回肠起始段
C. 乙状结肠
D. 直肠
E. 回肠末端集合淋巴结和孤立淋巴结

18. 伤寒最严重的并发症是
A. 肠出血
B. 肠穿孔
C. 中毒性心肌炎
D. 中毒性肺炎
E. 肾衰竭

19. 伤寒慢性带菌者哪个器官隐藏的细菌最多
A. 肝
B. 胆
C. 脾
D. 肾
E. 肠道淋巴结

20. 4岁小儿，近1个月低热，乏力、食欲下降且消瘦，体检：颈部淋巴结肿大，肺无啰音，肝肋下1.5cm，结核菌素试验（++），胸片：右肺可见哑铃状阴影，诊断为
A. 支气管肺炎
B. 支气管淋巴结核
C. 原发综合征
D. 浸润性肺结核
E. 颈部淋巴结核+支气管淋巴结核

二、问答题

1. 比较原发性肺结核和继发性肺结核的特点。
2. 叙述肠伤寒的病变分期和各期特点，简述细菌性痢疾的分类及病变特点。
3. 简述梅毒、艾滋病的基本病理变化。
4. 简述血吸虫病的病变特点。
5. 简述流行性脑脊髓膜炎和流行性乙型脑炎的区别。
6. 简述流行性出血热的临床分期及临床表现。

扫码“练一练”

（蒋丽萍）

下篇
病理生理学

第十二章　疾病概论

扫码“学一学”

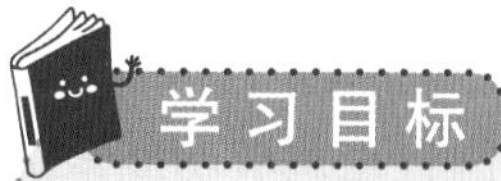

1. **掌握**　健康、疾病、亚健康与脑死亡的概念。脑死亡的判断标准。
2. 熟悉　疾病发生的原因和条件，疾病发生发展的一般规律和基本机制。
3. 了解　疾病的经过和转归。

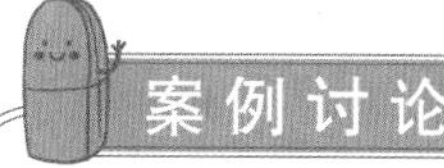

［**案例**］患者，男，42岁，乘车旅途中，当车达到4500米高原时，感到头晕、恶心、心慌，继之呕吐，先吐胃内容物，后吐黄色苦水。之后手脚发麻，心慌加重。吸纯氧后上述症状有所缓解。

［**讨论**］

1．该患者的表现说明出现了什么反应？

2．患者呕吐后会出现哪些病理过程的变化？

针对健康与疾病的研究历时已久，就其概念至今尚无完整的定义。本章针对健康和疾病的概念、病因学、发病学及疾病的经过和转归作如下阐述。

第一节　健康与疾病

一、健康的概念

健康在医学中是非常重要的概念。最早在《辞海》中就提及过健康的概念。过去对健康的认识仅限于生物医学模式，而忽略了社会方面，人丰富的内心世界。随着社会的发展和医学科学的不断进步，医学模式也由生物-医学模式转变为生物-心理-社会医学模式，对健康的认识也有所转变。世界卫生组织（WHO）提出，健康（health）不仅没有疾病和病痛，而且在躯体上、精神上、心理和与社会上处于完好的状态。这就是说，健康不仅仅是身体无疾病，而且要心理健康、精神饱满，对社会的变化有较强的适应能力，与环境保持协调关系。总之，完整的健康概念，包括生理、心理和社会三方面的良好状态，三者之间相辅相成、相互影响。

亚健康（sub-health）是指健康与疾病之间的生理功能低下的状态。又称“前临床”状态。人生活在社会中，不仅要适应自然环境，还要适应社会环境。很多人处在一种健康与疾病中间的状态，也称亚健康（第三状态）。亚健康常表现为疲劳乏力、记忆力减退、注意力不集中、头疼、头晕等，经休息不能缓解的状态，称为慢性疲劳综合征。临床检查和实验室检查结果常为阴性。常常被忽视，若得不到及时纠正，会导致各种疾病。

亚健康的表现有：功能性改变（感觉的异常）；体征性改变（现代技术不能发现）；生命质量差（长期低健康生活）；不健康的体征（慢性病之外的病变部位）。亚健康表现形式有：心理性亚健康（烦躁易怒、失眠焦虑）；躯体性亚健康（疲乏无力、精神不振）；情感亚健康（冷漠、孤独）；思想亚健康（脆弱、不坚定）；行为亚健康（机械、偏激）。

二、疾病的概念

1. 疾病（disease） 是机体在一定条件下，受损害因素作用后，因自稳调节功能紊乱而发生的异常生命活动过程。常常出现机体功能代谢障碍和形态结构异常，临床表现出不同的症状和体征。所谓症状是患者主观感觉的异常，如头晕、头痛、恶心、心慌等；所谓体征是对患者进行体格检查所获得的客观征象，如心脏杂音、血糖增高、肝肿大、黄疸等。并非所有的疾病都有症状和体征，如动脉粥样硬化早期、结核病早期甚至癌症早期，都可能没有相应的症状和体征。疾病所呈现的功能代谢的变化，以感觉的症状和客观征象的体征为临床表现，统称为综合征。一种疾病可有几个病理过程，同一个病理过程可存在于不同疾病中，疾病与病理过程的关系详见表12-1。

表 12-1 病理过程与疾病的关系

疾病	部位	原因	病理过程
肺炎	肺	肺炎链球菌	发热、休克、炎症、缺氧
痢疾	肠	痢疾杆菌	发热、休克、炎症
流脑	脑膜	脑膜炎双球菌	发热、休克、炎症、DIC

2. 衰老（senescence） 指机体对环境的生理和心理适应能力进行性降低、逐渐趋向死亡的现象，又称老化。衰老可分为生理性衰老和病理性衰老。前者指成熟期后出现的生理性退化过程，后者是由于各种外来因素（包括各种疾病）所导致的老年性变化。两者实际很难区分。总之，衰老是许多病理、生理和心理过程的综合作用的必然结果。它是一种自然规律。但是，当人们采用良好的生活习惯和保健措施，就可以有效地延缓衰老，提高生活质量。

考点提示

健康、亚健康和疾病的概念。

知识拓展

端粒酶活性与细胞衰老

研究者认为，人体细胞内染色体上有称为端粒的结构，它好比鞋带两头防止磨损的“保护帽”。人出生时，染色体端粒都有一定长度。随着细胞不断分裂和老化，端粒会慢慢变短。因此，端粒长度可用作判断衰老程度的重要标志。

3. 衰老、亚健康与疾病的关系 衰老与亚健康之间有着密切的联系，生理性衰老的人其生理功能处于亚健康状态，生理性衰老和亚健康状态的特点是功能和代谢均低下，在某种意义上讲，生理性衰老的人即为亚健康状态。亚健康是介于健康与疾病之间的一种的状态。亚健康状态如不重视，可加速衰老的过程，导致疾病的发生（图12-1）。

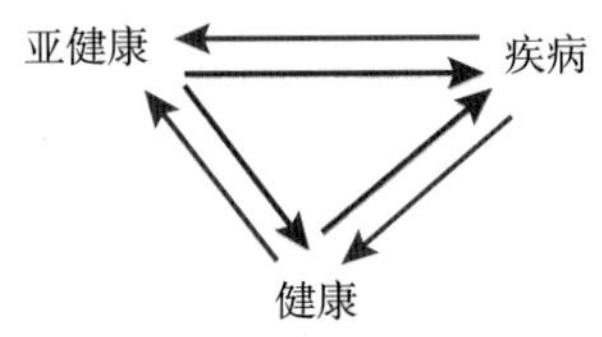

图 12-1 健康与亚健康、疾病的关系

世界卫生组织调查表明，人群中处于健康的约占5%，患病者约占20%，而75%处于亚健康状态，亚健康是非病、非健康状态，并有可能趋向疾病，也称其为诱发病状态。20世纪80年代布希赫曼教授提出，亚健康是无明确疾病，机体生理功能低下，适应性减退的一种生理状态。近年来的调查结果表明，亚健康发生率逐渐提高，如何使亚健康向健康转化是我们医务工作者面临的一项新的研究课题。

第二节 病因学

病因学是研究疾病发生的原因和条件及其作用规律的科学。所谓的病因是导致疾病发生并赋予该疾病特征性的因素，又称为致病因素，也叫原因。它是引起疾病的必要因素，并决定疾病的特异性。但机体发生疾病不仅是病因直接作用的结果，且与机体的条件也有密切关系。

一、疾病发生的原因

病因种类很多，下面分别阐述。

1. 理化因素

（1）物理性因素　主要有：温度（如高温引起烧伤或中暑、低温引起冻伤等）、机械力（如创伤、震荡、骨折、脱臼等）、大气压的改变（如减压病）、电离辐射（如放射病）、激光（如高能量激光引起蛋白质变性、酶失活等）、电流（如电击伤）等。

物理因素的致病特点：①多数物理因素只引起疾病，对疾病的发展往往不再起作用；②潜伏期较短或无潜伏期（紫外线和电离辐射除外）；③无明显的器官选择性。

（2）化学性因素　指具有毒性的无机物和有机物，又称为毒物。主要包括强酸、强碱，化学毒物，动、植物毒性物质等。

化学因素的致病特点：①有组织、器官的选择性，如汞主要损伤肾小管上皮细胞；②与毒物性质、剂量、作用的部位和时间有关；③潜伏期较短（慢性毒物，如铅中毒除外）；④毒物一直作用，但致病性常发生改变（毒素被稀释、中和或解毒）。

2. 生物性因素　主要包括各种致病性微生物，如细菌、病毒、衣原体、立克次体、支原体、真菌和寄生虫等。致病微生物的致病力量的强弱与它们入侵机体的数量、侵袭力和毒力有关。侵袭力是指穿过机体的屏障，在体内散布、蔓延的能力。如链球菌所产生透明质酸酶，能水解和破坏结缔组织的完整性，因而具有较强的侵袭力。毒力主要是指致病微生物产生内、外毒素的能力。例如，白喉杆菌能产生毒性很强的外毒素，它是致病性很强的致病菌，但它的侵袭力却不强。

生物性因素的致病特点是：①有一定的入侵门户和定位：如伤寒杆菌一般经口进入机体，首先在小肠淋巴结内繁殖；甲型肝炎病毒，主要从消化道进入机体，经门静脉到肝，在肝细胞内寄生和繁殖；②病原体必须与机体相互作用才能引起疾病：机体对病原体具有感受性时才会发挥致病作用。如鸡瘟病毒对人无感受性，所以它对人无致病作用；③病原体作用于机体后，机体与病原体均发生了改变。如致病微生物常可引起机体的免疫反应，有些微生物可发生变异，产生抗药性，改变其遗传性。

3. 营养性因素　是指机体必需物质的缺乏或增多。营养物质包括氧、水、糖、脂肪、蛋白质、维生素、无机盐、微量元素（氟、锌、碘、硒、铜等）以及纤维素等。过多摄入高热量的食物可引起肥胖，过多摄入胆固醇可引起动脉粥样硬化症，过多摄入维生素A和D可引起中毒等。营养物质不足如维生素C的缺乏可引起坏血病，维生素A的缺乏可引起夜盲症。因此，合理的营养搭配，有利于健康。营养失衡，会导致疾病的发生，严重时可引起死亡。

4. 遗传性因素 是指遗传物质发生改变。包括染色体畸变和基因突变，可以直接引起遗传性疾病。遗传性因素致病的方式：①直接致病：基因结构或染色体的数目形态改变直接引起疾病，如血友病、先天愚型属于遗传性因素直接致病。②遗传易感性：即由于遗传物质改变而容易患某些疾病，如消化性溃疡、糖尿病、高血压、精神分裂症等都属于遗传易感性疾病。

5. 先天性因素 特指能够损害胎儿生长、发育的有害因素。由先天性因素引起的疾病称为先天性疾病，而非遗传物质的改变。例如，孕妇感染风疹病毒，胎儿可患先天性心脏病；吸烟、饮酒可影响胎儿发育，甚至导致流产。

6. 免疫性因素 分为变态反应和免疫缺陷两类。

（1）变态反应 也称超敏反应。当机体免疫系统对抗原刺激发生强烈反应，导致组织细胞损伤。包括：①非致病的外来物质产生异常反应。如血清蛋白、微生物、虾、牛乳、花粉、青霉素等在某些个体也可引起诸如荨麻疹、支气管哮喘甚至过敏性休克等变态反应性疾病。②有些个体能对自身抗原发生免疫反应并引起自身组织损害，称为自身免疫性疾病。如溃疡性结肠炎、类风湿关节炎、系统性红斑狼疮等。

（2）免疫缺陷病 细胞免疫或体液免疫缺陷，由于免疫系统先天发育不全或后天受到损害而致免疫功能低下所致，容易发生反复感染或恶性肿瘤。

7. 精神－心理－社会因素 随着医学模式的转变，精神、心理和社会因素在疾病发生发展中的作用日益受到重视。应激性疾病、心身性疾病也逐渐增多。生活节奏加快，紧张的人际关系，职业竞争的压力，会导致人的恐惧、焦虑、愤怒、悲伤等情绪反应和机体功能代谢变化，甚至会导致疾病。目前已知，高血压、冠心病、溃疡病及恶性肿瘤等疾病的发生发展与社会、心理因素有密切关系。

总之，疾病的病因可以有一种或多种，每种疾病都有相应的病因，没有病因就不可能引起疾病。

二、疾病发生的条件

> **考点提示**
> 疾病发生的原因、条件和诱因的概念。

疾病发生的条件是指影响疾病发生发展的机体内外因素。机体的抵抗力降低或易感性增高，在相应病因作用下易于发病；或病因能以更多的机会、更大的强度作用于机体，引起疾病的发生。例如，当感冒病毒侵袭后，机体免疫功能降低时，感冒病毒侵入机体后，就会引起感冒。相反，机体免疫力强，就不会患感冒。此时，感冒病毒作为原因，而机体免疫功能下降为条件。条件本身不直接引起疾病，而影响或促进疾病的发生。疾病发生的条件有许多，如年龄、精神状态、营养、性别、季节、气候以及环境等。因此，研究疾病的发生，应从病因、条件两个方面来考虑。二者共同作用，决定机体是否发病，病程的长短和病情的轻重。在治疗中也要正确分析病因和条件的关系，采取相应的措施。

能够加强或促进某一疾病发生的因素称为诱因，又称诱发因素。诱因是特殊的条件，它是促进疾病发生的因素。例如，由于过度兴奋，导致冠状动脉硬化患者血中儿茶酚胺浓度升高，引起冠状动脉痉挛，诱发心肌梗死，甚至死亡。因而高儿茶酚胺可以成为心肌梗死的诱因。

总之，疾病发生的原因和条件是相互影响，作用不尽相同。原因在疾病发生中起决定性作用，必不可少。条件则是影响因素。同一因素，对一种疾病来说是原因，而对另一种疾病却可以是条件。例如，温度降低可以是冻伤的原因，也可以是感冒的条件。因此，原因和条件是可以相互转化，具体了解疾病发生的原因与条件，对于疾病的防治具有重大意义。

第三节 发病学

发病学是研究疾病发生、发展中的一般规律和共同机制。

一、疾病发生发展的一般规律

（一）自稳调节紊乱

病理变化的发生是由于致病因子作用机体，破坏了机体的稳态。健康机体处于相对稳定的平衡状态，使机体各项指标处于正常范围。稳态是机体在中枢的指挥下，经神经-体液的调节，使机体内环境之间和机体与外环境之间构成平衡。当致病因子作用过强、机体调节功能减弱或改变、机体遗传物质的变异等都会破坏稳态，使机体处于失衡状态，导致疾病的发生。

（二）因果转化

因果转化是指疾病过程中，病因作用于机体后引起某些变化（结果），这些变化又作为新的原因引起另一些新的变化（结果），这种因果转化不断推动疾病的发展。

例如，机械力作用于机体后，可使组织受损，血管破裂而导致大出血，动脉血压下降，反射性地使交感神经兴奋，皮肤、内脏的血管收缩，以保证心、脑等重要器官的血液供应；但血管收缩可引起外周组织缺血、缺氧，使大量血液淤积在微循环中，回心血量锐减，心排出量进一步减少，动脉血压进一步降低，组织缺氧加重。这种因果循环可使病情不断恶化，称之为恶性循环。相反，疾病经过及时的治疗，适当的补充血容量，通过扩容和采取其他抢救措施后，心输出量逐渐增加，血压逐渐上升，形成良性循环，有利于机体的康复（图12-2）。

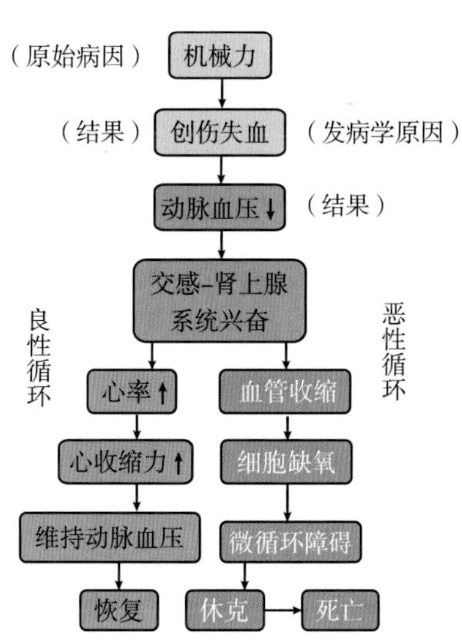

图12-2 疾病过程中的因果转化

认识疾病发展过程中的因果转化规律以及某些疾病可能出现的恶性循环，对于正确地治疗疾病和防止疾病的恶化，具有重要意义。

（三）损伤与抗损伤反应

损伤与抗损伤反应贯穿于疾病的始终，其在疾病过程中的作用特点是：①是推动疾病发生发展的基本动力；②损伤与抗损伤之间无严格界限，彼此间可以相互转化；③损伤与抗损伤反应，决定疾病发展的方向和转归；④损伤与抗损伤斗争构成了疾病的不同特征。

从疾病的发展过程可以看到损伤病因的作用所引起的损伤性变化，以及机体对抗这些损伤的抗损伤反应。损伤和抗损伤之间相互依存、相互斗争的复杂关系，是推动疾病发生发展的基本动力，贯穿于疾病的全过程。如机械暴力作用于机体，组织损伤、出血、缺氧等属于损伤性变化。而动脉血压下降，交感神经兴奋、血管收缩，减少出血，维持动脉血压，利于心、脑的血液供应，属于抗损伤反应。如果损伤较轻，则通过上述抗损伤反应和及时治疗，机体便可恢复健康；如损伤严重，抗损伤反应不足，又无适当的治疗，则患者可因休克而死亡。可见，损伤和抗损伤之间的力量对比，决定疾病的发展方向和转归。

某些抗损伤反应具有两重性，既有抗损伤又有损伤作用。随着条件的改变和时间的推移，原来抗损伤为主的反应，可以转化为损伤性作用。例如，上述创伤时的血管收缩，有抗损伤意义。但持续的血管收缩，可导致组织缺血缺氧、微循环障碍，成为损伤性因素。因此，损伤和抗损伤之间无严格的界限，可以相互转化，使疾病呈现不同的表现。抗损伤与损伤之间，当抗损伤占优势时，疾病向好的方向发展；当损伤占优势时，疾病就会恶化。

在临床实践中，我们要正确区分疾病过程中的损伤和抗损伤性反应，尽力排除或减轻损伤性作用，保护和增强利于机体的抗损伤性反应，以使病情向好的方向发展。

（四）局部与整体的关系

疾病过程中，局部变化和整体变化关系密切。一方面局部病变，可通过神经-体液因素影响整体；另一方面，整体反应也可以影响局部病变的发展。如糖尿病患者局部出现疖肿，全身出现血糖增高、免疫力降低的临床表现。又如肺结核局部可出现结核病灶，全身出现咳嗽、发热、盗汗、消瘦等全身反应。机体局部病变和全身反应是密切相关和互相影响的，正确认识疾病过程中局部与整体的关系，有利于指导临床疾病的诊断和治疗。

考点提示

疾病发生的一般规律。

二、疾病发生发展的基本机制

疾病发生的基本机制是指参与很多疾病的共同机制。随着科技的不断发展，新技术的不断应用，疾病的研究已由系统-器官-细胞水平，深入到分子水平。虽然不同的疾病有着各自不同的发病机制，但多数疾病都具有共同机制参与，即神经-体液-细胞-分子机制。

（一）神经机制

病因直接损害神经系统或通过神经反射引起组织器官功能改变而致病，称为神经机制。神经系统在人体生命活动的维持和调节中起主导作用，因此神经系统的变化与疾病的发生密切相关。有些病因可直接损害神经系统，如流行性乙型脑炎病毒或狂犬病病毒可直接破坏神经组织而致病。有机磷中毒可致乙酰胆碱酯酶失活，使乙酰胆碱堆积在神经肌肉接头处，使肌肉痉挛，出现强烈兴奋的表现。有些病因可通过神经反射引起相应器官组织的功能和代谢变化。此外，长期紧张、焦虑、烦恼等精神因素作用，会导致大脑皮质功能紊乱，器官功能障碍。

（二）体液机制

体液是维持机体内环境稳定的重要因素。某些病因引起体液质或量的变化、体液调节障碍，最后造成内环境紊乱而致病，称为体液机制。

体液性因子可分为三种：①全身性体液因子（如组胺、激肽、去甲肾上腺素、前列腺素、补体、凝血因子、纤溶物质等）；②局部性体液因子（如内皮素、神经肽等）；③细胞因子（如白介素、肿瘤坏死因子等）。

体液因子通常通过内分泌、旁分泌、自分泌和内在分泌四种方式作用于靶细胞。①内分泌（endocrine）：分泌细胞通过分泌各种化学介质（如激素），经血液循环运送到远距离靶细胞上，识别受体并发挥作用；②旁分泌（paracrine）：分泌细胞分泌的信息分子，对邻近的靶细胞发挥作用。如神经递质（神经元之间的突触传递）及一些生长因子等；③自分泌（autocrine）：分泌细胞能对它们自身分泌的信息分子起作用，即分泌细胞和靶细胞为同一细胞，如许多生长因子；④内在分泌（intracrine）：分泌细胞产生信息分子，无需向细胞外分泌而直接在细胞内起作用。如甲状旁腺素部分细胞内的作用。

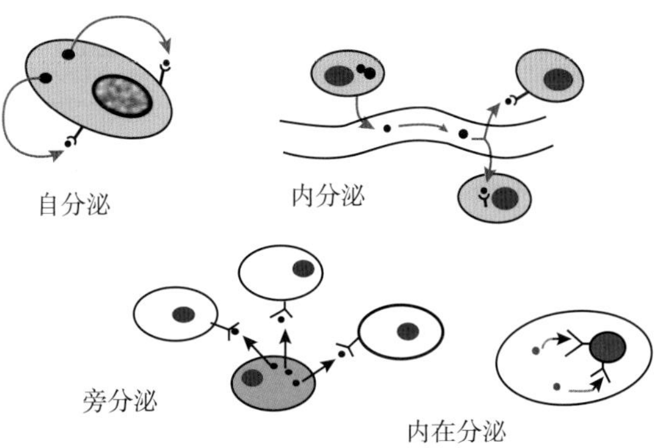

图 12-3 体液因子分泌的方式

当各种体液因子发生量变或活性改变时，机体可发生一系列变化。如组胺、激肽增多，可致炎症改变；醛固酮增多可导致钠水潴留，均属于量变；如肾素－血管紧张素系统活性增强，可致小动脉收缩，血压升高，这属于活性改变。

在疾病的发生发展中神经机制和体液机制常同时发生、共同参与。如精神、神经因素引起大脑皮层和下丘脑功能紊乱，使血管舒缩中枢功能失调，此时交感神经兴奋，去甲肾上腺素释放增加，小动脉收缩，由于肾小动脉收缩而导致肾素－血管紧张素系统活性增高，使血压升高，这就是原发性高血压发病的神经－体液机制。

（三）细胞机制

病因作用于机体后，直接或间接作用于组织细胞，造成某些细胞功能代谢障碍，引起细胞自稳调节紊乱，称为细胞机制。

细胞受损方式分为三种：①细胞完整性被破坏：外力、高温、强酸、强碱或毒物可直接引起细胞死亡，如升汞进入人体后可有选择地破坏肾小管上皮细胞，导致其坏死；②细胞膜功能障碍：细胞膜上的各种离子泵，在维持细胞功能活动中起重要作用。如 Na^{+},K^{+}–ATP酶在病因的作用下发生功能障碍，使细胞内外离子分布失衡，细胞内 Na^{+}、Ca^{2+} 大量积聚，细胞水肿甚至死亡；③细胞器功能障碍：在病因的作用下细胞器功能发生障碍而出现相应的病变。如线粒体功能障碍，主要表现为氧化还原受阻，各种酶系统受抑制，最终导致能量代谢障碍。此外，ATP减少，导致cAMP生成减少，影响第二信使cAMP的传递效应，甚至导致细胞死亡。

（四）分子机制

即从分子水平研究生命现象和解释疾病的发生机制。各种致病因素无论通过何种途径引起疾病，都会表现出分子水平的异常，进而影响正常生命活动。生物大分子特别是核酸、蛋白或酶受损导致疾病的发生，称为分子机制。因此，从分子水平对疾病进行研究越来越受到人们的重视，出现了分子病理学这个概念。所谓分子病理学，是指研究生物大分子在疾病发生机制中的作用。所谓分子病，是指由DNA的遗传变异所引起的以蛋白质异常为特征的疾病。由于染色质DNA突变所导致的遗传病，现代分子医学还发现线粒体遗传、表观遗传学的改变也能导致疾病。

> **考点提示**
> 疾病发生的基本机制。

知识拓展

表观遗传学

表观遗传学是指基因完全一样的个体也可能出现不同的表型。表现在小鼠上完全一样的个体，由于上游基因反转录转座子被随机灭活，其毛色可能完全不同。表观遗传的一个重要作用是上游基因增强子的甲基化，可以导致下游基因活化或灭活。

总之，当前基因学、基因组学及蛋白组学的方法已经运用到疾病的研究中。从分子医学角度看，疾病的形态和功能的变化，与某些特定蛋白质结构和功能的变异有关，而蛋白质又与细胞核中相应的基因对细胞受体和受体后信号传导作出反应，由此，基因及基因表达调控状态是决定机体健康与疾病的基础。

第四节　疾病的经过和转归

疾病的经过和转归，主要取决于致病因素作用于机体后发生的损害与抗损害反应的力量对比。疾病过程中诊断和治疗是否及时与正确，对疾病的经过和转归起着极为重要的作用。

疾病的经过和转归可见下文。

一、疾病的经过

疾病发展是一个过程，有开始与结局。认识疾病发展十分必要，一般将疾病发展的过程分为四期。

1. **潜伏期**　是指从致病因于作用于机体到出现症状前的时期。不同疾病潜伏期长短不一。传染病大多都有一定的潜伏期，数日至数年不等。有些疾病无潜伏期，如创伤、烧伤等。

2. **前驱期**　是从潜伏期之后到开始出现明显症状之前的一段时期。此期有临床症状，但程度较轻，多无特异性，容易误诊。临床上要仔细辨认，早期诊断治疗。

3. **症状明显期**　即出现该疾病典型表现的时期。此期诊断容易，病情较重，应积极治疗。

4. **转归期**　即疾病过程的最后时期。其转归取决于损伤与抗损伤力量的对比和是否得到及时治疗。疾病的转归一般分为康复和死亡。

上述对疾病阶段性分期，是针对某些疾病特别是传染病而言，但是有些疾病的阶段性表现不是十分典型。

二、疾病的转归

疾病过程的结局称为疾病的转归。疾病的转归分康复和死亡两种情况。而康复根据程度的不同分为完全康复和不完全康复。

（一）康复

1. **完全康复**　是病因消除，症状消失，受损伤组织细胞的功能、代谢和形态结构完全恢复正常。这是疾病最好的结局。完全康复常见于一些传染病痊愈以后，机体可获得特异的免疫性。

2. 不完全康复 是指疾病损害性变化得到了控制，主要症状消失，基本病理变化尚未完全消失（可持续终生），通过代偿反应可以维持相对正常的生命活动。如风湿性心瓣膜病遗留瓣膜变形。此外，截肢、器官切除、肢体瘫痪等，也归入不完全康复的范畴。

考点提示

疾病的转归。

（二）死亡

1. 死亡的分类 分为生理性死亡和病理性死亡。生理性死亡是生命的自然终止。是器官老化的结果。而病理性死亡是疾病造成的死亡。绝大多数人死亡是属于病理性的。

2. 死亡和脑死亡 死亡是指机体作为一个整体功能永久性停止。脑死亡是指枕骨大孔以上全脑功能永久性停止。整体死亡以脑死亡作为判定标志。

判断脑死亡的依据是：①自主呼吸停止：行人工呼吸15分钟后，仍无自主呼吸。自主呼吸停止是临床脑死亡首要指标；②不可逆性深度昏迷：对外界刺激毫无反应，无自主性肌肉活动；③脑干神经反射消失：包括瞳孔散大固定，对光反射、角膜反射、咳嗽反射、吞咽反射等均消失；④脑电波完全消失；⑤脑血液循环停止。

其中脑血液循环停止，通过血管造影证实是确诊脑死亡最可靠的指征。在没有条件做脑血管造影、脑电图，用人工呼吸机进行抢救时，临床可根据心跳、呼吸的永久性停止判断脑死亡，因为它能导致全脑功能永久性丧失。

脑死亡的确定，为判定死亡时间，终止抢救的合法依据，为器官移植提供了最佳时机。因此，脑死亡在理论与实践上都有重要的意义。

考点提示

脑死亡的概念和判断标准。

3. 植物人 是指大脑皮层功能严重损害，处于不可逆的深昏迷状态，丧失意识活动，靠皮质下中枢维持自主呼吸和心跳，这种患者称“植物人”。处于此种状态称“植物状态”。

传统观念认为，“植物人”等于“活死人”。有部分“植物人”具有恢复的潜能。

（三）临终关怀与安乐死

临终关怀是指为临终患者及其家属提供的医疗、护理、心理、社会等方面的服务与照顾，让患者在平静安详中接纳死亡。其意义在于提高临终患者存在的生命质量，维护人格和生命的尊严，使其更好地走完生命最后的历程。

知识拓展

临终关怀的意义

临终关怀的意义：①提高死亡价值：死亡是生命的一种延续。接受死亡；蔑视死亡；否认死亡，欣然认知死亡的三种态度。②社会文明的标志：在全面关怀下，社会和家庭给临终者完善的照顾与关爱，充分认识生的意义，死的价值。让患者体现时代文明、社会的进步。③建立具有中国特色的临终关怀：通过对医务人员的培训教育，建立各种符合我国国情的家居或集中照护的医护体系。

安乐死指面临极度痛苦的患者，现代医学无法挽救，采取医学方法结束生命的死亡方式。安乐死已提出多年，由于涉及医学、社会学和伦理学等问题，因此，一些国家尚未立法通过。

本章小结

健康与疾病的概念，诱因是疾病的特殊的条件。疾病的原因、条件、诱因之间在一定情况下可相互转化。

疾病发生发展的一般规律：损伤抗损伤、因果转化、局部与整体；疾病发生发展的基本机制：神经机制、体液机制、细胞机制与分子机制。

疾病的经过和转归：首先疾病的经过包括潜伏期、前驱期、症状明显期和转归期。而疾病的转归分为康复与死亡。死亡是生命的终止。脑死亡的概念与判断标准是终止抢救和器官移植的最好时机。正确区分植物人和植物状态。

临终关怀和安乐死越来越受到重视，正确认识健康、亚健康、疾病及衰老的概念。

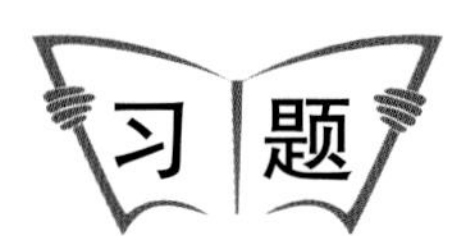

一、选择题

【A1/A2 型题】

1. 疾病发生的基本机制不包括
   A. 神经机制　　B. 基因机制
   C. 体液机制　　D. 细胞机制
   E. 分子机制
2. 下列与传统的死亡概念相关的论述中，错误的是
   A. 死亡包括濒死期、临床死亡期和生物学死亡期
   B. 心跳和呼吸停止的患者未必已经死亡，应进行及时抢救
   C. 患者死亡后，个别的组织或器官尚可暂时存活
   D. 机体的所有组织、器官和细胞都是与机体同时发生死亡
   E. 进入生物学死亡期的患者，进行任何抢救和治疗都是无效的
3. 整体死亡的标志是
   A. 呼吸停止　　B. 心跳停止
   C. 反射活动消失　　D. 瞳孔散大
   E. 脑死亡
4. 最恰当的病因概念为
   A. 能够促进和引起疾病发生的因素被称为病因或致病因素
   B. 凡是能够引起疾病的因素被称为病因或疾病发生的原因
   C. 能导致疾病发生的体内因素和体外因素被称为病因
   D. 导致疾病发生并赋予该疾病特征性的因素称为病因
   E. 一切能够促进疾病发生的体内、外因素都被称为病因
5. 某患者，创伤肝破裂大出血，出现失血性休克，患者尿量减少，该患者休克的病因是
   A. 创伤　　B. 失血

C．疼痛　　D．肝破裂

E．感染

【A3/A4 型题】

（6~7题共用题干）

患者，男，35岁，工作勤奋，经常加班，甚至到深夜，久而久之，他逐渐感觉身体疲乏无力，肌肉关节酸痛，食欲不振，到医院做了全面检查之后，未发现阳性体征和检验结果。

6．请问他的身体状况处于何种状态

A．健康　　B．亚健康

C．疾病　　D．无疾病

E．需做其他检查

7．是否需要治疗

A．需自我调节　　B．休息

C．放松　　D．增加睡眠

E．需做其他检查

【X 型题】

8．健康是指

A．没有疾病

B．与环境保持协调关系

C．没有病痛

D．躯体上、精神心理上和与社会处于完好状态

E．包括生理、心理和社会三方面的良好状态

9．疾病的经过

A．潜伏期　　B．前驱期

C．症状明显期　　D．转归期

E．死亡期

10．病因学研究内容主要包括

A．疾病的原因　　B．疾病的诱因

C．疾病的条件　　D．致病因素

E．患病的年龄

11．肥胖、糖尿病、高血压、吸烟和劣性应激是动脉粥样硬化的

A．病因　　B．诱因

C．条件因素　　D．危险因素

E．必然结果

12．发病学研究的内容主要包括

A．疾病的防治　　B．疾病转归规律和机制

C．疾病发生发展的一般规律　　D．疾病发生的基本机制

E．疾病发生的原因和条件

13．疾病发生的基本机制包括

A．神经机制　　B．分子机制

C．细胞机制　　D．体液机制

E. 基因机制

14. 脑死亡的判断标准包括

A. 自主性心跳停止

B. 自主性呼吸停止和脑干神经反射消失

C. 可人为地维持躯体的存活

D. 脑电波消失

E. 脑的血液循环完全停止和不可逆性深昏迷

15. 脑死亡概念问世的意义

A. 判断死亡的时间

B. 维持躯体的存活时间

C. 为器官移植提供最佳时机

D. 否定了死亡的传统概念的弊端

E. 终止抢救的合法依据

二、思考题

1. 简述疾病和病理过程的相互关系。
2. 简述疾病的病因、疾病发生的条件和诱因之间的关系。
3. 举例说明疾病过程中损伤与抗损伤反应的斗争及其对疾病发生发展的影响。
4. 何谓脑死亡？判断脑死亡的依据有哪些？脑死亡概念问世有何意义？
5. 举例说明疾病过程中的因果交替规律及其对疾病发展的影响。

扫码“练一练”

（王　皞　商战平）

第十三章　水、电解质代谢紊乱

扫码“学一学”

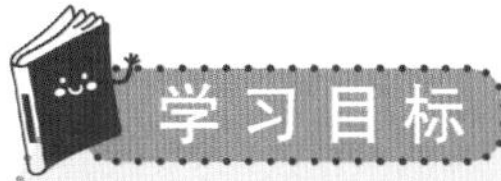

1. **掌握**　缺水、水肿、低钾血症和高钾血症的概念；水、钠和钾代谢障碍的原因、机制及对机体的影响。

2. **熟悉**　水中毒的概念、原因和对机体的影响。

3. **了解**　钠、钾代谢障碍防治的病理生理基础。

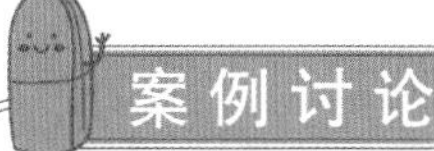

[案例] 患者，男，2岁，两天前腹泻，6~7次/天，水样便，呕吐4次，不能进食，患儿口渴，能进水，尿量减少，腹胀。查体：T 37.5℃，P 140次/分，R 28次/分，BP 86/50mmHg，精神萎靡，脉搏速弱，皮肤弹性差，四肢发凉。眼窝凹陷，双肺呼吸音清，心律规整，腹部膨隆，肠鸣音减弱，腹壁反射减弱，膝反射迟钝。实验室检查：血清 Na^+126mmol/L，血清 K^+3.2mmol/L。发病以来，给予每日口服5%葡萄糖溶液100ml治疗。

[讨论]

1. 该患儿发生了何种水、电解质代谢紊乱？

2. 该患儿发生水、电解质代谢紊乱的原因是什么？对机体有什么影响？

水是生命活动所必需的物质。体内的水和溶解于其中的电解质、低分子有机物等构成体液（body fluid）。由于各种代谢活动是在体液中进行，因此体液容量、分布和所含物质的含量，对细胞代谢活动和器官功能至关重要。机体通过神经-体液机制调节水、电解质在体液中的平衡，当体内水、电解质的变化超出机体的调节能力和（或）调节系统本身功能障碍时，都可导致水、电解质代谢紊乱。水、电解质代谢紊乱是临床上常见的病理过程，会引起机体各系统器官代谢功能障碍，甚至威胁生命。

第一节　水、钠代谢障碍

一、正常水钠平衡

1. 体液的容量和分布　成人体液约占体重的60%，体液的含量受因年龄、性别和体型影响（表13-1）。体液将分为细胞内液（intracellular fluid，ICF）和细胞外液（extracellular fluid，ECF）两部分。细胞外液分为血浆和组织间液。还有一小部分分布在腔隙中，如关节腔液、脑脊液和胸腔液和腹腔液等，称为透细胞液，也叫第三间隙液。在一定条件下，细胞内、外及血管内、外的体液成分可互相转移。

表 13–1　不同年龄、性别、体型的体液含量

	体液占体重%		
	婴幼儿	成年男性	成年女性
正常	70	60	50
消瘦	80	70	60
肥胖	60	50	40

知识链接

间隙液体的分布情况

一般而言，第一间隙液是指组织间液，第二间隙液是指血浆。第一间隙液和第二间隙液在毛细血管壁侧相互交换成分，处于动态平衡状态，都属于功能性ECF。功能上不与第一间隙和第二间隙直接联系，被隔绝的这部分体液所在的区域或部位为第三间隙。这种细胞外液的移位就是所谓第三间隙效应。第三间隙效应可见于肠梗阻、急性弥漫性腹膜炎等表现。

2. 体液的电解质成分及渗透压　体液中的电解质一般以离子形式存在，主要有 Na^+、K^+、Ca^{2+}、Mg^{2+}、Cl^-、HCO_3^-、HPO_4^{2-}、SO_4^{2-}、有机酸根和蛋白质阴离子等，电解质的含量分布各不相同。细胞外液阳离子以 Na^+ 为主，阴离子以 Cl^- 和 HCO_3^- 为主；细胞内液阳离子以 K^+ 为主，阴离子以 HPO_4^{2-} 和蛋白质为主。细胞内、外液各区域内阴、阳离子所带的电荷总数相等，即体液呈电中性（图13–1）。

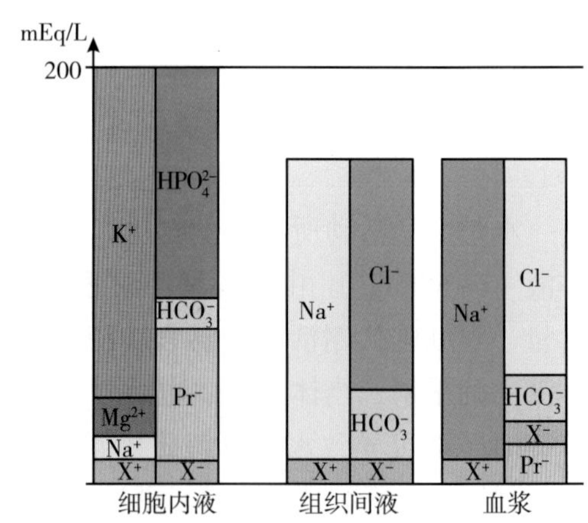

图 13–1　体液中主要的电解质

体液的渗透压取决于溶质的分子或离子数目，体液内决定渗透作用的溶质主要是电解质。细胞内、外液间的渗透压基本相等。血浆和组织间液的渗透压90%~95%来源于单价离子 Na^+、Cl^- 及 HCO_3^-，剩余部分的5%~10%由其他离子、葡萄糖、氨基酸、蛋白质等构成。所以这些离子的浓度改变会影响血浆渗透压。血浆和组织间液的电解质组成与含量非常接近，仅蛋白质含量有较大差别。血浆蛋白质不能自由透过毛细血管壁，形成的血浆胶体渗透压，以维持血容量恒定、保证血液与组织间液之间水分的正常交换。血浆渗透压绝大部分由晶体物质（主要是电解质离子）产生。晶体物质不能自由透过细胞膜，在维持细胞内外水的平衡中起决定性作用。血浆渗透压正常参考范围为280~310mmol/L，在此范围内为等渗，低于280mmol/L为低渗，高于310mmol/L为高渗。

3. 体内水的交换　各部位体液中的水总是在不停地交换，其动力主要有两种，即渗透压和静水压。

（1）细胞内外水的运动　正常情况下，细胞内外的渗透压是相等的，当出现压差时，

水由渗透压低处向渗透压高处转移，水的移动维持了细胞内、外渗透压平衡。

（2）血管内外水的运动　由于毛细血管管壁允许 Na^+、K^+、Cl^- 等电解质自由通过，故由此产生的晶体渗透压对血管内外水的运动不起作用，而动力主要来源于由血浆蛋白形成的血浆胶体渗透压和心脏泵血形成的毛细血管内静水压。当毛细血管内静水压增高或血浆胶体渗透压降低时，血管内水流向组织间隙增多，反之则减少。

4. 水与电解质的生理功能

（1）水的生理功能　水是机体含量最多的组成成分。是维持人体正常生理活动的重要物质。其功能包括：①促进物质代谢；②调节体温；③润滑作用。

（2）钠和钾的生理功能　钠是机体必需物质，具有多种生理功能：①维持体液渗透压；②维持神经-肌肉的兴奋性；③参与新陈代谢和生理功能活动；④调节酸碱平衡。

5. 水、钠平衡及调节　正常人每天水的摄入和排出处于动态平衡中，机体水的来源有饮水、食物水和代谢产生水。机体排出水的途径有消化道粪便的水、肾脏尿的水、皮肤显性出汗和非显性出汗的水和肺呼吸不感蒸发的水（表13-2）。水的排出量基本等于水的摄入量。

表 13-2　正常成年人每日水的出入量

摄入	入量（ml）	排出	出量（ml）
饮水	1000~1300	肾脏	1000~1500
食物水	700~900	皮 肤	500
代谢水	300	呼吸道	400
		消化道	100
总量	2000~2500	总量	2000~2500

人体钠的来源主要是靠盐的摄入。钠主要经肾脏排出。肾脏排钠的特点是："多吃多排，少吃少排，不吃不排"。此外，粪便和汗液也可排少量的钠，大量出汗或严重腹泻可导致钠排出过多。

机体内水、钠的平衡密切相关，共同影响着细胞外液的渗透压和容量。水平衡主要受渴感和抗利尿激素的调节，通过调节水平衡以维持细胞外液的渗透压；钠平衡主要受醛固酮和心房钠尿肽的调节，通过对钠浓度的调节以维持体液容量和组织灌流的恒定。

（1）渴感　渴感机制是机体调节体液容量和渗透压相对稳定的重要机制之一，控制着水的摄入。渴感中枢位于下丘脑视上核侧面。血浆晶体渗透压升高，可刺激渴感中枢兴奋，引起渴感，产生饮水行为；此外有效循环血量降低和血浆血管紧张素Ⅱ水平增高也可引起渴感。

（2）抗利尿激素　抗利尿激素（antidiuretic hormone，ADH）控制着水的排出，是由下丘脑视上核或室旁核神经元合成的八肽，存储于神经垂体血管周围神经末梢内。ADH作用于肾远曲小管和集合管，使小管上皮细胞对水的通透性增加，从而增加水的重吸收。ADH可作用血管使收缩，故又称为血管加压素（vasopressin，VP）。

血浆晶体渗透压增高，ADH释放增加，增加肾小管对水的重吸收，使体内水增多，血浆渗透压会有所降低。血容量减少或血压降低时，通过左心房与胸腹大静脉处的容量感受器和颈动脉窦与主动脉弓的压力感受器刺激ADH的释放。

血浆渗透压改变对ADH的调节非常灵敏，但当机体血容量显著降低与晶体渗透压降低的同时存在时，ADH分泌仍增多，机体会优先保证细胞外液容量（血容量）的恒定。

其他因素如精神紧张、疼痛、恶心、血管紧张素Ⅱ（AngⅡ）增高等也能促进ADH分泌（图13-2）。

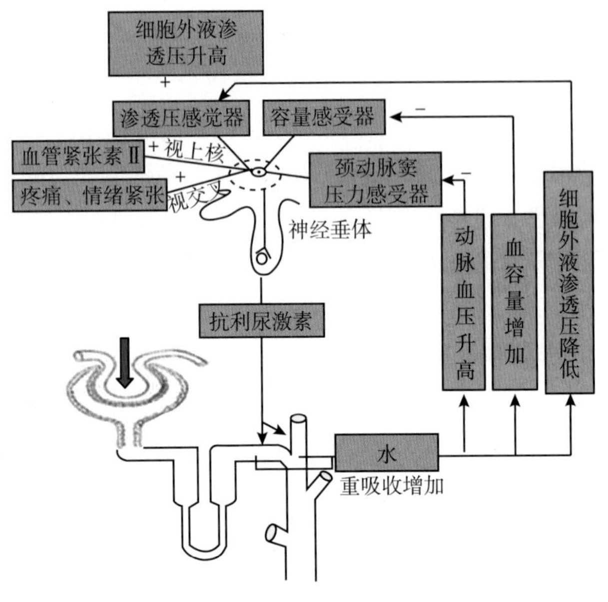

图 13-2　ADH 的调节

水通道蛋白（aquaporin，AQP）是一组与水通透有关的细胞膜转运蛋白，广泛存在于动物、植物及微生物界。迄今为止，在不同物种中已发现有200余种，在哺乳动物中至少有13种，每种AQP有其特异性的组织分布，现了解到ADH对水平衡的调节作用与AQP有关。

（3）肾素-血管紧张素-醛固酮系统（renin- angiotensin-aldosterone system，RAAS） 循环血量减少和血压降低是激活RAAS的有效因素，这种刺激使肾脏产生肾素增多，进而激活血液中的血管紧张素原，生成血管紧张素Ⅰ（AngⅠ），继续转化为血管紧张素Ⅱ（AngⅡ）和血管紧张素Ⅲ（AngⅢ），AngⅡ和AngⅢ刺激肾上腺皮质球状带分泌和释放醛固酮。醛固酮作用于肾远曲小管和集合管，重吸收Na^+增加，细胞外液晶体渗透压升高，可促进ADH的释放，水的重吸收增加，血容量得以恢复。此外，AngⅡ也有促进ADH分泌的作用（图13-3）。

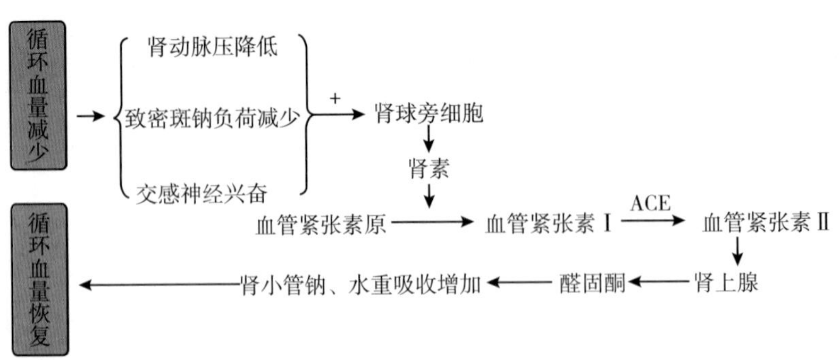

图 13-3　醛固酮的调节

（4）心房钠尿肽（atrial natriuretic peptide，ANP） 血容量和血压增高可刺激心房肌细胞分泌ANP。ANP具有利钠、利尿、扩血管和降低血压的生理作用，其机制为：①抑制肾近曲小管对钠、水的重吸收，增加肾小球滤过率（GFR），改变肾内血流分布。②抑制醛固酮分泌和肾素活性。③降低ADH的水平。因此ANP是血容量的负调节因素。

醛固酮和ANP主要通过对钠、水的正负调节作用维持细胞外液的容量平衡。

二、水、钠代谢紊乱的分类

水、钠代谢紊乱往往同时或相继发生，并且相互影响，关系密切，所以临床上常将两者同时考虑。在分类时，一般根据渗透压或血钠浓度及体液容量来分，常见的分类方法有以下两种。

1. 根据体液的渗透压分类　①低渗性缺水；②高渗性缺水；③等渗性缺水；④低渗性水过多（水中毒）；⑤高渗性水过多（盐中毒）；⑥等渗性水过多（水肿）。

2. 根据血钠浓度和体液容量分类

（1）低钠血症　根据体液容量又可分为：①低容量性低钠血症；②高容量性低钠血症；③等容量性低钠血症。

（2）高钠血症　根据体液容量又可分为：①低容量性高钠血症；②高容量性高钠血症；③等容量性高钠血症。

（3）正常血钠性水紊乱　根据体液容量可分为：①等渗性缺水；②水肿。

本章主要阐述低渗性缺水、高渗性缺水、等渗性缺水、水中毒和水肿。

三、缺水

（一）低渗性缺水

特点是失钠多于失水，血清钠浓度<130mmol/L，血浆渗透压<280mmol/L，伴ECF容量减少，又称为低容量性低钠血症。

1. 原因和机制

（1）肾外丢失，只补充水分　①消化道丢失，这是最常见的低渗性缺水的原因。剧烈呕吐、腹泻以及胃肠吸引、肠瘘丢失大量消化液后，只补充水分。②第三间隙积液：如胸膜炎形成的胸腔积液，腹膜炎、胰腺炎形成的腹腔积液等。③皮肤丢失：汗液虽为低渗液，但大量出汗也可明显的丢失钠，若只补充水分，可造成细胞外液低渗。大面积烧伤，微血管通透性增高是烧伤患者最显著的机体变化之一，导致血管内液外渗，皮肤创面血浆大量渗出，机体体液丢失。补液时若只补充水分，可发生低渗性缺水。

（2）肾脏丢失，只补充水分　①肾脏疾病：如慢性间质性肾疾病，髓质结构破坏，不能维持正常的浓度梯度，以及髓袢升支功能障碍，均可导致钠随尿丢失增多；再如失盐性肾炎，因肾小管上皮细胞病变，对醛固酮反应性降低，钠的重吸收减少，肾排钠过多；②肾上腺皮质功能不全：如Addison病，因醛固酮不足，使肾小管重吸收钠减少；③长期连续利尿治疗：水肿患者需长期、大量使用排钠利尿药（如呋塞米、依他尼酸、氢氯噻嗪等）治疗时，因排钠利尿药的作用是抑制髓袢升支对氯化钠的重吸收，使钠随尿液排出过多，再加上水肿患者常须限制钠盐摄入，则钠的缺乏更为明显；④肾小管酸中毒：是一种以肾小管排酸障碍为主的疾病，集合管分泌H^+功能降低，Na^+-H^+交换减少，导致Na^+随尿排出增加。

由此可见，低渗性缺水的发生，往往与体液丢失后只补水而未补钠有关。但也必须指出，即使补液措施得当，大量体液丢失本身也可以使一些患者发生低渗性缺水。这是因为大量体液丢失

> **考点提示**
> 低渗性缺水对机体的影响。

导致细胞外液量显著减少，可通过对容量感受器的刺激引起抗利尿激素（ADH）的分泌增多，从而导致肾小管重吸收水增加，因而引起低渗性缺水。

2. 对机体的影响

（1）缺水征　由于细胞外液减少，血液被浓缩，血浆胶体渗透压升高，一部分组织间液会移向渗透压高的血管内。因此，低渗性缺水时，组织间液减少最明显。患者会因组织间液的减少而出现明显的缺水征，如皮肤弹性下降、眼窝凹陷，婴儿表现为囟门凹陷等。

（2）易发生休克　低渗性缺水主要是细胞外液的减少，此外，由于细胞外液低渗，水分子可从细胞外向渗透压相对较高的细胞内转移，从而使细胞外液进一步减少，血容量明显降低，易发生低血容量性休克，出现外周循环衰竭症状，表现为直立性眩晕、血压下降、四肢厥冷、脉搏细数等症状。

（3）无口渴感　低渗性缺水时，由于细胞外液的渗透压降低，抑制了下丘脑的渴感中枢和渗透压感受器，患者无明显的口渴感觉，不会主动饮水，摄入的水减少。

（4）中枢系统的变化　由于细胞外液低渗，水向细胞内转移，出现细胞水肿。脑细胞水肿出现颅内压增高，表现为头痛、惊厥、意识模糊甚至昏迷。

（5）尿量及尿钠变化　①尿量的变化：细胞外液低渗，ADH分泌减少，肾小管对水的重吸收减少，因此尿量并不减少。但严重缺水，血容量显著降低时，口渴中枢和渗透压感受器ADH的调控作用可被激活，机体内水分会有所恢复，同时会有尿量减少。②尿钠的变化：如果是肾外因素导致机体丢失钠，则因低容量时肾血流量减少，激活肾素-血管紧张素-醛固酮系统，肾小管对钠的重吸收增加，尿钠减少；如果是肾脏因素导致钠的丢失，则尿钠增多。

总之，低渗性缺水的主要发病环节是ECF低渗，主要缺水部位是 ECF，对患者的主要威胁是循环衰竭。低渗性缺水有明显的缺水征表现。

3. 防治的病理生理基础　①去除病因，积极防治原发病，避免不适当的医疗措施。②适当补液。原则上应补充等渗或高渗盐水，以恢复细胞外液容量和渗透压，以补盐为主，先盐后糖。具体处理方法，因缺水程度不同而异。如患者已发生休克，须按照休克的治疗原则进行抢救。

（二）高渗性缺水

高渗性缺水的特征是失水多于失钠，血清钠浓度>150mmol/L，血浆渗透压>310mmol/L，ICF和ECF容量均减少，又称为低容量性高钠血症。

1. 原因和机制

（1）水丢失过多　①经肾失水：见于中枢性尿崩症（ADH产生和释放不足）及肾性尿崩症（肾远曲小管和集合管对ADH缺乏反应），肾小管重吸收水减少，排出大量低渗性尿液。②经胃肠道丢失：呕吐、腹泻及消化道引流等可导致等渗或低渗液的丢失，也会引起高渗性缺水。③经皮肤失水：见于发热或甲状腺功能亢进时，经皮肤不感蒸发水分增多。④经呼吸道失水：见于各种原因引起的过度通气如癔症，呼吸道不感蒸发加强，导致水分丢失，可引起高钠血症。

（2）水摄入不足　多见于进食或饮水困难、水源断绝等情况；某些中枢神经系统损害的患者、严重疾病或年老体弱的患者也因渴感障碍而造成摄水减少。

在渴感正常者时，能得到水喝和正常饮水的情况下，血浆渗透压稍有升高就会刺激口渴中枢，饮水后，血浆渗透压很快恢复，高渗性缺水很少发生。但如果没有及时得到水分的补充，再加上通过皮肤和呼吸道的不感蒸发丧失的水分增多，就容易造成高渗性缺水。

2. 对机体的影响

（1）明显口渴感　除渴感障碍者外，高渗性缺水可因血浆渗透压增高而刺激口渴中枢引起强烈的口渴感。血容量减少使唾液分泌减少引起口腔咽喉部干燥也会产生口渴感。

（2）缺水热　高渗性缺水时细胞内液渗透压相对较细胞外液低，细胞内水分向细胞外转移，形成细胞缺水，使细胞内液丢失更显著（图13-4）。在婴幼儿，由于细胞缺水可致缺水热，因汗腺细胞缺水，汗液分泌减少，经皮肤蒸发的水分减少，以至散热功能降低，再加上体温调节中枢神经细胞缺水，使其功能障碍，导致体温升高。

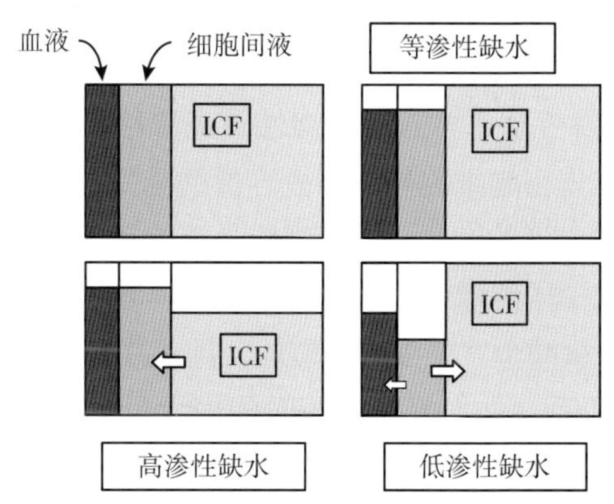

图 13-4　高渗、等渗及低渗性缺水各区域体液变化示意图

（3）中枢系统的变化　当细胞外液高渗使脑细胞严重缺水时，可引起一系列中枢神经系统功能障碍，包括嗜睡、肌肉抽搐、昏迷甚至死亡。脑细胞缺水致脑组织皱缩时，会使颅骨与脑皮质之间的血管被牵拉，导致静脉破裂，出现脑出血和蛛网膜下腔出血。

（4）无休克的表现　高渗性缺水可因血浆渗透压增高，刺激口渴中枢产生口渴，使患者饮水；细胞内液渗透压相对较细胞外液低，细胞内水分向细胞外转移；细胞外液渗透压增高，ADH分泌增多，肾小管重吸收水增多，尿量减少。上述反应可使细胞外液渗透压有所回降，使缺水早期血容量不容易降低，因此相比低渗性缺水来说，高渗性缺水不容易出现休克，周围循环衰竭的表现。

（5）尿量和尿钠的变化　①尿量的变化：细胞外液渗透压增高，通过刺激渗透压感受器引起ADH分泌增多，肾小管重吸收水增多，因而尿量减少，尿比重增高（尿崩症患者除外）。②尿钠改变：轻度高渗性缺水（早期），细胞外液渗透压增高而血容量减少不明显，故醛固酮分泌无明显增加，ADH则增多。结果肾小管重吸收水大于钠，尿钠浓度偏高。中、重度缺水，血容量和肾血流量明显降低时，醛固酮分泌增加，肾小管重吸收钠增多，则尿钠浓度减低。

> **考点提示**
> 高渗性缺水对机体的影响。

总之，高渗性缺水的主要发病环节是ECF高渗，主要缺水部位是ICF减少，患者的特征表现是口渴、缺水热。

3. 防治的病理生理基础

（1）防治原发病，去除病因。

（2）补液补钠　视病情分别采取饮水，静脉滴注5%葡萄糖溶液和适量生理盐水进行治疗。待缺水情况得到一定程度纠正后，适当补钠。

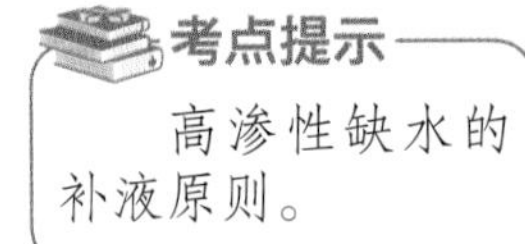

（3）适当补钾　细胞缺水，细胞内钾浓度增高，与胞外钾浓度差增大，部分细胞内钾释出，引起血钾升高，使肾排钾增多。若肾素－血管紧张素－醛固酮系统被激活，可导致肾小管排钾增多，因此，当患者尿量逐渐恢复后，可适当补钾。

（三）等渗性缺水

等渗性缺水的特征是水和钠按正常比例丢失，血清钠浓度为130~150mmol/L，血浆渗透压为280~310 mmol/L，伴ECF容量减少。在临床上，等渗性缺水较为常见。

1. 原因和机制　所有等渗液体大量丢失所造成的缺水，短时间内均属等渗性缺水，常见病因如下。①皮肤丢失：大面积烧伤和严重创伤使血浆丢失等；②第三间隙液聚积：胸膜炎形成的大量胸腔积液，腹膜炎、胰腺炎形成的大量腹腔积液等；③胃肠道失液：呕吐、腹泻、胃肠引流等大量丢失接近等渗的消化液。

2. 对机体的影响　等渗性缺水常兼有低渗性及高渗性缺水的临床表现。①周围循环衰竭：大量丢失等渗性体液首先引起细胞外液和血容量的减少，容易发生血压降低和外周循环衰竭，休克的表现。②细胞内液的变化：由于细胞外液渗透压在正常范围，因此，细胞内液容量无明显变化。③尿量减少尿钠降低：血容量减少可刺激醛固酮和ADH分泌增多，对肾小管钠、水的重吸收增加，尿量减少。醛固酮的增加，排钠减少，尿钠含量降低，尿比重增高。

三种缺水具有一定的关系：如血容量在短时间内大量丢失，患者出现休克，可发生等渗性缺水。如不予及时处理，通过不感蒸发，继续丧失水分而转变为高渗性缺水；如只补充水分，不注意补钠盐，又可转变为低渗性缺水（图13–5）。

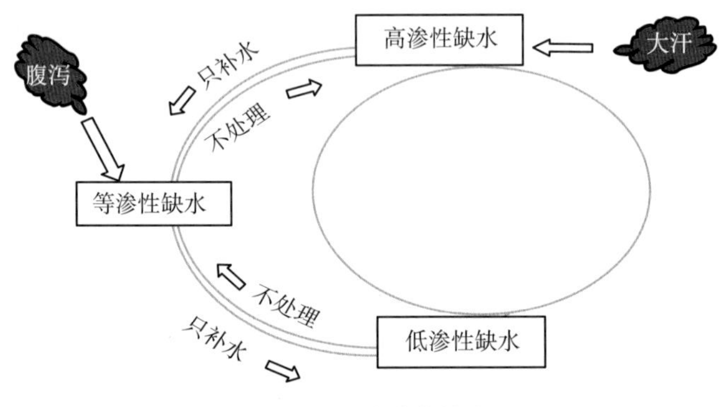

图 13–5　三种缺水的关系

总之，ECF渗透压正常，血钠正常 。ECF减少导致血容量减少，组织液量减少。而ICF变化不明显。

3. 防治的病理生理基础　①治疗原发病。②补液疗法：以补充偏低渗液为宜，其渗透压以等渗溶液渗透压的1/2~ 2/3 为宜。

知识拓展

等渗液与等张液

等渗液是指渗透压与血浆渗透压相等的液体，而等张液是指与红细胞张力相等的液体，即能使细胞功能和结构保持正常的液体。如 1.9 的尿素溶液是等渗液，但是它能透过细胞膜导致溶血，故不属于等张液。

四、水中毒

水中毒的特征是机体由于水潴留，导致细胞内、外低渗液容量扩大，血浆渗透压<280mmol /L，血清钠浓度<130mmol/L。又称为高容量性低钠血症或低渗性水过多。

（一）原因和机制

（1）肾排水功能障碍　急性肾衰竭少尿期和慢性肾衰竭晚期，有功能的肾单位数量减少，肾小球滤过率降低，不能排出每日的水负荷，因此即使摄入正常水量也可引起水中毒的发生。

（2）水的摄入过多　见于静脉输入含盐少或不含盐的液体过快，超出了肾脏的排水能力。尤其是婴幼儿，由于其对水、电解质的调节功能尚未成熟，过多给予不含电解质的液体更易发生水中毒。

（3）ADH分泌异常增多　①药物：异丙肾上腺素、吗啡、三环类抗抑郁药等能够促进ADH释放和（或）使其作用增强。②各种应激情况：如创伤、手术及强烈精神刺激等；应激时交感神经兴奋使ADH分泌增多。③ADH分泌异常综合征：生理情况下，ADH的分泌受血浆渗透压或血容量调节，肺部疾患，如肺结核、肺脓肿、肺不张等。脑部疾患，如脑部损伤、脑血管意外、脑肿瘤等。恶性肿瘤，如胰腺癌、前列腺癌、淋巴瘤等。可产生释放类似 ADH作用的多肽类物质，或病变直接刺激下丘脑分泌ADH。ADH增加使水重吸收增强，易发生水中毒。

（二）对机体的影响

细胞水肿是水中毒的突出表现。细胞外液因水过多而被稀释，故血钠浓度降低，渗透压下降。肾脏不能及时排出过多的水分，水分向渗透压相对高的细胞内转移，引起细胞水肿。细胞内外液容量增多，渗透压均降低。由于细胞内液大于细胞外液，所以潴留的水分大部分积聚在细胞内。

由于颅骨的限制，脑细胞水肿和脑组织水肿使颅内压增高，严重时可发生枕骨大孔疝或小脑幕裂孔疝。轻度脑水肿出现乏力、头晕、嗜睡、记忆力减退等症状，重度脑水肿可出现头痛、恶心、呕吐、精神错乱、昏睡、甚至昏迷等症状，严重时可出现呼吸、心跳骤停。

水潴留使细胞外液容量增加，血液稀释。此外，水中毒还可因循环血量增加，心血管系统负荷增大，引起肺水肿或心力衰竭等临床表现。

（三）防治的病理生理基础

（1）防治原发疾患。

（2）对于轻症患者在暂停给水后即可自行恢复。

（3）对于重症急性水中毒患者，则应立即静脉输注甘露醇、山梨醇等渗透性利尿剂或呋塞米等强利尿剂以减轻脑细胞水肿和促进体内水分的排出。

五、水肿

水肿（edema）是指过多的体液在组织间隙或体腔积聚。过去认为过多体液在体腔内积聚称为积水（hydrops）。如脑积水、心包积水、胸腔积水等。目前均列为水肿的概念。

（一）水肿的分类

（1）按照水肿的发病原因可分为心性水肿、肾性水肿、肝性水肿、炎性水肿及营养不良性水肿等。

（2）按照水肿发生部位所在的器官可分为脑水肿、肺水肿、皮下水肿及视盘水肿等。

（3）按照水肿波及范围可分为全身性水肿和局部性水肿。

（4）按照按压皮肤有无凹陷分为显性水肿和隐性水肿。

（二）水肿的发生机制

1. 毛细血管内外液体交换失衡——组织液生成大于回流 血管内外液体交换即组织液生成和回流的过程。在毛细血管处存在着两对性质相同、作用方向相反的力量，即胶体渗透压和流体静压。有效胶体渗透压=血浆胶体渗透压（25mmHg）-组织胶体渗透压（8mmHg）=17mmHg，为吸引组织液回流的力量；平均有效流体静压=平均毛细血管血压（23mmHg）-组织静水压（2mmHg）=21mmHg，为驱使血管内液体向外滤出的力量。平均实际滤过压=平均有效流体静压（21mmHg）-有效胶体渗透压（17mmHg）=4mmHg。因此组织液生成略大于回流。正常情况下，动脉端滤出，静脉端回流，剩余部分经淋巴系统带回血液循环，从而维持组织液生成与回流的动态平衡（图13-6）。

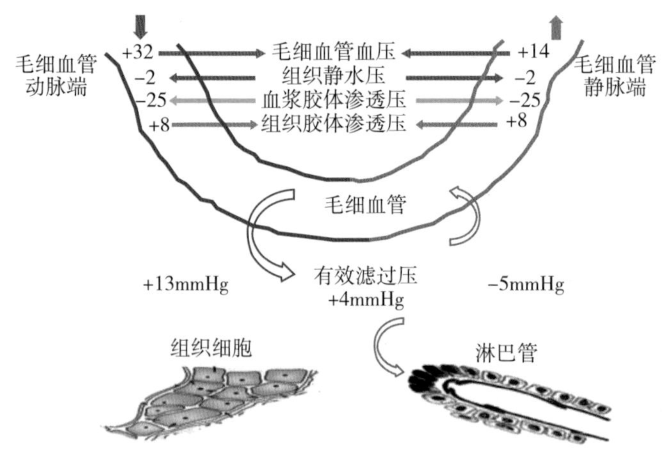

图13-6 组织液生成与回流的动态平衡

若组织液生成大于回流，即可引起水肿的发生，其基本机制如下。

（1）毛细血管流体静压增高 主要原因是静脉压升高。全身或局部的静脉压升高，逆向传递到毛细血管静脉端和微静脉，可致毛细血管内有效流体静压增高，组织液生成增多。当后者超过淋巴回流的代偿能力时，便引起水肿。毛细血管流体静压增高常见于静脉回流受阻，如充血性心力衰竭、肿瘤压迫静脉或静脉血栓形成等。也可见于动脉充血，如炎性水肿。充血性心力衰竭是静脉压增高引起全身性水肿的重要原因。动脉充血、肿瘤压迫静脉或静脉血栓形成，可使毛细血管的流体静压增高，引起局部水肿。

（2）血浆胶体渗透压降低 血浆胶体渗透压主要取决于血浆白蛋白的含量。当血浆白蛋白含量降低时，血浆胶体渗透压下降，组织液生成增加，超过淋巴代偿能力时，可发生水肿。引起血浆白蛋白含量下降的原因有：①蛋白质丢失过多，见于肾病综合征时大量蛋白质从尿中丢失；②蛋白质合成障碍，见于肝硬化和严重营养不良；③蛋白质消耗增加，见于慢性消耗性疾病，如慢性感染、恶性肿瘤等；④蛋白质摄入不足，见于严重的营养不良；⑤血浆被稀释，如短时间内大量输入生理盐水或严重钠水潴留。

（3）毛细血管壁通透性增加 正常毛细血管只容许微量血浆蛋白滤出，从而保持细胞内外的胶体渗透压梯度。当毛细血管受到各种致炎因素直接损害，或经它们致炎时所产生的炎性介质（组胺、激肽类）作用时，则可使其管壁通透性增大，血浆蛋白滤出明显增多（可达3g%~6g%），不仅可迅速降低毛细血管内的血浆胶体渗透压，而且可明显升高组织间胶体渗透压，结果使有效胶体渗透压降低，组织液生成显著大于回流，超过淋巴回流代偿而引发水肿。见于：①烧伤、冻伤、化学伤等；②各种炎症；③过敏：如蚊虫叮咬等。

（4）淋巴回流受阻　淋巴回流不仅能将静脉回流余下的组织液带回血液循环，同时也能将血管壁滤出的少量蛋白质带回血液循环。而且在组织液生成增多时，其回流量还能代偿性增加，在维持组织液生成与回流动态平衡中发挥重要的作用。若淋巴回流受阻，即可发生水肿。可见肿瘤侵入并堵塞淋巴管、寄生虫堵塞淋巴管以及手术摘除淋巴管可使淋巴回流受阻或无法代偿加强回流，导致含大量蛋白的水肿液在组织间隙积聚，形成淋巴性水肿。常见病因：①丝虫病；②乳腺癌；③恶性肿瘤等。

2. 体内外液体交换失衡——水钠潴留　人体水、钠的摄入量和排出量总是处于动态平衡中，从而能够保持体液量的相对恒定。肾脏在调节钠、水平衡中起重要的作用，正常情况下，每天从肾小球滤过的原尿约99%被肾小管回吸收，仅1%左右被排出体外。60%~70%原尿由近曲小管主动重吸收，远曲小管和集合管对钠水的吸收受激素调节，这些调节因素保证了球-管平衡。当肾小球滤过减少和（或）肾小管重吸收增强可导致球-管失衡，成为水肿发生的重要原因（图13-7）。

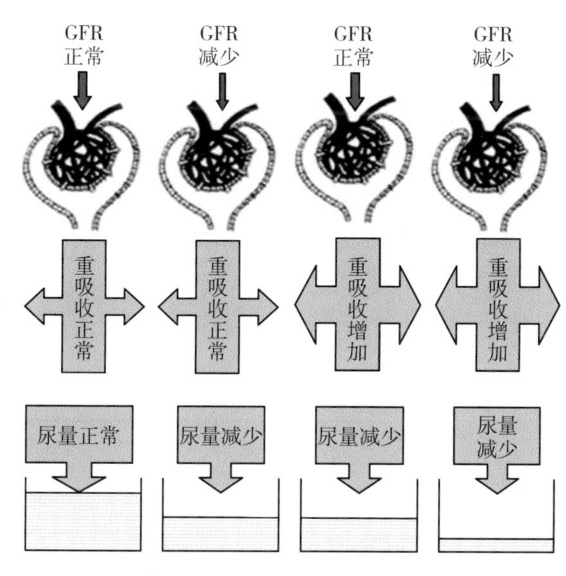

图13-7　球-管失衡类型

（1）肾小球滤过率下降　肾小球滤过率（GFR）是指单位时间内经肾小球滤过的原尿量，正常情况约为125ml/min，主要取决于肾小球的有效滤过压（肾小球的有效滤过压=肾小球毛细血管血压-血浆胶体渗透压-肾小球囊内压）、滤过膜的通透性和滤过膜的面积。引起GFR降低的常见原因如下。①有效滤过压降低：常见于充血性心力衰竭、肾病综合征、肝硬化伴腹腔积液等使有效循环血量减少，肾小球毛细血管血压或血浆胶体渗透压减低；还见于尿路梗阻或肾小管阻塞使肾小球囊内压增高。②滤过面积减少：见于广泛肾小球病变，如急性肾小球肾炎时，炎性渗出和内皮细胞肿胀或慢性肾小球肾炎时，肾单位大量破坏。有效滤过压降低和滤过面积减少，均导致GFR降低，水钠潴留。

（2）近曲小管重吸收钠水增多　有效循环血量减少时近曲小管对钠水的重吸收增加使肾排水排钠减少，是全身性水肿发病的重要原因。其机制为：①肾小球滤过分数（filtration fraction，FF）增加：FF是GFR与肾血浆流量比值，正常情况约为19%。有效循环血量减少时，如充血性心力衰竭或肾病综合征等，交感神经兴奋，肾小动脉收缩，GFR和肾血浆流量均减少，肾小球滤过率下降的程度小于肾血浆流量下降的程度，因此FF增加。由于出球小动脉比入球小动脉收缩更明显，肾小球滤过压增高，GFR相对较高，无蛋白滤液经过肾小球滤出相对较多。进入肾近端小管周围的毛细血管内的血液中蛋白含量较高，胶体渗透压升高，有利于近端小管内的钠水被重吸收到血管内，因此近端小管重吸收增强。②心房钠尿肽（ANP）分泌减少：当有效循环血量减少，心房的牵张感受器兴奋性降低，ANP分泌减少，近曲小管重吸收钠水增加。

（3）远曲小管和集合管重吸收钠水增多　远端小管、集合管重吸收钠水功能受激素水平的调节。①醛固酮分泌增多。另外，当肝细胞功能障碍，醛固酮灭活减少，引起醛固酮分泌增多，促进钠水重吸收。醛固酮作用远曲小管和集合管，重吸收钠水，引起钠、水潴留；②ADH分泌增加。此外，肝功能障碍对其灭活作用减弱也可使ADH增高。ADH作用远曲小管和集合管，促进水的重吸收，有利水肿形成。

（4）肾血流重分布　当有效循环血量减少时，发生肾血流重分布，即大量的血流转移到近髓肾单位，皮质肾单位血流明显减少，近髓肾单位因髓袢长，肾小管深入髓质高渗区，故钠水重吸收较皮质肾单位多，故肾小管对钠水的重吸收增多。

在水肿发生的两大机制中，血管内外液体交换失衡是水肿发生的基本机制，而水钠潴留可引起全身性水肿。

考点提示

水肿的发生机制。

（三）水肿的特点及其对机体的影响

1.水肿的特点

（1）水肿液的性状　水肿液来自血浆液体成分，其所含蛋白质的量，主要取决于微血管通透性是否增高。通透性越高，蛋白质渗出越多，含量就越多，故水肿液的比重也越大。临床上习惯把比重低于1.015的水肿液称漏出液，比重高于1.018的称渗出液，后者即指炎症性渗出液（表13–3）。淋巴水肿时虽微血管通透性不增高，水肿液比重增高。

表13–3　渗出液与漏出液的区别

	渗出液	漏出液
发病环节	炎症	非炎症
蛋白含量（g/L）	高，30~50	低，<25
外观	淡黄，透明水样	浑浊、血性、脓性
细胞数（个/100ml）	多，>500	少，<500
比重	大，>1.018	小，<1.015

（2）水肿器官和组织的特点　水肿器官的体积增大，重量增加，包膜被牵引而紧张发亮。此外，在组织学上水肿部位的间质纤维可被分隔而稀疏。

（3）体重变化　全身水肿时，体重增加。

（4）皮肤特征　皮下水肿是全身或躯体局部水肿的重要体征。当皮下组织有过多体液积聚时，皮肤肿胀，皱纹变浅，平滑而松软。临床上为验证有无水肿，常用手指按压内踝或胫前区皮肤，观察解压后有无留下凹陷，如留下压痕，表明已有显性水肿，也称凹陷性水肿。

（5）全身水肿的分布特点　常见的全身水肿是心性、肾性和肝性水肿，它们的分布各有特点。心性水肿，水肿先出现于低垂部位；肾性水肿先出现于组织疏松的面部，尤以眼睑部明显；肝性水肿多以腹腔积液最显著。这些特点与下列因素有关：①组织结构特点：水肿液易聚集在结构疏松处。肾性水肿首先发生在眼睑部。②重力效应：心功能不全时，全身毛细血管血压增高，受重力影响，距心脏水平面垂直距离越远的部位，流体静压越高，故心性水肿首先出现在下垂部位。立位时以下肢尤其足踝部最早出现水肿；肝硬化导致肝内结构改变使肝静脉和门静脉回流受阻，继而肝窦内压和肠系膜区毛细血管血压明显高于其他部位，故水肿液首先集聚在腹腔。

2. 水肿对机体的影响

（1）有利方面　①降低心脏前负荷：如全身性水肿时，过多的体液聚积于组织间隙，使血容量减少，降低了前负荷对心功能产生的不利影响。②利于机体抗损伤。炎性水肿时，渗出液可稀释毒素，吸附有害物质，输送抗体或药物，有利于吞噬细胞游走等，增强机体的抗损伤能力。

（2）不利方面　①细胞营养障碍。水肿形成后，组织间液增多，细胞与毛细血管间的距离增大，影响细胞和血液间的物质交换。而且直接压迫微血管，减少组织供血。不利于组织细胞的正常营养。②器官功能障碍。主要取决于水肿发生的速度、程度和部位。如急性重度脑水肿可使颅内压增高，甚至形成脑疝危及生命；急性喉头水肿可导致气道阻塞，甚至出现窒息死亡；而双下肢水肿影响机体活动等。

（四）防治的病理生理基础

治疗原发病，消除病因。运用不同药物加强利尿，同时注意维持钠与其他电解质平衡和酸碱平衡。

第二节　钾代谢障碍

钾是体内重要的阳离子之一。正常成人体内的含钾量为50~55mmol/kg，其中90%存在于细胞内（[K^+]i），约1.4%的钾分布在细胞外（[K^+]e），正常血清钾浓度为3.5~5.5mmol/L。细胞内、外K^+浓度比 [K^+]i/ [K^+]e和细胞膜对钾的通透性是影响可兴奋组织（心肌、骨骼肌）细胞膜电位的主要因素。因此，钾具有维持细胞新陈代谢、保持细胞膜静息电位和调节细胞内外渗透压与酸碱平衡等多种生理功能。机体排钾的主要器官是肾脏，钾的排出特点是：多吃多排，少吃少排，不吃也排。即使无钾摄入，机体每天也排出钾20~40mmol。机体可通过以下途径维持钾的平衡：①可通过“泵–漏机制”调节细胞内外钾的平衡；②可通过细胞内外的H^+–K^+交换，影响细胞内外液钾的交换；③可通过肾小管上皮细胞内外跨膜电位的改变影响钾的排出；④可通过醛固酮和远端肾小管液的流速，调节肾钾的排出量；⑤可通过结肠的粪便和汗腺排汗调节钾。

钾代谢紊乱主要是指ECF中K^+浓度，尤其是血清钾浓度的异常变化，包括低钾血症和高钾血症。

一、低钾血症

低钾血症（hypokalemia）是指血清钾浓度低于3.5mmol/L。而缺钾是指细胞内钾的缺失或体内钾的总量减少。但低钾血症并非一定有体内钾总量减少，两者常可同时发生，但有时也可分别出现。

（一）原因和机制

1. 钾摄入不足　正常饮食条件下，一般不会发生低钾血症。主要见于不能进食（消化道梗阻、昏迷、神经厌食）、禁食（胃肠道手术后）及静脉补液未补钾或补钾不够者。

2. 钾丢失过多 是低钾血症的最主要原因。钾可以通过消化道、肾脏或经皮肤丢失。其中，通过消化道和肾脏丢失是临床上最常见的失钾原因。

（1）经消化道失钾 消化液中含钾丰富，在严重呕吐、腹泻、肠瘘或胃肠减压等情况下，可发生低钾血症。机制：①消化液中含钾量较血浆高，所以消化液的丢失，必然引起大量失钾；②大量消化液丢失，可引起血容量降低，继发性醛固酮分泌增加，使肾排钾增多。

（2）经肾失钾 这是成人失钾的最重要的原因。①长期大量使用利尿剂：如呋塞米、依他尼酸等利尿剂。一方面，使肾小管远端尿液流速加快，冲刷作用加速肾小管分泌钾；另一方面，利尿剂抑制近端小管及髓袢重吸收Na^+，导致流至远端小管的Na^+量增多，使Na^+,K^+交换增强，促进钾的排泌；②各种肾脏疾患：如急性肾衰竭多尿期排出尿素增多，通过渗透性利尿作用或远端原尿流速加快，排钾增加；间质性肾疾患如慢性肾炎或肾盂肾炎，因近曲小管和髓袢对钠、水重吸收障碍，使远端流速增加，排钾增多；③盐皮质激素过多：见于原发性和继发性醛固酮增多，通过刺激肾小管上皮细胞上的Na^+,K^+-ATP酶，促进钠的重吸收和钾、氢的分泌，可引起钾的丢失增加。此外，库欣综合征或长期大量使用皮质激素患者，也可发生低钾血症；④肾小管性酸中毒：Ⅰ型酸中毒（远曲小管性酸中毒），肾小管上皮细胞泌H^+障碍（机制不清），使得Na^+-K^+交换增强，排K^+增多；Ⅱ型酸中毒（近曲小管性酸中毒），近曲小管重吸收HCO_3^-、K^+和磷等物质吸收障碍。导致低钾血症、代谢酸中毒和低磷血症。还因近曲小管中过多的HCO_3^-到达远曲小管，增加管腔中负电荷，促进远曲小管泌K^+增加；⑤镁缺失：机体缺镁时，肾小管上皮细胞的Na^+,K^+-ATP酶失活，引起钾重吸收障碍，导致钾丢失过多。

（3）经皮肤失钾 汗液含钾为5~10mmol/L，一般情况下出汗不易引起低钾血症，但在高温环境下进行强体力劳动，引起大量出汗，如未及时充分补充电解质，可引起低钾血症。

3. 细胞外钾转入细胞内过多

（1）碱中毒 碱中毒时，可使钾离子进入细胞。机制：①血浆H^+浓度降低，细胞内外H^+浓度差促使H^+-K^+交换增强，H^+出细胞，K^+入细胞，使血钾浓度降低。②细胞外碱中毒时，肾小管上皮细胞排H^+减少，H^+-Na^+交换减弱，K^+-Na^+交换增加，排K^+增多，也会造成低钾血症。

（2）过量使用胰岛素 一方面胰岛素可直接激活细胞膜上Na^+,K^+-ATP酶泵的活性，使细胞外的钾向细胞内转；另一方面胰岛素可促进细胞利用葡萄糖合成糖原，由于每合成1g糖原，需0.5mmol的K^+进入细胞。故应用大剂量胰岛素治疗糖尿病时，糖原合成时，可将大量的K^+动员入细胞，引起低钾血症。

（3）β受体激动剂 如肾上腺素、沙丁胺醇等，可通过激活细胞膜上的Na^+,K^+-ATP酶，促进K^+转入细胞内。

（4）某些毒物中毒 钡中毒、粗制棉籽油（棉酚）中毒时，通过Na^+,K^+-ATP酶的作用不断将钾泵入细胞内，而向胞外转运钾离子的钾通道被钡或棉酚所阻断，钾外流减少，故导致低钾血症。

（5）低钾性周期性麻痹症 是一种常染色体显性遗传病，发作时钾大量向细胞内转移被认为是本症的发生机制（详细不清），患者可出现一过性肢体瘫痪。骨骼肌瘫痪除血钾降低使肌肉兴奋性降低外，还与骨骼肌膜上电压依赖型钙通道的基因位点突变使钙内流

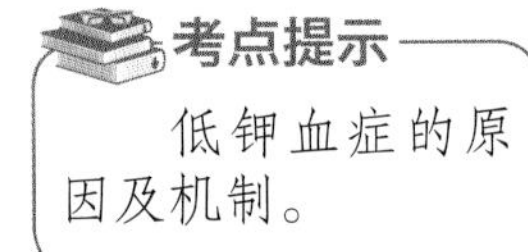

低钾血症的原因及机制。

受阻，肌肉的兴奋–收缩耦联障碍有关。

（二）对机体的影响

低钾血症对机体的影响，在不同的个体有很大的差别。低钾血症的症状取决于失钾的快慢和血钾降低的程度。血钾降低速度越快，血钾浓度越低，对机体影响越大。一般当血清钾低于3.0mmol/L或2.5mmol/L时，才出现较为明显的临床表现。慢性失钾者，临床症状不很明显。

低钾血症的临床症状主要是神经肌肉和心脏的影响。

1. 对神经肌肉的影响

（1）引起神经肌肉组织兴奋性降低　低钾血症对神经、肌肉组织的兴奋性和传导性有显著影响。按照Nernst方程式，膜静息电位应为：$Em \approx -59.5\log([K^+]i/[K^+]e)$，故血钾异常可使静息电位（Em）发生变动。

1）急性低钾血症　$[K^+]e$降低，$[K^+]i$在短时间内变化不明显，结果$[K^+]i/[K^+]e$比值增大，细胞内钾外流增多，Em的绝对值增大，其与阈电位（Et）的距离（Em–Et）加大，故引起神经肌肉细胞的兴奋性降低，严重时兴奋性甚至消失，这也称为超极化阻滞状态（图13–8）。

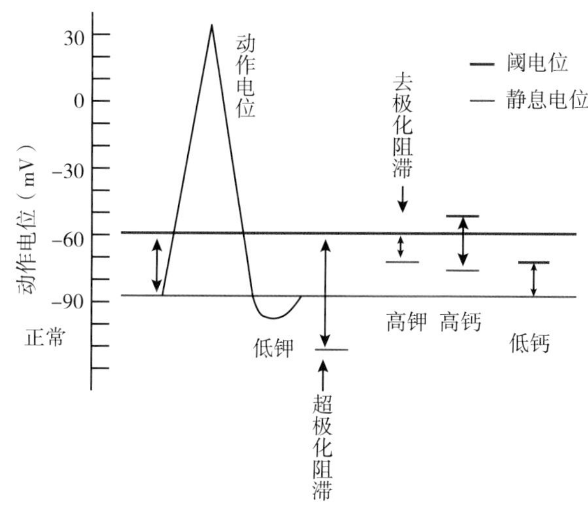

图13–8　细胞外钾浓度正常和异常时骨骼肌Em和Et的变化关系

低钾血症最突出的表现如下。①中枢神经系统受累：中枢表现为抑制。其机制与三个因素有关：a.脑细胞静息电位绝对值增大，兴奋性降低；b.低钾影响糖代谢，使ATP生成减少；c.血清钾降低，脑细胞 Na^+,K^+–ATP酶活性降低。②骨骼肌受累：轻症表现为可有肌肉酸痛或感觉异常、四肢无力的症状，常首先累及下肢，以后可影响上肢及躯干的肌群。严重时可累及呼吸肌，呼吸肌麻痹引起呼吸衰竭是低钾血症的主要致死原因。③平滑肌受累：平滑肌分布在胃肠道、膀胱和血管。平滑肌受累，轻者表现为食欲缺乏、肠鸣音减少或消失，腹胀和便秘，严重者可发生肠麻痹。此外，可有尿潴留、血压轻度降低等表现。

2）慢性低钾血症　由于细胞外液钾浓度降低缓慢；细胞内钾逸出，细胞外钾得到补充，所以$[K^+]i/[K^+]e$比值变化较小，临床上肌肉兴奋性降低的症状不明显。慢性严重低钾血症，细胞内明显缺钾时，可导致细胞代谢障碍，肌细胞肿胀等现象。

（2）引起横纹肌溶解　机体运动时，参与运动的骨骼肌释放钾增多，使局部血管中的钾浓度升高，从而刺激局部血管扩张，血流量增加，这是一种正常生理反应。严重钾缺乏时（血钾浓度低于2.5mmol/L），运动的骨骼肌释放钾减少，局部血管扩张和血流量增加不充分，导致局部肌肉组织因血流量减少而发生缺血、缺氧，肌肉代谢障碍。轻则肌痉挛，严重时发生缺血性坏死，横纹肌溶解，进而可引起肾衰竭。

2. 对心脏的影响 低钾血症对心脏的影响主要是引起心律失常，严重者发生心室纤维颤动，导致心功能衰竭。这与血钾明显降低引起心肌电生理异常改变有关。

（1）心肌兴奋性增高 理论上如果［K^+］e降低，细胞内、外钾离子浓度差增高，有利于钾的外流，静息电位绝对值增大，但实验显示当细胞外液钾浓度明显降低时，心肌细胞静息电位负值反而变小，这可能是由于细胞外液钾浓度降低时，心肌细胞膜的钾离子通道开放减少，从而使细胞内钾外流减少所致。静息电位负值的变小使静息电位与阈电位的距离缩短（Em–Et间距离缩短），因而引起兴奋所需的刺激也小，所以心肌的兴奋性增高。

（2）心肌传导性降低 心肌传导性快慢主要取决于动作电位0期去极化的速度和幅度。低钾血症时，心肌细胞Em绝对值减少，Em–Et间距变小，使0期去极化速度和幅度降低，兴奋位点向周边扩布减慢，导致心肌传导性降低。

（3）心肌自律性增高 自律性取决于自律性细胞动作电位4期自动去极化的速度。低钾血症时［K^+］e降低，心肌细胞膜对K^+的通透性降低，自律性细胞4期自动去极化过程中的K^+外流减少，Na^+内流相对增加，使快反应自律细胞自动去极化加速，心肌自律性增高。

（4）心肌收缩性先增高后降低 轻度低钾血症时细胞外液钾浓度降低时，心肌细胞膜对钾的通透性降低，因此，钾外流减少，故在心肌动作电位2期复极化时对钙内流的抑制作用减弱，使钙内流加速，心肌细胞内Ca^{2+}浓度增高，兴奋–收缩耦联过程加强，心肌收缩性增强。但在严重或慢性低钾血症时，因细胞内缺钾，影响细胞代谢，使心肌结构破坏，所以心肌收缩性降低。

（5）心电图的变化 T波低平，U波增高，ST段下降，P–R间期延长，QRS波增宽，Q–T间期延长。

（6）心律失常 低钾血症时，心肌兴奋性增高，超常期延长，异位起搏点自律性增高。传导性降低，传导减慢，有效不应期缩短，易引起兴奋折返。所以，低钾血症易发生期前收缩、房室传导阻滞、心室纤维颤动等各种心律失常。

> **考点提示**
> 低钾血症对心脏的影响及机制。

3. 对酸碱平衡的影响 低钾血症可引起代谢性碱中毒，出现“反常性酸性尿”。其机制是：①低钾血症时，细胞内、外的H^+–K^+交换，细胞内K^+出细胞，细胞外H^+进细胞，使细胞内液可呈酸性，细胞外液发生碱中毒；②低钾血症时，H^+–K^+交换，使肾小管上皮细胞内［K^+］降低，分泌K^+减少，为K^+–Na^+交换减弱，而H^+–Na^+交换加强，肾小管分泌H^+增加，加重碱中毒。低血钾作为原因引起的碱中毒，肾小管排H^+增加，尿呈酸性，与一般碱中毒时尿呈碱性不同，故又被称为“反常性酸性尿”。

4. 对肾脏的影响

（1）肾功能的变化 在慢性低钾血症时，常出现尿浓缩功能障碍。临床表现为多尿和低比重尿。尿浓缩功能障碍的可能机制：①远曲和集合管上皮细胞受损，cAMP生成不足，对ADH的反应性降低；②低钾血症时髓袢升支NaCl的重吸收不足，导致髓质渗透压梯度的形成发生障碍，影响水的吸收。

（2）肾形态的变化 在慢性缺钾时，可见近曲小管上皮细胞的空泡、间质瘢痕、淋巴细胞浸润和肾小管萎缩等变化。

（三）防治的病理生理基础

1. 去除病因

2. 补钾　如果严重低钾血症或出现明显的临床症状时，应及时补钾。应遵循的原则：①补钾最好口服，不能口服或病情严重时，才考虑静脉滴注补钾。②见尿补钾，即当每日尿量大于500ml时，才可静脉补钾，以免因肾排钾障碍而产生高钾血症。③不宜过快，不宜过多，不宜过浓。静脉补钾时，需密切观察心率和心律，定时监测血钾浓度。补血清钾容易，补细胞内钾难。细胞内钾恢复较慢，有时需补钾7天，细胞内外的钾才能达到平衡，严重病例需补10~15天以上。因此，治疗缺钾勿操之过急。

3. 纠正其他电解质紊乱　低钾同时多伴发低镁血症，故补钾同时也需补镁，方才有效。

二、高钾血症

高钾血症（hyperkalemia）是指血清K^+浓度大于5.5mmol/L。

（一）原因和机制

1. 钾排出减少　这是引起高钾血症的主要原因。肾排钾减少可见于以下情况。①长期使用潴钾利尿剂：如氨苯喋啶和螺内酯等具有拮抗醛固酮的排钾作用。慢性肾功能不全时，长期大量使用这类利尿药，易发生高钾血症。②盐皮质激素缺乏：如肾上腺皮质功能减退（Addison病）、双侧肾上腺切除等引起醛固酮分泌不足；肾小管疾病（糖尿病肾病、间质性肾炎、醛固酮抵抗等），肾小管对醛固酮的反应低下。醛固酮对肾远曲小管和集合管泌钾减弱，均导致排钾减少，血钾升高。③肾衰竭：急性肾衰竭的少尿期、慢性肾衰竭晚期、失血性休克等原因引起的肾小球滤过率降低，肾排钾减少，发生高钾血症。

2. 钾摄入过多　一般口服过多含钾溶液，不会发生高钾血症。主要是肠道对钾的吸收有限，过高浓度的钾会引起呕吐、腹泻，甚至会失钾。高钾血症主要见于医源性处理不当，如静脉输入钾过快、浓度过高所引起。

3. 细胞内钾转移到细胞外

（1）酸中毒　酸中毒易合并高钾血症。其可能的机制：①细胞外液［H^+］增高，H^+进入细胞，为了维持电荷平衡，同时细胞内K^+向细胞外转移，导致细胞外液［K^+］增高。②肾小管上皮细胞，由于细胞内［H^+］增加，使肾小管管腔侧排泌H^+增多，排泌K^+减少，引起高钾血症。

（2）胰岛素不足　可见于糖尿病。其机制是：一方面胰岛素缺乏，妨碍了钾进入细胞；另一方面高血糖，细胞外液高渗，细胞内水向细胞外转，导致细胞内钾也随着转出，由此出现细胞外高钾血症。

（3）某些药物　如β受体阻断药、洋地黄类等药物，可干扰Na^+,K^+-ATP酶的功能，妨碍细胞摄钾。另外，氯化琥珀胆碱等肌肉松弛药，可增加骨骼肌细胞膜的K^+通透性，钾外漏增多。

（4）组织细胞分解　组织损伤、坏死或溶血，包括淋巴瘤和白血病化疗或放疗后，使组织细胞释出大量K^+。

（5）高钾性周期性麻痹　是一种常染色体显性遗传病。发作时细胞内K^+转移至细胞外，引起高钾血症。

（6）各种原因缺氧　由于细胞ATP生成不足，细胞膜Na^+,K^+-ATP酶功能障碍，使细胞内外Na^+-K^+交换受阻，导致细胞外钾浓度增高。

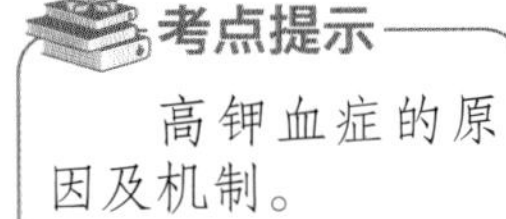

4. 假性高钾血症 指测得的血钾浓度增高，而实际体内血钾浓度并未升高的情况。常见于采集血样时发生溶血，红细胞内K^+大量释出。另外，白细胞增多、血小板增多的患者也可出现假性高钾血症。

（二）对机体的影响

高钾血症对机体的影响主要表现为细胞膜电位异常引发的一系列障碍和酸碱平衡异常。

1. 对神经肌肉的影响 急性轻度高钾血症（5.5~7.0mmol/L）神经肌肉兴奋性升高。其机制是：轻度细胞外液［K^+］e增高，［K^+］i/［K^+］e比值变小，细胞内外K^+的浓度梯度缩小，钾外流减少，Em绝对值变小，Em–Et间距缩小，使兴奋性升高。急性重度高钾血症（7.0~9.0mmol/L）时，神经肌肉兴奋性反而降低。其机制是：细胞外液钾浓度急剧升高，［K^+］i/［K^+］e比值更小，使静息电位与阈电位水平接近，Em–Et ≈ 0时细胞膜上快Na^+通道失活，出现去极化阻滞状态（depolarized blocking），心肌细胞失去兴奋性。

轻症表现为手足感觉异常，震颤、肌刺痛或肠绞痛与腹泻，但常被原发病症状所掩盖。重症表现为肌肉软弱无力乃至弛缓性麻痹。

慢性高钾血症时，由于病程缓慢，细胞内外钾浓度梯度变化不大，［K^+］i/［K^+］e比值变化不明显，很少出现神经–肌肉方面的症状。

2. 对心脏的影响 高钾血症对心肌的毒性作用极强，可发生致命性心室颤动和心脏骤停。细胞外高钾时，心肌细胞膜对钾离子的通透性增加，膜上钾离子通道开放效率高，对心肌电生理的影响相应发生改变。

（1）心肌兴奋性先高后低　与骨骼肌相似，急性高钾血症时，心肌兴奋性的改变随血钾浓度升高的程度不同而有所不同。急性轻度高钾血症时，细胞外液钾浓度增高，心肌细胞受浓度差的影响，钾离子由细胞内向细胞外转运减少，Em绝对值变小，Em–Et间距缩小，因此在急性轻度高钾时兴奋性增高。急性重度高钾时，心肌兴奋性降低。因静息电位接近阈电位水平，出现去极化阻滞，心肌兴奋性降低或不能兴奋。

（2）心肌传导性降低　轻度高钾血症时，Em绝对值变小，0期去极化速度和幅度降低，钠通道不易开放，所以心肌传导性降低。重度高钾血症时，Em与Et接近，快钠通道失活，可出现严重传导阻滞。加之兴奋性降低可发生心脏骤停。

（3）心肌自律性降低　高钾血症时，心肌细胞膜对钾离子的通透性增加，快反应自律细胞4期自动复极时K^+外流加速，钠内流的相对较慢，自动去极化减慢，因而自律性降低。

（4）心肌收缩性减弱　高钾血症时，钾外流增多，可抑制复极2期Ca^{2+}内流，使心肌细胞内［Ca^{2+}］i降低，影响兴奋–收缩耦联，使心肌收缩性减弱。

（5）心电图的变化　T波高尖，P波压低、增宽或消失，Q–T间期缩短，P–R间期延长，QRS波变低变宽，S波增深。

（6）多种类型的心律失常　由于自律性降低，可出现窦性心动过缓、窦性停搏；由于传导性降低，引起单向传导阻滞，且心肌细胞有效不应期缩短，因而容易引起兴奋折返，故常发生包括心室纤维颤动在内的各种心律失常（图13–9）。

3. 对酸碱平衡的影响 高钾血症可引起酸中毒，其机制为：①高钾血症时，细胞内、外的H^+–K^+交换，细胞外K^+进入细胞，为保持体液电中性，细胞内H^+出细胞，使细胞外呈酸中毒；②高钾血症时，肾小管上皮细胞内K^+浓度升高，泌K^+增多，排H^+减少，一方面可加重机体酸中毒，另一方面排H^+减少，尿呈碱性。与一般酸中毒时尿呈酸性不同，故又被称为“反常性碱性尿”。

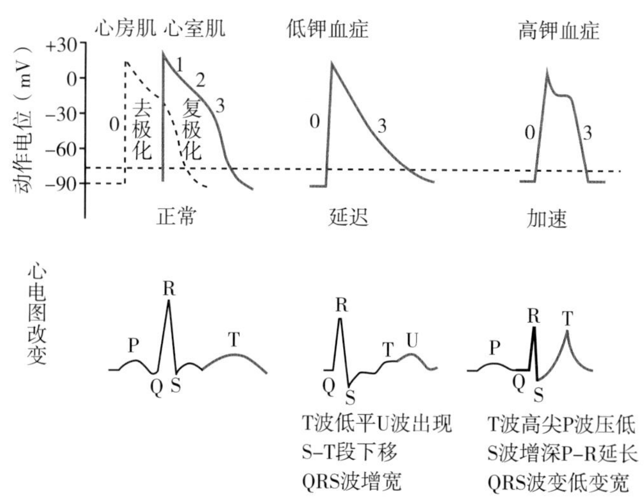

图 13-9　血钾浓度对心肌细胞膜电位及心电图的影响

（三）防治的病理生理基础

1. 去除原因，积极治疗原发病

2. 促进钾进入细胞内　给予葡萄糖和胰岛素静脉输注，促进糖原合成；输入碳酸氢钠提高细胞外液pH，促使K^+进细胞。

3. 对抗高钾的心肌毒性　应用钙剂或钠盐拮抗高钾对心肌的影响。①钙剂的运用：一方面Ca^{2+}能促使Et上移，使Em-Et间距离增加甚至正常，恢复心肌的兴奋性；另一方面使复极化2期Ca^{2+}竞争性内流增加，提高心肌的收缩性。②应用钠盐，增加细胞外液钠浓度，增加0期去极化时钠内流，0期除极的速度加快、幅度增大，改善了心肌的传导性。

4. 降低体内钾量　减少钾的摄入，用透析疗法或其他方法促进肾脏和肠道排钾。

5. 纠正其他电解质代谢紊乱　如伴高镁血症，应及时检查处理。

本章小结

体液容量减少称为缺水。按照渗透压的高低将缺水分为高渗性缺水、低渗性缺水和等渗性缺水。失水大于失钠时细胞外液为高渗，机体经增加饮水、减少尿量和细胞内液外移等代偿，不易出现循环衰竭；失钠大于失水时细胞外液为低渗，ADH分泌减少，尿量增多，细胞外液内移，早期就可发生休克，缺水症状明显。

低渗液大量聚集引起水中毒，细胞内外液均增加，以细胞内液增多更明显，主要威胁是脑水肿引起的神经功能障碍。等渗液在组织间隙聚集称为水肿，主要机制是组织液生成大于回流和水钠潴留。

血清钾低于3.5mmol/ L 称为低钾血症，骨骼肌因超极化阻滞出现肌无力。心肌细胞因膜对钾的通透性降低使Em负值减小，导致心肌兴奋性增高、传导性降低、自律性增高等，易发生心律失常。血清钾高于5.5mmol/ L 称为高钾血症。对心脏的影响较明显，心肌细胞因细胞内外钾浓度差变小使Em负值减小，严重时可因兴奋性降低甚至消失以及心脏传导阻滞发生心脏骤停。

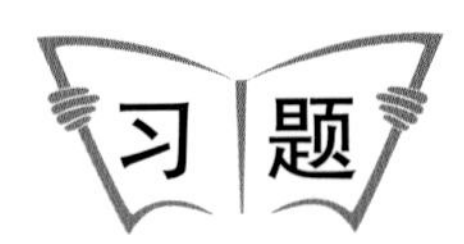

一、选择题

【A1/A2 型题】

1. 机体的内环境是指
   A. 细胞内液　　B. 细胞外液
   C. 血浆　　D. 体液
   E. 透细胞液
2. 体液的容量和渗透压主要的调节系统
   A. 神经系统　　B. 内分泌系统
   C. 神经内分泌系统　　D. 水通道蛋白
   E. 心房利钠肽
3. 低渗性缺水的特征
   A. 失水多于失钠　　B. 血清钠浓度<130 mmol/L
   C. 血浆渗透压<310 mmol/L　　D. 不伴有细胞外液量减少
   E. 细胞内液量减少
4. 低渗性缺水最主要的原因
   A. 长期连续使用高效利尿剂　　B. 醛固酮分泌不足
   C. 肾小管酸中毒　　D. 消化道大量失液
   E. 大量失液后处理不当
5. 低渗性缺水体液丢失最严重的部位
   A. 细胞内液　　B. 组织间液
   C. 血浆　　D. 淋巴液
   E. 第三间隙液
6. 下列哪一项易发生外周循环衰竭
   A. 低渗性缺水　　B. 高渗性缺水
   C. 等渗性缺水　　D. 水中毒
   E. 等容性低钠血症
7. 急性肾衰竭少尿期摄入水过多可发生
   A. 高渗性缺水　　B. 低渗性缺水
   C. 等渗性缺水　　D. 水中毒
   E. 水肿
8. 水中毒时对机体影响突出表现为
   A. 肺水肿　　B. 脑水肿
   C. 腹腔积液　　D. 皮肤水肿
   E. 心包积液
9. 高渗性缺水时体液丢失的特点
   A. 细胞内外液均明显减少
   B. 细胞外液减少，细胞内液无变化

C．细胞外液减少，细胞内液增多
D．细胞内外液均减少，但细胞外液减少更明显
E．细胞内外液均减少，但细胞内液减少更明显

10．下列哪一项可导致颅内出血
A．低渗性缺水　　B．高渗性缺水
C．等渗性缺水　　D．水中毒
E．低钠血症

11．引起肾炎性水肿的直接原因
A．肾小球滤过率明显减少　　B．ADH增多
C．醛固酮增多　　D．肾小球基底膜通透性增高
E．利钠激素减少

12．慢性消耗性疾病患者出现水肿的主要原因是
A．毛细血管血压增加　　B．血浆胶体渗透压下降
C．微血管壁通透性增加　　D．淋巴回流受阻
E．以上都不对

13．扎紧动物一侧后肢2小时以后，参与局部水肿的因素有
A．毛细血管内压增高　　B．血浆胶体渗透压下降
C．淋巴回流无影响　　D．微血管壁通透性降低
E．动脉供血减少

【A3/A4型题】

（14~15题共用题干）

戴某，女，30岁，昨天食入了变酸的剩菜，上吐下泻。呕吐数次，先为食物，后为消化液和胆汁，排出物为水样便，2天未进饮食，软弱无力。急诊入院。入院检查，患者皮肤弹性低，眼窝下陷，血压减低。实验室检查：血清 K^+ 3.0mmol/L，Na^+ 130mmol/L，Cl^- 92.5mmol/L，血浆渗透压 280mmol/L。入院后给予止泻，及时补充水和电解质，患者好转后出院。

14．该患者可能发生了
A．低渗性缺水　　B．高渗性缺水
C．水中毒　　D．等渗性缺水
E．水肿

15．该患者发生的主要水、电解质、酸碱平衡紊乱是
A．高钾血症　　B．氮质血症
C．低钠血症　　D．低钾血症
E．水中毒

【X型题】

16．肾性失钠引起低渗性缺水见于
A．肾小管酸中毒　　B．Addison病
C．肾实质性疾病　　D．肾性尿崩症
E．长期使用高效利尿剂

17．低渗性缺水早期的临床表现

A. 多尿　　B. 口渴
C. 脉细速　　D. 低比重尿
E. 血压下降

二、思考题

1. 低渗性缺水早期为什么易发生休克？
2. 高渗性缺水为什么易发生缺水热？
3. 低钾血症和高钾血症对骨骼肌影响有何异同？为什么？
4. 试述高钾血症和低钾血症心肌自律性的变化有何异同？为什么？
5. 高钾血症对心肌兴奋性有何影响？为什么？

扫码“练一练”

（王德兴　商战平）

第十四章　酸碱平衡和酸碱平衡紊乱

扫码“学一学”

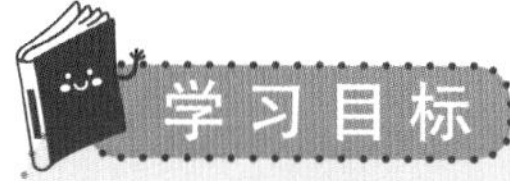

1. **掌握**　酸碱平衡紊乱的概念和常用指标；各种单纯性酸碱平衡紊乱的概念、机体的代偿调节、血气特点及对机体的影响。

2. **熟悉**　各种单纯型酸碱平衡紊乱的病因与发病机制。

3. **了解**　单纯型酸碱平衡紊乱的治疗，混合型酸碱平衡紊乱的概念、类型和特点。

正常机体在代谢活动中不断生成一些酸性物质或碱性物质，但是依靠体液的缓冲以及肺和肾的调节，血浆的酸碱度仍然能够稳定在正常范围内，此过程即为酸碱平衡。

在一些疾病或者病理生理过程中，因为酸碱超负荷或调节机制障碍，导致体液酸碱稳态破坏，发生酸碱平衡紊乱。

第一节　正常机体的酸碱代谢

扫码“看一看”

一、体液酸碱物质的来源

（一）酸性物质的来源

1. **挥发酸**　机体在代谢过程中产生最多的酸性物质是H_2CO_3，体内H_2CO_3的来源是糖、脂肪、蛋白质分解代谢的终产物CO_2。在碳酸酐酶的催化下，CO_2与水结合生成H_2CO_3，H_2CO_3可解离生成H^+和HCO_3^-，H_2CO_3也可以重新分解成为CO_2气体从肺排出体外，所以H_2CO_3被称为挥发酸，肺对H_2CO_3的调节被称为酸碱平衡的呼吸性调节。

2. **固定酸**　是指不能变成气体由肺呼出，而只能通过肾由尿排出的酸性物质，又称非挥发酸，是非碳酸类酸性物质的总称。固定酸主要通过肾进行调节，称为酸碱平衡的肾性调节。

> **考点提示**
> 挥发酸和固定酸的概念。

（二）碱性物质的来源

体内碱性物质主要来自食物，特别是蔬菜、瓜果中所含的有机酸盐。

二、机体对酸碱的调节

（一）血液的缓冲作用

血液的缓冲系统主要有碳酸氢盐缓冲系统、磷酸盐缓冲系统、血浆蛋白缓冲系统、血红蛋白和氧合血红蛋白缓冲系统四种，以碳酸氢盐缓冲对（HCO_3^-/H_2CO_3）为主。当HCO_3^-/H_2CO_3为20∶1时，pH为7.4。

（二）肺脏的调节作用

肺通过改变肺泡通气量来调节体内CO_2，维持血浆中HCO_3^-/H_2CO_3比值的恒定，保持pH相对稳定。

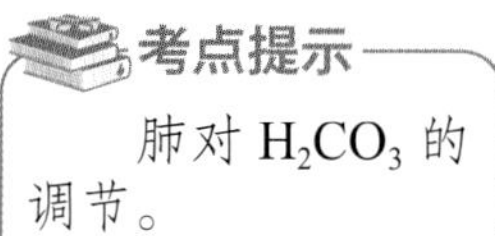

> 肺对H_2CO_3的调节。

（三）肾的调节作用

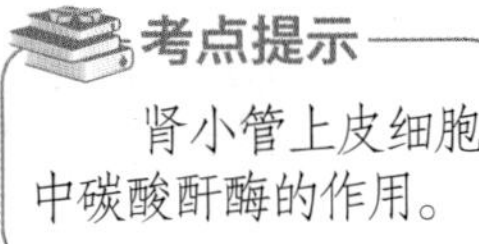

考点提示
肾小管上皮细胞中碳酸酐酶的作用。

肾小管上皮细胞内含有碳酸酐酶（carbonic anhydrase，CA），催化CO_2与H_2O反应生成H_2CO_3并解离成H^+和HCO_3^-。产生的H^+通过Na^+-H^+交换体或者质子泵分泌到肾小管，产生的HCO_3^-则吸收入血（图14-1）。

近曲小管上皮细胞内的谷氨酰胺在谷氨酰胺酶催化下发生如下反应：谷氨酰胺→$2NH_3$+ $2HCO_3^-$，具有较强的排酸保碱作用（图14-2）。

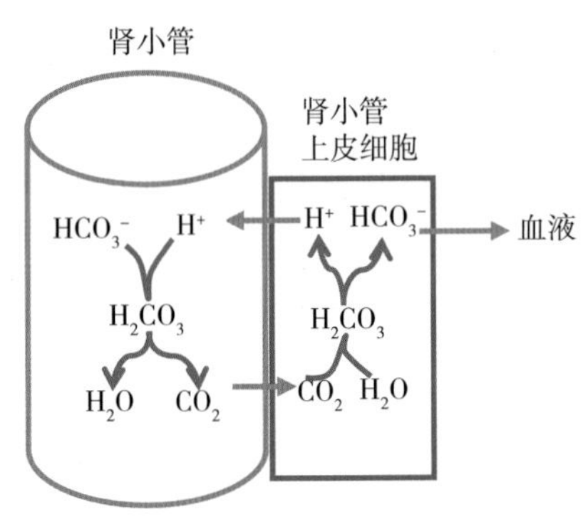

图14-1　肾小管上皮细胞在CA催化下通过CO_2循环重吸收小管液中的HCO_3^-

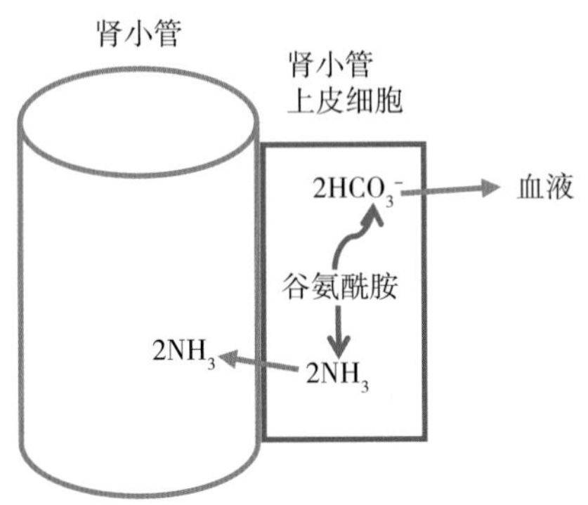

图14-2　肾小管上皮细胞在谷氨酰胺酶的催化下产生新的HCO_3^-

（四）组织细胞的调节作用

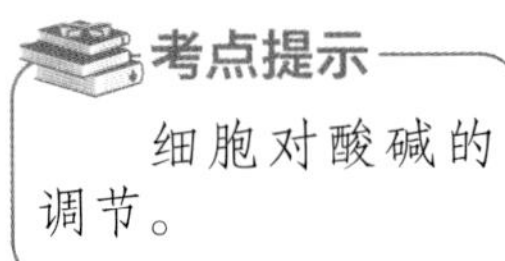

当酸中毒时，细胞外液H^+弥散入细胞内，而细胞内的K^+或Na^+从细胞内移出；当碱中毒时，H^+由细胞内移出，而细胞外K^+或Na^+移入细胞内。所以酸中毒时，往往可伴有高血钾，碱中毒时可伴有低血钾。

扫码“看一看”

第二节　酸碱平衡紊乱的类型及常用检测指标

一、酸碱平衡紊乱的类型

1. 根据血液pH分类　pH低于7.35称为酸中毒，pH高于7.45称为碱中毒。

2. 根据酸碱平衡紊乱时pH是否正常分类　［HCO_3^-］/［H_2CO_3］比值不变，pH保持正常，称为代偿性酸碱平衡紊乱；［HCO_3^-］/［H_2CO_3］比值和pH均发生改变，称之为失代偿性酸碱平衡紊乱。

考点提示

酸碱平衡紊乱的代偿和失代偿。

3. 根据HCO_3^-和H_2CO_3的变化分类　HCO_3^-浓度原发性降低或升高引起的酸碱平衡紊乱称为代谢性酸中毒或代谢性碱中毒；H_2CO_3主要受呼吸性因素的影响，由其浓度原发性增高或降低引起的酸碱平衡紊乱称为呼吸性酸中毒或呼吸性碱中毒。

4. 临床分类　单纯性酸碱平衡紊乱和混合性酸碱平衡紊乱。

二、常用检测指标

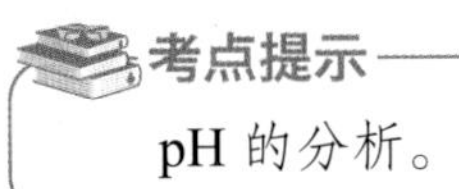

（一）H^+浓度和pH

正常人动脉血pH为7.35~7.45，平均值是7.40。若要进一步判定酸碱平衡紊乱的性质还需要测定反映血浆HCO_3^-与H_2CO_3浓度的指标。

（二）动脉血CO_2分压

考点提示

$PaCO_2$的概念和正常值。

动脉血二氧化碳分压（$PaCO_2$）是指血浆中呈物理溶解状态的CO_2分子所产生的张力。$PaCO_2$正常范围是33~46mmHg，平均值为40mmHg。$PaCO_2$反映了血液H_2CO_3含量，是呼吸性酸碱平衡紊乱的指标。$PaCO_2$<33mmHg，表示肺通气过度，CO_2排出过多，见于呼吸性碱中毒或代偿后的代谢性酸中毒；$PaCO_2$>46mmHg，表示肺通气不足，有CO_2潴留，见于呼吸性酸中毒或代偿后代谢性碱中毒。

（三）标准碳酸氢盐和实际碳酸氢盐

两者均为反映血液HCO_3^-浓度的指标。标准碳酸氢盐（standard bicarbonate，SB）是指全血在标准条件下（即$PaCO_2$为5.32kPa，温度38℃，血红蛋白氧饱合度为100%），测得的血浆中HCO_3^-的量，正常范围是22~27mmol/L，平均为24mmol/L。实际碳酸氢盐（actual bicarbonate，AB）是指在隔绝空气的条件下，在实际$PaCO_2$、体温和血氧饱和度条件下测得的血浆HCO_3^-含量。

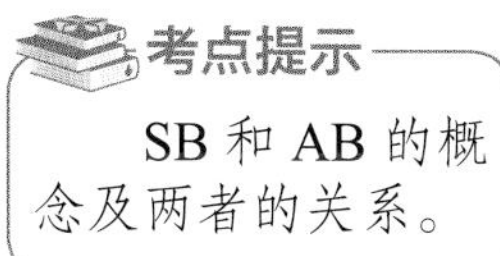

考点提示

SB和AB的概念及两者的关系。

SB是判断代谢因素的指标，AB受呼吸和代谢两方面的影响；SB与AB的差值反映了呼吸因素对酸碱平衡的影响。正常人AB与SB相等。当AB>SB时，表明有CO_2潴留，见于呼吸性酸中毒或代偿后的代谢性碱中毒；AB<SB时，表明CO_2排出过多，见于呼吸性碱中毒或代偿后的代谢性酸中毒。两者数值均低表明有代谢性酸中毒或代偿后的呼吸性碱中毒，两者数值均高表明有代谢性碱中毒或代偿后的呼吸性酸中毒。

（四）缓冲碱

缓冲碱（buffer base，BB）是指血液中一切对H^+具有缓冲作用的负离子碱的总和，包括HCO_3^-、Hb^-、HbO_2^-、HPO_4^{2-}和Pr^-等，通常以氧饱和的全血在标准状态下测定，正常值为45~52mmol/L，平均值为48mmol/L。代谢性酸中毒时，BB值减少；代谢性碱中毒时，BB值增加。

（五）碱剩余

碱剩余（base excess，BE）是指在标准条件下，用酸或碱滴定全血标本至pH 7.40时所用的酸或碱的量，是反映代谢性因素的指标，用mmol/L表示。碱剩余，用正值表示，碱缺失，用负值表示。全血BE的正常值为0±3mmol/L，代谢性酸中毒时BE负值增加，代谢性碱中毒时BE正值增加。

（六）阴离子间隙

阴离子间隙（anion gap，AG）是指血浆中未测定的阴离子（undetermined anion，UA）与未测定的阳离子（undetermined cation，UC）的差值。Na^+占血浆阳离子总量的90%，称为可测定阳离子，HCO_3^-和Cl^-占血浆阴离子总量的85%，称为可测定阴离子。血浆中未测定的阳离子包括K^+、Ca^{2+}和Mg^{2+}，血浆中未测定的阴离子包括Pr^-、HPO_4^{2-}、SO_4^{2-}和有机酸阴离子。

正常机体血浆中的阳离子与阴离子的总当量数相等，即：$Na^++UC=HCO_3^-+Cl^-+UA$，$AG=UA-UC=Na^+-(HCO_3^-+Cl^-)$。

考点提示

AG和Cl^-的关系。

AG的变动范围为12mmol/L±2mmol/L。AG增高的意义较大，有助于区别单纯性代谢性酸中毒的类型以及诊断混合性酸碱平衡紊乱。AG降低在诊断酸碱失衡方面意义不大。

知识拓展

血气分析

血气分析（blood gas analysis，BG）是应用血气分析仪，测定人体血液的 H^+ 浓度和溶解在血液中的气体（主要指 CO_2、O_2），通常取动脉血用于血气分析。动脉血气分析除检测本章所讲的酸碱平衡常用指标之外，还包括第十五章要讲到的常用血氧指标，如下表所示。

项目名称	单位	参考值
pH		7.35~7.45
二氧化碳分压（PCO_2）	mmHg	35~45
氧分压（PO_2）	mmHg	83~108
血细胞比容（HCT）	L/L	0.42~0.49
血红蛋白（Hb）	g/L	120~160
剩余碱（BE）	mmol/L	–3~+3
标准碳酸氢根（SB）	mmol/L	23.3~24.8
实际碳酸氢根（AB）	mmol/L	22~26
总二氧化碳（TCO_2）	mmol/L	19~24
血氧饱和度（SO_2）	%	95~98
氧含量（O_2CT）	ml/dl	17.5~23
氧容量（O_2CaP）	ml/L	17~22

动脉血气分析是判断机体是否存在酸碱平衡失调以及缺氧和缺氧程度的可靠指标。目前，动脉血气分析在临床各科低氧血症和酸碱失衡的诊断、治疗中，已成为必不可少的检验项目。作为临床医生，必须了解血气分析的适应证并能够对检测结果进行正确的分析。

第三节　单纯型酸碱平衡紊乱

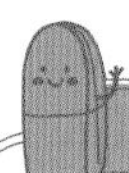

案例讨论

［案例］女性患者，56 岁，2 型糖尿病 8 年余，1 年前因血糖持续升高行胰岛素注射治疗。5 天前停用胰岛素，3 天前明显多饮多尿乏力，1 小时前昏迷，急诊入院。查体：T 37.5℃，P 97 次 / 分，R 30 次 / 分，呼气中有烂苹果味，血压 95/60mmHg。血气及电解质：血糖 11mmol/L，Cl^- 104 mmol/L，pH 7.25，$PaCO_2$ 30 mmHg，AB 10.1 mmol/L。

［讨论］

1. 患者为何种酸碱平衡紊乱？发病原因是什么？
2. 哪些表现为酸碱平衡紊乱的原发性改变？哪些为继发性改变？

扫码“看一看”

一、代谢性酸中毒

代谢性酸中毒（metabolic acidosis）是指细胞外液H^+增加和（或）HCO_3^-丢失而引起的以血浆HCO_3^-原发性减少为特征的酸碱平衡紊乱。它是临床上最常见的一种酸碱平衡紊乱。

（一）原因和机制

1. 酸性物质生成或摄入过多 常见于固定酸产生或摄入过多，HCO_3^-被消耗而减少。常见原因有乳酸性酸中毒、酮症酸中毒、水杨酸性酸中毒等。

知识链接

酮症酸中毒

骨骼肌、心肌等器官的脂肪作为“燃料”被分解后直接进入三羧酸循环彻底氧化生成ATP。肝脏内的脂肪除了直接氧化供能外，还在线粒体内转化为被称为酮体的中间产物，包括乙酰乙酸、β-羟丁酸和丙酮。酮体分子小，溶于水，能够穿过血-脑屏障和毛细血管进入脑和肌肉，经转化后进入三羧酸循环氧化供能，故酮体是肝脏输出能量的一种方式。长期饥饿、糖供应不足时，酮体代替葡萄糖成为脑、肌肉等组织的主要能源。

未经控制的糖尿病患者，因胰岛素功能下降，葡萄糖的氧化供能受阻，脂肪动员加强，血液酮体的含量可超出正常数十倍，并经尿排出，引起酮尿。酮体中的丙酮易挥发，经肺排出，产生特殊的气味；而乙酰乙酸和β-羟丁酸经解离生成H^+，导致代谢性酸中毒，称为酮症酸中毒。

2. 酸性物质排出障碍 常见于肾衰竭，肾小球滤过率降低，体内的固定酸代谢产物不能经肾排出，或者肾小管分泌H^+的能力下降，HCO_3^-的产生和重吸收障碍，血浆HCO_3^-浓度进行性下降。

3. 碱性物质丧失过多 常见于含有HCO_3^-的碱性消化液，如胰液、肠液和胆液的大量丢失，或者大量输注葡萄糖或生理盐水，导致血液中HCO_3^-被稀释。

4. 高钾血症 高钾血症时，细胞外K^+钾离子增多，与细胞内H^+交换，引起细胞外H^+增加，HCO_3^-由于缓冲过多的H^+而减少，导致代谢性酸中毒。肾小管上皮细胞内H^+减少，泌H^+减少，故尿液呈碱性，引起“反常性碱性尿”。反常性碱性尿还与高钾血症时肾排K^+增加，K^+–Na^+交换增加，H^+–Na^+交换减少有关。

考点提示

代谢性酸中毒的概念和原因。

（二）分类

代谢性酸中毒时，血浆HCO_3^-浓度下降，根据$AG=Na^+-(HCO_3^-+Cl^-)$，如果Cl^-浓度不变，则AG可能升高；如果Cl^-浓度升高，则AG可能保持不变。根据AG值的变化可将代谢性酸中毒分为两类：即AG增高型代谢性酸中毒与AG正常型代谢性酸中毒。

1. AG增高型代谢性酸中毒 其特点是AG增高，血氯正常。这类酸中毒是指除了含氯以外的任何固定酸的血浆浓度增大时的代谢性酸中毒。固定酸的H^+被HCO_3^-缓冲，其酸根均属没有测定的阴离子，所以AG值增大。因为Cl^-值正常，AG增高型代谢性酸中毒又称正常血氯性代谢性酸中毒。

2. **AG正常型代谢性酸中毒** 其特点是AG正常，血Cl^-升高。常见于消化道直接丢失HCO_3^-；轻度或中度肾衰竭，泌H^+减少；肾小管性酸中毒重吸收HCO_3^-减少或泌H^+障碍；使用碳酸酐酶抑制剂以及高钾血症、含氯的酸性盐摄入过多和稀释性酸中毒等。

> **考点提示** 代谢性酸中毒的分类。

（三）机体的代偿调节

1. **血液的缓冲作用** 代谢性酸中毒时，过多的H^+可迅速被HCO_3^-缓冲，使HCO_3^-和其他缓冲碱不断被消耗，生成的CO_2由肺呼出。

$$肺 \leftarrow CO_2+H_2O \longleftrightarrow H_2CO_3 \longleftrightarrow HCO_3^- + 固定酸$$

2. **肺的代偿调节** 代谢性酸中毒时，血液中H^+浓度升高通过刺激外周化学感受器反射性地兴奋延髓呼吸中枢，使呼吸加深加快，血液中H_2CO_3浓度（或$PaCO_2$）继发性降低，使［HCO_3^-］/［H_2CO_3］的比值接近正常，pH可能保持不变。但$PaCO_2$降低到10mmHg（1.33kPa）时，达到代偿极限。呼吸中枢由于$PaCO_2$过低反而发生抑制。

3. **肾脏的代偿** 调节肾小管上皮细胞中的碳酸酐酶和谷氨酰胺酶，使其活性增高，肾小管上皮细胞泌H^+增加，同时HCO_3^-重吸收增多，尿液pH降低。

4. **细胞内外离子交换** 代谢性酸中毒2~4小时后，细胞外液中约有50%的H^+透过细胞膜进入细胞内。同时K^+代偿性外移，以维持细胞内外电平衡，结果导致高钾血症。

> **考点提示** 代谢性酸中毒的酸碱指标变化。

代谢性酸中毒的血气指标变化：AB、SB、BB值均降低，BE负值增大，失代偿时pH下降；$PaCO_2$继发性降低，AB<SB。

（四）对机体的影响

1. **心血管系统**

（1）心律失常 酸中毒时出现的心律失常与血钾升高密切相关。血钾增高的机制是：①细胞外液H^+进入细胞与细胞内K^+交换；②肾小管上皮细胞泌H^+增多而排K^+减少。严重的高钾血症可导致心脏传导阻滞和心室纤颤，心肌兴奋性消失，可造成致死性心律失常和心脏骤停。

（2）心肌收缩力减弱 酸中毒使心肌收缩力减弱的机制可能是：①H^+竞争性地抑制Ca^{2+}与肌钙蛋白结合；②H^+影响Ca^{2+}内流；③H^+能抑制心肌细胞肌浆网摄取、储存和释放Ca^{2+}。

2. **中枢神经系统** 代谢性酸中毒时氧化磷酸化过程减弱，ATP生成减少，同时抑制性神经递质γ-氨基丁酸生成增多，脑组织能量供应不足，中枢神经系统功能抑制，患者常表现为乏力，知觉迟钝，甚至嗜睡或昏迷，最后可因呼吸中枢和血管运动中枢麻痹而死亡。

> **考点提示** 代谢性酸中毒对心血管和中枢神经系统的影响。

（五）防治原则

1. **预防和治疗原发病** 治疗原发病、去除引起代谢性酸中毒的原发病因，是治疗代谢性酸中毒的基本原则和主要措施。同时纠正水、电解质紊乱，特别要注意纠正低血钾和低血钙。

2. **碱性药物的应用** 首选的碱性药物是碳酸氢钠，因其可直接补充血浆缓冲碱，作用迅速，为临床治疗所常用。对轻症代谢性酸中毒患者可口服碳酸氢钠片，重症患者可静脉输入碳酸氢钠溶液。

扫码“看一看”

二、呼吸性酸中毒

考点提示
呼吸性酸中毒的概念。

呼吸性酸中毒是指CO_2排出障碍或吸入过多引起的以血浆H_2CO_3浓度原发性增高为特征的酸碱平衡紊乱。

（一）原因和机制

1. CO_2排出障碍　肺通气功能障碍，CO_2排出困难，是临床上多数呼吸性酸中毒的原因，见于颅脑损伤、脑炎、脑血管意外等导致的呼吸中枢抑制，急性脊髓灰质炎、传染性多发性神经炎、重症肌无力等导致的呼吸肌麻痹，慢性阻塞性肺疾病（肺气肿、支气管炎等）、喉头水肿、溺水等导致的呼吸道阻塞。

2. CO_2吸入过多　较为少见，如在通风不良的环境下，空气中CO_2含量升高，使CO_2吸入过多，或人工呼吸机使用不当，通气量过小而使CO_2排出困难。

（二）分类

1. 急性呼吸性酸中毒　常见于急性气道阻塞、急性心源性肺水肿、呼吸中枢或呼吸肌麻痹引起的呼吸暂停以及急性呼吸窘迫综合征等。

2. 慢性呼吸性酸中毒　见于气道或肺部慢性炎症引起的慢性阻塞性肺疾病及肺广泛纤维化或肺不张时，一般指CO_2高浓度潴留24小时以上者。

（三）机体的代偿调节

呼吸性酸中毒由呼吸系统疾病引起，肺已经没有代偿作用，血液中的H_2CO_3/HCO_3^-缓冲系统不能缓冲挥发酸（H_2CO_3），而非碳酸氢盐缓冲系统的缓冲能力有限，所以呼吸性酸中毒的代偿主要依赖细胞的缓冲作用以及肾的调节作用。

1. 细胞内外离子交换和细胞内缓冲作用　这是急性呼吸性酸中毒时的主要代偿方式。血红蛋白系统是呼吸性酸中毒时较重要的缓冲体系。

考点提示
酸中毒和血钾的关系。

（1）CO_2在血浆中与H_2O结合生成H_2CO_3，H_2CO_3解离成H^+和HCO_3^-，HCO_3^-留在血浆中起一定的代偿作用，H^+与细胞内K^+进行交换，进入细胞内的H^+为蛋白质所缓冲，而K^+外移使血K^+升高。

（2）血浆中的CO_2迅速弥散入红细胞，在碳酸酐酶的作用下，与水结合生成H_2CO_3，再解离为H^+和HCO_3^-，H^+与Hb^-（HbO_2^-）结合成HHb（$HHbO_2$）而被缓冲，HCO_3^-则与血浆中Cl^-进行交换进入血浆，结果为血浆HCO_3^-有所增加，而Cl^-则减少（图14-3）。

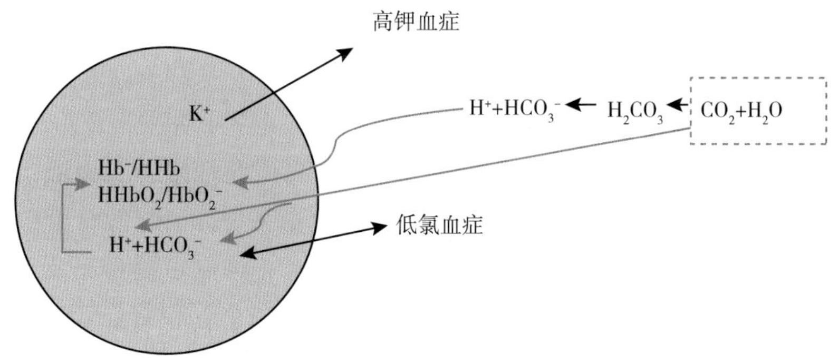

图14-3　呼吸性酸中毒的细胞调节

2. 肾脏的代偿调节作用　这是慢性呼吸性酸中毒时的主要代偿方式。肾小管通过泌H^+、泌NH_4^+增加小管液HCO_3^-的重吸收，并生成新的HCO_3^-，提高血浆HCO_3^-浓度。这种作用的充分发挥常需3~5天才能完成，故急性呼吸性酸中毒往往是失代偿的。

呼吸性酸中毒时，$PaCO_2$原发性增高。急性呼吸性酸中毒时，AB、SB、BB基本无变化。而慢性呼吸性酸中毒时，通过肾代偿，AB、SB、BB值均增加，AB>SB，BE正值加大。

考点提示

呼吸性酸中毒时的酸碱指标变化。

（四）对机体的影响

呼吸性酸中毒对心血管系统的影响与代谢性酸中毒相似。严重失代偿性急性呼吸性酸中毒或酸中毒持续较久，患者可出现精神错乱、震颤、谵妄、嗜睡甚至昏迷，称为“二氧化碳麻醉”或“肺性脑病”。

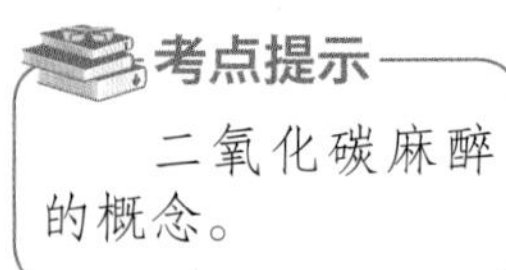

考点提示

二氧化碳麻醉的概念。

（五）防治的病理生理基础

1. 积极治疗原发病 尽快改善肺泡通气功能是防治呼吸性酸中毒的根本措施。例如，排除呼吸道异物使呼吸道通畅；对慢性阻塞性肺疾病采用控制感染、强心、解痉和祛痰；还可使用呼吸中枢兴奋药或人工呼吸机以改善肺通气。

2. 合理使用碱性药物 相对于代谢性酸中毒，呼吸性酸中毒应该谨慎使用碱性药物。因为$NaHCO_3$与酸中和后生成CO_2，可使血浆$PaCO_2$进一步升高，反而加重呼吸性酸中毒。慢性呼吸性酸中毒时，由于肾脏排酸保碱的代偿作用，使HCO_3^-含量增高，错误地使用碱性药物，则可引起代谢性碱中毒。

三、代谢性碱中毒

扫码“看一看”

案例讨论

［案例］女性，71岁，呕吐7天入院。体检呈重度缺水征，呼吸15次/分，血压80/60mmHg。实验室检查：K^+ 3.51mmol/L，Na^+ 143mmol/L，Cl^- 98mmol/L，pH 7.60，$PaCO_2$ 50mmHg，BE+8.0mmol/L，AB 45mmol/L，SB 43mmol/L。胃镜检查为幽门梗阻。

［讨论］

1．该患者是否出现了酸碱平衡紊乱？是哪一型酸碱平衡紊乱？

2．酸碱平衡紊乱的原因是什么？静脉输入盐水治疗是否有效？

代谢性碱中毒（metabolic alkalosis）是指细胞外液H^+丢失或碱增多而引起的以血浆HCO_3^-浓度升高为特征的酸碱平衡紊乱。

（一）原因和机制

1. 酸性物质丢失过多

（1）经胃丢失　常见于严重呕吐（如幽门梗阻、高位肠梗阻）和胃液引流等使含HCl的胃液大量丢失。此外，胃液丢失也会引起Cl^-和K^+大量丢失，引起低血氯和低血钾。

（2）经肾丢失　使用髓袢利尿剂或噻嗪类利尿剂时，抑制了髓袢升支对Na^+的主动重吸收，Cl^-的被动重吸收减少，尿液中NaCl含量增高。远端小管和集合管泌H^+、泌K^+增多，以加强对Na^+的重吸收，伴随HCO_3^-重吸收增加，而Cl^-以氯化铵的形式排出，故造成低氯性碱中毒。此外，血液中醛固酮增多，也可以促进肾远曲小管泌H^+、泌K^+，HCO_3^-重吸收增加，导致代谢性碱中毒。

2. HCO_3^-过量负荷 常见于$NaHCO_3$等碱性药物摄入过多或大量输注含柠檬酸盐抗凝

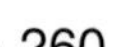

的库存血液，1L库存血中的柠檬酸盐可产生30mmol的HCO_3^-，但是肾具有较强的排泄$NaHCO_3$的能力，只有当肾功能受损后服用大量碱性药物时才会发生代谢性碱中毒。

3. H^+向细胞内移动　低钾血症时由于细胞外液中K^+减少，细胞内K^+外逸，细胞外液H^+进入细胞，导致细胞外液H^+浓度降低，肾小管上皮细胞内缺钾，K^+-Na^+交换减少，H^+-Na^+交换增多，H^+排出增多，伴随HCO_3^-重吸收增加，导致低钾性碱中毒。

> **考点提示**
> 代谢性碱中毒的概念和原因。

（二）分类

1. 盐水反应性碱中毒　主要见于呕吐、胃液吸引及应用利尿剂时，由于细胞外液减少、有效循环血量不足，影响肾排出HCO_3^-的能力，使碱中毒得以维持。给予等张或半张的盐水扩充细胞外液，补充Cl^-能促进过多的HCO_3^-经肾排出，使碱中毒得以纠正。

2. 盐水抵抗性碱中毒　常见于全身水肿、原发性醛固酮增多症、严重低钾血症及Cushing综合征等，碱中毒维持因素是盐皮质激素的直接作用和低钾，给予盐水治疗无效。

> **考点提示**
> 代谢性碱中毒的分类。

（三）机体的代偿调节

1. 血液的缓冲作用　大多数缓冲系统的组成成分中，碱性成分远多于酸性成分，因此血液对碱性物质增多的缓冲能力有限。

2. 肺的代偿调节　因H^+降低，中枢和外周化学感受器兴奋性降低，呼吸中枢抑制，肺泡通气减少，使血浆$PaCO_2$升高，HCO_3^-/H_2CO_3比值趋向正常。

3. 肾脏的代偿调节　代谢性碱中毒时肾小管上皮细胞泌H^+和泌NH_4^+减少，伴随对HCO_3^-的重吸收减少，因而使血浆HCO_3^-浓度有所降低。HCO_3^-随尿排出增加，尿呈碱性。但缺氯、缺钾和醛固酮分泌增多所致的代谢性碱中毒是因肾泌H^+增多所致，故尿呈酸性，称为反常性酸性尿。

4. 细胞内外离子交换　代谢性碱中毒时细胞外液H^+浓度降低，H^+从细胞内逸出，同时细胞外K^+进入细胞，故碱中毒常伴有低钾血症。

代谢性碱中毒时，AB、SB、BB均增高，BE正值加大，失代偿时pH升高；$PaCO_2$继发性升高，AB>SB。

（四）对机体的影响

通常情况下轻度代谢性碱中毒患者没有明显症状，但是，严重的代谢性碱中毒可导致机体功能代谢变化。

1. 中枢神经系统　严重代谢性碱中毒患者有烦躁不安、精神错乱、谵妄、意识障碍等中枢神经系统功能障碍症状。这是由于碱中毒时，pH增高，脑组织内γ-氨基丁酸转氨酶活性增强，而谷氨酸脱羧酶活性降低，故γ-氨基丁酸分解加强而生成减少。γ-氨基丁酸对中枢神经系统抑制作用减弱，因而出现中枢神经系统兴奋症状。

2. 血红蛋白氧离曲线左移　血液pH升高可使血红蛋白与O_2的亲和力增强，血红蛋白氧离曲线左移，血红蛋白不易将结合的O_2释放出来，造成组织供氧不足。脑组织对缺氧特别敏感，由此可出现精神症状，严重时还可以发生昏迷。

3. 对神经肌肉的影响　游离Ca^{2+}能稳定细胞膜电位，对神经肌肉细胞的应激性有抑制作用，pH升高可使结合钙增多而游离钙减少，神经肌肉应激性增高，表现为腱反射亢进，面部和肢体肌肉抽动、手足搐搦和惊厥等。

> **考点提示**
> 代谢性碱中毒对中枢神经、氧供应、肌兴奋性和血钾的影响。

4. 低钾血症 碱中毒时，细胞外H^+浓度降低，细胞内H^+与细胞外K^+交换；同时，由于肾小管上皮细胞H^+-Na^+交换减弱，而K^+-Na^+交换增强，肾排K^+增多，导致低钾血症。低钾血症可引起肌肉无力或麻痹，严重时还可以引起心律失常。

（五）防治的病理生理基础

代谢性碱中毒的治疗原则应该是在进行基础疾病治疗的同时去除代谢性碱中毒的维持因素。

1. 盐水反应性代谢性碱中毒 对盐水反应性碱中毒患者，只要口服或静脉注射等张（0.9%）或半张（0.45%）的盐水即可恢复血浆HCO_3^-浓度。伴有高度缺钾患者，应补充K^+，补钾只有补充KCl才有效。严重代谢性碱中毒可直接给予酸进行治疗，如用0.1mol/LHCl静脉缓慢注射。

2. 盐水抵抗性碱中毒 应尽量少用髓袢利尿剂或噻嗪类利尿剂，可以使用碳酸酐酶抑制剂如乙酰唑胺；醛固酮过多引起的碱中毒，需用抗醛固酮药物如螺内酯和补K^+去除代谢性碱中毒的维持因素。

扫码“看一看”

四、呼吸性碱中毒

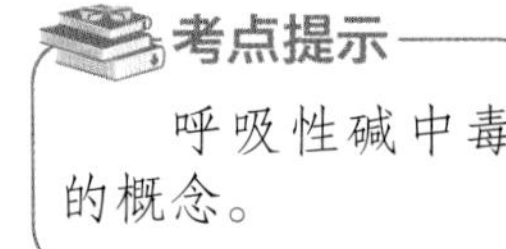

呼吸性碱中毒的概念。

呼吸性碱中毒是指肺通气过度引起的以血浆H_2CO_3浓度原发性减少为特征的酸碱平衡紊乱。

（一）原因和机制

各种原因引起的肺通气过度，使CO_2排出过多是呼吸性碱中毒的最常见原因。各种肺疾患引起的低氧血症，神经性疾病、高代谢状态或者革兰阴性杆菌败血症直接刺激呼吸中枢，人工呼吸机使用不当，均可引起肺泡通气量过大，CO_2排出过多引起呼吸性碱中毒。

（二）分类

1. 急性呼吸性碱中毒 见于人工呼吸机使用不当引起的过度通气，高热、癔病和低氧血症时，一般指$PaCO_2$在24小时内急剧下降而导致pH升高。

2. 慢性呼吸性碱中毒 常见于慢性颅脑疾病、肺部疾患、肝脏疾患、缺氧和氨兴奋呼吸中枢引起的持久的$PaCO_2$下降而导致pH升高。

（三）机体的代偿调节

1. 细胞内外离子交换和细胞内缓冲作用 急性呼吸性碱中毒时，细胞内的缓冲系统产生的H^+与细胞外的Na^+和K^+相交换从细胞内移出至细胞外，此外，部分血浆中的HCO_3^-进入红细胞和红细胞内Cl^-相交换，进入红细胞内的HCO_3^-与红细胞内H^+相结合，生成H_2CO_3，H_2CO_3进一步解离成CO_2逸出红细胞，CO_2进入血浆，促使血浆H_2CO_3回升（图14-4）。

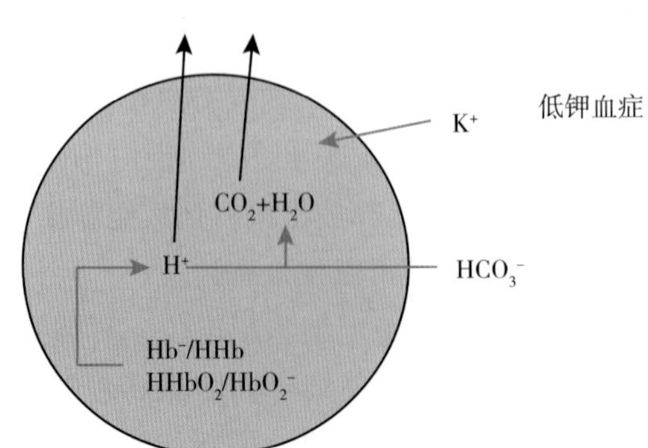

图14-4 呼吸性碱中毒的细胞调节

2. 肾脏代偿调节　慢性呼吸性碱中毒时，肾小管上皮细胞泌H^+、泌NH_4^+和对HCO_3^-的重吸收减少，随尿排出的HCO_3^-增多，因此血浆中HCO_3^-代偿性降低。

呼吸性碱中毒时，$PaCO_2$原发性降低，失代偿时pH升高。急性呼吸性碱中毒时，由于肾脏来不及发挥代偿调节作用，AB、SB、BB基本无变化。而慢性呼吸性碱中毒时，由于肾的代偿调节作用，AB、SB、BB值继发性降低，AB<SB，BE负值加大。

（四）对机体的影响

慢性呼吸性碱中毒因肾脏代偿使血浆pH在正常范围内或接近正常，往往无明显症状。急性呼吸性碱中毒对中枢神经和神经肌肉的影响与代谢性碱中毒相似，但是急性呼吸性碱中毒比代谢性碱中毒更易出现眩晕，四肢及口周围感觉异常，意识障碍及抽搐等。

（五）防治的病理生理基础

首先应防治原发病和去除引起通气过度的原因，对急性呼吸性碱中毒患者可吸入含5%CO_2的混合气体，或用纸袋套于患者的口鼻上使其反复吸回呼出的CO_2以维持血浆H_2CO_3浓度。对精神性通气过度患者给予镇静剂，有手足搐搦者可静脉注射葡萄糖酸钙进行治疗。

各型酸碱平衡紊乱的比较见表14-1。

表 14-1　各型酸碱平衡紊乱检测指标变化的比较

		pH	H^+	$PaCO_2$	SB	AB	BB	BE	K^+
代谢性酸中毒		↓	↑	⇩	↓	↓	↓	↓	⇧
呼吸性酸中毒	急性	↓	↑	↑	N	N	N	N	⇧
	慢性	↓N	↑N	↑	⇧	⇧	⇧	⇧	⇧
代谢性碱中毒		↑	↓	⇧	↑	↑	↑	↑	⇩
呼吸性碱中毒	急性	↑	↓	↓	N	N	N	N	⇩
	慢性	↑N	↓N	↓	⇩	⇩	⇩	⇩	⇩

注：↑原发性升高，↓原发性降低，⇧继发性升高，⇩继发性降低，N不变

本章小结

全血中存在4种酸碱缓冲系统。细胞可通过粒子移动调节血液的pH。肺通过呼出CO_2调节H_2CO_3浓度；肾小管上皮细胞通过泌H^+、泌NH_4^+和重吸收HCO_3调节酸碱平衡。或者体内的酸碱物质过多，超过机体的调节能力，均可导致酸碱平衡紊乱。

$PaCO_2$反映呼吸性因素（H_2CO_3）；SB、BB、BE反映代谢性因素；AB反映呼吸性和代谢性因素，SB和AB的差值仅反映呼吸性因素。根据AG的变化，代谢性酸中毒可分为AG增大型和AG正常型。

根据HCO_3^- / H_2CO_3中原发改变的成分，单纯性酸碱平衡紊乱分为代谢性酸中毒、呼吸性酸中毒、代谢性碱中毒和呼吸性碱中毒四种。

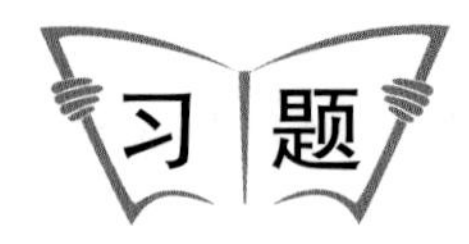

一、选择题

【A1/A2 型题】

1. 缓冲挥发酸的主要系统是
   A. 氧合血红蛋白缓冲系统
   B. 磷酸盐缓冲系统
   C. 血浆蛋白缓冲系统
   D. 还原血红蛋白缓冲系统
   E. 碳酸氢盐缓冲系统
2. 血液pH的高低取决于
   A. $NaHCO_3$浓度
   B. [HCO_3^-]/[H_2CO_3]比值
   C. 血氧饱和度
   D. $PaCO_2$
   E. BE
3. 对区分高血氯性或正常血氯性代谢性酸中毒最有帮助的指标是
   A. pH　B. $PaCO_2$　C. AG　D. BB　E. SB
4. 严重肾衰竭引起AG增高型代谢性酸中毒的机制是
   A. 肾小管泌NH_3增加
   B. 肾小管泌H^+增加
   C. 重吸收HCO_3^-增加
   D. 碳酸酐酶活性增加
   E. 固定酸阴离子排出减少
5. 急性呼吸性酸中毒可能出现
   A. SB增大
   B. SB<AB
   C. SB>AB
   D. AB减少
   E. SB=AB
6. 与代谢性酸中毒比较，$PaCO_2$升高时哪个系统的功能障碍最为显著
   A. 血液系统
   B. 心血管系统
   C. 泌尿系统
   D. 运动系统
   E. 中枢神经系统
7. 使用利尿剂可能导致的酸碱平衡紊乱类型是
   A. 代谢性酸中毒
   B. 呼吸性碱中毒
   C. 呼吸性酸中毒
   D. 代谢性碱中毒
   E. 以上都不是
8. 代谢性碱中毒引起低血钾的主要机制是
   A. K^+摄入减少
   B. 细胞外液量增多使血钾稀释
   C. 肾排K^+增加
   D. 消化道排K^+增加
   E. 细胞外H^+与细胞内K^+交换增加
9. 急性代谢性碱中毒常引起
   A. 神经肌肉应激性增高
   B. 心肌收缩力增强
   C. 中枢神经系统功能抑制
   D. 血管平滑肌紧张度降低
   E. 血红蛋白氧解离曲线右移

10．动脉血pH 7.29，$PaCO_2$ 29mmHg，AB15mmol/L，患者可能发生了

A．代谢性酸中毒　　B．呼吸性酸中毒

C．代谢性碱中毒　　D．呼吸性碱中毒

E．呼吸性碱中毒合并代谢性碱中毒

【A3/A4型题】

（11~12题共用题干）

患者，57岁，女，肾小球肾炎10年，血气分析：pH 7.30，$PaCO_2$ 30mmHg，AB 18mmol/L。

11．该患者为下列哪一型酸碱平衡紊乱

A．代谢性酸中毒　　B．呼吸性酸中毒

C．代谢性碱中毒　　D．呼吸性碱中毒

E．以上都不是

12．患者动脉血SB的检测结果可能为

A．=18mmol/L　　B．>18mmol/L

C．<18mmol/L　　D．不确定

E．以上都不是

二、思考题

某男，66岁，慢性支气管炎20年，肺气肿、肺心病5年，一周前因受凉、肺部感染住院治疗。查体：T 38.5℃，R 30次/分，P 90次/分，BP 140/95mmHg。肺部叩诊过清音，闻及干、湿啰音。肝浊音界下移。X线检查：肺气肿、肺心病。血气分析结果如下：pH 7.32，$PaCO_2$ 70mmHg，AB 36mmol/L。

1．患者是否存在酸碱平衡紊乱，酸碱平衡紊乱的类型是什么？

2．目前主要的治疗措施是什么？

（周　晓）

扫码“练一练”

扫码“学一学”

第十五章　缺　　氧

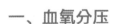

学习目标

1. **掌握**　缺氧的概念，常用血氧指标的概念，缺氧的类型、原因、发病机制和血氧变化特点。

2. **熟悉**　缺氧时机体的功能和代谢变化。

3. **了解**　缺氧治疗的病理生理学基础。

案例讨论

［案例］女性患者，51岁，咳嗽、咳痰15年，曾被诊断为慢性支气管炎。3天前因受凉致咳嗽、咳痰加重，1天前出现发热、呼吸困难，入院治疗。查体：BP 140/80mmHg，HR 100次/分，T 38℃，R 30次/分。全肺弥散性湿啰音及哮鸣音。Hb 170g/L。血气分析：pH 7.34；$PaCO_2$ 73mmHg；PaO_2 47mmHg；［HCO_3^-］38mmol/L。

［讨论］

1．该患者缺氧的原因和机制是什么？

2．机体发生了哪些适应性改变？

3．该患者是否适合高浓度氧疗？

氧是机体生命活动的必需物质。氧通过外呼吸进入肺泡，经肺换气弥散入肺泡毛细血管随血液循环进入组织细胞，在线粒体中参与氧化磷酸化产生ATP，维持细胞正常的功能和代谢。

考点提示　缺氧的概念。

当组织供氧不足或氧利用障碍时可导致细胞的代谢、功能甚至形态结构发生异常改变，这种病理过程称之为缺氧（hypoxia）。

扫码“看一看”

第一节　常用的血氧指标

一、血氧分压

血氧分压（partial pressure of oxygen，PO_2）是指物理溶解于血浆中的氧分子产生的张力。海平面静息状态下，正常人动脉血氧分压（arterial partial pressure of oxygen，PaO_2）约为100mmHg，PaO_2主要取决于吸入气的氧分压和肺的外呼吸功能；正常人静脉血氧分压（venous partial pressure of oxygen，PvO_2）约为40mmHg，PvO_2主要取决于组织细胞摄取和利用的氧量。

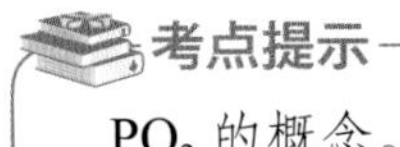

PO_2的概念。

二、血氧容量

100ml血液在38℃，氧分压150mmHg，血红蛋白（hemoglobin，Hb）被氧充分饱和时的最大携氧量称为血氧容量（oxygen binding capacity in blood，CO_2max）。血氧容量取决于Hb的质和量，正常值约为20ml/dl，反映了血液的最大携氧能力。

三、血氧含量

血氧含量（oxygen content in blood，CO_2）为100ml血液中实际的携氧量，包括与Hb结合的氧和物理溶解的氧，后者非常少，可忽略不计。血氧含量取决于血氧分压和血氧容量。动脉血氧含量（CaO_2）约为19ml/dl，混合静脉血氧含量（CvO_2）约为14ml/dl。动-静脉血氧含量差（CaO_2-CvO_2），平均值约为5 ml/dl，反映了组织的摄氧能力。

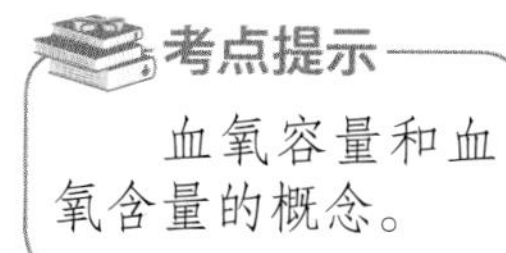

考点提示
血氧容量和血氧含量的概念。

四、血红蛋白氧饱和度

血红蛋白氧饱和度（oxygen saturation of Hb，SO_2），简称血氧饱和度，是指Hb与氧结合的百分数。正常情况下动脉血氧饱和度（SaO_2）约为97%，静脉血氧饱和度（SvO_2）约为75%。

$$SO_2（\%）= 氧合血红蛋白 / 总血红蛋白 \times 100\%$$

SO_2主要取决于PO_2，两者的关系曲线称为氧合血红蛋白解离曲线，简称氧离曲线。曲线呈“S”形，PaO_2在60~100mmHg，曲线位于平直段，PaO_2变化对SaO_2的影响较小；PaO_2在40~60mmHg时，曲线较陡直，PaO_2变化对SaO_2的影响较大；PaO_2在15~40mmHg，曲线最为陡直，PaO_2变化对SaO_2的影响最大。

血液pH下降、CO_2增多、温度升高、红细胞内2，3-二磷酸甘油酸（2，3-DPG）增多时，Hb与氧的亲和力降低，氧离曲线右移，有利于Hb释氧；反之氧离曲线左移，不利于氧的释放。

考点提示

血红蛋白饱和度的概念和氧离曲线。

P_{50}是指血氧饱和度为50%时的氧分压，正常值为26~27mmHg。氧离曲线右移时P_{50}增大，Hb与氧的亲和力降低；氧离曲线左移时P_{50}减小，Hb与氧的亲和力提高（图15-1）。

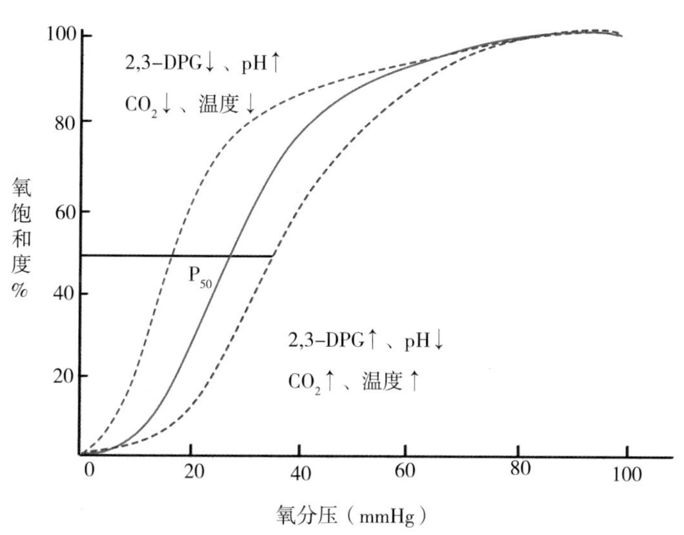

图15-1　氧合Hb解离曲线及其影响因素

扫码“看一看”

第二节 缺氧的类型、原因和发病机制

氧从外界大气进入细胞被利用要经过外呼吸摄氧、血红蛋白氧合、血循环运输和组织细胞生物氧化过程，其中任一环节发生障碍，均可引起缺氧，分别称之为：低张性缺氧、血液性缺氧、循环性缺氧和组织性缺氧（图15-2）。

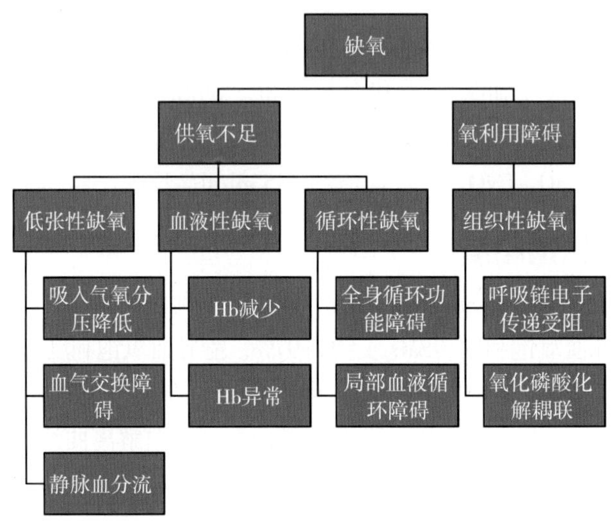

图15-2 缺氧的分类

一、低张性缺氧

以动脉血氧分压降低为基本特征的缺氧为低张性缺氧，又称乏氧性缺氧。

（一）原因和机制

1. 吸入气氧分压过低 多发生于海拔3000米以上的高原或高空，通风不良的矿井或坑道。由于吸入气中的PO_2降低，肺泡气氧分压和PaO_2随之降低。

2. 外呼吸功能障碍 肺的通气和换气功能障碍均可导致PaO_2降低和血氧含量不足，此型缺氧称之为呼吸性缺氧。常见于慢性阻塞性肺疾病、呼吸肌麻痹及呼吸中枢抑制等。

3. 静脉血分流入动脉血 见于某些先天性心脏病如室间隔缺损，当右心室的压力大于左心室时，右心的静脉血通过缺损的室间隔进入左心，引起PaO_2降低。

（二）血氧变化的特点

低张性缺氧的基本特征是PaO_2降低，根据氧解离曲线，PaO_2降至60mmHg以下时会引起SaO_2明显降低，与Hb结合的氧急剧减少，CaO_2减少。长时间的低张性缺氧可因为红细胞和血红蛋白代偿性增多而使CO_2max增大。

> **考点提示**
> 低张性缺氧的概念和血氧指标的变化。

低张性缺氧时毛细血管中脱氧血红蛋白的浓度达到或者超过5g/dl（正常2.6g/dl）时，皮肤和黏膜呈青紫色，称为发绀。

二、血液性缺氧

由于血红蛋白数量减少，Hb携氧量减少，或者Hb性质改变，与血红蛋白结合的氧难以释放引起的组织缺氧称为血液性缺氧。血液性缺氧时PaO_2正常，故又称为等张性低氧血症。

（一）原因和机制

1. 贫血 严重贫血时Hb数量减少，又称为贫血性缺氧。严重贫血的患者，毛细血管中Hb减少，面色苍白。

2. CO中毒 CO与Hb的亲和力是O_2的210倍，吸入含有0.1%CO的气体即可使50%的Hb和CO结合形成碳氧血红蛋白（carboxy hemoglobin，HbCO）而失去携氧能力。HbCO颜色鲜艳，患者皮肤、黏膜呈樱桃红色。CO还通过抑制红细胞内糖酵解使2，3 - DPG生成减少，引起氧离曲线左移，组织缺氧进一步加重。

3. 高铁血红蛋白血症 Hb中的Fe^{2+}与氧结合实现携氧功能，Fe^{3+}则失去结合氧的能力。正常情况下，Hb中的Fe^{3+}能够及时被还原成Fe^{2+}，当食入大量新腌制的酸菜或变质的剩菜时，其中的硝酸盐被肠道细菌还原成为强氧化剂——亚硝酸盐，Fe^{2+}被氧化成为Fe^{3+}，导致高铁血红蛋白血症。高铁血红蛋白为棕褐色，患者皮肤黏膜呈咖啡色，类似于发绀，故称之为“肠源性发绀”。

4. 血红蛋白与氧的亲和力异常增强 如前所述，红细胞中2，3-DPG含量降低，或者血液pH升高时，Hb与氧的亲和力增强，氧解离曲线左移。常见于大量输入库存血、代谢性碱中毒或呼吸性碱中毒。

考点提示

血液性缺氧的概念和原因。

（二）血氧变化特点

血液性缺氧时吸入气中的氧分压和外呼吸功能正常，故PaO_2正常。SaO_2主要取决于PaO_2，故也正常。贫血和高铁血红蛋白血症时，Hb携氧量减少，CO_2max和CaO_2均降低。CO中毒时，血液在体外用氧充分饱和后，与CO结合的血红蛋白可被氧置换出来，故CO_2max可正常。血液性缺氧时，Hb携带的氧明显减少，动-静脉血氧含量差降低，组织供氧减少。

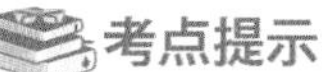

考点提示

血液性缺氧时的血氧指标变化。

三、循环性缺氧

组织循环血量减少引起的缺氧为循环性缺氧，又称为低动力性缺氧。因动脉灌流不足引起的缺氧称为缺血性缺氧；因静脉回流受阻引起的缺氧称为淤血性缺氧。

（一）原因和机制

1. 全身性循环障碍 心力衰竭时心输出量减少，患者可出现缺血性缺氧，也可由于静脉回流受阻而出现淤血性缺氧；失血性休克时，早期出现缺血性缺氧，而中晚期出现淤血性缺氧。全身性循环障碍严重时，患者可死于心、脑、肾等重要器官的严重缺氧。

2. 局部性循环障碍 主要见于局部血管受压、血栓形成和栓塞等。局部性循环障碍的后果取决于受累器官的侧支循环状况和对缺血的耐受程度。

（二）血氧变化特点

循环性缺氧，外呼吸过程、Hb的质与量未受影响，因此PaO_2、CO_2max、CaO_2及SaO_2正常。由于血液流经组织毛细血管的时间延长，故动-静脉血氧含量差增大。

考点提示

循环性缺氧的概念及血氧指标的变化。

四、组织性缺氧

在组织供氧正常的情况下，因细胞利用氧的能力降低而导致的缺氧称为组织性缺氧。

（一）原因和机制

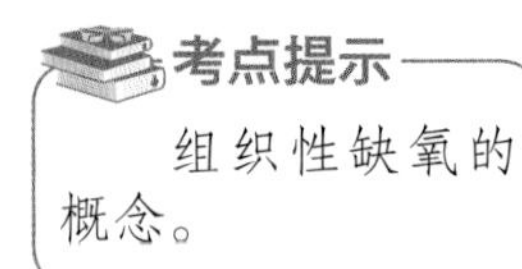

1. 组织中毒 组织细胞内80%~90%的氧在线粒体内用于氧化-磷酸化产生ATP。氧化指通过电子传递链把电子和H^+传递给氧生成水的过程，磷酸化是指ADP利用氧化过程产生的势能生成ATP的过程。有毒物质，如氰化物，砷化物、甲醇、硫化氢、抗霉素A、鱼藤酮等，均可抑制电子传递链，阻断氧化过程，导致ATP生成减少。

2. 维生素缺乏 某些维生素如维生素B_1、维生素B_2（核黄素）和维生素PP（烟酰胺）作为呼吸酶的组成部分，均参与氧化-磷酸化过程，如果严重缺乏，可引起氧的利用障碍。

3. 线粒体损伤 严重缺氧、细菌毒素、大剂量放射线照射、钙超载、氧中毒等均可阻碍线粒体的呼吸功能甚至损害线粒体的结构，引起氧的利用障碍。

知识链接

钙超载

指各种原因引起的细胞内钙含量异常增多并导致细胞结构损伤和功能代谢障碍的现象。正常情况下，细胞外钙浓度超出细胞内约万倍，这主要是细胞膜和细胞器膜上的钙泵逆浓度差转运的结果。缺氧时，细胞膜和细胞器膜损伤，钙从细胞外和细胞器内进入胞质，胞质钙浓度增加，钙依赖性酶类被激活，导致细胞膜磷脂降解，氧自由基增多，线粒体功能下降，细胞的损伤进一步加重。

（二）血氧变化特点

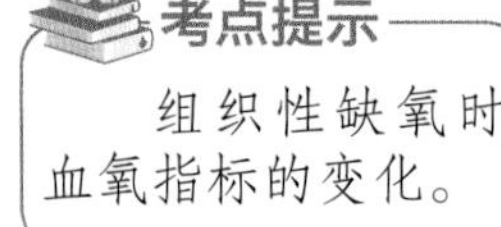

组织性缺氧时，PaO_2、CO_2max、CaO_2及SaO_2均正常。由于组织利用氧障碍，组织从血液中摄取的氧减少，故动-静脉血氧含量差降低。此外，由于组织摄氧减少，毛细血管中氧合血红蛋白浓度升高，所以组织性缺氧患者皮肤可呈现玫瑰红色。各型缺氧的血氧变化特点和基本发病环节见表15-1和图15-3。

表15-1 各型缺氧血氧变化特点

缺氧类型	PaO_2	CaO_2	CO_2max	SaO_2	CaO_2-CvO_2
低张性缺氧	↓	↓	↑ N	↓	↓ N
血液性缺氧	N	↓	↓ N	N	↓
循环性缺氧	N	N	N	N	↑
组织性缺氧	N	N	N	N	↓

注：↓降低；↑升高；N不变

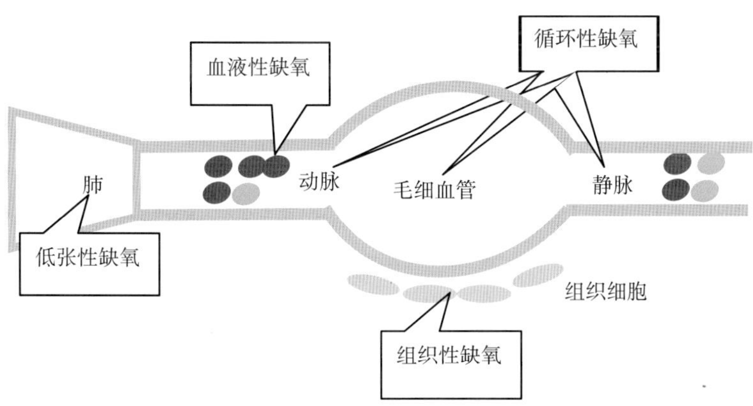

图 15-3 各型缺氧的基本发病环节

第三节 缺氧时机体的功能代谢变化

扫码"看一看"

缺氧对机体的影响包括机体的代偿性反应和损伤性改变。轻度缺氧时以代偿反应为主，重度缺氧常导致损伤；急性缺氧时机体来不及充分代偿，以损伤为主，慢性缺氧时机体的代偿和损伤往往同时存在。

一、代偿性反应

（一）呼吸系统的代偿反应

PaO_2降到60mmHg以下时刺激颈动脉体和主动脉体的外周化学感受器，反射性地兴奋呼吸中枢，呼吸加深加快以提高PaO_2，称为低氧通气反应。但是，肺泡通气量的增加可能过量排出CO_2，发生呼吸性碱中毒，抑制呼吸中枢，限制了肺通气量的进一步增加。长期缺氧也可使外周化学感受器的敏感性降低，减少肺通气量，这是机体的一种自我保护机制。

考点提示
低氧通气反应的概念。

（二）循环系统的代偿反应

1. 心输出量增加 缺氧时心输出量增加，组织细胞供血量增多，是一种有效代偿方式。发生机制：①心率加快，心肌收缩力增强。PaO_2反射性兴奋交感神经，儿茶酚胺分泌增加，与心肌细胞β-受体结合，导致心率加快，心肌收缩力增强。②回心血量增多。缺氧时胸廓运动增强，胸膜腔负压增大，有利于静脉回流和增加心输出量。

2. 肺血管收缩 肺循环的血流特点为低压力、低阻力，有利于流经肺的静脉血充分氧合。肺泡PO_2降低可引起该部位肺小动脉收缩，这种现象称之为缺氧性肺血管收缩（hypoxic pulmonary vasoconstriction，HPV）。其生理意义在于促使血液流向通气良好的肺泡，肺泡通气量与血流量匹配，减少功能性分流，维持PaO_2的正常。

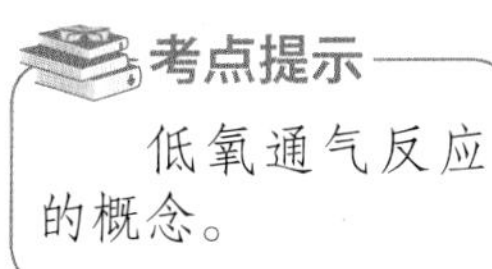

考点提示
缺氧性肺血管收缩的意义。

HPV发生机制主要为：①缺氧的肺血管α-肾上腺素受体增多，交感神经兴奋，儿茶酚胺与α-肾上腺素受体结合，肺血管收缩。②缩血管物质增多，扩血管物质减少。③缺氧时钾离子外流减少，细胞膜去极化，激活电压依赖性钙通道，Ca^{2+}内流增加，肺动脉收缩。

3. 血流重新分布 皮肤、骨骼肌和腹腔内脏血管平滑肌α受体丰富，而脑血管仅含少量的α受体，冠脉血管则以$β_2$受体为主。缺氧时交感神经兴奋分泌的儿茶酚胺与血管壁上的α-肾上腺素受体结合引起血管收缩，与β_2受体结合引起血管扩张，所以在皮肤、骨骼肌和腹腔内脏血管收缩的同时，心脑血管相对扩张，血流重新分布。另外，心、脑组织代谢率高，缺氧产生的乳酸、腺苷和前列腺素I_2等扩血管物质多，也对血流重新分布起到了一定作用。

4. 组织毛细血管增生 长期缺氧时，低氧诱导因子-1（hypoxia inducible factor-1，HIF-1）增多，诱导血管内皮生长因子（vascular endothelial growth factor，VEGF）高表达，刺激毛细血管增生，可以增加组织的供氧量。

（三）血液系统的代偿性反应

1. 红细胞增多 急性缺氧时交感神经兴奋，肝、脾血管收缩，储存的血液进入体循环，红细胞和血红蛋白增多。慢性缺氧时红细胞和血红蛋白数量增多是由于骨髓造血代偿性增加所致。

2. 氧离曲线右移 缺氧时，红细胞内2，3-DPG增加，使血红蛋白与氧的亲和力降低，氧离曲线右移，有利于向组织释氧。但当PaO_2降至60mmHg以下时，氧离曲线右移将使血液通过肺泡时结合的氧量减少，失去代偿意义。

（四）组织细胞的代偿性反应

1. 组织细胞利用氧的能力增强 慢性缺氧时，细胞内线粒体的数目和线粒体膜的表面积增加，氧化磷酸化相关的酶含量增多，活性增高，细胞内呼吸功能增强。

2. 糖酵解增强 缺氧时ATP生成减少，ATP/ADP比值下降，糖酵解限速酶磷酸果糖激酶的活性增强，促进糖酵解，在一定程度上减少了氧的消耗。

3. 肌红蛋白增多 慢性缺氧的患者骨骼肌内肌红蛋白（myoglobin，Mb）含量增多。Mb与氧的亲和力明显大于Hb，Mb增多可从血液中摄取更多的氧储存起来，当PaO_2再进一步降低时，Mb便可释出一定的氧供细胞利用（图15-4）。

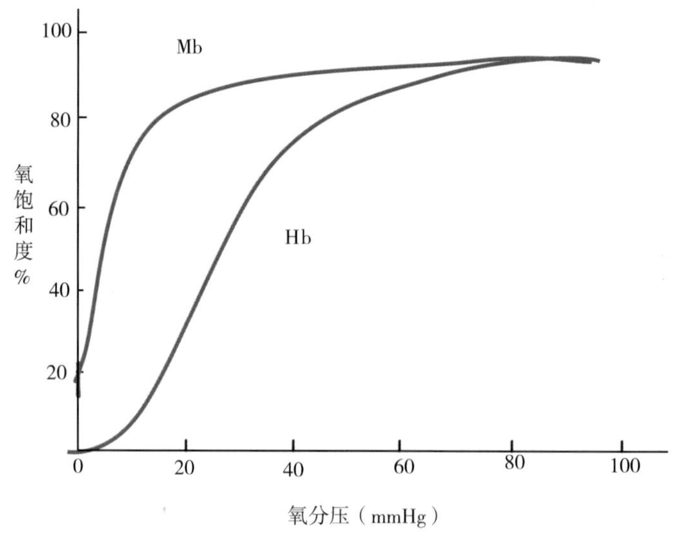

图15-4 Hb、Mb在38℃和pH 7.40时的氧离曲线

4. 低代谢状态 慢性缺氧可引起细胞的耗能过程减弱，如物质合成速度减慢，离子泵功能抑制等，使细胞处于低代谢率状态，能量消耗减少，有利于缺氧时的生存。

缺氧时，机体从多方面进行代偿。肺通气量增加及心脏活动的增强可在缺氧时立即发生，是急性缺氧的主要代偿方式，但这些代偿活动本身需要消耗能量和氧。红细胞的增生和组织细胞利用氧的能力增强是慢性缺氧时的主要代偿方式，其本身不增加耗氧，是较为经济的代偿方式。

二、损伤性改变

（一）呼吸系统功能障碍

1. 高原性肺水肿 进入4000米以上高原1~4天，一部分人群可出现咳嗽、咳粉红色泡沫痰、胸闷、头痛、呼吸困难、口唇黏膜发绀、甚至神志不清，肺部听诊有湿啰音，称之为高原性肺水肿。发病机制：①缺氧时外周血管收缩，回心血量和肺血流量增加，肺毛细血管流体静压升高。②缺氧时肺小动脉收缩，肺毛细血管血流量明显增多，流体静压增大，有利于液体漏出到肺泡或者肺间质。肺不同部位的小动脉收缩程度不同，血流向收缩相对较弱的部位集中，加重了肺局部的液体漏出。③缺氧损伤肺血管内皮细胞，肺泡-毛细血管屏障的通透性增强，血浆蛋白和红细胞渗出到肺泡内，加重肺水肿。

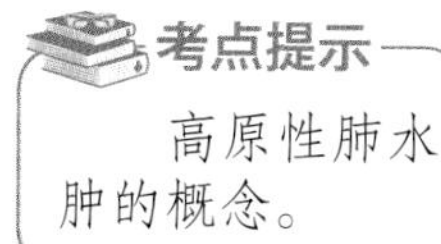

高原性肺水肿的概念。

2. 呼吸中枢衰竭 外周血PaO_2下降通过刺激外周化学感受器兴奋呼吸中枢，中枢PaO_2下降却直接抑制呼吸中枢。当PaO_2<30mmHg，缺氧对呼吸中枢的直接抑制作用超过对外周化学感受器的兴奋作用，呼吸中枢衰竭，患者呼吸变浅、变慢，甚至还会出现呼吸节律异常，如周期性呼吸和潮式呼吸。

（二）循环系统功能障碍

1. 肺动脉高压 慢性缺氧如慢性阻塞性肺疾患可引起肺血管持续性收缩，导致肺动脉高压。发生机制与缺氧性肺血管收缩（HPV）基本相同，此外，肺动脉高压时还包括血管壁的结构改建，如平滑肌细胞肥大、增生，血管壁胶原和弹性纤维增多，血管壁增厚硬化等。严重的肺动脉高压可引起右心室后负荷加重，右心室肥大，发生心力衰竭。

2. 心肌舒张和收缩功能障碍 缺氧时肺动脉高压，右心室后负荷增加导致右心衰竭，后期可能出现全心衰竭。缺氧时ATP减少，心肌膜和肌浆网膜钙离子转运障碍，影响心肌细胞的收缩和舒张，也导致心功能下降。

3. 心律失常 轻中度缺氧交感神经兴奋，心率加快；严重缺氧迷走神经兴奋，心动过缓。缺氧时ATP生成障碍，离子跨膜转运出现异常，细胞内K^+减少，Na^+增多，静息膜电位降低，心肌兴奋性和自律性升高，传导性降低，易发生传导阻滞和异位心律，严重时出现心室颤动。

4. 回心血量减少 长期缺氧产生大量的乳酸、腺苷等扩血管物质，外周血管扩张，回心血量减少。严重缺氧直接抑制呼吸中枢，胸廓运动减弱，也使回心血量减少。

（三）中枢神经系统功能障碍

脑重量占体重的2%，耗氧量却占全身总耗氧量的23%，消耗的氧主要用于葡萄糖有氧氧化产生大量ATP，满足脑组织的代谢需要，脑内氧的储备较少，所以脑对缺氧极敏感。一旦脑血流中断，脑内ATP消耗殆尽，数分钟后神经细胞就会出现不可逆性损伤，皮质因为耗氧量大，损伤尤为明显，中枢神经系统功能出现障碍。患者表现为头痛、情绪激动、思维力、记忆力、判断力降低或丧失、运动不协调以及定向力障碍，严重时可有烦躁不安、惊厥、昏迷甚至死亡。慢性缺氧时易出现疲劳、嗜睡、注意力不集中以及精神抑郁等表现。

缺氧引起中枢神经系统功能障碍的机制较复杂，主要与ATP合成障碍、神经递质减少、神经元膜电位减低以及脑水肿有关。脑水肿时颅内压升高导致剧烈头痛。缺氧时全身血流重新分配，脑血流量和毛细血管流体静压升高；缺氧和酸中毒损伤脑血管内皮细胞，血管通透性增加；神经细胞膜钠泵功能障碍，细胞内水钠潴留等，均是发生脑水肿的重要原因。

（四）组织细胞损伤

1. 细胞膜的损伤 缺氧时ATP生成障碍，Na^+-K^+泵和Ca^{2+}泵功能下降，同时细胞内pH降低，细胞膜的通透性增高，有以下变化：①钠离子内流，水伴随钠离子进入胞内，细胞水肿，线粒体、溶酶体肿胀；②钾离子外流，细胞内缺钾，部分酶的功能降低，细胞代谢障碍，同时钾离子外流可引起血钾升高；③Ca^{2+}从细胞外和肌浆网进入细胞质，细胞内Ca^{2+}超载激活磷脂酶，溶酶体膜磷脂分解，水解酶释放，细胞自溶；线粒体Ca^{2+}超载抑制氧化磷酸化，ATP生成进一步减少；细胞内Ca^{2+}超载造成自由基进一步增多，加重细胞损伤。

2. 线粒体的损伤 轻度缺氧时线粒体利用氧的能力代偿性地增强。严重缺氧时，线粒体可出现肿胀、嵴崩解断裂、外膜破裂和基质外溢等损伤性改变，发生机制主要为：①线粒体电子传递链产生的氧自由基增多，膜脂质过氧化，线粒体膜的结构和功能破坏；②线粒体Ca^{2+}超载抑制氧化磷酸化，ATP生成进一步减少。

知识链接

氧自由基

自由基是外层电子轨道上含有单个不配对电子的原子、原子团、和分子的总称。自由基的种类很多，由O_2经部分还原所形成的氧自由基比较多见，包括O_2^{-}·和OH·等，氧自由基有夺取其他电子与自身单电子配对的趋势，所以具有强烈的氧化性。正常细胞能够清除多余的氧自由基，如果线粒体损伤，或者清除自由基的酶类如超氧化物歧化酶（SOD）活性下降，细胞内自由基增多，细胞膜或者细胞器膜的脂质、蛋白质，甚至核内的DNA被过氧化，则造成细胞的破坏。

3. 溶酶体的损伤 缺氧时无氧糖酵解增强，乳酸增多，酸中毒和胞质内钙超载激活磷脂酶，溶酶体膜磷脂分解，膜通透性增高，溶酶体肿胀、破裂、大量溶酶体酶释放到细胞质，细胞及其周边的组织溶解坏死。细胞内水肿、自由基也参与了溶酶体损伤过程。

第四节　影响机体缺氧耐受性的因素

缺氧时机体的结构和功能变化，除取决于缺氧的类型和程度外，还与下列因素有关。

1. 缺氧的类型、速度和持续时间 各种缺氧类型中，以急性组织中毒导致的组织性缺氧危害最为严重，如氰化物中毒可以在短时间内引起机体死亡。而慢性贫血导致的血液性缺氧，即使血红蛋白减少1/2，患者仍可耐受。短时间的缺氧，机体的功能和代谢障碍易于恢复，长时间的缺氧，则可能造成组织细胞的不可逆损伤。

2. 年龄 随着年龄增加，全身血管逐渐硬化，血流阻力增大，组织器官的血液灌流量减少，同时肺组织纤维化和老年性肺气肿逐渐明显，肺泡通气量减少，机体的氧供应下降，对缺氧的代偿能力也下降，所以老年人对缺氧的耐受性比年轻人差，缺氧造成的损伤也更加严重。

3. 机体的代谢和功能状态 机体的代谢率高，对氧的需求也相对较大，对缺氧的耐受性就差。中枢神经系统是机体耗氧量最大的器官，过喜、过悲、过怒、过虑会进一步增强中枢神经系统的兴奋性，耗氧量显著增加；正常人在寒冷、运动、疲劳或应激状态下的代谢率也升高，机体耗氧量增多，对缺氧的耐受性下降。与此相反，体温降低和神经系统功能抑制均可降低耗氧量，机体对缺氧的耐受性增强，临床采用低温麻醉状态施行心脏外科手术，就是为了降低机体耗氧量，延长手术所必需的血流阻断时间。

4. 机体的代偿适应情况 机体对缺氧的代偿能力和年龄有关，但相同年龄的个体也存在明显的差异，心肺疾病或者血液疾病患者对缺氧的耐受能力较差，长期参加体育锻炼或者体力劳动可以提高心肺功能，血液运输氧的功能增强，呼吸酶活性增加，均可以提高机体对缺氧的耐受性。

第五节 缺氧治疗的病理生理学基础

一、去除病因

去除病因是治疗缺氧的前提和关键。如对慢性阻塞性肺疾病、支气管扩张、严重急性呼吸综合征等患者应积极治疗原发病，改善肺的通气和换气功能，提高PaO_2；对CO中毒患者应尽快脱离高CO环境；对高原性肺水肿患者应脱离高原环境；先天性心脏病患者应及时进行手术治疗；高铁血红蛋白血症患者应用还原剂把Fe^{3+}还原为Fe^{2+}；休克患者及时补血补液；组织性缺氧的患者及时解毒等。

二、氧疗

通过吸入氧分压较高的空气或者纯氧治疗疾病的方法称为氧疗（oxygen therapy）。吸入气体的压力为一个大气压，称为常压氧疗，吸入气体的压力为3个大气压，称为高压氧疗。吸氧通过有效提高肺泡气氧分压，促进氧的弥散，更多的氧得以进入血液，PaO_2明显增加，血液携带的氧和供给组织的氧也增多。吸入纯氧可将血浆中物理溶解的氧从0.3ml/dl大幅度提高到2.0ml/dl，高压氧疗因为气压增大，氧的溶解度成比例增加，物理溶解的氧可达到6.0ml/dl。

氧疗是缺氧时最基本的治疗方法，对各种类型的缺氧均有一定疗效，但对不同类型的缺氧氧疗效果不尽相同。氧疗对肺泡氧分压下降引起的低张性缺氧非常有效。高原性肺水肿的患者吸入纯氧有特殊的效果，吸氧治疗数小时至数日后，肺水肿的症状和体征便明显缓解。高浓度常压氧疗对于伴有右向左分流的缺氧患者作用较小，因为吸入的氧不能直接进入分流的静脉血；但纯氧和高压氧疗能够大幅度提高动脉血的血氧含量，被分流的静脉血稀释后仍能保持较高的PaO_2和SaO_2，这时如果心输出量正常，则可以维持整个机体的需氧量。

需要注意的是，严重肺疾病导致慢性缺氧和CO_2潴留，因为中枢化学感受器逐渐对CO_2潴留产生适应，低氧对外周化学感受器的刺激成为驱动呼吸运动的主要刺激因素，此时如果吸入纯氧，则可能引起呼吸抑制。

血液性和循环性缺氧时，PaO_2和SaO_2正常，吸入高浓度氧尽管可以提高PaO_2，但已经处于“S”型氧离曲线上部的平坦部分，SaO_2增加并不明显，所以一般情况下氧疗效果不如低张性缺氧显著。但对于血液性缺氧CO中毒的患者，氧疗却是最有效的治疗措施，因为吸入的氧可以与CO竞争，Hb得以重新利用。组织性缺氧时细胞的氧供应是正常的，缺氧的原因是线粒体利用氧障碍，虽然氧疗可以通过升高PaO_2增加毛细血管血液和组织细胞之间的PO_2梯度，有利于氧向组织细胞弥散，但治疗效果仍不如其他类型的缺氧。

三、防止氧中毒

虽然氧疗对于纠正缺氧十分重要，但是长时间吸入氧分压过高的气体反而可能引起组织细胞损伤，这种情况称为氧中毒（oxygen intoxication）。氧中毒主要表现为脑损伤、肺泡膜的损伤和溶血。氧中毒的发生与吸入气压力和氧浓度成正比例关系，所以给予高浓度吸氧时，吸氧时间不宜超过24~48小时；吸入1个大气压的纯氧时，吸氧时间不宜超过8小时，否则有氧中毒危险。正常情况下，进入细胞中的氧有少部分在代谢过程中形成氧自由基，少量的自由基能够被细胞及时清除，但供氧过多时，自由基增多，超过细胞的清除能力，导致组织损伤。

本章小结

常用血氧指标有四项。PO_2代表物理溶解于血浆中的氧，SaO_2是Hb与氧结合的百分数，PO_2与SaO_2大致呈正比，相关曲线称为氧解离曲线。CO_2max是PO_2=150mmHg时血液的最大含氧量，CaO_2是血液的实际含氧量。

缺氧类型有四种。低张性缺氧以外呼吸障碍，PaO_2降低为特征；血液性缺氧时Hb的性质或数量改变，携带或释放氧的能力降低，CO_2max、CaO_2可能降低，CaO_2-CvO_2降低；循环性和组织性缺氧时外呼吸和血液Hb正常，故PO_2、SaO_2、CO_2max、CaO_2均正常，前者CaO_2-vO_2增大，后者CaO_2-CvO_2降低。

缺氧时机体的代偿和损伤反应是相对的。PaO_2 < 60mmHg时呼吸中枢兴奋，PaO_2 < 30mmHg则导致呼吸中枢抑制。缺氧时心输出量增加，肺血管收缩，红细胞增多，有一定的代偿作用，但也可能导致肺动脉高压，右心室负荷增加乃至心力衰竭、心律失常。组织细胞通过增强氧的储备和利用能力，保持低代谢状态适应缺氧，严重缺氧时细胞膜、线粒体和溶酶体等质膜系统破坏，细胞损伤。脑组织对于缺氧尤其敏感，氧供应中断数分钟后神经细胞就会出现不可逆性损伤。

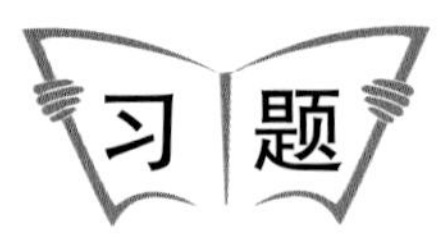

一、选择题

【A1/A2 型题】

1. PaO_2是指

   A. 100ml 血液中实际的含O_2量

   B. 血红蛋白氧饱和度

C. 血红蛋白和氧的结合能力

D. 血红蛋白氧饱和度为50%时的氧分压

E. 溶解在动脉血液中氧分子所产生的张力

2. 对血氧饱和度影响最大的因素是

A. 血液 pH　　B. 血液温度

C. 红细胞内 2，3-DPG 的含量　　D. 血液 CO_2 分压

E. 血氧分压

3. 下列哪一项关于血氧指标的叙述是不确切的

A. 血氧容量取决于血液中Hb的质和量

B. 血氧饱和度的高低与血液中血红蛋白的量无关

C. 血氧含量是指100ml 血液中实际含有 O_2 的量

D. 动脉血氧分压取决于吸入气中氧分压的高低

E. 正常动、静脉血氧含量差约为5ml/dl

4. 大叶性肺炎患者引起低张性缺氧时

A. 血氧容量下降　　B. 静脉血氧含量升高

C. 动脉血氧饱和度正常　　D. 动脉血氧分压下降

E. 动静脉氧差增大

5. 关于一氧化碳中毒，下列哪一项是错误的

A. 呼吸加深变快，肺通气量增加

B. CO 抑制红细胞糖酵解，使 2，3-DPG 减少，氧离曲线左移

C. 吸入气中 CO 浓度为 0.1%时，可致中枢神经系统和心脏难以恢复的损伤

D. CO 和 Hb 结合生成的碳氧血红蛋白无携氧能力

E. 皮肤、黏膜呈樱桃红色

6. 循环性缺氧时变化最明显的血氧指标是

A. 动脉血氧分压　　B. 血氧容量

C. 动脉血氧含量　　D. 动脉血氧饱和度

E. 动静脉血氧含量差

7. 缺氧导致的细胞损伤会出现下列哪一种情况

A. 细胞内 Na^+增多　　B. 细胞外 K^+减少

C. 细胞内 Ca^{2+}减少　　D. 细胞外 H^+减少

E. 细胞内 H^+减少

8. 下列哪一种原因引起的缺氧一般无发绀

A. 呼吸功能不全　　B. 组织用氧障碍

C. 心力衰竭　　D. 静脉血掺杂

E. 窒息

【A3/A4 型题】

某患者股动脉血的血气分析结果为：血氧容量12ml/dl，动脉血氧含量11.4ml/dl，氧分压 100mmHg，动－静脉氧含量差 3.5ml/dl。

9. 患者诊断为下列哪一种疾病的可能性最大

A. 慢性支气管炎　　B. 慢性贫血

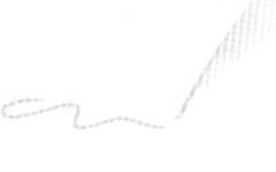

C．硅肺
D．严重维生素 B_2 缺乏
E．慢性充血性心力衰竭

10．患者因为缺氧可能出现的变化中不包括
A．发绀
B．面色苍白
C．组织毛细血管增生
D．糖酵解增强
E．记忆力减退

二、思考题

患者，男，67岁，慢性支气管炎病史12年以上，3年前X线检查诊断为肺气肿，3天前因感冒发热，咳嗽、气喘加重入院治疗。查体：T 38℃，R 28次/分，P 93次/分，BP 140/90mmHg。双肺叩诊过清音，听诊闻及干湿啰音。血常规：Hb 140g/L。动脉血气分析：血氧容量22ml/dl，动脉血氧含量15ml/dl，动脉血氧分压50mmHg，动静脉血氧含量差 4ml/dl，动脉血二氧化碳分压55mmHg。

扫码“练一练”

1．患者为哪种类型的缺氧，依据是什么？
2．机体针对缺氧发生了哪些适应性反应？

（周　晓）

第十六章 发　　热

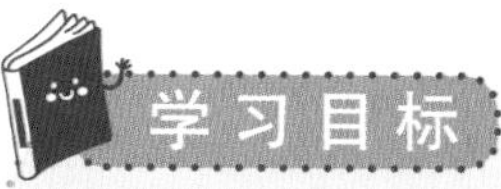

1. **掌握** 发热、体温调定点、发热激活物的概念；发热与过热的区别；发热的机制。

2. 熟悉 发热的病因与分类；发热的中枢调节介质；发热的功能与代谢的改变；发热的时相。

3. 了解 发热防治的病理生理基础。

第一节 概　　述

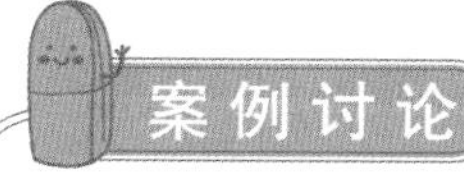

[案例] 患者，男，30岁，2日前在回家路上遭遇大雨。次日即出现头痛、乏力、寒战、高热，在家自测体温39.5℃，伴咽痛、咳嗽、咳痰。自行服用抗病毒口服液后无效，遂来医院就诊。查体：R 29次/分，P 105次/分，BP 100/80mmHg，T 39.8℃。急性病容，咽部发红，双肺可闻及湿啰音。血常规：WBC 14×10^9/L。胸部X线：双肺底有片状阴影。

[讨论]

1. 该患者有无发热，是何种程度？
2. 发热的病因是什么？
3. 应采取何种治疗措施？

维持相对恒定的体温是机体进行新陈代谢和生命活动的必要条件。生理情况下体温随年龄、性别、运动等因素发生一定变动，但幅度一般不超过1℃，即使处于严寒或酷热中，体温的变化也很少超过0.6 ℃。生理学将体温分为表层温度与核心温度，临床所说的体温是指机体核心部分的平均温度即核心温度。通常用直肠、口腔和腋窝等部位的温度来表示体温，其中直肠温度正常值为36.9~37.9℃，口腔温度正常值为36.7~37.7℃，腋窝温度正常值为36.0~37.4℃。

发热（fever）是指机体在致热原作用下，体温调节中枢的调定点（set point，SP）上移而引起的调节性体温升高，体温升高超过正常值0.5℃。发热不是体温调节障碍，而是由于调定点上移，将体温调节到较高的水平，故也称调节性体温升高。因体温调节障碍（如体温调节中枢受损），或散热障碍（如皮肤鱼鳞病、先天性汗腺缺乏、环境高温中暑等）及产热器官功能异常（如甲状腺功能亢进）等原因使得体温调节中枢不能将体温控制在与调定点相适应的水平上而引起的体温升高称为过热（hyperthemia），或非调节性体温升高。过热时体温调定点并未上移，这是与发热的主要区别（表16-1）。此外，某些生理情况如剧烈运动、月经前期以及妊娠、应激等也会出现体温升高，称之为生理性体温升高（图16-1）。

表16-1　发热与过热的比较

	发热	过热
病因	致热源	体温调节障碍、散热障碍、产热增加等
性质	调节性体温升高	非调节性体温升高
发病机制	体温调定点上移	体温调定点无变化
防治原则	药物治疗 + 物理治疗	物理降温

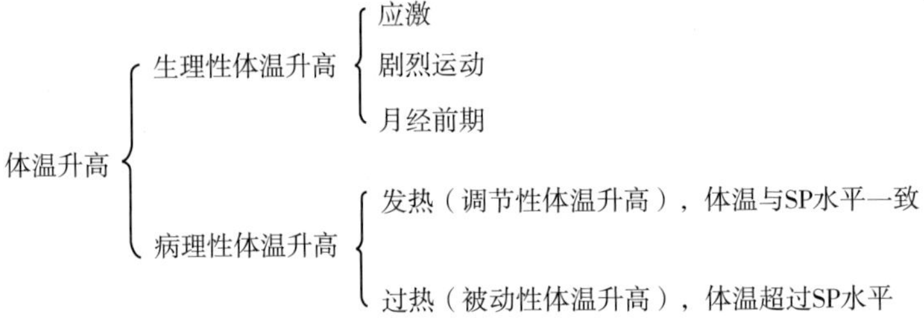

图16-1　体温升高的分类

发热不是独立的疾病，而是多种疾病的重要病理过程和临床表现，也是疾病发生的重要信号。在疾病发生发展过程中，体温的变化往往反映了病情的变化，对判断病情、评价疗效及预后估计均有重要参考价值。

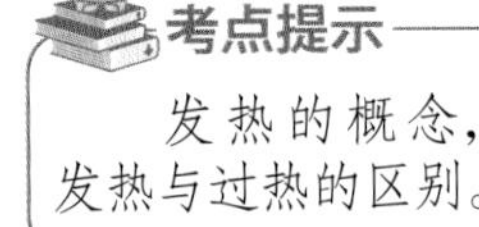

发热的概念，发热与过热的区别。

第二节　病因和发病机制

发热的基本环节是发热激活物作用于产致热原细胞，使其产生和释放内生致热原（endogenous pyrogen，EP），EP作用于下丘脑体温调节中枢，在中枢发热介质介导下，体温调定点上移，引起机体产热增加，散热减少，从而引起体温升高。

一、发热激活物

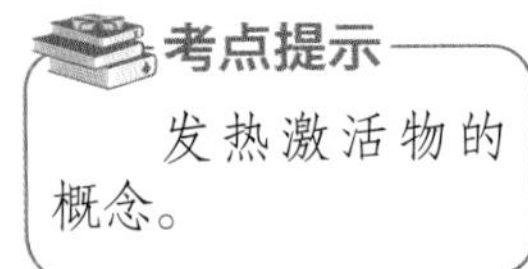

发热激活物的概念。

能够激活机体产内生致热原细胞产生和释放EP，进而引起体温升高的各种物质，称为发热激活物。包括来自体外的外致热原和某些体内产物。

（一）外致热原

1. 细菌

（1）革兰阳性菌　主要有葡萄球菌、链球菌、肺炎双球菌、白喉杆菌和枯草杆菌等。这类细菌的致热成分主要是全菌体、菌体碎片及外毒素。

（2）革兰阴性菌　主要有大肠埃希菌、伤寒杆菌、淋球菌、脑膜炎球菌、志贺菌等。这类菌群的致热成分主要是其胞壁中所含的内毒素（endotoxin，ET）。ET的主要成分为脂多糖（lipopolysaccharide，LPS），LPS由O-特异侧链、核心多糖和脂质A三部分构成，脂质A是引起发热的主要成分。EP是最常见的、具有很强效应的外致热原，耐热性高（干热

160℃，2小时才能灭活），一般灭菌方法难以清除，是输液或输血过程中发热反应的主要污染物。

（3）分枝杆菌 典型者为结核分枝杆菌。其全菌体及细胞壁中所含的肽聚糖、多糖和蛋白质都具有致热作用。结核分枝杆菌导致的结核病是伴有发热的典型临床疾病。

2. 病毒 常见的有流感病毒、SARS冠状病毒、麻疹病毒、风疹病毒、柯萨奇病毒等。流感和SARS等病毒感染最主要症状就是发热。病毒是以全病毒体和其所含有的血细胞凝集素致热。

3. 真菌 真菌的致热因素是全菌体所含的荚膜多糖和蛋白质。如白色念珠菌感染所致的鹅口疮、肺炎、脑膜炎；组织胞浆菌、球孢子菌和副球孢子菌引起的深部感染；新型隐球菌所致的慢性脑膜炎等均可引起发热。

4. 螺旋体 常见的有钩端螺旋体、回归热螺旋体和梅毒螺旋体。其发热多与溶血素、细胞毒因子、外毒素、内毒素样物质及代谢裂解物相关。

5. 疟原虫 疟原虫感染人体后，其潜隐子进入红细胞并发育成裂殖子，当红细胞破裂时，大量裂殖子和代谢产物（疟色素等）释入血液，引起高热。

（二）体内产物

1. 抗原-抗体复合物 抗原-抗体复合物对产EP细胞有激活作用。许多自身免疫性疾病都伴有反复性发热，如系统性红斑狼疮、类风湿等，循环血中持续存在的抗原-抗体复合物可能是其主要的发热激活物。

2. 类固醇 体内某些类固醇产物有明显的致热作用，如睾酮的中间代谢产物本胆烷醇酮肌肉注射后可引起明显的发热反应，可能与某些不明原因的周期性发热有关，但其并不引起家兔、狗、猫等的发热反应。

3. 致炎物 尿酸盐结晶和硅酸盐结晶等在体内不仅可以引起炎症反应，其本身也可激活单核-吞噬细胞产生和释放EP。

4. 组织损伤和坏死 组织坏死可释放某些发热激活物，或者组织坏死引起的无菌性炎症也可以释放某些发热激活物而引起发热，常见于手术后、心肌梗死、脾梗死、肺梗死等。

二、内生致热原

产EP细胞在发热激活物作用下，产生和释放的一组具有致热活性并能引起体温升高的物质，称之为内生致热原。

1. 白细胞介素-1（IL-1） IL-1是一类多肽类物质，不耐热，70℃，30分钟即失活。IL-1通过相应受体发挥效应，其受体广泛分布于脑内，在视前区-下丘脑前部密度最大。静脉注射IL-1可引起发热体温升高0.5℃以上，大剂量可引起双相热。

2. 肿瘤坏死因子（TNF） 主要由巨噬细胞、淋巴细胞等产生和释放。TNF不耐热，70℃，30分钟即失活。动物静脉注射中低剂量的TNF引起单相热，大剂量则引起双相热。

3. 干扰素（IFN） 是由单核细胞和淋巴细胞等产生的一种具有抗病毒、抗肿瘤和免疫调节作用的蛋白质，不耐热，60℃，40分钟即可灭活。IFN有多种亚型，其中IFN-α、IFN-β和IFN-γ均具有致热性，但作用方式可能不同。

4. 白细胞介素-6（IL-6） IL-6是由单核细胞、巨噬细胞、内皮细胞、成纤维细胞、淋巴细胞等分泌的一种可引起发热的蛋白质。ET病毒、IL-1、TNF、血小板生长因子等均可诱导其产生和释放，能引起多种动物的发热反应。

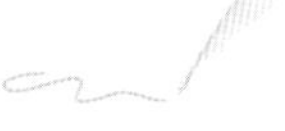

此外，巨噬细胞炎症蛋白-1、白细胞介素-8（IL-8）、睫状神经营养因子及内皮素等也被认为与发热有一定关系，但细节未明。

（二）内生致热原的产生和释放

内生致热原的产生和释放是一个复杂的细胞信息传递和基因表达的调控过程。这一过程包括产EP细胞的激活、EP的产生和释放。

通过激活Toll样受体（Toll-like receptors，TLR）和T细胞受体（T cell receptor，TCR），经过相应的信号转导途径，活化NF-κB等核转录因子，进而引起IL-1、TNF、IL-6等细胞因子的基因表达与合成。

三、发热时的体温调节机制

（一）体温调节中枢

目前认为，体温调节中枢位于视前区-下丘脑前部（POAH），该区含有温敏神经元，主要参与体温的正向调节，损伤该区可导致体温调节障碍。另外一些部位如中杏仁核、腹中隔和弓状核对发热时的体温产生负向调节。当外周致热信号传入中枢后，一方面通过正调节介质使体温上升，另一方面通过负调节介质限制体温过度升高。正、负调节相互作用的结果决定调定点上移的水平及发热的幅度和时程。

考点提示
体温调节中枢。

（二）致热信号传入中枢的途径

目前认为，释放入血的EP主要通过以下三种途径将信号传入体温调节中枢引起发热。

1. 通过血-脑屏障直接转运入脑 通过血-脑屏障的毛细血管床部位的蛋白质分子的可饱和转运机制，可将相应的EP特异性地转运入脑。另外，EP也可能从脉络丛部位渗入或者易化扩散入脑，通过脑脊液循环分布到POAH区域。

2. 通过下丘脑终板血管器作用于体温调节中枢 位于第三脑室视上隐窝上方紧靠PDAH的终板血管器（OVLT）分布有丰富的有孔毛细血管，对大分子物质有较高的通透性，EP可能由此弥散入脑。但EP也可能并不直接进入脑内，而是被分布在此处的巨噬细胞、神经胶质细胞等相关细胞膜受体识别结合，产生新的介质，将致热原的信息传入POAH。

3. 通过迷走神经传递发热信号 目前认为胸、腹腔的致热信号可经迷走神经传入中枢。

（三）发热的中枢调节介质

研究证明，无论EP以何种方式入脑，其本身并不是引起体温调定点上升的最终物质，而是要通过一些介质介导。因此，EP首先作用于体温调节中枢，引起发热中枢释放相关介质，使体温调定点上移，进而引起发热。这些能介导EP调节体温调定点的介质称为中枢发热介质，分为正、负两类调节介质。

1. 正调节介质

（1）前列腺素E（PGE） PGE是重要的中枢性发热介质。其致热敏感点在POAH。在EP诱导的发热期间，下丘脑合成和释放PGE。在发热动物的脑脊液及第四脑室中，PGE水平明显升高。而使用PGE合成抑制剂阿司匹林、布洛芬等药物后，在降低体温的同时，脑脊液及脑室中PGE的含量也随之下降，提示脑部PGE是中枢性发热介质。

（2）Na^+/Ca^{2+}比值 研究显示，动物脑室内灌注Na^+使体温很快升高，灌注Ca^{2+}则使体温很快下降；脑室内灌注降钙剂（EGTA）也引起体温升高。因此，认为Na^+/Ca^{2+}比值改变在发热机制中发挥着重要的中介作用。新近研究发现脑脊液中Na^+/Ca^{2+}比值升高可引起脑脊液中cAMP含量增加，进而引起体温调定点上移，导致发热。

（3）环磷酸腺苷（cAMP）　多项研究支持cAMP是EP性发热的重要中枢介质：①外源性cAMP注入动物脑室内迅速引起发热，潜伏期明显短于EP性发热；②家兔静脉注射内生致热源可引起发热，其脑脊液中cAMP含量明显增加，且与发热效应正相关。③腺苷酸环化酶抑制剂能减弱致热原和PGE引起的发热。目前，有学者认为EP→下丘脑Na^+/Ca^{2+}比值↑→cAMP↑→调定点上移，可能是多种致热原引起发热的重要途径。

（4）促肾上腺皮质激素释放素（CRH）　应激时，CRH在下丘脑-垂体-肾上腺皮质轴中具有重要作用。同时，中枢CRH也具有垂体外生理功能，是一种发热体温中枢正调节介质。IL-1、IL-6等均能够刺激下丘脑释放CRH，中枢注入CRH可引起动物体温升高，CRH单克隆抗体或其受体拮抗剂可完全抑制IL-1β和IL-6等EP的致热性。但是，研究发现TNF-α和IL-1α引起的发热并不依赖于CRH，而且在发热动物脑室内注入CRH可使升高的体温下降。因此，目前倾向认为，CRH可能是一种双向调节介质。

（5）一氧化氮（NO）　目前认为NO与发热有关，主要机制为：①通过作用于POAH、OVLT等部位，介导发热时的体温上升；②增加棕色脂肪组织的代谢活动导致产热增加；③抑制发热时负调节介质的合成与释放。

2. 负调节介质　发热时，体温很少超过41℃，这种发热时体温上升的幅度被限制在一定范围内的现象称为热限。热限是机体重要的自我保护机制。其基本机制是体温的负反馈调节。

（1）精氨酸加压素（AVP）　AVP是由下丘脑神经元合成的神经垂体肽类激素。研究表明：①脑内或经其他途径注射AVP具有解热作用；②AVP拮抗剂或受体阻断剂能阻断AVP的解热作用或加强致热原的发热效应。③不同环境温度中，AVP的解热作用机制不同：在25℃，AVP的解热效应主要表现为加强散热，而在4℃，则主要表现为减少产热。

（2）黑素细胞刺激素（α-MSH）　α-MSH是由腺垂体分泌的多肽激素，具有极强的解热作用。脑室或静脉内注射α-MSH均具有解热作用。EP性发热期间，脑室中隔区α-MSH含量增加，而将α-MSH注射于此区可使发热减弱。内源性α-MSH能够限制发热的程度和持续时间，阻断内源性α-MSH则能明显增强IL-1的致热效应。

（3）膜联蛋白A1（annexin A1）　是一种钙依赖性磷脂结合蛋白，主要存在于脑、肺等器官之中。向大鼠中枢内注射膜联蛋白A1，可明显抑制IL-1、IL-6、IL-8诱导的热反应，表明膜联蛋白A1是一种发热时体温负性调节介质。

考点提示

正调节介质和负调节介质的种类。

（四）发热时体温上升的基本环节

发热是在发热激活物和EP作用下，体温正负调节相互作用的结果。其发病机制包括三个基本环节：①信息传递，发热激活物作用于产致热原细胞，使后者产生和释放EP，EP作为“信使”，对下丘脑体温调节中枢发挥作用。②体温调定点上调，在EP作用下，中枢介质释放，体温调定点上移，体温调节中枢POAH整合体温调节的正、负调节信息并发出冲动，作用于效应器。③效应部分，来自体温调节中枢的信号，一方面通过运动神经引起骨骼肌紧张度增高或寒战，使产热增加；另一方面，经交感神经系统引起皮肤血管收缩，散热减少，使机体产热大于散热，体温升至与调定点相适应的水平，见图16-2。

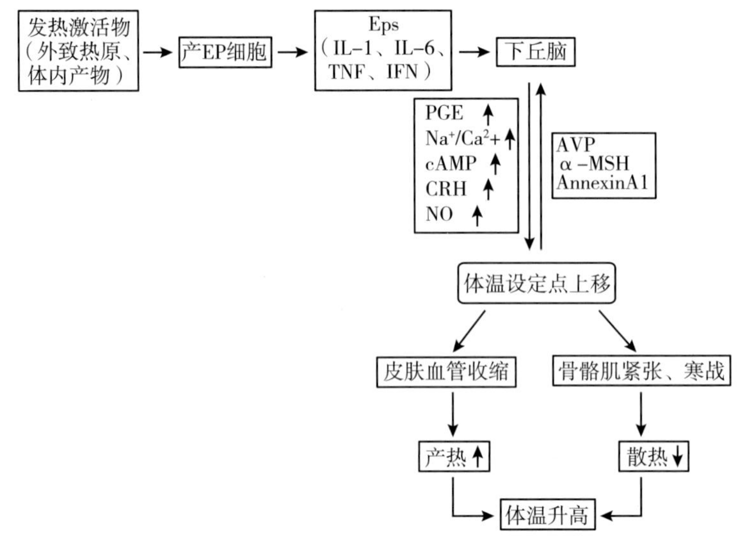

图 16-2 发热发病学基本环节

EP：内生致热原；PGE：前列腺素；cAMP：环磷酰胺；CRH：促肾上腺皮质激素；NO：一氧化氮；AVP：精氨酸加压素；α-MSH：黑素细胞刺激素；Annexin A1：膜联蛋白 A1

第三节 发热时相及其热代谢特点

通常发热的临床过程分为三个时相：体温上升期、高温持续期和体温下降期，特点及临床表现见表16-2。

> **考点提示**
> 发热时相及热代谢特点。

表 16-2 发热的时相及特点

分期	特点	临床表现
体温上升期	调定点上移，产热 > 散热	畏寒、皮肤苍白、寒战、“鸡皮疙瘩”
高温持续期	体温升高到新的调定点水平，产热 = 散热	自觉酷热、皮肤发红、干燥
体温下降期	调定点回到正常水平，散热 > 产热	大量出汗，皮肤潮湿

一、体温上升期（寒战期）

在发热开始阶段，由于正调节占优势，调定点上移，原来正常的体温变成了“冷刺激”，中枢对“冷”信息起反应，发出调控指令经交感神经到达散热中枢，引起皮肤血管收缩和血流减少，导致皮肤温度降低和散热减少，同时调控指令到达产热器官，引起寒战和物质代谢增强，产热随之增加，产热大于散热，体温逐渐升高。

临床表现：患者自感发冷或畏寒，皮肤苍白、寒战、“鸡皮疙瘩”等现象。由于交感神经兴奋，皮肤血管收缩导致散热减少，并引起竖毛肌收缩而出现“鸡皮疙瘩”。皮肤血流减少，呈现苍白色，温度下降，体表冷感受器兴奋，信息传入中枢产生畏寒。

寒战是骨骼肌不随意的周期性收缩，产热明显增加，代谢是正常的4~5倍，其冲动来自下丘脑，经脊髓侧索的网状脊髓束和红核脊髓束，通过运动神经传递到运动终板，引起骨骼肌不随意的周期性收缩。寒战是此期产热的主要来源。另外，由于交感神经的兴奋使竖毛肌收缩而出现“鸡皮疙瘩”。

> **考点提示**
> 寒战的概念。

热代谢特点：产热增加，散热减少，产热大于散热，体温升高。

二、高温持续期（高峰期）

当体温升高到新的调定点水平时，便不再继续上升，而是在这个与新调定点相适应的高水平上波动，所以称高温持续期，也称高峰期或稽留期。

临床表现：患者自觉酷热，皮肤发红、口干舌燥。由于此期体温已与调定点相适应，所以寒战停止并开始出现散热反应。此时体温调节中枢以与正常相同的方式来调节产热和散热，所不同的是在一个较高的水平上进行调节。因散热反应，皮肤血管由收缩转为舒张，血流量增加，患者皮肤发红。由于温度较高的血液灌注使皮肤温度增高，热感受器将信息传入中枢而出现酷热感。皮肤温度的升高加强了水分的蒸发，导致皮肤、口唇干燥。产热增加主要为代谢率升高所致。高峰期持续时间因病情而长短不一。疟疾仅为几小时，大叶性肺炎可持续几天，伤寒持续1周以上。

热代谢特点：体温与上升的调定点水平相适应，产热与散热在较高水平上保持相对平衡。

三、体温下降期（退热期）

当发热激活物、EP及发热介质消除后，体温调节中枢的调定点返回到正常水平。此时体温高于调定点，冷敏神经元发放频率增加，通过调节作用使交感神经的紧张性活动降低，皮肤血管进一步扩张，散热增强，产热减少，体温开始下降，逐渐恢复到与正常调定点相适应的水平。

临床表现：大量出汗，皮肤潮湿，严重者可致缺水。体温在几小时或一昼夜退至正常为骤退（如疟疾、大叶性肺炎、输液反应等），在几天内逐渐降至正常的为渐退（如伤寒、风湿热等）。

热代谢特点：散热多于产热，体温下降，直至回降的调定点水平。

知识拓展

热型

发热患者在不同时间测得的体温数值分别记录在体温单上，将各体温数值点连接起来形成体温曲线表现出不同形态称为热型。不同病因所致发热的热型也常不同。临床常见的热型有稽留热、弛张热、间歇热、波状热、回归热、不规则热。由于抗生素的广泛应用，可使某些疾病的特征性热型变得不典型或呈不规则热型；另外，热型也与个体反应的强弱有关，如老年人休克型肺炎时可仅有低热或无发热，而不表现出肺炎典型的热型。

第四节　发热时机体代谢与功能变化

一、物质代谢的变化

体温升高时物质代谢加快。一般认为，体温每升高1℃，基础代谢率提高13%。发热时代谢率增高一方面是致热原的直接作用，另一方面是体温升高的作用。如果发热持久，营养物质没有得到相应补充，患者就会因消耗过多而导致消瘦和体重下降。

1. 蛋白质代谢　发热时由于体温增高和EP的作用，体内蛋白质分解加强，尿氮比正常人增加2~3倍。此时如果未能及时补充足够的蛋白质，将产生负氮平衡。蛋白质分解加强可为肝提供大量游离氨基酸，用于急性期反应蛋白的合成和组织修复。

急性期反应是机体在发热、感染、外伤、炎症、中毒等应激状况下，所出现的一系列快速的急性时相反应，常伴有血浆中某些蛋白质浓度的升高（如C反应蛋白），是机体的一种防御适应性反应。发热患者多数都有急性期反应。

2. 糖代谢 发热时由于产热的需要，能量消耗明显增加，因而对糖的需求增多，体内糖的分解代谢加强，糖原贮备减少，同时由于无氧酵解增强导致组织内过多乳酸堆积而可能引起肌肉酸痛及代谢性酸中毒。

3. 脂肪代谢 发热时脂肪分解也明显加强。由于糖代谢加强导致糖原储备不足，加上发热时患者食欲较差，营养摄入不足，机体动员脂肪贮备。另外，交感-肾上腺髓质系统兴奋性增高，脂解激素分泌增加，也促进脂肪加速分解，患者由于脂肪的大量消耗而消瘦。

4. 水、盐及维生素代谢 在发热的体温上升期，由于交感-肾上腺髓质系统兴奋性增高，血液重分布，肾血流量减少，尿量减少，Na^+和Cl^-的排泄减少。高温持续期皮肤和呼吸道水分蒸发增多及退热期大量出汗可导致水分和Na^+和K^+的丢失，严重者可引起水电解质紊乱。体温下降期则因尿量恢复和大量出汗，Na^+和Cl^-排出增加。

考点提示

发热的物质代谢的特点。

发热尤其是长期发热患者，由于糖、脂肪和蛋白质分解代谢加强，各种维生素消耗也增多，应注意及时补充。

二、生理功能改变

1. 中枢神经系统功能改变 发热使中枢神经系统兴奋性增高，特别是高热（40~41℃）时，患者可出现头痛、烦躁、谵妄、幻觉等症状。6个月至4岁小儿在高热时易出现全身或局部肌肉抽搐（热惊厥），这可能与小儿中枢神经系统尚未发育成熟有关。有些高热患者神经系统可处于抑制状态出现头晕、嗜睡、淡漠等症状，可能与IL-1的作用有关。

2. 循环系统功能改变 发热时热血对窦房结的刺激及交感-肾上腺髓质系统兴奋性增高，使心率加快。体温每上升1℃，心率每分钟约增加18次，儿童可增加得更快。心率加快可增加心输出量，有利于向代谢旺盛的发热机体提供更多的氧。但心率过快会加重心脏负荷，对于心脏有潜在病灶的患者则容易诱发心力衰竭。此外，有些发热激活物（如内毒素）、EP（如TNF）可直接造成心肌和血管功能损害。在寒战期间，心率加快和外周血管收缩，可使血压轻度升高；高温持续期和退热期因外周血管舒张，血压可轻度下降。少数患者可因大汗而致虚脱，甚至循环衰竭，应及时预防。

3. 呼吸系统功能改变 发热时，由于血温增高和酸性代谢产物的刺激作用，呼吸中枢兴奋使呼吸加深加快。深而快的呼吸在增加热量散发的同时，也可引起呼吸性碱中毒。

4. 消化系统功能改变 发热时交感神经系统兴奋，消化液分泌减少，各种消化酶活性降低，胃肠蠕动减慢，使食物的消化、吸收及排泄功能异常。患者表现为食欲减退、恶心呕吐等。由于胰液和胆汁分泌不足，蛋白质、脂肪消化不良，加之胃肠蠕动减弱，食物在胃肠道发酵、腐败，产气增多，出现便秘、腹胀等临床症状。

第五节　发热防治的病理生理基础

一、治疗原发病

积极治疗原发病，去除引起发热的原始动因，是退热的基本措施。明确诊断、有效治疗，去除致热源则可有效治疗发热。

二、一般性发热的处理

适度发热可以增强机体免疫功能，对于某些不耐热的致病微生物（淋球菌、梅毒螺旋体），一定程度的体温升高即可将其杀灭。因此，对于体温不太高，又不伴有其他疾病者，可不急于退热。对于除发热以外，其他临床症状尚不明显（如结核病早期）的有潜在病灶的病例，若过早予以退热，会掩盖病情，延误原发病的诊断和治疗。

对于一般发热要对患者心血管功能进行监护，尤其是心功能不全的患者，注意补充足够的营养物质、维生素和水，维持患者水、电解质平衡。

三、必须及时解热的情况

对于发热加重病情或促进疾病的发生发展、甚至威胁生命，应立即进行解热。

1. 高热病例（>40℃） 高热使中枢神经细胞和心脏可能受到较大的影响，易导致心力衰竭及中枢神经系统功能障碍，因此应尽早解热，尤其是小儿高热，容易诱发惊厥，更应及早预防。

2. 心脏病患者 发热时心率增快，心脏负荷增加，易诱发心力衰竭。因而，对心脏病患者及潜在的心肌损害者也须及早解热。

3. 妊娠妇女 高热有致胎儿畸形的危险，同时由于妊娠期妇女的特殊生理情况，发热会使心脏负荷增加，可能诱发心力衰竭。

4. 恶性肿瘤患者 恶性肿瘤患者抵抗力低下、能量消耗大，发热会加重体能消耗，应紧急解热。

四、解热措施

（一）药物解热

1. 化学药物 水杨酸盐类是典型的解热镇痛药物。

2. 类固醇解热药 以糖皮质激素为代表。

3. 清热解毒 中草药也有一定解热作用，可适当选用。

（二）物理降温

在高热或病情危急时可采用冰帽或冰带冷敷头部、四肢大血管处用乙醇擦浴以促进散热等措施。也可将患者置较低温度的环境中，加强空气流通，以增加对流散热。但应注意，此时EP、中枢介质等并未清除，体温调定点仍未回到正常水平，物理降温会引起机体更明显的产热反应。

本章小结

发热是指机体在致热原作用下，体温调节中枢的调定点上移而引起的调节性体温升高，超过正常值0.5℃。因体温调节障碍，或散热障碍及产热器官功能异常等原因使得体温调节中枢不能将体温控制在与调定点相适应的水平上而引起的体温升高称为过热。发热激活物是指能够激活机体产内生致热原细胞产生和释放EP，进而引起体温升高的各种物质，包括外致热源和某些体内产物。体温调节中枢位于视前区–下丘脑前部，EP首先作用于体温调节中枢，引起发热中枢释放相关介质，使体温调定点上移，进而引起发热。通常发热的临床过程分为三个时相：体温上升期、高温持续期和体温下降期。发热患者代谢特点为分解代谢增强，合成代谢减弱。对于发热体温不太高，又不伴有其他疾病者，可不急于退热，但发热加重病情或促进疾病的发生发展甚至威胁生命应积极进行退热。

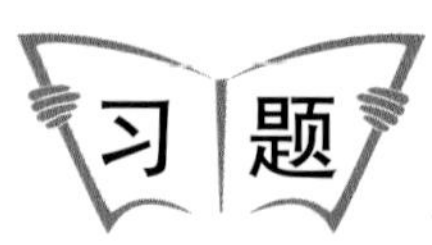

一、选择题

【A1/A2 型题】

1. 有关发热概念的概述，哪一项正确

A. 体温超过正常值0.5℃　　B. 产热过程超过散热过程

C. 是临床上常见的一种疾病　　D. 由体温调节中枢调定点上移引起

E. 由体温调节中枢调节功能障碍所致

2. 发热是一种重要的

A. 临床症候群　　B. 病理过程

C. 独立疾病　　D. 综合征

E. 体征

3. 发热时体温升高超过正常值的

A. 0.1℃　　B. 0.2℃

C. 0.5℃　　D. 0.8℃

E. 1.0℃

4. 下述哪一种情况下的体温升高属于过热

A. 酷热时中暑　　B. 妇女月经前期

C. 剧烈运动　　D. 中毒性休克

E. 流行性出血热

5. 发热激活物的主要作用是

A. 作用于体温调节中枢　　B. 引起产热增加

C. 激活单核细胞　　D. 激活产生内生性致热原细胞

E. 激活中性粒细胞

6. 临床上输液反应出现的发热，其产生的重要原因是

A. 变态反应　　B. 药物的毒副作用

C. 外毒素污染　　D. 内毒素污染

E. 内生性致热原污染

7. 下列哪一物质属于发热激活物

A. 白细胞致热原　　B. 内生致热原

C. 干扰素　　D. 肿瘤坏死因子

E. 白喉毒素

8. 下列哪一项物质属于发热中枢负调节介质

A．前列腺素E
B．Na^+/Ca^{2+}
C．环磷酸腺苷
D．促肾上腺皮质激素释放激素
E．精氨酸加压素

9．热限是指发热时
A．体温升高持续时间受限制
B．体温升高的高度限于一定水平
C．发热激活物的强度受限制
D．内生致热原产生的量受限制
E．内生致热原的作用受限制

10．体温上升期的热代谢特点是
A．产热等于散热
B．散热大于产热
C．产热大于散热
D．产热增加
E．散热障碍

11．体温下降期的热代谢特点是
A．产热大于散热
B．散热大于产热
C．产热等于散热
D．产热减少
E．散热增加

12．寒战是由于
A．全身性骨骼肌不随意的周期性收缩
B．全身性骨骼肌不随意的僵直性收缩
C．下肢骨骼肌不随意的周期性收缩
D．全身皮肤的竖毛肌周期性收缩
E．全身皮肤的竖毛肌不随意收缩

13．严重高热患者未经任何处理首先容易发生
A．低渗性缺水
B．等渗性缺水
C．高渗性缺水
D．肾排水下降引起水潴留
E．热惊厥

14．发热时机体不会出现
A．物质代谢率增高
B．蛋白质代谢正氮平衡
C．糖原分解代谢加强
D．脂肪分解代谢加强
E．某些维生素消耗增多

15．发热患者最常见出现
A．代谢性酸中毒
B．呼吸性酸中毒
C．混合性酸中毒
D．代谢性碱中毒
E．混合性碱中毒

二、思考题

1．发热与过热有什么区别？
2．发热时相及热代谢特点是什么？

（刘辉琦）

扫码“练一练”

扫码“学一学”

第十七章　弥散性血管内凝血

学习目标

1. **掌握**　DIC 的概念、病因、发病机制、影响发生发展的因素及临床表现。
2. 熟悉　DIC 的分期和分型。
3. **了解**　DIC 防治的病理生理学基础。

案例讨论

[**案例**]患者，女，23 岁。半个月前开始出现食欲减退、厌油腻、腹胀、全身乏力，症状逐渐加重，全身发黄来院就诊。查体：神志清楚，表情淡漠，巩膜黄染。触诊肝脏体积增大、质软。实验室检查：Hb 100g/L，WBC 3.9×10^9/L，PLT 120×10^9/L。

入院后虽经积极治疗，但病情日益加重。入院后第 8 天，腹部皮肤出现瘀斑，PLT 50×10^9/L，尿量减少，尿常规检查可见少量红细胞。第 9 天，PLT 39×10^9/L，凝血酶原时间 30 秒，纤维蛋白原定量 2.5g/L，给予肝素抗凝，同时进行输血与激素治疗。第 11 天，患者出现少尿及便血，PLT 32×10^9/L，凝血酶原时间 31 秒，纤维蛋白原 1g/L，继续给予肝素并输血治疗。第 13 天，患者出现大量便血、呕血，PLT 28×10^9/L，凝血酶原时间 28 秒，纤维蛋白原 0.8g/L，3P 试验（++），尿量不足 100ml，出现昏迷，血压下降，抢救无效死亡。

[**讨论**]

1．患者体内发生了何种病理过程？为什么会发生？

2．患者的实验室检查指标为什么会发生上述的改变？

3．患者后期为什么会出现出血和少尿、无尿？

弥散性血管内凝血（disseminated intravascular coagulation，DIC）是指在致病因子的作用下，大量促凝物质入血，血小板和凝血因子被激活，凝血酶增多，微血管内形成广泛的微血栓，继而血小板、凝血因子大量消耗，继发性的纤维蛋白溶解功能增强，机体出现凝血功能失常为特征的病理生理过程。患者主要表现为出血、休克、器官功能障碍和微血管病性溶血性贫血等，是临床上一种严重的综合征，常危及患者生命。

第一节　DIC 的原因和发病机制

一、DIC 的原因

DIC不是一种独立的疾病，而是继发于其他疾病的一个病理生理过程或是一种综合征。凡能使促凝物质进入血液引起血液凝固性升高的因素都有可能引起DIC。

DIC的常见病因如表17-1。

表17-1　DIC的常见病因

类型	比例	主要疾病或病理过程
感染性疾病	31%~43%	败血症、内毒素血症、细菌、病毒、真菌、螺旋体等感染
肿瘤性疾病	24%~34%	急性早幼粒细胞白血病，消化、呼吸、泌尿系统的恶性肿瘤等
妇产科疾病	4%~12%	羊水栓塞、胎盘早剥、羊水栓塞、子宫破裂等
创伤及手术	1%~5%	严重软组织损伤、挤压综合征、大面积烧伤、大手术等

1. 感染性疾病　感染是引起DIC最常见、最重要的原因。其中以革兰阴性或阳性菌感染最为常见，如金黄色葡萄球菌、溶血性链球菌、大肠埃希菌、铜绿假单胞菌等的感染；此外，病毒、真菌及寄生虫的感染也可引起DIC。

2. 肿瘤性疾病　肿瘤尤其是恶性肿瘤也是引起DIC的常见原因。肿瘤细胞可分泌大量组织因子、黏蛋白等物质，促进凝血引起DIC；在肿瘤治疗的过程中，随着肿瘤细胞的破坏，也可激活凝血过程引起DIC。恶性肿瘤引起DIC大多发生于晚期，经常反复出现，预后较差。

3. 妇产科疾病　某些产科意外（如羊水栓塞、胎盘早剥、子宫破裂、流产等）可导致促凝物质入血，导致DIC的发生。

4. 创伤及手术　肝、肺、胰腺等脏器大手术或是器官移植术，可能会引起DIC。严重软组织损伤、大面积烧伤、挤压综合征等创伤也可使血液凝固性增加，引起DIC。

5. 其他　心血管系统疾病如心肌梗死、恶性高血压等也可引起DIC，尤其以肺源性心脏病并发DIC最常见；其他疾病如重型肝炎、重症肝硬化、糖尿病酮症酸中毒、系统性红斑狼疮、急性肾衰竭等，都能引起DIC的发生。DIC发生后又会进一步加重原发疾病，使疾病预后变差。

二、DIC的发生机制

DIC的主要特征是凝血功能失常，首先表现为血液凝固性增高。因此，尽管DIC的原因各异，但其发病的中心环节都是血管内凝血系统被激活，凝血酶生成增多。

1. 组织损伤，激活外源性凝血系统　严重创伤、外科大手术、产科意外、大面积烧伤、肿瘤组织坏死等情况下，均可释放大量组织因子入血。组织因子入血后，激活外源性凝血系统，启动凝血过程。同时，活化的Ⅶ因子激活Ⅸ因子和Ⅹ因子产生的凝血酶又可以激活Ⅸ、Ⅹ、Ⅺ、Ⅻ等因子，扩大凝血反应，引起DIC的发生。

2. 血管内皮细胞损伤，启动内源性凝血系统　酸中毒、缺氧、严重感染、抗原抗体复合物等，均可造成血管内皮细胞损伤，使血管内皮下胶原纤维暴露，激活Ⅻ因子，启动内源性凝血系统，同时使得血小板的黏附、活化和聚集功能增强，并激活激肽和补体系统，促使DIC的发生。

3. 血细胞大量破坏，血小板被激活

（1）红细胞大量破坏　异型输血、疟疾、急性溶血时，红细胞大量破坏。一方面，破坏的红细胞可释放大量ADP等促凝物质，促进血小板黏附、聚集，引起凝血；另一方面，红细胞膜内的磷脂可发生浓缩，并局限Ⅶ、Ⅸ、Ⅹ因子及凝血酶原，使凝血酶的生产增多，促使DIC的发生。

（2）白细胞的破坏和激活　正常的中性粒细胞和单核细胞内也存在促凝物质，内毒素、白细胞介素-1等可使血液中的中性粒细胞和单核细胞合成并释放组织因子入血，启动外源性凝血系统而引起DIC。急性早幼粒细胞白血病患者的白血病细胞的胞质中含有大量组织因子样物质，当其进行放疗、化疗时，这些物质释放入血也会激活凝血系统启动凝血。

（3）血小板的激活　血小板在DIC的发生发展中起着重要作用。细菌、内毒素、病毒、抗原抗体复合物等可使血小板活化，活化的血小板可直接激活Ⅻ因子，启动内源性凝血系统，并释放TXA_2等诱导血小板进一步聚集，加速DIC的发生。

4. 其他促凝物质入血　某些蛇毒（如斑蝰蛇、锯鳞蝰蛇等的蛇毒）可激活凝血因子，促使凝血酶原变为凝血酶，引起DIC的发生。急性坏死性胰腺炎时，大量胰蛋白酶释放入血，也可激活凝血酶原生成凝血酶。羊水中含有组织因子样物质，羊水栓塞时这些物质进入血液可引起DIC。此外，某些肿瘤细胞也可以分泌促凝物质，内毒素可刺激血管内皮细胞表达组织因子，导致DIC的发生。

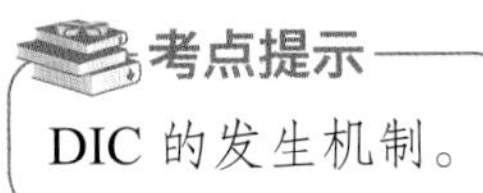

DIC的发生机制。

由于凝血活化，纤维蛋白大量形成，引起广泛微血栓。在此过程中凝血因子和血小板被大量消耗，血液凝固性逐渐降低。同时凝血过程中产生的凝血酶和Ⅻa等物质可以激活体内的纤维蛋白溶解系统。继发性纤溶功能亢进使微血栓溶解的同时，也加剧了机体内凝血-抗凝功能的障碍，患者可发生出血（图17-1）。临床上DIC的发生、发展是一个动态过程，一般是多种机制共同作用的结果。

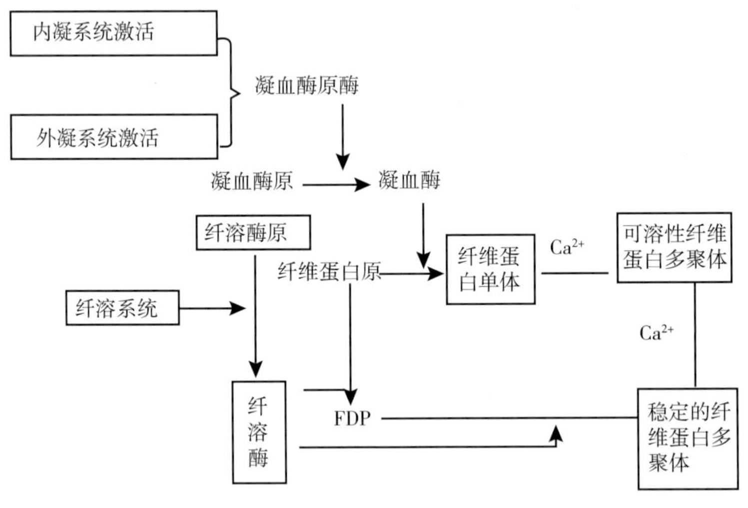

图17-1　凝血与纤溶系统

第二节　影响DIC发生发展的因素

一、单核-吞噬细胞系统功能受损

单核-吞噬细胞系统可清除血液中的凝血酶、纤维蛋白原及其他促凝物质，也可以清除纤溶酶、纤维蛋白降解产物等，对维持体内凝血和抗凝血平衡有着非常重要的作用。若其吞噬功能发生严重障碍，或是吞噬大量坏死组织、细菌等物质后使其功能处于"封闭状态"，都可促进DIC的发生。如全身Shwartzman反应实验中，在第一次注射小剂量内毒素后，体内单核－吞噬细胞系统功能“封闭”，第二次注射内毒素时则易引起DIC。

二、肝功能严重障碍

肝脏可合成蛋白C、抗凝血酶－Ⅲ（AT－Ⅲ）以及纤溶酶原等物质，同时又可以对活化的Ⅺ、Ⅹ、Ⅸ因子进行灭活。当肝功能严重障碍时，体内的凝血、抗凝血和纤溶过程易发生失调。肝炎病毒感染或是使用某些药物，可损害肝细胞引起肝功能障碍，同时也可激活凝血因子，大量肝细胞坏死又可释放组织因子等启动凝血系统，加剧或促进DIC的发生。

三、血液高凝状态

妊娠后第3周开始，孕妇血液中血小板以及多种凝血因子（因子Ⅰ、Ⅱ、Ⅴ、Ⅷ、Ⅸ、Ⅹ及Ⅻ等）逐渐增多，而具有抗凝作用及纤溶活性的物质（如AT－Ⅲ、组织型纤溶酶原激活物及尿激酶型纤溶酶激活物等）减少，同时来自胎盘的纤溶抑制物增多。妊娠4个月以后，孕妇血液开始逐渐趋向高凝状态，到妊娠末期最为明显。因此，当产科意外（宫内死胎、胎盘早期剥离、羊水栓塞等）发生时，DIC的发生率较高。

酸中毒是引起血液高凝状态的另一个重要因素，也是促进DIC发生发展的重要因素。酸中毒可直接损伤血管内皮细胞，胶原暴露激活因子Ⅻ，启动内源性凝血系统；同时，由于血液pH降低，肝素的抗凝活性减弱而凝血因子的活性升高，使得血小板的聚集性加强，并释放大量促凝因子，促进DIC的发生发展。

四、微循环障碍

休克导致微循环发生严重障碍时，常有血流淤滞，甚至出现血液“泥化”。此时，血细胞聚集，血小板黏附聚集。微循环障碍引起缺血、缺氧可导致酸中毒、血管内皮细胞损伤，也可促进DIC的发生、发展。巨大血管瘤中，由于毛细血管中血流极度缓慢，出现涡流，同时伴有局部血管内皮细胞损伤与酸中毒等，这些因素均有利于DIC的发生、发展。低血容量时，肝、肾等脏器处于低灌流状态，无法及时清除某些凝血及纤溶产物，这也是促进DIC发生、发展的因素。

五、其他

纤溶抑制剂（如6－氨基己酸、对羧基苄胺等）使用不当导致纤溶系统的过度抑制、血液黏度增高时也会促进DIC的形成。有实验证明，大剂量长时间地使用α受体兴奋剂会促使DIC形成，但是对其发生机制还未完全阐明。

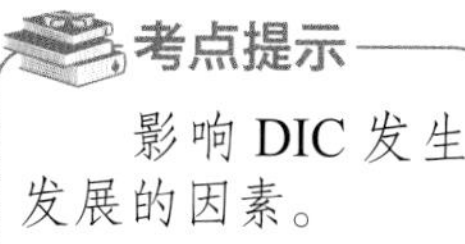

影响DIC发生发展的因素。

第三节　DIC的分期和分型

一、DIC的分期

根据DIC的特点及发展过程，典型的DIC可以分为三期。

1．高凝期　此阶段大量凝血因子激活，血小板聚集，凝血酶产生增多，血液处于高凝状态，微循环中形成大量微血栓。实验室检查可发现凝血时间明显缩短，血液中凝血酶含量增加，血小板黏附性增高。此期在急性型DIC患者不明显，多见于慢性型和亚急性型

DIC，部分患者可无明显的临床表现。

2. 消耗性低凝期 此阶段在DIC过程中持续时间较长。大量凝血酶的产生和微血栓的广泛形成，使凝血因子和血小板被大量消耗，血液此时处于消耗性低凝状态。实验室检查可发现凝血时间显著延长，血小板和各种凝血因子明显减少。患者可出现轻重程度不一的出血。

3. 继发性纤溶亢进期 前期产生的大量凝血酶及活化的凝血因子激活了纤溶系统，产生大量纤维蛋白溶解酶，导致继发性的纤维蛋白溶解；此时又有FDP的形成，它们有很明显的抗凝作用，所以此阶段出血症状更为明显。

DIC的三期并不是严格分开的，发展过程中可能相互交叉。DIC的分期及各期特点见表17–2。

表 17–2 DIC 的分期及各期特点

分 期	基本特点	血液凝固性	实验室检查
高凝期	凝血系统被激活，凝血酶增加，微血栓形成	升高	凝血时间↓，血小板黏附性增加
消耗性低凝期	凝血因子和血小板大量消耗，纤溶系统被激活	降低	血小板↓，凝血时间↑
继发性纤溶亢进期	纤溶功能亢进，形成大量纤维蛋白降解产物	降低	血小板↓↓，凝血酶原时间延长，早期3P试验阳性

二、DIC 的分型

> **考点提示**
> DIC 的分期及各期特点。

引起DIC的原因很多，其发生发展速度也不相同，因此又可将DIC分为以下各型。

1. 按DIC的发生速度分型 不同致病因素的作用方式、强度与持续时间长短不一。当病因作用迅速而强烈时，DIC表现为急性型；当病因作用缓慢而持久时，则表现为亚急性型或慢性型（表17–3）。

表 17–3 急性、亚急性和慢性 DIC 的比较

DIC 类型	临床特点	发病及病程	常见疾病
急性型 DIC	临床表现明显，以出血和休克为主，实验室检查结果明显异常	起病急，病情迅速恶化	严重感染、严重创伤、异型输血等
亚急性型 DIC	临床表现介于急性型和慢性型之间，一般无休克，可有微血管栓塞症状	数天内逐渐发生	恶性肿瘤转移、白血病等
慢性型 DIC	临床表现不明显，有时仅有实验室检查结果异常	起病缓慢，病程长	恶性肿瘤、胶原病、慢性溶血性贫血等

（1）急性型 在数小时或1~2天内发生，突然起病，常见于各种严重感染，尤其是革兰阴性菌感染引起的败血症性休克，以及严重创伤、异型输血、移植后急性排异反应等。此型患者临床表现明显，常以休克和出血为主。病情迅速恶化，分期不明显，实验室检查结果明显异常。

（2）亚急性型 DIC在数天内逐渐形成，常见于恶性肿瘤转移、宫内死胎等情况。临床表现介于急性型和慢性型之间，一般无休克，常伴有微血管栓塞症状。

（3）慢性型　起病缓慢，病程长，可达数月甚至数年。常见于恶性肿瘤、胶原病、慢性溶血性贫血等疾病。此时，由于机体有一定的代偿能力，单核-吞噬细胞系统的功能也比较健全，故该型患者各种临床表现均不明显，有时仅有实验室检查异常，容易被误诊或漏诊。在一定条件下，慢性型DIC可转化为急性型DIC。

2. 按DIC代偿情况分型　在DIC发生发展过程中，虽然血浆凝血因子与血小板不断被消耗，但是骨髓生成血小板和肝脏合成凝血因子的能力也同时不断增强，产生代偿作用。因此，根据凝血物质的消耗与代偿性生成增多情况，可将DIC分为以下三型。

（1）代偿型　凝血因子与血小板的消耗与生成之间基本上保持平衡状态。此型患者可无明显临床表现，或仅有轻度出血和血栓形成的症状。实验室检查无明显异常，易被忽视。如若病情持续加重，则可转化为失代偿型。主要见于轻度DIC。

（2）失代偿型　凝血因子和血小板的消耗超过生成。此型患者常出现明显的出血、休克等临床表现，实验室检查发现血小板和凝血因子均明显减少。主要见于急性DIC。

（3）过度代偿型　机体代偿功能较好，凝血因子和血小板的生成多于消耗。此型患者出血或栓塞症状不太明显，实验室检查可发现凝血因子暂时升高。在一定条件下，可转化为失代偿型。主要见于慢性DIC或DIC恢复期。

局部性DIC，是指DIC主要发生于病变局部，多见于静脉瘤、主动脉瘤，心脏室壁瘤、人造血管、体外循环、器官移植后的排异反应等。此时在病变局部有凝血过程的激活，主要导致局限于某一器官的多发性微血栓症，但全身也有轻度的血管内凝血存在。因此严格地说，局部性DIC是全身性DIC的一种局部表现。

第四节　DIC的主要临床表现

DIC时，各种典型的临床表现主要出现在急性、严重的DIC。除去原发疾病的临床表现外，DIC主要表现为出血、休克、器官功能障碍、微血管病性溶血性贫血。

一、出血

出血是DIC最常见、最突出的临床表现，是大多数DIC患者的首发症状。临床上DIC患者可有轻重不等的多部位出血倾向，表现为皮肤出现瘀点、瘀斑、紫癜、呕血、黑便、血尿、牙龈出血、鼻出血等。轻者只有伤口局部或注射部位渗血，重者可发生多部位大量出血，用原发病无法解释，用一般止血药效果不明显。

DIC引起出血的机制有以下可能。

1. 凝血物质的消耗　在DIC发生发展过程中，各种凝血因子和血小板大量消耗。若消耗过多而代偿不足，血液中的纤维蛋白原、凝血酶原、Ⅴ因子、Ⅷ因子、Ⅹ因子及血小板明显减少，凝血过程发生障碍而引起出血。

2. 纤溶系统的激活　DIC过程中，Ⅻ因子被激活的同时，激肽系统也被激活产生激肽释放酶，促使纤溶酶原变成纤溶酶，激活纤溶系统。某些富含纤溶酶原激活物的器官（子宫、前列腺、肺等）内形成大量微血栓而发生缺血、缺氧、变性、坏死时，便可释放大量纤溶酶激活物入血而激活纤溶系统。应激状态下，交感-肾上腺髓质系统兴奋，肾上腺素可使血管内皮细胞合成、释放纤溶酶原激活物，缺氧导致血管内皮细胞受损时等也皆可激活纤溶系统，导致纤溶酶增多。纤溶酶除了能降解纤维蛋白（原）外，还可以水解凝血因子Ⅴ、Ⅷ和凝血酶等，从而引起凝血障碍和出血。

3. 纤维蛋白（原）降解产物的形成 凝血过程中，凝血酶使得纤维蛋白原转变为纤维蛋白单体，最终形成纤维蛋白多聚体。当纤溶系统继发性被激活后，血中纤溶酶增多，纤维蛋白原被分解。纤维蛋白原在纤溶酶作用下裂解出纤维肽A（FPA）和纤维肽B（FPB），留下的片段即X片段再在纤溶酶作用下不断分解产生D片段和Y片段，Y片段可继续分解为D片段和E片段；纤维蛋白在纤溶酶作用下可分解形成X'、Y'、D、E'片段及各种二聚体、多聚体及复合物。这些纤维蛋白（原）水解产生的各种片段，被统称为纤维蛋白（原）降解产物（FgDP或FDP）。这些片段具有明显的抗凝作用，如：X、Y碎片可与纤维蛋白单体聚合，进而抑制纤维蛋白多聚体生成；Y、E碎片有抗凝血酶作用；D碎片抑制纤维蛋白单体聚合。同时，大部分FDP可以与血小板膜结合，抑制血小板的黏附和聚集。因此，FDP的形成是导致DIC出血的重要机制。

临床上经常采用血浆鱼精蛋白副凝试验（3P试验）检查FDP存在。鱼精蛋白可与FDP结合。若血液中存在可溶性纤维蛋白单体复合物（SFMC），则在加入鱼精蛋白后，SFMC中的FDP与纤维蛋白单体分离，纤维蛋白单体聚合形成不溶的纤维蛋白多聚体，表现为肉眼可见的凝胶状物析出，这种现象称副凝现象。DIC患者血浆中由于有SFMC的存在，3P试验常呈阳性。由于鱼精蛋白主要是与FDP中的X'片段结合，晚期DIC患者血浆中X'片段减少，D、E'明显增多，因此DIC纤溶亢进期晚期3P试验反而呈阴性。

知识拓展

D–二聚体

D-二聚体（D-Dimer）是纤维蛋白单体经Ⅷ因子交联后，再经纤溶酶水解所产生的一种特异性降解产物，是一个特异性的纤溶过程标记物。D-二聚体来源于纤溶酶溶解的交联纤维蛋白凝块，主要反映体内纤维蛋白溶解功能，只要机体血管内有活化的血栓形成及纤维溶解活动，D-二聚体就会升高。血浆D-二聚体测定是了解继发性纤维蛋白溶解功能的一个试验。正常情况下血浆D-二聚体实验室检测结果为阴性，增高或阳性见于继发性纤维蛋白溶解功能亢进，如高凝状态、弥散性血管内凝血、肾脏疾病、器官移植排异反应、溶栓治疗等。除了在DIC的诊断中有重要意义外，D-二聚体定量检测在溶栓治疗效果的评判中也有着重要参考价值。

4. 微血管损伤 DIC的过程中，各种原发病和继发的缺氧、酸中毒等都可引起微血管损伤，使得微血管壁通透性增加，这也是DIC出血的机制之一。

考点提示

DIC患者发生出血的原因。

DIC患者出血严重而剧烈时可引起死亡。因此当患者患有可能引起DIC的原发疾病，出现不明原因的多发性出血，且用一般止血药物治疗无效时，要考虑到DIC发生的可能性。

二、休克

急性DIC患者常出现休克。DIC和休克二者互为因果，可形成恶性循环。DIC引起休克的主要机制如下：①由于毛细血管和微静脉中有广泛微血栓形成，导致回心血量严重不足。②DIC时心肌发生损伤，心输出量减少。③广泛的出血可引起血容量减少。④凝血因子Ⅻ

被激活后可激活激肽系统、补体系统和纤溶系统，使激肽和某些补体成分（C3a、C5a等）生成增多。C3a、C5a等则可使肥大细胞和嗜碱性粒细胞脱颗粒释放组胺，组胺、激肽可以使微动脉和毛细血管前括约肌舒张，血管壁通透性增强，从而使外周阻力降低，回心血量减少。⑤FDP的形成，加重了微血管扩张及通透性升高。这是因为FDP的某些成分能增强组胺和激肽的作用，促进微血管舒张。这些因素均可导致有效循环血量严重不足，微循环发生障碍，促使休克的发生、发展。

三、器官功能障碍

DIC发生时，微血管中的大量微血栓可引起微循环障碍，导致器官功能发生障碍。典型的微血栓大多由纤维蛋白构成，也有部分由血小板组成。它们既可以在局部形成，也可来自别处，阻塞微血管。有时患者虽然有典型的DIC临床表现，但病理检查却没有发现微血栓，可能是由于体内继发性纤溶系统被激活使微血栓被溶解所致，也可能是纤维蛋白性微血栓尚未完全形成，只有在电镜下才能见到。

微血栓可阻塞局部的微循环血流，严重时可造成器官因缺血而发生局灶性坏死。严重或持续时间过久时可能导致器官衰竭。如肾脏形成的微血栓，病变可累及入球动脉或肾小球毛细血管，严重时可能引起双侧肾皮质坏死和急性肾衰竭，患者出现少尿、蛋白尿、血尿等临床表现。如肺部发生，则会可引起呼吸困难、肺出血，进而导致呼吸衰竭。如消化道受累则可导致恶心、呕吐、腹泻、消化道出血等症状。肝脏受累时可出现黄疸及肝衰竭。若肾上腺受累，则可引起肾上腺皮质出血性坏死而造成急性肾上腺皮质功能衰竭，称沃-弗综合征，又称出血性肾上腺综合征。如果垂体受累发生坏死，则可导致席汉综合征。神经系统受累可导致神志模糊、嗜睡、昏迷、惊厥等非特异性症状，这些症状的出现可能与蛛网膜下腔出血以及微血管阻塞、脑皮质和脑干的多处出血有关。

由于DIC的累及范围、病程长短和严重程度不同，轻者可影响个别器官，重者可累及多个器官，造成两个或两个以上器官的功能障碍或衰竭，即多器官功能衰竭（MOF）。MOF是DIC引起患者死亡的重要原因。

（四）微血管病性溶血性贫血

DIC患者可出现一种特殊类型的贫血，即微血管病性溶血性贫血。这种贫血除具备溶血性贫血的一般特征外，患者外周血涂片中可发现一些形态特殊的红细胞，其外形可呈盔形、星形、新月形等，统称为裂体细胞或红细胞碎片。由于这些碎片脆性高，故容易发生溶血。

目前认为产生红细胞碎片的主要原因是DIC。其主要机制是：在微血管中纤维蛋白性微血栓形成的早期，纤维蛋白丝在微血管腔内形成细网，而循环中的红细胞流经这些由纤维蛋白丝构成的网孔时，常常会粘着、滞留或挂在纤维蛋白丝上。这些红细胞再经血流的不断冲击，发生破裂。在微循环受阻时，红细胞还可能通过血管内皮细胞之间的裂隙，被挤压到血管外组织中去。这种机械损伤可使红细胞出现扭曲、变形和碎裂，形成了上述各种红细胞碎片。除了机械损伤外，某些DIC的病因也可使红细胞变形能力降低，易破裂发生溶血。由于出血和红细胞的破坏，DIC患者可出现贫血。血液检查时可发现红细胞计数下降，网织红细胞计数增多，外周血涂片中可见裂体细胞。

考点提示

DIC的主要临床表现。

第五节 DIC诊断和防治的病理生理学基础

一、DIC的诊断

DIC是继发于某些疾病之后的病理生理过程，其病情变化十分复杂。不同类型的DIC患者在不同时期的临床表现和实验室检查指标变化也不尽相同。因此若要明确诊断DIC，必须要密切观察患者的各种表现进行综合判断。

1. 存在易引起DIC的基础疾病 是否存在基础疾病尤其重要，若没有明确诱发DIC的基础疾病则应慎重诊断。如感染、恶性肿瘤、严重创伤、产科意外等。

2. 密切注意观察临床表现 对于急性型DIC和失代偿型DIC的诊断非常重要，尤其是出现下列临床表现。

（1）存在不明原因的严重或多发性出血倾向。

（2）出现微循环障碍或休克，如口唇发绀、皮肤苍白、全身湿冷等，用原发病难以解释，同时用一般的抗休克治疗无明显效果。

（3）反复出现的多发性微血栓症状和体征，如广泛性皮肤黏膜栓塞、灶性缺血性坏死、溃疡形成等。

（4）出现原因不明的脑、肾、肺等器官功能障碍。

（5）给予抗凝治疗后有明显效果。

3. 实验室检查指标

（1）血小板计数$<100\times10^9$/L或出现进行性降低，或有两项以上血小板活化指标的升高。

（2）凝血酶原时间（PT）延长或缩短3秒以上。

（3）血浆纤维蛋白原<1.5g/L，或出现进行性降低。

（4）3P试验阳性或血浆FDP>200mg/L。将鱼精蛋白加入受检者血浆后，若形成絮状或胶胨状白色沉淀，则为阳性。3P试验阳性多见于DIC患者纤溶亢进期的早期阶段，晚期则呈阴性。

（5）血浆D-二聚体水平升高，这是目前DIC诊断的重要指标。

（6）纤溶酶原含量及活性降低。

（7）AT含量及活性降低，血浆Ⅷ因子促凝活性<50%。

以上指标中若有三项指标同时发生异常，则具有诊断意义。疑难或特殊病例则需进行特殊检查。

二、DIC的防治

引起DIC的原发疾病很多，患者病情发展的严重程度也各不相同，因此在治疗决策上应注意个体化差异。DIC的防治主要有以下几个方面。

1. 防治原发病，消除诱因 加强对基础疾病的治疗是防治DIC、提高患者存活率的重要措施。如控制感染、纠正体内酸中毒等。

2. 改善微循环 扩充血容量、解除血管痉挛，尽早疏通堵塞的微血管。

3. 抗凝治疗 是DIC治疗过程中的重要步骤。在高凝期使用肝素、低分子右旋糖酐等进行抗凝治疗，在慢性DIC患者尤为适用。出现明显出血倾向的患者，可应用血液制品进行替代性治疗，如浓缩血小板悬液、新鲜血浆、凝血酶原复合物等；也可使用纤溶抑制剂止血，但应谨慎使用。

本章小结

弥散性血管内凝血（DIC）是一种由多种原因引起的，以凝血功能失常为主要特征的病理生理过程。DIC发生以后患者血液凝固性表现为先增高后降低，其病程可以分为高凝期、消耗性低凝期和继发性纤溶亢进期。出血是DIC患者最常见的临床表现。临床上应结合患者的原发疾病、临床表现和实验室检查结果综合分析，尽早对DIC做出诊断和处理。

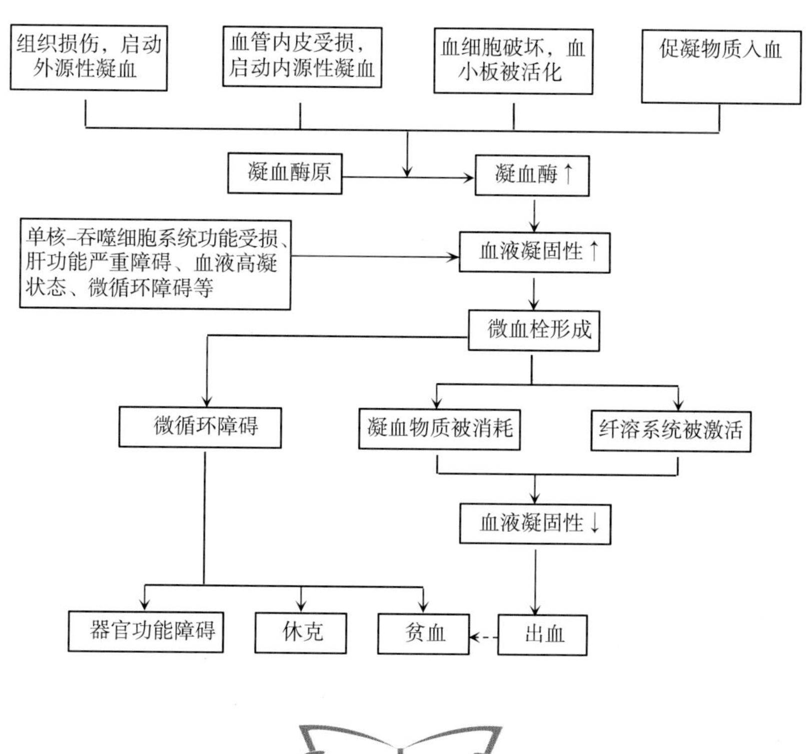

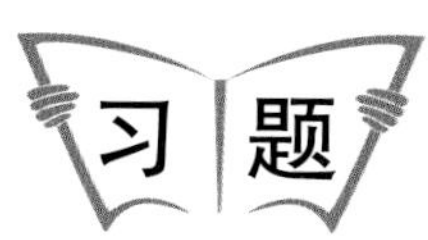

一、选择题

【A1/A2 型题】

1. 肝功能下降患者凝血功能障碍的主要原因
   A．血小板减少
   B．凝血因子Ⅱ、Ⅶ、Ⅸ、Ⅹ生成减少
   C．血中抗凝物质增多
   D．血浆中 Ca^{2+} 浓度下降
   E．凝血因子的灭活增强
2. 外源性凝血系统的作用起始于
   A．组织损伤释放组织因子　　B．凝血酶的形成

C．Ⅻ因子的激活
D．Ⅹ因子被激活
E．Ⅶ因子被激活

3．DIC时血液凝固功能异常表现为
A．血液凝固性增高
B．血液凝固性降低
C．血液凝固性先增高后降低
D．血液凝固性先降低后增高
E．血液凝固性增高和降低同时进行

4．弥散性血管内凝血的基本特征是
A．凝血因子和血小板的激活
B．凝血酶原的激活
C．凝血因子和血小板的消耗
D．纤溶亢进
E．凝血功能异常

5．引起弥散性血管内凝血最常见的疾病
A．败血症
B．宫内死胎
C．大面积烧伤
D．胰腺癌
E．器官移植

6．血管内皮细胞受损，启动内源性凝血途径是通过活化
A．凝血酶原
B．纤维蛋白原
C．钙离子
D．Ⅻ因子
E．组织因子

7．导致DIC发病的关键环节
A．组织凝血因子大量入血
B．凝血因子Ⅻ的激活
C．凝血酶生成增加
D．纤溶酶原激活物生成增加
E．凝血因子Ⅴ的激活

8．DIC晚期时高度纤溶亢进使D-二聚体含量降低的原因
A．尿激酶作用减弱
B．抗胰蛋白酶抑制减轻
C．D-二聚体分解为小分子物质
D．纤溶酶分解纤维蛋白多聚体作用减弱
E．凝血酶分解纤维蛋白原减少

9．使用大量肾上腺皮质激素容易诱发DIC，这主要是由于
A．组织凝血活酶大量入血
B．血管内皮细胞广泛受损
C．增加溶酶体膜的稳定性
D．单核-吞噬细胞系统功能受损
E．肝素的抗凝活性减弱

10．妊娠末期发生产科意外容易诱发DIC，是由于
A．微循环血流淤滞
B．血液处于高凝状态
C．单核-吞噬细胞系统功能减弱
D．纤溶系统活性增高
E．胎盘功能受损

11．微血管病性溶血性贫血的发病机制主要与下列哪项因素有关
A．微血管内皮细胞受损
B．纤维蛋白丝在微血管腔内形成细网
C．血小板的损伤

D．小血管内血流淤滞

E．白细胞的破坏作用

12．下列哪项因素不是直接引起DIC出血的原因

A．凝血因子大量消耗

B．单核-吞噬细胞系统功能下降

C．血小板大量消耗

D．纤维蛋白降解产物的作用

E．继发性纤溶亢进

13．下列影响DIC发生的因素哪一项是错误的

A．休克晚期常发生DIC

B．代谢性酸中毒易发生DIC

C．妊娠末期易发生DIC

D．单核-吞噬细胞功能亢进易发生DIC

E．肝功能障碍患者容易发生DIC

14．DIC的贫血属于

A．中毒性贫血

B．失血性贫血

C．溶血性贫血

D．缺铁性贫血

E．再生障碍性贫血

15．典型DIC可分为三期，其低凝期

A．血小板计数减少，凝血时间延长，纤维蛋白原含量增加

B．血小板计数增加，凝血时间缩短，纤维蛋白原含量增加

C．血小板计数增加，凝血时间缩短，纤维蛋白原含量降低

D．血小板计数减少，凝血时间缩短，纤维蛋白原含量降低

E．血小板计数减少，凝血时间延长，纤维蛋白原含量降低

16．DIC时，凝血因子和血小板生成多余消耗见于

A．过度代偿型DIC

B．代偿型DIC

C．失代偿型DIC

D．急性型DIC

E．亚急性型DIC

17．男性，60岁，被蛇咬伤，伤口出血，伴有全身散在出血点、瘀斑，咯血。实验室检查3P试验阳性。证实为毒蛇咬伤后导致DIC。该患者出现出血的机制可能与下列哪些因素有关

A．凝血物质被消耗

B．血小板减少

C．纤溶系统被激活

D．FDP的形成

E．以上都对

【A3/A4 型题】

某患儿，出现发热、呕吐、皮肤有出血点，出血点涂片检查可见脑膜炎双球菌。入院时血压92/74mmHg。治疗过程中出血点逐渐增多呈片状，血压降至60/40mmHg。

18．根据上述情况，该患儿可能出现的病理生理过程

A．发热

B．呕吐

C．DIC

D．消化道出血

E．缺水

19．为了明确诊断，下一步对患儿做的检查项目不包括

A．血小板计数
B．凝血酶原时间
C．纤维蛋白原含量
D．骨髓象
E．3P试验

20．该患儿外周血涂片中可能存在
A．裂体红细胞
B．幼稚红细胞
C．畸形红细胞
D．异形红细胞
E．变形红细胞

二、思考题

1．简述DIC的发生机制。
2．DIC患者为什么会出现多发性出血倾向？
3．产科意外为什么容易发生DIC？

（周颖婷）

扫码“练一练”

第十八章　休　　克

扫码“学一学”

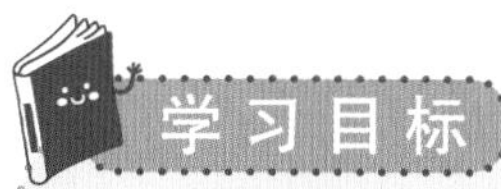

学习目标

1. **掌握**　休克的分期与发病机制。
2. 熟悉　休克的病因和分类。
3. 了解　休克时重要脏器功能的变化及防治原则。

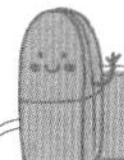

案例讨论

［**案例**］某患者，男性，19岁，外出打工，不慎从高处坠落。查体：面色苍白，脉搏细速、四肢冰凉，伴有出汗。左耻骨联合下及大腿内侧有大片瘀斑，BP 65/40 mmHg；HR 125 次 / 分；T 36.8℃，入院途中昏迷死亡。

［**讨论**］

1．该患者患有何种休克？

2．该患者送院前属于休克哪一阶段？

3．此阶段微循环变化的特点有哪些？

第一节　休克的病因和分类

休克（Shock）是各种强烈致病因子作用下，机体有效循环血量锐减，微循环障碍而引起重要器官灌流量不足和细胞与器官功能代谢障碍，是一种危重的全身性病理过程。

一、按病因分类

（一）失血、失液性休克

全血容量急剧降低所引起的休克，通常是指低血容量性休克，可有以下类型。

1. 失血性休克　外伤、胃溃疡出血、食管静脉曲张出血、肝脾出血、宫外孕、DIC大出血均能导致休克。若快速失血超过总血量的20%左右，就可引起休克；超过全血量的50%左右，往往迅速导致死亡。

2. 失液性休克　常见于剧烈呕吐、腹泻、肠梗阻、大量出汗等引起的体液丧失，使有效循环血量锐减而引起的休克，过去称为虚脱。

（二）烧伤、血浆大量丢失

（三）挤压伤、创伤性休克

创伤性休克由创伤所引起，休克的发生与失血、强烈疼痛有关。创伤是战争中最常见的原因，如挤压综合征、战伤、颅脑损伤、还包括意外事故等。

（四）感染性休克

严重感染，特别是革兰阴性菌感染时易发生。感染性休克常伴有败血症，故又称为败血症性休克。

（五）过敏性休克

过敏体质的人经注射某些药物（如青霉素）、血清制剂或疫苗时，因体内组胺和缓激肽大量释放，引起血管扩张、血管床容积增大，毛细血管通透性增加而引起的休克。

（六）神经源性休克

剧烈疼痛，高位脊髓损伤及深度麻醉引起血管运动中枢抑制所致的休克。患者表现为血管扩张，外周阻力降低，回心血量减少，血压下降。

（七）心源性休克

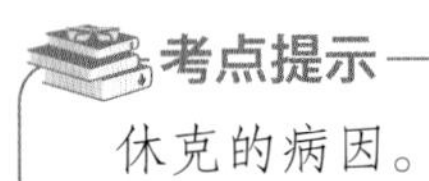

休克的病因。

见于急性心包炎、急性心肌梗死、心脏压塞、严重心律失常等疾病，可因心输出量急剧减少，有效循环血量和组织灌流量明显降低时所引起的休克。

知识拓展

晕　　厥

晕厥与休克是两个不同的概念，晕厥是指多种原因造成的一过性脑缺血引起的短暂意识丧失，是由于急性血管舒缩障碍、心功能紊乱、脑调节功能障碍和血液成分异常等多种因素引起，造成功能紊乱的时间非常短，仅数分钟，其发生机制主要是由于多种原因引起的迷走神经兴奋，使外周血管急剧舒张，导致脑血液灌流一过性减少而引起短暂意识丧失。

二、按休克发生的始动环节分类

休克虽由不同致病因子引起，病因各异，但有效灌流量减少是多数休克发生的共同基础。而实现有效灌流量的基础是：①足够的循环血量；②正常血管的舒缩功能；③正常的心脏功能。其中任何一个因素发生大的变化，超过其他因素的代偿能力，均可导致休克。

（一）血容量降低

全血容量减少见于失血、失液、创伤及感染性等疾病。因为血容量急剧减少，静脉回流不足，心输出量减少，从而导致微循环灌流量严重不足引起的休克，属于低血容量性休克。

（二）血管床容量扩大

机体的血管床总量很大，正常时毛细血管是交替开放的，约有20%开放而80%呈关闭状态，并不会因血管床容量远大于血液量而出现有效循环血量不足。由于血管活性物质的作用，使小血管扩张，血管容量增大，血液淤积在小血管内，使有效循环血量减少而引起休克。过敏性休克和感染性休克见于此因素。

（三）急性心脏功能障碍

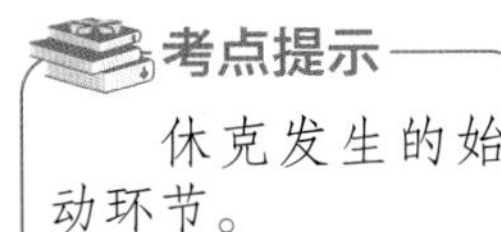

休克发生的始动环节。

是心源性休克发生的始动环节。由于心功能障碍，引起心排出量急剧减少，有效循环血量显著下降所引起的休克。

三、按血流动力学特点分类

（一）高排低阻型休克

休克发生时的血液动力学特点是外周阻力降低，心输出量增加，皮肤血管扩张，血流量增加，皮肤温度升高，又称暖休克。

（二）低排高阻型休克

休克发生时的血液动力学特点是心输出量降低，外周阻力升高，皮肤血管收缩，血流量减少，皮肤温度降低，又称为冷休克。

第二节　休克的分期与发病机制

各型休克的发展过程及机制各不相同，但其特征基本相似，即（重要器官微循环障碍）。下面以失血性休克为例，根据血流动力学和微循环的变化可将休克的过程分为三个时期。

一、缺血性缺氧期

缺血性缺氧期又称休克早期或代偿期。

（一）微循环及组织灌流

休克早期微循环变化以痉挛为主，口径明显缩小，而且微循环流入端收缩严重于流出端，同时大量真毛细血管网关闭，微循环内血流速度显著减慢，开放的毛细血管减少，毛细血管血流限于直接通路，动静脉吻合支开放，组织灌流量减少，出现少灌少流，灌少于流的情况。

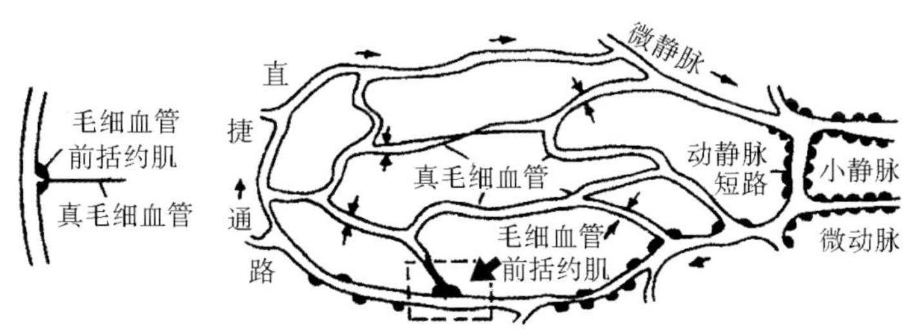

图 18-1　缺血性缺氧期

（二）微循环障碍的机制

微循环血管持续痉挛的始动因素是交感-肾上腺髓质系统强烈兴奋。儿茶酚胺释放入血，既刺激α受体，造成皮肤、内脏血管明显痉挛；又刺激β受体，引起大量动静脉短路开放，使器官微循环血液灌流量锐减。此外还有多种体液因子参与，包括血管紧张素Ⅱ、血管加压素等。

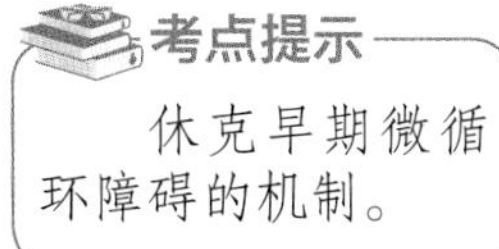

考点提示
休克早期微循环障碍的机制。

（三）微循环的代偿意义

微循环变化的代偿意义主要表现为以下3个方面。

1. **自身输液**　由于微动脉、后微动脉和毛细血管前括约肌对儿茶酚胺更敏感，导致毛细血管前阻力比后阻力更大，毛细血管中流体静压下降，组织液反流入血增多。

2. **自身输血**　肌性微静脉和小静脉收缩，肝脏的储血库收缩，有利于回心血量的增加，可以迅速而短暂地增加回心血量，减少血管床容量，有利于动脉血压的维持。

3. **保证重要器官的血液供应**　由于不同器官的血管对儿茶酚胺反应不一，皮肤、内脏、骨骼肌、肾的血管对儿茶酚胺的敏感性较高，收缩更甚；而脑动脉和冠状动脉血管则无明显改变，故在全身血量减少的情况下，心、脑血液供应基本上得到了比较充足的保证。

维持动脉血压的机制：一是增加回心血量和循环血量，自身输血、自身输液、抗利尿激素和醛固酮增多使肾小管重吸收钠、水增多；二是增加心输出量，交感–肾上腺髓质系统兴奋，心率加快，心肌收缩力增加，心输出量增加；三是广泛的外周血管收缩，外周阻力增加。由于上述代偿作用，休克早期患者动脉血压并不一定都降低，可以正常甚至略升。

（四）临床表现

该期患者临床表现为脸色苍白，四肢冰冷、出冷汗，脉搏细速，脉压降低，尿量减少，烦躁不安。由于血液的重新分配，心脑灌流可以正常，血压正常或略升高，但脉压减少。结合上述症状和脉压减少，即使血压不下降甚至轻微升高，也应考虑为休克早期（图18–2）。

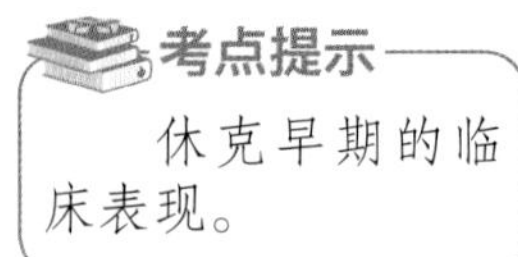

休克早期的临床表现。

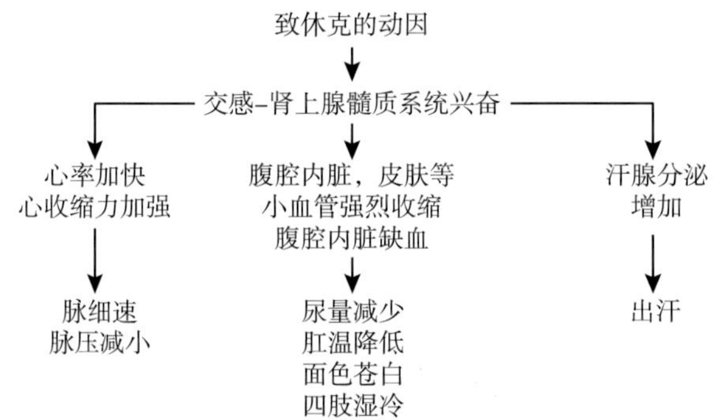

图 18–2　休克早期临床表现及产生机制

该期为休克的可逆期，应尽早消除休克动因，控制病变发展，及时补充血容量，恢复循环血量，防止向休克期发展。

二、淤血性缺氧期

又称休克期或微循环淤滞期，当休克的原始病因不能及时清除，病情继续发展，交感–肾上腺髓质系统长期过度兴奋，组织将持续缺血缺氧，病情即可发展到休克期。

（一）微循环及组织灌流

此期微动脉，后微动脉痉挛减轻，流入端扩张，毛细血管前扩约肌舒张，血液经过开放的毛细血管前扩约肌大量涌入真毛血管网；而在毛细血管的静脉端和微静脉血流缓慢，血液浓缩，红细胞聚集；白细胞滚动、黏附、嵌塞；血小板聚集；血黏稠度增加。微循环血流速度缓慢，组织微循环呈多灌少流、灌大于流。该期真毛细血管开放数目虽然增多，但血液大量淤滞于毛细血管和后微静脉中，血流更慢，甚至“泥化”淤滞，组织处于严重低灌流状态，缺氧更为严重（图18–3）。

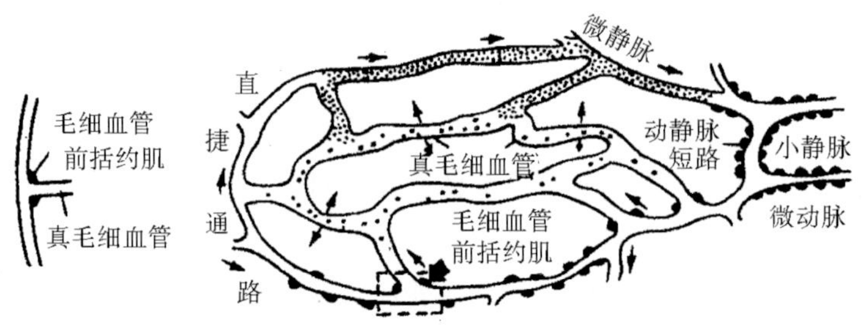

图 18–3　淤血性缺氧期

（二）微循环淤滞的机制

主要与下列因素有关。

1. 酸中毒　长期缺血和缺氧引起组织氧分压下降，CO_2和乳酸堆积，发生酸中毒。酸中毒导致平滑肌对儿茶酚胺的反应性降低。

2. 局部扩血管代谢产物的作用　缺血、缺氧可使扩血管活性物质（组胺、激肽、腺苷、K^+等）增多，使血管扩张。

3. 内毒素的作用　内毒素性休克有内毒素血症，可通过激活凝血、纤溶、激肽和补体系统，引起血管扩张和持续性低血压。

4. 血液流变学的改变　休克期白细胞的滚动、贴壁、黏附于内皮细胞上，加大了毛细血管的后阻力；此外还有血液浓缩、血浆黏度增大，红细胞聚集，血小板黏附聚集，都造成微循环血流变慢，血液泥化、淤滞，甚至血流停止。

（三）微循环淤血的后果

该期微循环血管床的大量开放，血液淤滞在内脏器官，造成有效循环血量锐减，回心血量减少，心输出量和血压进行性下降，加重休克。由于心输出量和动脉血压进行性降低，当平均动脉压低于55mmHg（7kPa）时，心、脑血管失去自身调节，冠状动脉和脑血管灌流不足，出现心、脑功能障碍，甚至衰竭。

此期的微循环改变形成了恶性循环，进入失代偿阶段，若无有效的抢救措施，病情将不断加重，甚至死亡。

（四）临床表现

休克期的主要临床表现是血压进行性下降，冠状动脉和脑血管灌流不足，出现心、脑功能障碍，心搏无力、心音低钝、神志淡漠转入昏迷。由于肾血流量的严重不足，出现少尿甚至无尿（图18–4）。

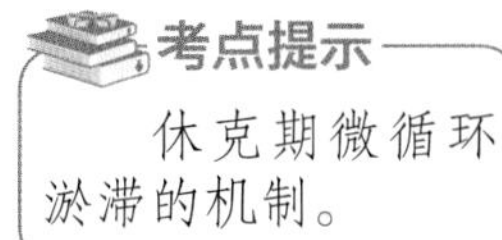

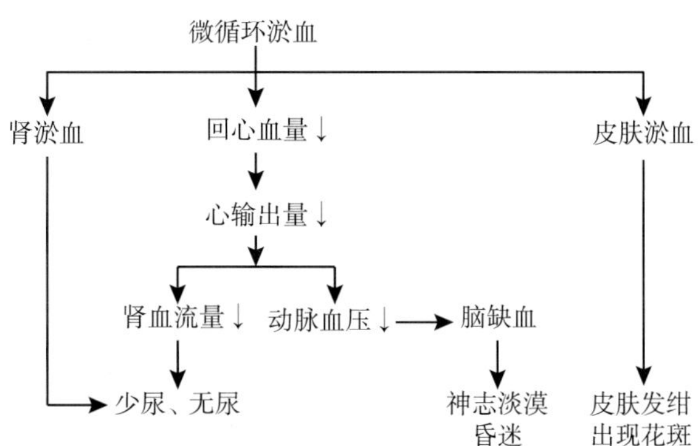

图 18–4　淤血期的临床表现和发病机制

三、休克的难治期

又称休克晚期或微循环衰竭期。休克晚期，微循环血管对各种血管调节因素的反应性显著降低或消失，发生麻痹性扩张，可发生弥散性血管内凝血、器官功能障碍，甚至发生多器官衰竭，给治疗带来极大困难，因而又称“不可逆性休克或难治性休克”。

（一）微循环及组织灌流

此期微循环内微血管扩张，血液进一步浓缩，微循环中有大量微血栓阻塞了微循环，微血管平滑肌麻痹，对任何血管活性药物均失去反应，微循环血流停止，不灌不流，组织得不到足够的氧气和营养物质供应，所以称为微循环衰竭期（图18–5）。此时血液处于高凝状态，易产生弥散性血管内凝血（DIC）。特别是败血症休克、严重的创伤性休克、异型输血更容易诱发DIC。

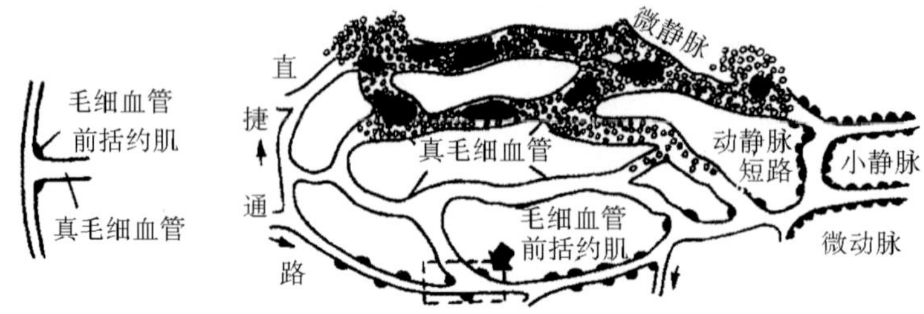

图 18–5　休克难治期

休克一旦并发了DIC，将使病情恶化，并对微循环和各器官功能产生严重影响。

（二）重要器官功能障碍

持续的缺血缺氧、酸中毒和休克时产生的体液因子等损伤作用，使血流动力学障碍、动脉血压进行性下降和组织有效血液灌流进行性减少，组织缺氧越来越严重，各重要器官包括心、脑、肺、肾等脏器的功能和代谢出现严重障碍，甚至导致多系统器官衰竭，发生不可逆损伤，休克越来越难治。

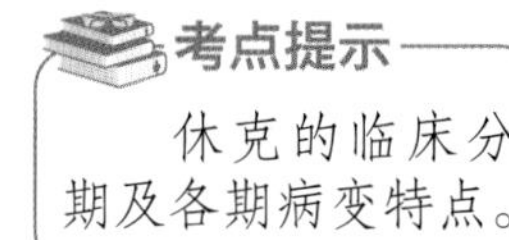

休克的临床分期及各期病变特点。

休克的发展过程及其机制见表18–1。

表 18–1　休克的发展过程及其机制

	休克早期	休克中期	休克晚期
微循环的变化	以缺血为主	以淤血为主	血管麻痹扩张
机制	交感 – 肾上腺髓质兴奋	乳酸性酸中毒，血管扩张	血管反应麻痹
组织灌流	少灌少流，灌少于流	多灌少流，灌大于流	不灌不流，血流停止
血压变化	正常或微高	下降	进一步下降
尿量变化	少尿	无尿	无尿
对机体的影响	对心、脑无影响	心、脑功能障碍	DIC

第三节　休克的细胞代谢改变

休克时，由于微循环灌流量减少，引起组织、器官的持续性缺血缺氧，发生微循环障碍，也可以由休克的原始病因如内毒素对细胞的直接损伤所致。休克发生发展过程中的细胞机制就是探讨细胞在休克发生发展过程中的作用。

一、细胞代谢障碍

（一）供氧不足，糖酵解加强

休克时微循环障碍，组织低灌流和细胞缺氧，糖有氧氧化受阻，使ATP生成减少，无氧酵解增强，乳酸生成增多。

（二）能量不足，钠泵失灵——细胞水肿

无氧情况下，ATP生成不足，细胞膜对Na^+,K^+-ATP酶（钠泵）运转失灵，因而细胞内钠水增多，细胞水肿。

（三）局部酸中毒

缺氧时由于乳酸的堆积和CO_2不能及时清除，引起局部酸中毒。微循环灌流障碍也加重了酸中毒。

二、细胞损伤

细胞损伤是休克时各器官功能障碍的共同机制。细胞膜是休克时最早发生损伤的部位。水、钠和钙离子内流，细胞内水肿，跨膜电位明显下降。线粒体肿胀、致密结构和嵴消失，线粒体破坏，导致能量生成进一步减少。溶酶体肿胀、破裂，释放溶酶体酶，引起组织损伤。上述原因均可引起细胞凋亡、坏死，造成实质器官实质细胞数量减少和功能障碍。

第四节　休克时重要器官功能障碍

一、急性肾衰竭

肾是休克时最容易受损的器官。各型休克常伴发急性肾衰竭，是休克时患者死亡的主要原因之一。由于肾血液灌流不足，很容易发生少尿和氮质血症。早期是功能性的，持续时间较长可发生急性肾小管坏死，导致器质性急性肾衰竭。此时，除表现为尿量明显减少外，并有明显尿质的变化，将导致严重的内环境紊乱，使休克进一步恶化。

临床上，在休克监护过程中，常以尿量的变化作为判断内脏微循环灌流状态的重要指标之一，如尿量每小时少于20ml，提示微循环灌流不足。

二、急性呼吸衰竭

是休克时易损伤的又一重要器官。在休克早期由于机体应激反应，呼吸中枢的兴奋性增高，通气过度而引起低碳酸积压症。严重休克时，可发生休克肺，表现为严重的间质水肿、肺泡水肿、肺充血、肺出血、局灶性肺不张，肺血管内微血栓和肺泡内透明膜形成，此时病变称为休克肺，是休克死亡的重要原因之一。临床表现为进行性低氧血症和呼吸困难。

三、心功能障碍

除心源性休克外，其他类型休克也发生心功能的变化。早期，由于机体的代偿，冠状动脉的血流量能够维持，因此心泵功能一般不受到显著影响。但随着休克的发展，动脉血压进行性降低，使冠状动脉血流量减少，心肌缺血，再加上缺氧和酸中毒、高钾血症与心肌抑制因子的作用等，心泵功能发生障碍而发生心力衰竭。心衰的出现也是休克难治的原因之一。休克持续越久，心脏受损越严重。

四、脑功能障碍

在休克初期，由于血液的重新分配，保证了脑的血液供应，因而除了因应激引起的烦躁不安外，没有明显的脑功能障碍的表现。但动脉血压低于55mmHg（7kPa）或脑循环出现DIC时，脑的血循环障碍加重，脑组织缺氧不断加重，患者由兴奋转为抑制，患者神志淡漠，甚至昏迷。

五、胃肠道和肝功能障碍

（一）胃肠道改变

因淤血，缺氧，胃肠黏膜发生缺血和坏死，加之DIC的形成而发生出血，血容量进一步减少，微循环功能严重削弱，大量内毒素、细菌入血，进一步加重休克。

（二）肝功能改变

肝脏持续缺血、缺氧，使入血的细菌和毒素不能被充分的清除和解毒，生物转化功能严重障碍，造成体内乳酸大量堆积，从而促使休克恶化，是导致休克难治疗的重要机制之一。

六、多系统器官衰竭

多系统器官衰竭是休克晚期的重要合并症，是致死的重要原因，而且死亡率与衰竭器官成正比。将休克晚期出现两个或两个以上的器官（或系统）同时或相继发生衰竭，称为多系统器官衰竭。

第五节　休克的防治原则

一、病因学防治

积极防治引起休克的原发病，去除休克原始病因如出血、疼痛、感染等是防止休克的关键。

二、发病学防治

休克有不断恶化的倾向，必须分秒必争地打断休克的恶性循环，采用以下治疗措施。

（一）补充血容量

各型休克都存在有效循环血量绝对或相对不足，最终都导致组织灌流量减少。除心源性休克外，补充血容量是提高心输出量和改善组织灌流的根本措施。宜及时和尽早进行。正确的输液原则是“需多少、补多少”，可以输全血、血浆、生理盐水等晶体溶液和右旋糖酐等胶体溶液，以补充血容量的不足。

（二）纠正酸中毒

休克时缺血、缺氧必然导致代谢性酸中毒，而酸中毒是促使休克恶化的一个重要因素。如酸中毒不纠正，H^+和Ca^{2+}的竞争作用将直接影响血管活性药物的治疗，影响心肌收缩力，还可引起高钾血症。

（三）合理使用血管活性药

在纠正酸中毒和血容量得到充分补充的情况下，合理应用血管活性物质。

1. 缩血管药物的选择　缩血管药物因进一步减少微循环灌流量，而且在临床上的效果也不理想，故目前不主张各型休克患者长期和大量应用。但缩血管药物仍有其适应证：①血压过低而又不能立即补液时，可用缩血管药物来暂时提高血压；②对于过敏性休克和神经源性休克，是首选药物，应当尽早使用；③对于高动力型感染性休克和低阻力型心源性休克，缩血管药可作为综合治疗措施之一。

2. 扩血管药物选择　低排高阻型休克，血管高度痉挛和体内儿茶酚胺浓度过高的患者，用扩血管药物解除小血管痉挛，使微循环的动脉血液灌流和回心血量增加，有较好的疗效。

（四）细胞损伤的防治

除通过改善微循环来防止细胞损伤外，保护细胞和改善细胞代谢是防止细胞损伤的重要措施。还要采用稳膜、补充能量及抗氧自由基等治疗以改善细胞的功能障碍。

（五）防止器官衰竭

休克时，如出现器官衰竭，除采取一般的治疗外，还应针对不同器官采取不同的治疗措施。如出现急性心衰，应强心、利尿，适当降低心脏前、后负荷；出现休克肺时，应正压给氧，改善呼吸功能；如发生急性肾衰时，应采用利尿、透析等措施，以防止发生多器官衰竭。

本章小结

休克是在各种强烈致病因子作用下，机体有效循环血量锐减，微循环障碍而引起重要器官灌流量不足和细胞与器官功能代谢障碍。按始动环节休克分为低血容量性休克、血管源性休克、心源性休克。休克可分为三期：微循环缺血期、微循环淤血期、微循环衰竭期。缺血性缺氧期可以通过自身输血、自身输液增加回心血量和循环血量，交感-肾上腺髓质系统兴奋增加心输出量以维持动脉血压；淤血性缺氧期由于酸中毒、血管扩张及血液流变学改变，机体处于微循环淤滞状态，出现心、脑功能障碍，甚至衰竭；微循环衰竭期，组织缺氧严重，出现重要器官衰竭。

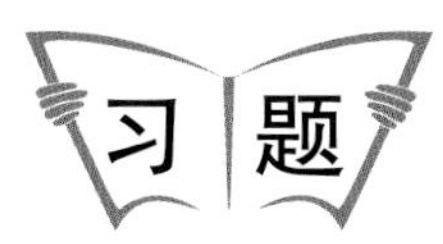

一、选择题

【A1/A2 型题】

1. 女性，25岁，因被车撞伤，烦躁不安，脉搏快，收缩压正常、脉压小，面色苍白，出冷汗，考虑是

A．疼痛引起　　B．休克早期

C．休克晚期　　D．休克期

E．精神紧张引起

2. 一休克患者，在抢救过程中出现呼吸困难、发绀，吸氧无效，氧分压持续下降。诊断为休克肺，护理措施首先应采取

A．呼气终末正压给氧　　B．持续吸纯氧

C．快速输液　　D．给血管活性药物

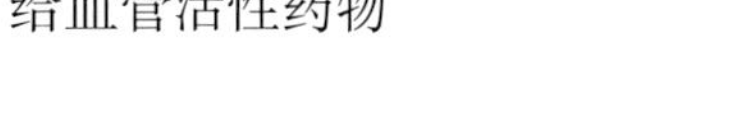

E．器官切开

3．患者，女，37岁，以“急性化脓性肠梗阻性胆管炎”收入院。观察发现：寒战时体温升至40℃，脉搏118次/分，血压75/55mmHg。护士判断其休克类型为

A．感染性休克　　B．失血性休克

C．心源性休克　　D．神经性休克

E．创伤性休克

4．患者，女，42岁，创伤性休克。为降低血液黏稠度、改善微循环，宜选用

A．5%葡萄糖注射液　　B．低分子右旋糖苷

C．中分子右旋糖苷　　D．白蛋白

E．林格液

5．患者，女，25岁，过敏性休克，输液治疗。监测中心静脉压为3cmH_2O，血压75/56mmHg。护士正确的处理是

A．减慢输液速度　　B．加快输液速度

C．减慢输液，加抗生素　　D．立即应用升压药物

E．使用强心药物

6．患者，女，47岁，意外事故中致股骨开放性骨折伴大出血，面色苍白，脉搏细速，现场急救首先采取的措施是

A．骨折复位固定　　B．建立静脉通路

C．止血　　D．止痛

E．立即转送

7．患者，女，27岁，车祸致脾破裂。查体：血压55/33mmHg，脉搏122次/分，患者烦躁不安、皮肤苍白、四肢湿冷。护士给予患者的护理措施应除外

A．吸氧，输液

B．放置热水袋保暖

C．中凹卧位

D．留置导尿管，观察每小时尿量

E．观察患者意识状态

【A3/A4型题】

（8~10题共用题干）

男性，从三楼坠下后12小时，神志不清，无脉搏、无血压、无尿，体温不升，全身广泛出血倾向，伴有大片皮下瘀斑，并有呕血、便血，心跳和呼吸微弱。

8．该患者处于休克的哪期

A．休克早期　　B．休克期

C．休克晚期　　D．濒死期

E．系统功能衰竭期

9．该患者易发生

A．呼吸衰竭　　B．急性肾衰竭

C．肝衰竭　　D．血液系统衰竭

E．多系统衰竭

10．对该患者最主要的抢救措施应是

A．吸氧　　B．强心

C．扩容

D．抗凝疗法

E．降温

二、思考题

1．简述休克发生的始动环节。

2．简述休克的临床分期及各期特点。

（张继秀）

扫码“练一练”

扫码“学一学”

第十九章　心功能不全

学习目标

1. **掌握**　心力衰竭的概念、病因；心力衰竭的发生机制；心力衰竭心脏代偿反应；心力衰竭临床表现的病理生理基础；

2. 熟悉　心力衰竭的心外代偿反应、心力衰竭的诱因；

3. **了解**　心力衰竭的分类；心力衰竭神经 - 体液的代偿反应；心力衰竭防治的病理生理基础；

案例讨论

［**案例**］患者因心慌、气短 15 年，加重 7 天，伴发热、咳痰、呕吐入院。现病史：患者 20 年前患有风湿性心脏病，未进行系统治疗。5 年前出现一般体力劳动即感呼吸困难，并伴有双下肢出现轻度水肿。入院前 10 天，因发热、咳嗽，咳黄色痰，咽痛，并且心悸、呼吸困难逐渐加重，恶心伴有呕吐，右上腹饱胀，不能平卧，双下肢明显水肿，故来院就诊。查体：眼睑水肿，咽部红肿，扁桃体肿大，颈静脉怒张，两肺散在大小不等水泡音及痰鸣音。心界向左扩大，心率 120 次 / 分，节律不整，心音强弱不等，心尖部可闻及收缩期吹风样杂音及舒张期隆隆样杂音。血常规：WBC 13×10^9/L，血沉 25mm/h。

胸部 X 线：双肺散在大小不等、模糊不清的片状阴影，心脏向两侧扩大。

［讨论］

1．该患者出现了何种形式的呼吸困难？机制是什么？

2．该患者病情加重的诱因是什么？

3．该患者为什么会出现心界扩大？

4．患者为什么会有水肿、右上腹饱胀等临床表现？

心脏是推动血液流动的动力器官，其主要功能是泵血。通过节律性的收缩和舒张，推动血液在血管中循环流动，以满足全身组织细胞的代谢需要。正常情况下，心脏具有强大的储备能力，能够适应机体不同代谢水平的需求，心输出量可随着机体代谢率的增高而增加。在各种致病因素作用下，心脏的收缩和（或）舒张功能障碍，使心输出量绝对或相对下降，以致不能满足机体代谢需要的病理生理过程称为心功能不全（cardiac insufficiency）。心功能不全包括心脏泵血功能受损但处于完全代偿到失代偿的全过程。心力衰竭（heart failure）是心功能不全的失代偿阶段，患者出现明显的心输出量下降及静脉淤血的临床表现，两者本质相同，只是程度有所区别。当心功能不全呈慢性经过时，患者常有水钠潴留、血容量增加及静脉淤血等表现，并出现心腔扩大，静脉淤血及组织水肿等表现，临床称之为充血性心力衰竭（congestive heart failure）。

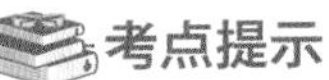

考点提示

心功能不全的概念，心力衰竭的概念及二者的关系。

知识拓展

我国心血管病患病率及死亡率仍处于上升阶段。推算心血管病现患病人数2.9亿，其中脑卒中1300万，冠心病1100万，心力衰竭450万，肺源性心脏病500万，风湿性心脏病250万，先天性心脏病200万，高血压2.7亿。目前，心血管病死亡占城乡居民总死亡原因的首位，农村为45.01%，城市为42.61%。心脑血管病住院总费用快速增加，其年均增速远高于GDP增速。心血管病的疾病负担日渐加重，已成为重大的公共卫生问题。

第一节　心功能不全的病因、诱因及分类

一、病因

心功能不全是多种循环系统疾病及非循环系统疾病发展到终末阶段的共同结果，任何导致心输出量下降的因素，均可能导致心功能不全的发生。

（一）心肌损伤

1. 原发性心肌病变　各种原因（风湿性、细菌性、病毒性）引起的心肌炎、心肌病、心肌梗死，心肌中毒等可造成原发性心肌细胞变形、坏死及组织结构破坏，导致心肌舒缩功能障碍。

2. 继发性心肌损伤　冠状动脉粥样硬化，严重贫血、呼吸功能障碍等因素可引起心肌缺血缺氧，严重维生素B_1缺乏可引起心肌能量代谢障碍，这些都可引起继发性心肌损伤进而导致心肌舒缩功能障碍。

（二）心脏负荷过重

1. 前负荷过重　心室前负荷是指心脏收缩前所承受的负荷，相当于心室舒张末期容量或压力，又称容量负荷（volume load）。左心室前负荷过重常见于主动脉瓣或二尖瓣关闭不全；右心室前负荷过重常见于肺动脉瓣或三尖瓣关闭不全、室间隔缺损出现左向右分流等。严重贫血、甲状腺功能亢进、动-静脉瘘等高动力循环状态可引起回心血量增加，使左、右心室容量负荷都增加。

2. 后负荷过重　心室后负荷是指心脏收缩时所承受的负荷，既心室射血所要克服的阻力，又称压力负荷（pressure load）。左心室后负荷过重常见于高血压、主动脉瓣狭窄等；右心室后负荷过重常见于肺动脉高压、肺动脉瓣狭窄和肺源性心脏病。血液黏滞度明显增加时，则左、右心室压力负荷都增加。

3. 心室舒张期充盈受限　是指在静脉回心血量无明显减少的情况下，因心脏自身病变引起的心脏舒张和充盈障碍，如限制型心肌病、房室瓣狭窄、缩窄性心包炎等病变均可造成心脏舒张期充盈受限。

二、诱因

临床90%以上心力衰竭的发生都有明显的诱因。凡能增加心脏负荷，使心肌耗氧量增加和/或使心肌供血供氧减少的因素皆可成为心力衰竭的诱因。

（一）感染

各种感染是心力衰竭最常见的诱因，尤其是呼吸道感染。感染诱发心力衰竭的机制有：

①感染引起发热，交感神经兴奋，代谢率增高加重心脏负荷；②心率增快，增加心肌耗氧量，舒张期缩短导致冠脉灌流减少；③致病微生物及毒素直接损伤心肌；④呼吸道感染时肺循环阻力增大，加重右心负荷。

（二）心率失常

心率失常尤其是快速型心率失常，一方面增加心肌耗氧量，另一方面缩短舒张期导致冠脉血流减少和心室充盈不足。此外，房、室收缩不协调可使心泵功能严重下降，导致心输出量严重减少，诱发心力衰竭。

（三）妊娠与分娩

妊娠期血容量增加，至临产期血容量可较妊娠前增加20%以上，机体处于高动力循环状态，心脏负荷加重。分娩时宫缩疼痛、精神紧张等使交感-肾上腺髓质系统兴奋，静脉回流增加及外周血管阻力增大，从而加重心脏负荷和心肌耗氧量，诱发心力衰竭。

（四）水、电解质代谢及酸碱平衡紊乱

酸中毒时H^+竞争性抑制Ca^{2+}内流、释放及与肌钙蛋白结合，使心肌收缩力减弱。H^+还能抑制肌球蛋白ATP酶活性，降低心肌收缩力。高钾血症通过干扰心肌兴奋性、传导性、自律性和收缩性引起心率失常而诱发心力衰竭。过量、过快输液易引起血容量快速增加，使心脏前负荷增加而导致心力衰竭。

（五）其他

过度劳累、情绪激动、气候突变、甲状腺功能亢进、外伤及手术等因素也可诱发心力衰竭。

> **考点提示**
> 心功能不全的诱因。

三、分类

（一）按心力衰竭的发生部位分类

1. **左心衰竭** 左心室受损或负荷过重，导致左心室充盈和泵血功能下降，左心房压力增加，血液从肺静脉回流受阻，临床以心排出量减少、肺循环淤血及肺水肿为特征。常见于冠心病、高血压病主动脉瓣狭窄或关闭不全等。

2. **右心衰竭** 右心室负荷过重，不能将体循环回流的血液充分排至肺循环，临床以体循环淤血、静脉压增高和下肢甚至全身水肿为特征。常见于肺动脉高压、三尖瓣或主动脉病变。

3. **全心衰竭** 左、右心室同时或先后发生衰竭。可因左右两侧同时受累如心肌病、风湿性心肌炎，或由一侧心力衰竭波及另一侧演变而来，如左心衰导致肺循环阻力增加，最终导致右心衰竭。

（二）按心力衰竭的发生速度分类

1. **急性心力衰竭** 发病急、进展快，心输出量迅速降低，机体来不及代偿。常见于急性心肌梗死、严重心律失常、急性心包填塞等。

2. **慢性心力衰竭** 发病缓、进展慢，机体有充分时间动员代偿机制。代偿阶段患者心衰症状不明显，后期失代偿可逐渐出现心衰表现。常见于高血压病、肺动脉高压等。

（三）按心肌收缩与舒张功能障碍分类

1. **收缩性心力衰竭** 指因心肌收缩功能障碍导致的泵血量减少而引起的心力衰竭，以左心室射血分数降低为主要特点。常见于冠心病、心肌炎等。

2. **舒张性心力衰竭** 指在心肌收缩功能正常的情况下，由于心室顺应性降低使其舒张和充盈能力减弱。特点是左心室射血分数正常，但心室舒张末期容量减少而压力增大，表现为静脉淤血症状。常见于高血压伴左心室肥厚、缩窄性心包炎、肥厚性心肌病等。

（四）按心力衰竭时心排出量的高低分类

1. 低输出量性心力衰竭　心衰发生时心排出量低于正常群体的平均水平，常见于冠心病、高血压病、心肌病、心瓣膜病等引起的心力衰竭。

2. 高输出量性心力衰竭　常继发于处于高动力状态的某些疾病。这类患者因血容量增多或循环速度加快，静脉回流增加，在心力衰竭发生前其心排出量明显高于正常水平，心衰发生时心排出量较发病前有所降低，不能满足机体高水平代谢的需求，但其值仍高于或不低于正常群体的平均水平，称为高输出量性心力衰竭。见于严重贫血、甲状腺功能亢进、妊娠等。

（五）按心功能不全的严重程度分类

纽约心脏病学会（NYHA）按患者症状的严重程度将慢性心功能不全分为四级，美国心脏病学院/美国心脏病学会（ACC/AHA）对慢性心力衰竭发布了诊疗指南，将患者分为四期（表19–1）。

表 19–1　按心功能不全严重程度分类

心功能不全分期（ACC/AHA）	心功能不全分级（NYHA）
A 期：将来可能发生心力衰竭的高危人群，如冠心病和高血压患者，但目前尚无心脏结构性损伤或心力衰竭症状	Ⅰ级：无心力衰竭症状，体力活动不受限
B 期：有结构性心脏损伤，如既往有心肌梗死，瓣膜病，但无心力衰竭症状，相当于 NYHA 心功能Ⅰ级	Ⅱ级：休息时无症状，体力活动轻度受限，日常活动可引起呼吸困难、疲乏和心悸等症状
C 期：已有器质性心脏病，以往或目前有心力衰竭的临床表现，包括 NYHA 心功能Ⅱ、Ⅲ级和部分Ⅳ级	Ⅲ级：静息时无症状，轻度活动即感不适，体力活动明显受限
D 期：难治性终末期心力衰竭，有进行性器质性心脏病，虽经积极的内科治疗，患者仍表现出心力衰竭的症状	Ⅳ级：静息时也有症状，任何活动均严重受限

第二节　心功能不全时机体的代偿

生理条件下，机体通过对心率、心室前后负荷和心肌收缩性的调控使心输出量能够适应机体代谢需要。如果心输出量能够满足机体代谢需要，患者未出现心功能不全的临床表现，则为完全代偿。如果心输出量仅能满足机体在静息状态下的代谢需要，则为不完全代偿，如果心输出量不能满足静息状态下机体的代谢需要，则为失代偿。机体的代偿功能在很大程度上决定了心力衰竭发生、发展的速度及严重程度。

一、神经–体液调节机制的激活

当心脏泵血功能受损时，心输出量减少导致外周组织器官缺血缺氧，可以通过多种途径引起内源性神经–体液调节机制激活，这是心功能不全时介导心内与心外代偿适应反应的基本机制，也是导致心功能不全发生发展的关键途径。在神经–体液调节机制中，最为重要的是交感–肾上腺髓质系统和肾素–血管紧张素–醛固酮系统（renin–angiotensin–aldosterone system，RAAS）的激活。

（一）交感–肾上腺髓质系统激活

心功能不全时，心排出量减少可以激活颈动脉窦和主动脉弓压力感受器，进而激活交感–肾上腺髓质系统，表现为交感神经兴奋，血浆儿茶酚胺浓度升高。短期内，交感神经兴奋可使心肌收缩力增强、心率增快、心输出量增多；而且，通过收缩腹腔内脏阻力血管维持动脉血压，从而保证重要器官的血液灌流。但长期过度激活交感神经则会引起外周阻力血管持续收缩，增大心脏后负荷，增加心肌耗氧量；内脏器官长期供血不足会导致其功能、代谢甚至结构的改变。

（二）肾素-血管紧张素-醛固酮系统激活

心功能不全时肾血流量减少和交感神经兴奋可激活肾素-血管紧张素-醛固酮系统（RAAS）。血管紧张素Ⅱ（AngⅡ）有强大的缩血管作用，通过与去甲肾上腺素的协同作用对血流动力学稳态产生重要影响。醛固酮促进水、钠的重吸收，有助于维持循环血量。但RAAS的过度激活会对机体产生负面效应。AngⅡ可明显促进心肌和非心肌细胞的肥大与增生；醛固酮作用于心肌间质的成纤维细胞，促进胶原合成和心室纤维化。

（三）其他体液因素

心功能不全时会刺激心房分泌心房钠尿肽（atrial natriuretic peptide，ANP），具有利钠、利尿、舒张血管和降低血压的作用，是目前衡量心脏功能的重要标志物。此外，前列腺素E、NO等也不同程度参与了心功能不全的代偿及失代偿过程。

在神经-体液机制的调控下，机体对心功能降低的代偿反应可分为心脏本身的代偿和心脏以外的代偿。

二、心脏本身的代偿

心功能不全时，心脏本身的代偿反应不仅有快速启动的功能性代偿，如心率增快、心脏扩张和心肌收缩力增强；也有缓慢持久的结构性代偿即心室重塑。

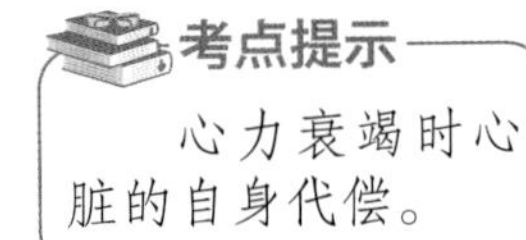

考点提示
心力衰竭时心脏的自身代偿。

（一）心率加快

心率加快是一种发动快、见效迅速的代偿反应，主要与交感神经兴奋和儿茶酚胺释放增多有关。其主要机制是：①心输出量减少，动脉血压降低，对主动脉弓和颈动脉窦压力感受器刺激减弱，反射性地引起心率加快；②心脏泵血减少使心腔内剩余血量增多，心室舒张末期容积和压力增大，刺激右心房和腔静脉入口处的容量感受器，引起交感神经兴奋，迷走神经抑制，心率加快；③合并缺氧时，缺氧刺激主动脉体和颈动脉体化学感受器，兴奋呼吸中枢，引起呼吸加深加快，反射性地引起心率加快。

心率加快在一定范围内具有代偿意义，可以增加心输出量，对维持动脉血压，保证心、脑等重要器官的血流供应具有重要意义。但这种代偿具有一定的局限性，因为：①心率加快，使心肌耗氧量明显增加；②心率过快（成人心率>180次/分），使舒张期明显缩短，既影响冠脉灌流，加重心肌缺血缺氧，又可引起心室充盈不足，心输出量反而降低。

（二）心脏扩张

根据Frank-Starling定律，在一定范围内，心肌的收缩力和心输出量与心肌纤维初长度成正比。心泵功能减弱时，每搏输出量降低，心室舒张末期容积增大，心肌纤维初长度增加，引起心肌收缩力增强，代偿性增加每搏输出量。这种伴有心肌收缩力增强的心腔扩大称为心脏紧张源性扩张，有积极的代偿意义。但若前负荷过大，心室过度扩张使肌节长度过度增加，心肌收缩力反而下降，每搏输出量减少。这种心肌纤维过度拉长并伴有心肌收缩力减弱的心腔扩大称为肌源性扩张，此时已丧失代偿意义，还会增加心肌耗氧量，加重心肌损伤。

（三）心肌收缩力增强

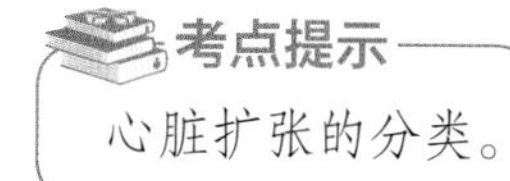
考点提示
心脏扩张的分类。

心排出量减少，交感-肾上腺髓质系统兴奋，儿茶酚胺释放增加，激活β肾上腺素能受体，增加胞质cAMP浓度，激活蛋白激酶A，使胞质Ca^{2+}浓度增高而发挥正性肌力作用，是心脏最为经济的代偿方式。在心泵功能受损的急性期，心肌收缩力增强对维持心排出量和血流动力学稳定具有十分重要的作用。

（四）心室重塑

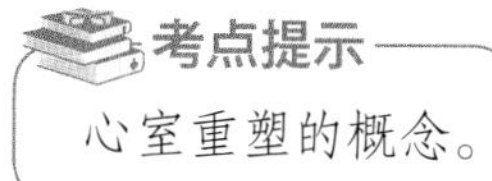
考点提示
心室重塑的概念。

心肌受损或长期负荷过重时，心肌组织在结构、功能、代谢、数量和基因表达等方面出现的增生性、适应性反应称为心室重塑，包括心肌肥大、心肌细胞表型改变和非心肌细胞及细胞外基质的变化。

1. 心肌肥大　是指心肌细胞体积增大、重量增加。心肌肥大可分为向心性肥大和离心性肥大。

（1）向心性肥大　心脏在长期过度压力负荷作用下，收缩期室壁张力持续增高，引起心肌肌节并联性增生，心肌纤维增粗，特征为心室壁增厚而心腔容积正常甚至缩小，室壁厚度与心腔半径之比增大。常见于高血压性心脏病、主动脉瓣狭窄等疾病。

考点提示

心肌肥大的概念及分类。

（2）离心性肥大　心脏在长期过度容量负荷作用下，舒张期室壁张力持续增高，引起心肌肌节串联性增生，心肌纤维增长，特征为心腔明显扩大与心室壁轻度增厚并存，室壁厚度与心腔半径之比基本正常。常见于二尖瓣或主动脉瓣关闭不全等疾病。

心肌肥大是慢性心功能不全时最重要的代偿方式。其代偿意义有：①心肌肥大时单位重量心肌的收缩性是降低的，但由于心肌总重量增加，故心肌总收缩力是增加的，有利于维持心输出量；②心肌肥大室壁增厚，可以降低室壁张力，减少心肌耗氧量，进而减轻心脏负担。心肌肥大后心脏做功增加，心输出量增加，因此，肥大心脏在相当长的时间内能满足组织对心输出量的需求而不发生心力衰竭。与心率加快相比，心肌肥大是一种较为经济的，持久有效的代偿方式。

但心肌肥大的代偿是有一定限度的，过度肥大的心肌将丧失代偿功能而转化为促进心力衰竭发生发展的重要因素。主要原因是肥大心肌的不平衡生长，即心肌细胞生长超过神经、血管和细胞器的生长，导致心肌交感神经末梢、毛细血管、线粒体分布的密度相对下降，引起心肌相对缺血、缺氧、能量代谢障碍和心肌舒缩能力减弱等，心功能由代偿转为失代偿，进而发生心力衰竭。

2. 心肌细胞表型的改变　心肌合成蛋白质的种类变化亦可引起心肌细胞“质”的改变，即心肌细胞表型的改变。在引起心肌肥大的机械和化学信号刺激下，可使在成年心肌细胞处于静止状态的胎儿期基因激活，如心房钠尿肽基因、脑钠肽基因和β-肌球蛋白重链基因等，使胎儿型蛋白质表达增加；而另一些功能基因表达则被抑制，发生同工型蛋白之间的转换，引起细胞表型的改变。表型转变的心肌细胞在细胞膜、线粒体、肌浆网、肌原纤维及细胞骨架等方面均与正常心肌有差异，而且其分泌活动增强，通过分泌细胞因子和局部激素，进一步促进细胞生长、增殖及凋亡，从而影响心肌的舒缩能力。

3. 非心肌细胞和细胞外基质的变化　细胞外基质是指存在于细胞间隙、肌束之间及血管周围的结构糖蛋白、蛋白多糖和糖胺聚糖的总称，其中最主要的是Ⅰ型胶原纤维和Ⅲ型胶原纤维。不适当的非心肌细胞的增殖和基质重塑（如Ⅰ型/Ⅲ型胶原的比值增大）可降低心室壁的顺应性，影响心脏舒张功能和冠脉血供；还可影响心肌细胞之间的信息传递和舒缩的协调性，促进心肌细胞凋亡和纤维化。

三、心脏以外的代偿

心功能不全时，除心脏本身发生功能和结构的代偿外，机体还会启动心外的多种代偿机制，以适应心输出量的降低。

（一）血容量增加

这是慢性心功能不全时的主要代偿方式，发生机制如下。①交感神经兴奋：心功能不全时，心输出量和有效循环血量减少，引起交感神经兴奋，肾血管收缩，肾血流量减少，肾小球滤过率下降，钠水潴留，血容量增加。②肾素-血管紧张素-醛固酮系统激活：促进远曲小管和集合管对水钠的重吸收。③ADH释放增多：随着钠重吸收的增加，ADH分泌和释放增加，加上淤血的肝脏对ADH灭活减少，血浆中ADH水平升高，促进远曲小管和集合管对水的重吸收。④抑制钠水重吸收的激素减少：PGE_2和ANP可促进钠水排出。心功能不全时，PGE2和ANP的合成与分泌减少，促进钠水潴留。一定范围内的血容量增加可提高心输出量和组织灌流量，具有代偿意义。但长期过度的血容量增加可加重心脏负荷，增加心肌耗氧量，使心输出量减少。

（二）血流重新分布

心功能不全时，交感-肾上腺髓质系统兴奋，外周血管选择性收缩，引起全身血流重新分布，主要表现为皮肤、骨骼肌和内脏器官的血流量减少，其中以肾血流量减少最为明显，而心脑的血流量不变或略有增加。这样既能防止血压下降，又能保证重要器官的血液供应。但外周器官长期供血不足可导致脏器功能紊乱。同时，外周血管长期收缩，可加重心脏后负荷。

（三）红细胞增多

心功能不全时，体循环淤血和血流速度减慢可导致循环性缺氧；肺淤血和肺水肿又可引起低张性缺氧。缺氧可刺激肾间质细胞分泌促红细胞生成素增加，后者具有刺激骨髓造血功能，使红细胞和血红蛋白生成增多，提高血液携氧能力，有助于改善外周组织缺氧。但红细胞过多，可导致血液黏稠，加重心脏后负荷。

（四）组织细胞利用氧的能力增强

> **考点提示**
> 心力衰竭时的心外代偿。

心功能不全时，由于外周组织供血、供氧减少，组织细胞可发生一系列功能、代谢和结构的改变来进行代偿，使组织细胞利用氧的能力增强。例如，慢性缺氧时细胞线粒体数量增加，表面积增大，细胞色素氧化酶活性增强，有助于改善细胞内呼吸功能；肌肉中肌红蛋白含量增多可提高肌肉组织对氧的贮存和利用。

心功能不全时心脏本身的代偿及心脏以外的代偿归纳见图19-1。

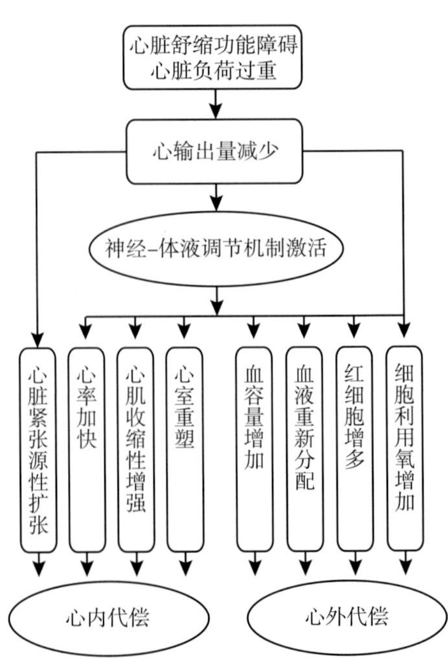

图19-1 心功能不全时机体的代偿

第三节　心力衰竭的发生机制

心力衰竭发生机制复杂，迄今尚未完全阐明。不同病因所致的心力衰竭及心力衰竭发展的不同阶段参与作用的机制不同。目前认为，神经-体液调节机制失衡在心力衰竭的发生发展中起着关键作用，心室重塑是其分子基础，最终导致心肌舒缩功能障碍。

一、心肌收缩功能降低

心肌收缩性减弱是导致心脏泵血功能降低的主要原因。可以由心肌收缩相关蛋白的改变、心肌能量代谢障碍和心肌兴奋-收缩耦联障碍分别或共同引起。

1. 心肌收缩相关蛋白的改变

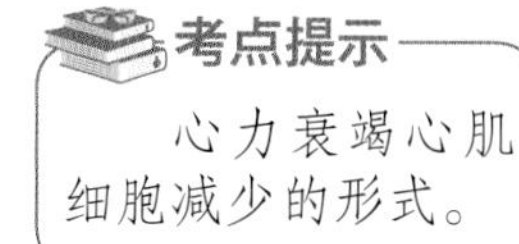

心力衰竭心肌细胞减少的形式。

（1）心肌细胞数量减少　多种损伤性因素可导致心肌细胞变性、萎缩甚至死亡而使有效收缩的心肌细胞数量减少，导致原发性心肌收缩力减弱。心肌细胞的死亡主要有坏死和凋亡两种形式。临床最常见的原因是心肌梗死，当梗死面积达左心室面积的23%时，即可发生急性心力衰竭。

在心力衰竭的发生、发展过程中，许多病理因素如氧化应激、心脏负荷过重、缺血缺氧、神经-内分泌失调等因素都可诱导心肌细胞凋亡，而且凋亡是造成老年心脏心肌细胞数量减少的主要原因。心肌细胞凋亡不仅在调节心肌细胞数量和心室重构中具有重要作用，还可能在代偿性心肌肥厚向失代偿性心力衰竭的发展过程中占据重要地位。因此，干预心肌细胞凋亡已成为防治心力衰竭的重要目标之一。

（2）心肌结构改变　①在分子水平上，肥大心肌的细胞表型发生改变，胎儿期基因呈过表达；而一些参与细胞代谢和离子转运的蛋白，如肌浆网钙泵蛋白和细胞膜钙通道蛋白合成减少；②在细胞水平上，心肌过度肥大时，肌原纤维占比随心肌肥大程度加重而进行性减少，肌原纤维排列紊乱，心肌收缩力下降。而且，损伤心脏各部分的变化并不均一。重构心肌不同部分的心肌肥大、坏死和凋亡并存；心肌细胞和非心肌细胞的肥大与萎缩、增殖与死亡并存；③在器官水平上，与代偿期的心腔扩大和心室肥厚不同，心力衰竭时的心腔扩大伴有室壁变薄，心室几何构型发生改变，可引起功能性瓣膜反流，心室泵血功能进一步降低。总之，衰竭心肌在多个层次和水平上出现的不均一性改变是发生心肌收缩功能降低的结构基础。

2. 心肌能量代谢障碍　心肌收缩是一个主动耗能过程，ATP是心肌唯一能够直接利用的能量形式，心肌细胞必须不断合成ATP才能维持正常的泵血功能和细胞活力。心肌的能量代谢包括能量产生、储存和利用三个环节。其中任何一个环节发生障碍，都可影响心肌收缩性能。

（1）能量生成障碍　心脏是一个高耗能、高耗氧的器官，生理情况下，心肌活动所需的ATP主要来自线粒体的氧化代谢，极少来自于糖酵解。要保证心肌的能量生成，就必须保证心肌有充足的血液供应。冠心病、休克和严重贫血等引起心肌缺血、缺氧，导致心肌能量生成不足。肥大心肌内毛细血管数量和线粒体含量相对不足，线粒体氧化磷酸化水平降低，可导致肥大心肌产能减少。此外，维生素B_1缺乏引起丙酮酸氧化脱羧障碍，ATP生成减少，也可引起心肌收缩性下降。

（2）能量储备减少　心肌以ATP和磷酸肌酸的形式储存能量，其中磷酸肌酸是心肌细胞储存能量的主要形式。在磷酸肌酸激酶的催化下，心肌内肌酸与ATP之间发生高能磷酸键转移生成磷酸肌酸而储备能量。肥大心肌不仅产能减少，而且磷酸肌酸激酶发生同工型转换，高活性的成人型（MM型）磷酸肌酸激酶减少，低活性的胎儿型（MB）型磷酸肌酸激酶增加，使磷酸肌酸激酶活性下降，导致储能形式的磷酸肌酸含量减少，不能满足心肌活动增加时能量的需求。

（3）能量利用障碍　心肌对能量的利用是通过位于肌球蛋白头部的Ca^{2+},Mg^{2+}-ATP酶水解ATP实现的。在心力衰竭发生过程中，肌球蛋白头部ATP酶活性下降，即使心肌ATP含量正常，该酶也不能正常水解ATP将化学能转化为机械能供肌丝滑动。

3. 心肌兴奋-收缩耦联障碍　心肌兴奋-收缩耦联是指从心肌兴奋时膜电位的变化到心肌收缩的整个过程。在此过程中Ca^{2+}发挥着极为重要的中介作用。任何影响Ca^{2+}转运、分布的因素，都可导致心肌兴奋-收缩耦联障碍，使心肌收缩性减弱。

（1）肌浆网Ca^{2+}转运功能障碍　肌浆网通过对Ca^{2+}的摄取、储存和释放三个环节维持胞质Ca^{2+}的动态变化，从而调节心肌的舒缩功能。心力衰竭时，肌浆网摄取和释放能力明显降低，导致兴奋-收缩耦联障碍。其机制是：①过度肥大或衰竭的心肌细胞中，肌浆网钙释放蛋白的含量和活性降低，向胞质释放Ca^{2+}减少；②肌浆网Ca^{2+}-ATP酶含量或活性降低，使肌浆网摄取Ca^{2+}减少，一方面使胞质中Ca^{2+}浓度不能迅速降低，导致心肌舒张延缓，另一方面也造成肌浆网储存Ca^{2+}量减少，供给心肌收缩的Ca^{2+}不足，导致心肌收缩性下降；③酸中毒时，肌浆网中钙结合蛋白与Ca^{2+}亲和力增大，Ca^{2+}不易解离，也使得肌浆网在心肌收缩时释放Ca^{2+}减少。

（2）胞外Ca^{2+}内流受阻　心肌收缩时胞质中的Ca^{2+}大部分来自于肌浆网，还有少量从胞外经L型钙通道内流。Ca^{2+}内流除了可直接升高胞质内Ca^{2+}浓度外，更主要的是诱发肌浆网释放Ca^{2+}。长期心脏负荷过重或心肌缺血缺氧时，心肌内去甲肾上腺素合成减少而消耗增多，导致去甲肾上腺素含量降低；肥大心肌细胞上β受体密度相对减少，且对去甲肾上腺素的敏感性降低，心肌细胞膜L型钙通道开放减少，Ca^{2+}内流受阻。此外，细胞外液的K^+与Ca^{2+}在心肌细胞膜上有竞争作用，因此高钾血症时K^+可阻止Ca^{2+}的内流，导致胞内Ca^{2+}浓度降低。

（3）肌钙蛋白与Ca^{2+}结合障碍　心肌兴奋-收缩耦联的关键是Ca^{2+}与肌钙蛋白的结合。各种原因引起心肌细胞酸中毒时，由于H^+与肌钙蛋白的亲和力远大于Ca^{2+}，H^+竞争性地占据肌钙蛋白上Ca^{2+}结合位点，从而阻断Ca^{2+}与肌钙蛋白结合，导致兴奋-收缩耦联障碍。

二、心肌舒张功能障碍

心室舒张功能障碍的机制目前尚不完全清楚，可能与以下因素相关。

1. Ca^{2+}复位延缓　心肌收缩后产生正常舒张的前提是胞质中Ca^{2+}浓度必须迅速降至“舒张阈值”（10^{-7}mol/L），Ca^{2+}与肌钙蛋白解离，促使心室舒张。肥大或衰竭心肌由于缺血缺氧，ATP供给不足，肌浆网或心肌细胞膜上Ca^{2+}-ATP酶活性下降，不能迅速将胞质内的Ca^{2+}摄入肌浆网或向胞外排出，使心肌收缩后胞质内Ca^{2+}浓度不能迅速下降并与肌钙蛋白解离，导致心室舒张迟缓或不全。

2. 肌球-肌动蛋白复合体解离障碍　心肌舒张过程中，当Ca^{2+}与肌钙蛋白解离后，肌球-肌动蛋白复合体迅速解离。这是一个需要消耗ATP的主动过程。心力衰竭时，由于

ATP供给不足及Ca^{2+}与肌钙蛋白亲和力增加，使得肌球–肌动蛋白复合体解离障碍，影响心室舒张与充盈。

3. 心室舒张势能减少　心室舒张势能来自心室的收缩。心室舒张末期由于心室几何构型的改变可产生一种促进心室复位的舒张势能。心室收缩功能越好，舒张势能越大，越有利于心室舒张。因此，任何引起心肌收缩性减弱的原因可通过减少舒张势能而影响心室的舒张。此外，舒张期冠状动脉的充盈、灌流也是促使心室舒张的重要因素。冠状动脉粥样硬化、冠脉内血栓形成，室壁张力和室内压增大或心率过快等都会引起冠脉灌流不足，进而影响心室舒张功能。

4. 心室顺应性降低　心室顺应性是指心室在单位压力变化下所引起的容积改变（dV/dp），其倒数dp/dV即为心室僵硬度。心室舒张末期压力–容积（P–V）曲线反应心室顺应性和僵硬度的变化，当顺应性降低（僵硬度增大）时，曲线左移，反之右移（图19–2）。心肌肥大引起的室壁增厚和心肌炎症、水肿、纤维化及间质增生等引起的室壁成分改变，均可导致心室顺应性降低。心室顺应性降低可以导致：①心室扩张充盈受限，心排出量减少；②P–V曲线左移，当左心室舒张末期容积增加时，左心室舒张末期压力进一步增大，肺静脉压也随之增高，从而引起肺淤血、肺水肿等左心衰竭的临床表现；③影响冠脉血液灌注，加重心肌缺血、缺氧。

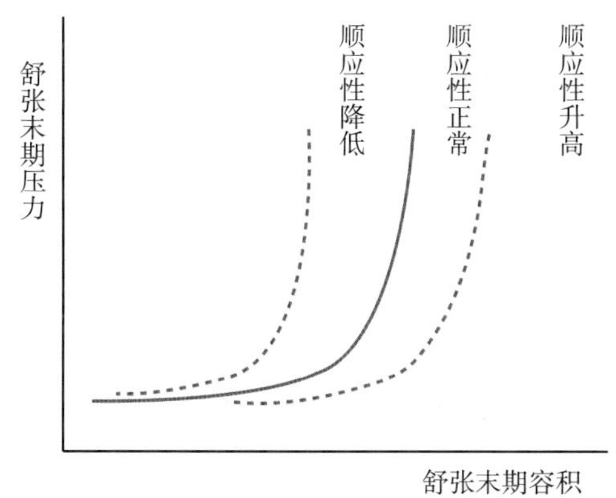

图19–2　心室舒张末期压力–容积曲线（P–V曲线）

三、心脏各部舒缩活动不协调

正常情况下，心脏各部，左–右心之间，房–室之间，心室本身各区域的舒缩活动是高度协调一致的，以保证心功能的稳定。一旦心脏舒缩活动协调性被破坏，将会引起心脏泵血功能紊乱而导致心输出量下降。导致心脏舒缩活动协调性破坏最常见的原因是各种类型的心律失常。心肌炎、甲状腺功能亢进、严重贫血、高血压性心脏病、肺心病时，病变区和非病变区心肌在兴奋性、自律性、传导性、收缩性方面均存在差异，易发生心律失常，使心脏各部舒缩活动的协调性遭到破坏。心肌梗死患者，由于病变呈区域性分布，病变轻的心肌舒缩活动减弱，病变重的则完全丧失收缩功能，非病变心肌功能相对正常，不同功能状态的心肌共处一室，特别是病变面积较大时必然使整个心脏舒缩活动不协调，导致心排出量减少。

> **考点提示**
> 心力衰竭的发生机制。

总之，在心脏泵功能的维持中，心肌的收缩性、舒张性及各部心肌舒缩的协调性是密切相关，又相互影响的过程。由于病因不同，引起心力衰竭的基本机制也不尽相同，往往是多种机制共同作用的结果（图19–3）。

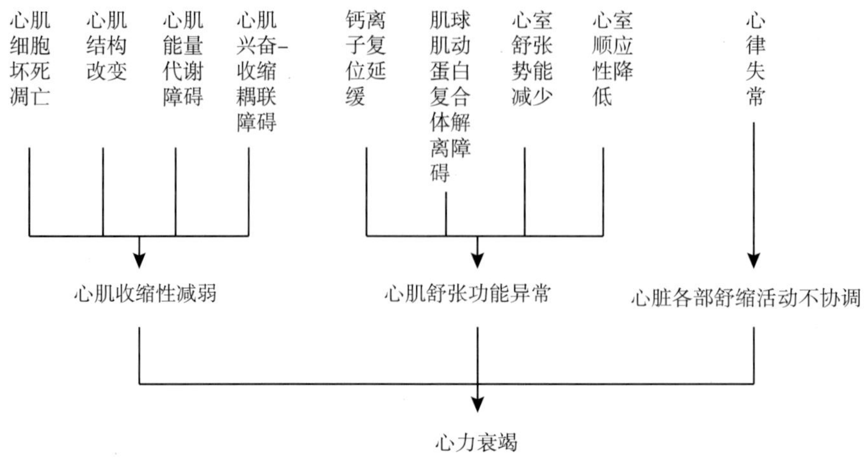

图 19–3　心力衰竭的发生机制

第四节　心功能不全时机体的功能和代谢变化

心功能不全时由于心脏泵血功能障碍和神经–体液调节机制过度激活，引起心功能不全患者在临床上出现多种表现。根据血流动力学的改变，临床主要表现为心排血量降低引起的器官组织灌流减少和血液回流障碍导致的肺循环淤血和（或）体循环淤血为特征的症候群（图19–4）。

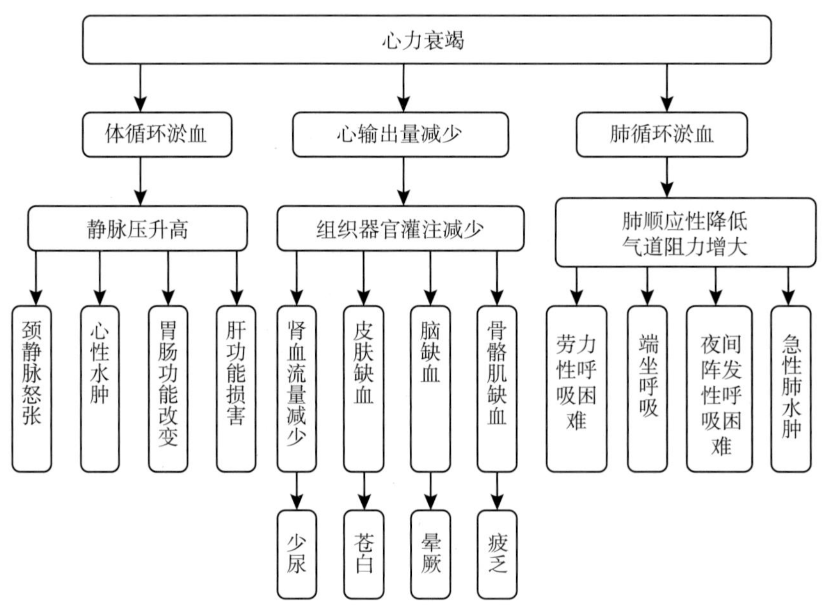

图 19–4　心力衰竭的临床表现及机制

一、心排血量减少

（一）心脏泵血功能降低

心力衰竭时心排出量减少，同时射血后心室残余血量增多，反映心脏收缩功能和舒张功能的指标均有明显的降低。

1. 心输出量减少及心脏指数降低　心输出量是评价心脏泵血功能的重要指标。心脏指数是心输出量经单位体表面积标准化后的心脏泵血功能指标，具有较好的横向可比性。心脏泵血功能障碍早期，心力储备减少。随着心力衰竭的发展，心输出量显著降低，常常依赖升高的充盈压和增快的心率才能满足机体代谢的需要。严重心力衰竭时，卧床静息时的心输出量也显著降低，多数患者心输出量<3.5L/min，心脏指数<2.2L/min·m^2。

2. 心室射血分数降低　射血分数是指每搏输出量与心室舒张末期容积的百分比，是评价心室射血效率的指标，静息状态下正常值为55%~65%。心力衰竭时，每搏输出量降低而左心室舒张末期容积增大，射血分数降低。

3. 心室充盈受损　由于射血分数降低，心室射血后残余血量增多，使心室收缩末期容积增多，心室容量负荷增大，心室充盈受限。心力衰竭早期即可出现心室舒张末期压力增高。临床上通常以肺动脉楔压反映左心房压与左心室舒张末压，以中心静脉压反映右心房压与右心室舒张末压。

4. 心率增快　由于交感神经系统兴奋，心力衰竭患者在早期既有明显的心率增快。心肌收缩力降低使每搏输出量减少，机体更大程度的依赖心率增快来维持心输出量，因此心悸通常是心力衰竭患者最早和最明显的症状。但心率过快反而可使心输出量降低，且可造成心肌缺血缺氧而加重心肌损伤。

（二）动脉血压的变化

心力衰竭对血压的影响依心力衰竭发生的速度和严重程度而定。急性心力衰竭时（如急性心肌梗死），机体来不及充分发挥代偿调节，心输出量锐减，导致动脉血压下降，甚至引起心源性休克。慢性心力衰竭时，机体通过外周小动脉收缩、心率加快以及血容量增多等代偿活动，可使动脉血压维持正常水平。

（三）器官血流重分配

器官血流量取决于灌注压及灌注阻力。心力衰竭时，各组织器官灌注压降低和阻力血管不均一性收缩，导致器官血流量重新分配。一般而言，轻度心力衰竭时，心、脑血流量可维持在正常水平，而腹腔内脏、肾脏和皮肤等绝大多数组织器官血流量显著减少，引起相应的功能障碍。当心力衰竭发展到严重阶段，心、脑血流量亦可减少。

1. 皮肤血流量减少　心力衰竭时，心输出量减少，皮肤血管收缩，血流量减少，表现为皮肤苍白、皮肤温度降低。如果合并缺氧，可出现发绀。

2. 骨骼肌血流量减少　由于骨骼肌血流量减少，心力衰竭患者早期症状之一是易疲乏，对体力活动的耐受力降低。这是通过减少骨骼肌耗氧量以适应组织的低灌流状态，在早期具有一定的保护意义。但长期低灌流可导致骨骼肌萎缩、氧化酶活性降低和线粒体减少等，这是心力衰竭患者承受体力活动能力降低的主要机制。

3. 肾血流量减少　心力衰竭时，肾血流量明显减少，引起肾小球滤过率下降和肾小管重吸收增强，患者尿量减少，亦可出现氮质血症。尿量在一定程度上可以反映心功能状况，随着心功能的改善，尿量可增多。

4. 脑血流量减少　轻度心力衰竭时，由于代偿反应，脑血流量可维持在正常水平。但随着心输出量的进一步减少，脑血流量也可以减少，患者出现头痛、头晕、失眠、记忆力减退、烦躁不安、嗜睡等症状。当心输出量急剧减少时，可出现短暂性意识丧失，称为心源性晕厥。

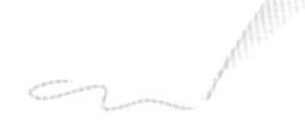

二、静脉淤血

心肌收缩力降低引起神经-体液调节机制过度激活，导致循环血量增多和容量血管收缩，使前负荷增大，非但不能使心输出量有效增加，反而导致心室充盈压显著升高而造成静脉淤血，表现为静脉淤血综合征，亦称后向衰竭。根据静脉淤血的部位分为肺循环淤血和体循环淤血。

（一）体循环淤血

见于右心衰竭和全心衰竭，主要表现为体循环静脉系统过度充盈、静脉压升高、内脏器官淤血和水肿等。

1. 静脉淤血和静脉压升高 右心衰竭时，因水钠潴留及右室舒张末期压力增大，使上下腔静脉回流受阻，体循环静脉系统内大量血液淤积，压力升高，表现为下肢和内脏的淤血。右心淤血明显时可出现颈静脉怒张。按压肝脏后颈静脉异常充盈，称为肝颈静脉反流征阳性。

2. 肝肿大及肝功能异常 由于下腔静脉回流受阻，肝静脉压增高，肝小叶中央区淤血，肝窦扩张、出血及周围水肿，引起肝脏肿大，局部压痛。长期淤血引起肝小叶纤维化，造成心源性肝硬化。因肝细胞变性、坏死，可出现转氨酶水平增高和黄疸等临床症状。

3. 胃肠功能改变 慢性心力衰竭时，由于胃肠道淤血及动脉血液灌流不足，可出现消化不良、食欲不振、恶心、呕吐及腹泻等症状。

4. 水肿 水肿是全心衰竭特别是右心衰竭的主要临床表现之一，称为心源性水肿。受重力影响，心性水肿多发生于身体下垂部位，严重时可伴发胸腔积液、腹腔积液等。毛细血管流体静压升高是心性水肿的始发因素，肾血流量减少引起的肾小球滤过率降低和醛固酮增加，造成的钠水潴留促进了水肿的发展。此外，肠道淤血引起的消化不良及肝淤血造成的肝损伤导致低蛋白血症则进一步加重了心性水肿。

（二）肺循环淤血

左心衰竭时，由于左室收缩功能减弱、负荷过重或顺应性下降，引起左室舒张末期压力增大，肺静脉回流受阻，肺毛细血管压增高，导致不同程度的肺循环淤血，严重时可出现肺水肿。肺淤血、肺水肿的共同表现是呼吸困难。

1. 呼吸困难发生的基本机制 主要与以下因素相关：①肺淤血、肺水肿导致肺顺应性降低，肺泡扩张阻力增大，要吸入等量的空气，呼吸肌要做更大的功，消耗更多的能量，故感到呼吸费力；②肺毛细血管淤血和间质性肺水肿使肺毛细血管旁J感受器受到刺激，经迷走神经传入中枢，引起反射性浅快呼吸；③支气管黏膜充血、肿胀及气道内分泌物增多，导致气道阻力明显增加。

2. 呼吸困难的表现形式 由于肺淤血、肺水肿的严重程度不同，呼吸困难可有不同的表现形式。

（1）劳力性呼吸困难 轻度左心衰竭患者仅在体力活动时出现呼吸困难，休息后消失，称为劳力性呼吸苦难，是左心衰竭的早期表现。其机制是：①体力活动时，血流速度加快，回心血量增加，加重肺淤血；②体力活动时，心率加快，舒张期缩短，左心室充盈减少，肺淤血加重；③体力活动时需氧量增加，但衰竭的左心室不能相应地提高心输出量，机体缺氧加重及代谢产物增多，刺激呼吸中枢使呼吸加深加快，出现呼吸困难。

> **考点提示**
> 劳力性呼吸困难的概念及机制。

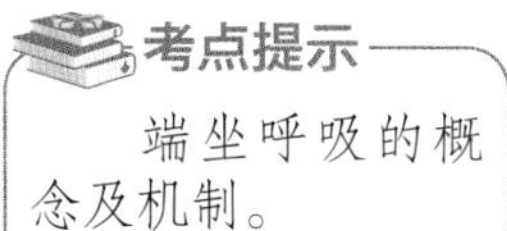

考点提示

端坐呼吸的概念及机制。

（2）端坐呼吸　患者在静息时已出现呼吸困难，平卧时加重，故被迫采取端坐或半卧位以减轻呼吸困难的程度，称为端坐呼吸。端坐呼吸是左心衰竭发生严重肺淤血的表现，其机制是：①端坐位时，由于重力作用，下肢血液回流减少，肺淤血减轻；②膈肌相对下移，胸腔容积增大，肺活量增加，通气改善；③端坐位可减少下肢水肿液的吸收，使回心血量减少，减轻肺淤血。

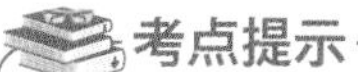

考点提示

夜间阵发性呼吸困难的概念及机制。

（3）夜间阵发性呼吸困难　患者夜间入睡后因突感胸闷、气促而惊醒，被迫坐起，在端坐咳喘后有所缓解，称为夜间阵发性呼吸困难。夜间阵发性呼吸困难是左心衰竭的典型表现，其机制是：①入睡后由端坐位改为平卧位，下半身静脉回流增多，水肿液吸收入血增多，加重肺淤血；②入睡后迷走神经兴奋性增高，支气管平滑肌收缩，气道阻力增大；③熟睡后中枢神经系统处于抑制状态，对传入刺激的敏感性降低，只有在肺淤血程度较严重，PaO_2下降到一定水平时，才会刺激呼吸中枢，患者突感呼吸困难而被惊醒。若患者在气促咳嗽的同时伴有哮鸣音，称为心源性哮喘。

（4）急性肺水肿　左心衰竭最严重的临床表现。由于突发左心室排血量减少，引起肺毛细血管压急剧升高，毛细血管壁通透性增加，血浆渗出到肺间质和肺泡内，引起急性肺水肿。患者可出现发绀、气促、端坐呼吸、频繁咳嗽、咳粉红色（或无色）泡沫样痰、双肺布满湿啰音等表现。

第五节　心功能不全防治的病理生理基础

一、防治原发病，消除诱因

积极防治引起心力衰竭的各种原发病，如解除冠脉狭窄和痉挛、控制血压、戒烟限酒、控制肥胖等。同时，应及时消除各种诱因，如控制感染、合理补液、避免过度紧张和劳累、纠正水、电解质和酸碱平衡紊乱。

二、调整神经－体液失衡和干预心室重塑

神经－体液系统功能紊乱在心室重塑和心力衰竭的发生和发展中发挥着重要作用。血管紧张素转换酶抑制剂（ACEI）已成为治疗慢性心力衰竭的常规药物。对于不能耐受ACEI者，可采用血管紧张素Ⅱ受体拮抗剂替代。β肾上腺素受体阻断药和醛固酮受体拮抗剂也有减轻心室重构的心脏保护作用，可以联合用药。

三、改善心脏的舒缩功能

1. 增强心肌收缩功能　对因收缩性减弱而发生的心力衰竭，可选用适当的正性肌力药物如洋地黄类药物，拟交感胺类药物和磷酸二酯酶抑制剂等，增强心肌收缩力，提高心输出量。

2. 改善心肌舒张性能　对因心室顺应性降低或心室舒张不全所致的心力衰竭，可合理选用钙拮抗剂，β受体阻断药、硝酸酯类等药物改善心肌舒张性能。

四、减轻心脏的前、后负荷

1. 调整心脏前负荷　前负荷过重可引发或加重心力衰竭。对于伴有钠水潴留和静脉

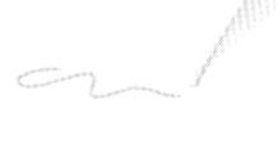

淤血症状的患者，使用利尿剂可通过减少肾小管钠水重吸收降低血容量以减轻心脏前负荷，输液时适当使用静脉扩张剂（如硝酸甘油）也可减少回心血量，减轻肺淤血，增加冠脉血流量，同时应注意限制钠水的摄入。

2. 降低心脏后负荷 心力衰竭时，由于交感神经兴奋和大量缩血管物质的分泌，外周阻力增大，心脏后负荷增加。选用合适的动脉血管扩张剂如ACEI、血管紧张素Ⅱ受体拮抗剂和钙拮抗剂等降低外周阻力，不仅可以减少心肌耗氧量，还可以提高心搏出量和改善外周组织灌流。

本章小结

心功能不全是指在各种致病因素作用下，心脏的收缩和（或）舒张功能障碍，使心输出量绝对或相对下降，以致不能满足机体代谢需要的病理生理过程，包括心脏泵血功能受损但处于完全代偿到失代偿的全过程。心力衰竭是心功能不全的失代偿阶段。交感-肾上腺髓质系统和肾素-血管紧张素-醛固酮系统的激活是心功能不全时介导心内与心外代偿适应反应的基本机制。心率加快、心脏扩张、心肌收缩力增强及心室重塑是心脏自身代偿反应，血容量增加、血流重分布、红细胞增多及组织细胞利用氧的能力增加是心外代偿反应。心脏收缩性降低、心室舒张功能障碍、心脏各部舒缩活动不协调是心力衰竭发生的基本机制。心排血量降低引起的器官组织灌流减少和血液回流障碍导致的肺循环淤血和（或）体循环淤血为特征的症候群是心功能不全的主要临床表现。心功能不全治疗目的不仅是改善症状，更重要的是抑制神经-体液系统的过度激活，防止和延缓心室重塑的发展，降低心力衰竭的死亡率和住院率，改善患者生活质量和延长寿命。

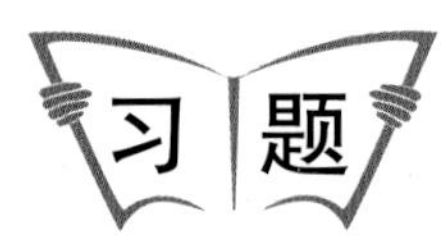

一、选择题

【A1/A2 型题】

1. 心力衰竭概念的主要内容是

A. 心肌收缩功能障碍　　B. 心肌舒张功能障碍

C. 心输出量绝对下降　　D. 心输出量相对下降

E. 心输出量不能满足机体需要

2. 引起心脏容量负荷过重的因素是

A. 动脉瓣膜狭窄　　B. 肺动脉高压

C. 肺栓塞　　D. 肺源性心脏病

E. 动脉瓣膜关闭不全

3. 引起心脏压力负荷过重的因素是

A. 高血压　　B. 室间隔缺损

C. 甲亢　　D. 动静脉瘘

E. 慢性贫血

4. 能将心肌的兴奋–收缩耦联联系在一起的因子是

A. Ca^{2+}　B. Mg^{2+}　C. Cl^-　D. K^+　E. Na^+

5. 心肌从兴奋的电活动转为收缩的机械活动的关键点是

A. 肌浆网Ca^{2+}摄取能力　B. 肌浆网Ca^{2+}储存量

C. 肌浆网Ca^{2+}释放量　D. 胞外Ca^{2+}内流

E. 肌钙蛋白与Ca^{2+}结合

6. 心室顺应性是指

A. 心室单位容积变化所出现的压力改变

B. 心室在单位压力变化下所引起的容积改变

C. 心室在单位压力变化下所引起的心肌长度改变

D. 心室在单位压力变化下所引起的心肌体积改变

E. 心室在单位压力变化下所引起的心脏大小改变

7. 破坏心脏舒缩活动协调性最常见的原因是

A. 各类心律失常　B. 心室顺应性降低

C. 心室舒张势能减少　D. 心肌能量代谢紊乱

E. 心肌肥大的不平衡生长

8. 左心衰引起呼吸困难的病理生理基础是

A. 左心室收缩功能减弱　B. 肺顺应性增强

C. 肺泡敏感性增加　D. 肺静脉回流增多

E. 肺动脉高压

9. 左心衰患者最严重的临床表现是

A. 肝淤血肿大　B. 全身性水肿

C. 全身静脉淤血　D. 肺水肿

E. 肺循环时间延长

10. 成人心率加快超过多少次反而心输出量下降

A. 120次/分　B. 140次/分

C. 160次/分　D. 180次/分

E. 200次/

11. 心脏肌源性扩张的特点是

A. 容量减小伴有收缩力增强　B. 容量加大伴有收缩力增强

C. 肌节长度小于2.2μm　D. 肌节长度正处于2.2μm

E. 心肌拉长不伴有收缩力增强

12. 引起心肌向心性肥大的原因是

A. 高血压　B. 动脉瓣膜关闭不全

C. 动–静脉瘘　D. 室间隔缺损

E. 甲状腺功能亢进

13. 心肌离心性肥大的最基本特性是

A. 心肌肌纤维变粗　B. 心肌细胞体积增大

C. 心肌细胞重量增加　D. 心肌纤维呈串联性增生

E. 心肌纤维呈并联性增生

14．心力衰竭时出现血流重新分布，以保证

A．心、肺的供血
B．心、脑的供血
C．心、肾的供血
D．肝、脑的供血
E．肾、脑的供血

15．慢性右心衰竭主要表现为

A．心输出量绝对减少
B．心输出量相对减少
C．肺循环充血
D．体循环静脉淤血
E．肺循环充血伴有心输出量减少

扫码“练一练”

二、思考题

1．心力衰竭的发生机制是什么？

2．左心衰竭患者呼吸困难的表现形式有哪些？机制是什么？

（刘辉琦）

第二十章　呼吸功能不全

扫码“学一学”

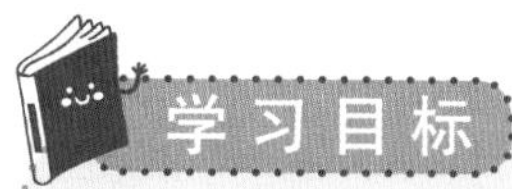

1. **掌握**　呼吸功能不全、呼吸衰竭、Ⅰ型和Ⅱ型呼吸衰竭的概念；呼吸衰竭的发病机制。

2. **熟悉**　呼吸功能不全时机体功能代谢变化。

3. **了解**　呼吸功能不全的病因。

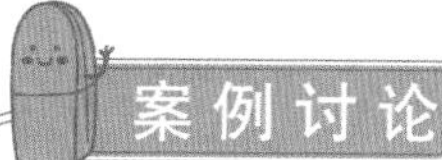

［**案例**］患者，男，33岁，肺间质纤维化患者，因气促入院，查体：T 36.7℃，HR 110次/分，R 60次/分，呼吸急促，皮肤发绀，两肺底部有湿啰音，血气分析：PaO_2 50mmHg、$PaCO_2$ 33mmHg。

［**讨论**］

1. 该患者为何会出现呼吸困难？
2. 属于哪种类型的呼吸衰竭？
3. 试分析其发病机制？

第一节　概　述

机体通过呼吸不断地从外界环境中摄取氧并排出代谢所产生的二氧化碳。呼吸包括三个基本过程：外呼吸、血液运输氧以及内呼吸。

一、呼吸功能不全的概念

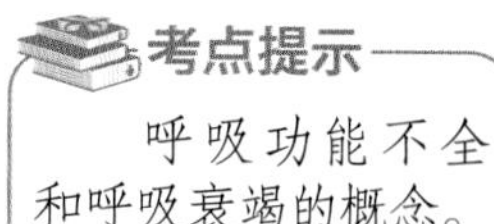

呼吸功能不全和呼吸衰竭的概念。

呼吸功能不全是指由外呼吸功能障碍导致肺功能储备力下降，静息时虽能维持较为正常的血气水平，但在体力活动、发热等因素导致呼吸负荷加重时，PaO_2 降低或伴有 $PaCO_2$ 升高，并出现相应的症状与体征。当外呼吸功能严重障碍，以致患者在海平面、静息状态吸入空气的条件下，PaO_2 低于60mmHg（8kPa），伴有或不伴有 $PaCO_2$ 高于50mmHg（6.67kPa），并有一系列临床症状的病理生理过程，称为呼吸衰竭。呼吸功能不全涵盖了外呼吸功能障碍的全过程，而呼吸衰竭是呼吸功能不全的严重阶段。本章主要介绍由肺外呼吸功能严重障碍引起的呼吸衰竭。

二、呼吸功能不全的分类

根据呼吸衰竭发生的速度常将呼吸衰竭分为急性呼吸衰竭和慢性呼吸衰竭，急性呼吸衰竭发病急速，体内往往来不及进行代偿，如急性呼吸窘迫综合征（acute respiratory distress syndrome，ARDS）；慢性呼吸衰竭发生缓慢，持续时间较长，早期或轻症时机体一般可以代偿，只有当失代偿才发生严重的病理生理变化；根据原发病变部位的不同将其分为中枢性呼吸衰竭和外周性呼吸衰竭；根据发病机制不同将其分为通气性呼吸衰竭和换气性呼吸衰竭；根据血气变化特点分为Ⅰ型呼吸衰竭和Ⅱ型呼吸衰竭（Ⅰ型呼吸衰竭患者仅有PaO_2下降，无$PaCO_2$升高；Ⅱ型呼吸衰竭患者既有PaO_2下降，同时伴有$PaCO_2$上升）。

知识拓展

急性呼吸窘迫综合征

急性呼吸窘迫综合征是指肺内、外严重疾病导致以肺毛细血管弥漫性损伤、通透性增强为基础，以肺水肿、透明膜形成和肺不张为主要病理变化，以进行性呼吸窘迫和难治性低氧血症为临床特征的急性呼吸衰竭综合征。ARDS是急性肺损伤发展到后期的典型表现。该病起病急骤，发展迅猛，预后极差，死亡率高达50%以上。

第二节　呼吸功能不全的原因和发病机制

一、原因

很多疾病都能直接或间接影响肺功能而导致呼吸衰竭，常见病因如表20-1。

表20-1　呼吸衰竭常见病因

	常见病因
Ⅰ神经肌肉系统疾病	脑部疾病（脑外伤、脑肿瘤、脑炎、脑水肿等） 镇静剂或麻醉剂的过量使用；脊髓及外周神经损害（脊髓颈段或高位胸段损伤、脊髓灰质炎、脊神经根炎、多发性外周神经炎等） 肌肉疾病（肌营养不良症、重症肌无力、低钾血症、呼吸肌疲劳等）
Ⅱ 胸部和胸膜病变	外伤（多发性肋骨骨折、胸部严重创伤等），胸腔积液与气胸，胸膜粘连与纤维化等
Ⅲ 呼吸道阻塞性疾病	狭窄或阻塞（喉头水肿、支气管异物、纵隔肿瘤压迫等）；下呼吸道病变（慢性支气管炎、慢性阻塞性肺气肿、支气管哮喘等）
Ⅳ肺部疾病	肺水肿、肺不张、肺部炎症、广泛性肺纤维化等
Ⅴ 肺血管性疾病	肺栓塞、肺淤血等

此外，不同年龄组常见的易致呼吸衰竭的病因有所不同，如：①新生儿常见病因以新生儿窒息、ARDS、颅脑损伤、新生儿肺炎等多见；②婴幼儿常由异物吸入、溺水、重症肺炎、哮喘持续状态、脑炎、败血症等引起；③成人则多为慢性阻塞性肺病（chronic obstructive pulmonary disease，COPD）、ARDS、肺水肿、肺栓塞及胸腹手术后并发肺感染等所致。

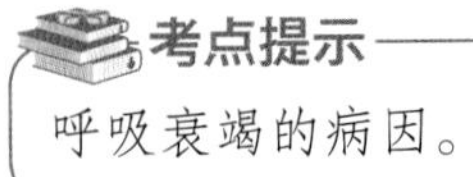

呼吸衰竭的病因。

二、发病机制

外呼吸过程包括肺通气和肺换气两个环节。肺通气是指肺泡与外界环境进行气体交换的过程，肺换气是指肺泡与血液之间的气体交换过程。任何原因，只要使肺通气或/和换气环节发生严重障碍，就会导致血气异常，引起呼吸衰竭。肺换气功能障碍又包括弥散障碍和肺泡通气与血流比例失调。以下就肺通气功能障碍、弥散障碍以及肺通气与血流比例失调三方面来讨论呼吸衰竭的常见病因及主要发病机制。

扫码“看一看”

（一）肺通气功能障碍

正常成人静息时，肺通气量约为6L/min，其中死腔通气约占30%，肺泡通气量约为4L/min。肺泡通气量是有效通气量，因此通气功能严重障碍使肺泡通气不足，是呼吸衰竭的发生机制之一。

1. 肺通气障碍的类型与病因 正常的肺通气有赖于肺的正常扩张、回缩与气道的通畅。所以，肺通气功能障碍可由肺扩张、回缩受限以及气道阻塞引起。由前者引起的通气不足称限制性通气不足；由后者引起的称阻塞性通气不足。

（1）限制性通气不足 呼吸运动是呼吸肌收缩引起肺扩张的主动过程，而平静呼气则是肺泡弹性回缩和胸廓借助重力作用复位的被动过程。主动过程更容易发生障碍，导致肺泡扩张受限，其发生机制如下。① 呼吸肌活动障碍：常见于中枢或周围神经的器质性病变，如脑外伤等。② 呼吸中枢抑制：如呼吸中枢肿瘤等。③ 呼吸肌收缩功能障碍：如重症肌无力、低钾血症等，均可累及呼吸肌收缩功能，引起限制性通气不足。④ 胸廓顺应性降低：常见于严重的胸廓畸形、气胸等可限制胸廓扩张的疾病，使扩张时弹性阻力增加而引起限制性通气不足。⑤ 肺顺应性降低：常见于成人呼吸窘迫综合征、肺水肿等，因肺泡表面活性物质减少，使肺泡表面张力增加。

（2）阻塞性通气不足 影响气道阻力的因素有气道内直径长度与形态、气流速度与形式、气体密度与黏度等。在这些因素中，最重要的是气道的内径。管壁痉挛、管腔阻塞、气道塌陷等均可使气道内径变小或不规则，从而增加气道阻力，引起阻塞性通气不足，如支气管哮喘发作时，小气道痉挛缩窄，可使气道阻力高达正常的10~20倍，严重者可引起呼吸衰竭。气道阻塞可分两类：① 中央气道阻塞：指气管分叉以上的气道阻塞。若阻塞位于胸外（如喉头水肿、声带麻痹等），吸气时气体流经病灶引起的压力降低，可使气道内压明显低于大气压，导致气道狭窄加重；呼气时气道内压大于大气压而使阻塞减轻，患者表现为吸气性呼吸困难。若阻塞位于中央气道的胸内部位（如肿瘤、炎症等），吸气时胸内压降低使气道内压大于胸内压，阻塞减轻；用力呼吸时胸内压升高压迫气道，使气道狭窄加重，患者表现为呼气性呼吸困难。② 外周气道阻塞：外周气道是指内径小于2mm的小支气管和细支气管阻塞。由于小支气管为不规则的块状，细支气管无软骨支撑、管壁薄，又与周围肺泡结构紧密相连，因此其内径可随呼吸运动而发生变化。吸气时肺泡扩张，细支气管受周围弹性组织牵拉口径变大、气道伸长；呼气时则相反、气道缩短变窄，患者表现为呼气性呼吸困难。

2. 肺通气不足时的血气变化 限制性与阻塞性同时不足可以使肺泡通气减少，氧的吸入和二氧化碳的排出均受阻，使肺泡的氧分压（PaO_2）降低而肺泡二氧化碳分压（$PaCO_2$）升高，血液流经毛细血管时，不能得到足够的氧与排出应排出的二氧化碳，使PaO_2下降与$PaCO_2$升高，此时$PaCO_2$的增值与PaO_2降值成一定的比例关系，约为0.8，相当于呼吸商，一般认为$PaCO_2$是反映总肺泡通气量的最佳指标。

由肺泡疾病引起通气障碍，病变往往是局部的、散在而不均匀的，故不仅存在肺通气不足，通常还存在肺泡通气与血液比例失调与弥散障碍。

（二）弥散障碍

弥散障碍是指氧与二氧化碳通过肺泡膜进行交换的过程发生障碍。影响肺气体弥散的因素有：肺泡膜两侧的气体分压差、气体的弥散能力、具有气体交换功能的肺泡膜面积、肺泡膜的厚度或者弥散距离以及血液与肺泡膜接触时间。

1. 弥散障碍的原因

（1）肺泡膜面积减少　正常人约有3亿个肺泡，总面积80m^2，静息时参与换气的面积为40m^{2}左右，运动时可增加至60m^{2}左右。由于它的贮备代偿极大，只有当弥散面积减少1/2以上时，才会引起换气功能障碍。肺叶切除、肺实变、肺不张或肺泡大量破坏的疾病（如肺结核，肺肿瘤）均会使弥散面积减少。

（2）弥散距离增加　气体交换所通过的肺泡膜是由肺上皮、毛细血管内皮及两者共有的基底膜所构成，其厚度小于1μm。若从肺泡腔气体到达红细胞来计算还需经过肺泡表面液体层、血浆层和红细胞膜，总厚度也不足5μm，氧和二氧化碳均易透过（图20-1）。当肺纤维化、肺泡透明膜形成、肺水肿、肺泡毛细血管扩张等，均可使弥散距离增加而影响气体弥散。

在静息状态下，血液流经肺毛细血管的时间约为0.75秒，但正常时只需0.25秒就可使血气与肺泡气达到平衡。上述弥散障碍发生时，肺泡气与血气达到平衡所需时间比正常人要长，一般在静息时的气体交换仍可在0.75秒内达到平衡，但运动时，因血流加快，血液与肺泡接触时间缩短，就可能因无足够时间进行气体交换而发生明显的弥散障碍。

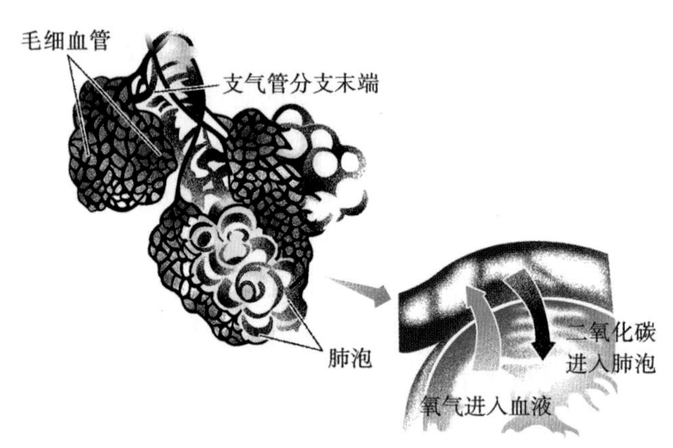

图20-1　肺泡和血液之间的气体交换

2. 弥散障碍时的血气变化　单纯弥散障碍主要影响氧的弥散使PaO_2降低。而二氧化碳的弥散能力比氧大20倍，则对$PaCO_2$影响小。若肺泡通气量正常，则$PaCO_2$正常。如果存在代偿性通气过度则$PaCO_2$会降低。

（三）肺泡通气与血液比例失调

有效的换气不仅要求足够的通气量与充分的血液流量，而且要求两者必须保持一定的比例。正常成人在静息状态下，平均肺泡通气量（V）约为4L/min，平均血流量（Q）约为5L/min，两者比值（V/Q）约为0.8。在直立位时，肺泡通气量与血液量都是自上而下递增的，但血流递增程度更大。其结果是各部分肺泡的V/Q比值自上而下递减：肺上段约为1.7，中段约为0.9，下段约为0.6，且随年龄增长比值变动范围更大。但能保持PaO_2与$PaCO_2$在正常范围。在肺疾病时，虽然肺的总通气量正常，但肺通气或/和血流不均匀，造成部分肺泡通气与血流比例失调（图20-2），可引起气体交换障碍。这是肺部疾患引起呼吸衰竭最常见和最重要的机制。

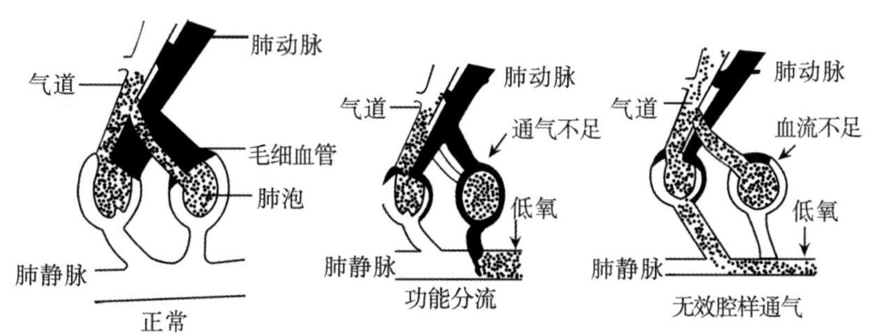

图 20-2　肺泡通气与血流比例失调模式图

1. 肺泡通气与血流比例失调的类型和原因

（1）静脉血掺杂增加　部分肺泡通气不足，而血流未相应减少，会引起静脉血未经氧合或氧合不全就流入体循环动脉血中，这种情况类似动-静脉短路，被称为静脉血掺杂或功能性分流。正常成人由于肺内通气不均匀，有功能性分流存在，但仅占心排血量的3%左右。肺疾患时，若病变部分肺出现通气障碍就可能发生静脉血掺杂增加。慢性阻塞性肺疾患时功能性分流可增加到相当于肺血流量的30%~50%，严重影响换气功能。

（2）死腔样通气增加　部分肺泡血流不足时，V/Q比值可显著大于正常，肺泡通气不能被充分利用，类似死腔通气的效果，称之为死腔样通气。正常人生理死腔约占潮气量的30%，在肺动脉栓塞、弥散性血管内凝血、肺血管收缩或受压等情况下，均可引起相应部位肺组织血流减少，死腔样通气量增加，甚至可占总死腔气量的60%~70%，因肺总的有效通气量减少而引起血气异常。

2. 肺泡通气与血流比例失调时的血气变化　在实际比例中，V/Q比值减少与增大一般常在不同部位同时存在。当病变部分肺泡通气不足，造成功能性分流增加（V/Q比值小于正常，可低于0.1），流经该处的静脉血不能充分动脉化，氧分压与氧含量降低而二氧化碳分压与二氧化碳含量升高。此时，其余的肺泡则可能发生代偿性过度通气（V/Q比值显著大于正常），流经该处的血液氧分压有所升高，但氧含量不见明显增加，因为血氧合解离曲线呈S形，当PaO_2为100mmHg（13.3kPa），血氧饱和度已达95%~98%。氧分压的再度升高也不能明显提高血中氧饱和度与氧含量，而反映二氧化碳分压与二氧化碳含量改变关系的血液二氧化碳解离曲线在分压为40~60mmHg（5.33~8.0kPa）时几乎呈直线，血中二氧化碳含量随分压增减而增减。上述两部分血混合后，出现PaO_2降低，而$PaCO_2$的变化则取决于代偿性通气增强的程度。若代偿性通气增强过度，可使$PaCO_2$低于正常；如通气障碍范围较大，加上代偿性通气增强不足，使总的肺泡通气量低于正常，则$PaCO_2$高于正常；如两部分程度相当，$PaCO_2$可在正常范围。

在呼吸衰竭的发病过程中，单纯的通气功能障碍、单纯的弥散障碍或单纯的肺泡通气与血流比例失调是很少见的，常常是多种因素同时存在或相继发生作用。通常在通气不足时，由于病变不是均匀的，故不仅有肺泡通气不足，而且常伴有通气与血流比例失调。

> **考点提示**
> 呼吸功能不全的发病机制。

第三节 呼吸功能不全时机体功能代谢变化

呼吸衰竭时，引起机体各系统代谢与功能变化的最根本原因是低氧血症、高碳酸血症以及由此引起的酸碱平衡紊乱，它们对机体影响的程度取决于其发生的速度、程度、持续时间以及机体原有的功能代谢状况。缺氧、二氧化碳潴留与酸碱平衡紊乱三者之间关系密切，使机体出现复杂情况。在发病过程中，尤其是慢性呼吸衰竭的患者，常首先出现一系列代偿适应性反应，来增加组织供氧、调节酸碱平衡和改善组织器官的功能代谢以适应新的内环境。严重时，如代偿不全，则可出现严重的功能紊乱。

一、酸碱平衡及电解质代谢紊乱

呼吸衰竭时可发生呼吸性酸中毒、代谢性酸中毒、呼吸性碱中毒等。若给呼吸衰竭者应用人工呼吸机不恰当、过量应用利尿剂或$NaHCO_3$等则可引起医源性代谢性碱中毒。一般而言，呼吸衰竭时常发生混合型酸碱平衡紊乱。

1. **呼吸性酸中毒** Ⅱ型呼吸衰竭时，大量二氧化碳潴留，可造成原发性血浆碳酸过多。发病急骤者，往往代偿不全而出现失代偿性呼吸性酸中毒，如发病较缓慢，则可出现代偿性呼吸性酸中毒。此时血钾浓度增高，血清氯浓度降低。

2. **代谢性酸中毒** 呼吸衰竭时，由于严重缺氧、无氧代谢增强，乳酸等酸性产物增多，可引起代谢性酸中毒。若患者合并肾功能不全，则可因肾小管排酸保碱功能降低而加重代谢性酸中毒。代谢性酸中毒时，由于HCO_3^-降低可使肾排Cl^-减少，故当呼吸性酸中毒合并代谢性酸中毒时血Cl^-可正常。

3. **呼吸性碱中毒** Ⅰ型呼吸衰竭时，因缺氧可出现代偿性通气过度，CO_2排出过多，使血浆H_2CO_3浓度原发性减少而导致呼吸性碱中毒。此时血钾浓度可降低，血氯浓度可正常。

4. **代谢性碱中毒** Ⅱ型呼吸衰竭时，如果使用人工呼吸机不当，通气过度使CO_2排出过多，而原来代偿性增多的HCO_3^-又不能及时排出，导致血浆HCO_3^-浓度增高，形成代谢性碱中毒。另外，在纠正酸中毒时，使用$NaHCO_3$过量，也可造成代谢性碱中毒。

二、对机体各系统影响

（一）呼吸系统变化

引起呼吸衰竭的原发病会引起呼吸幅度、频率及节律的变化。例如在肺顺应性降低所致的限制性通气障碍性疾病中，因牵张感受器或肺毛细血管旁感受器受刺激而反射性地引起浅快呼吸。阻塞性通气不足时，常表现为深慢呼吸，且随阻塞部位不同，可表现为吸气性呼吸困难或呼气性呼吸困难。中枢性呼吸衰竭往往出现呼吸浅慢或节律不整，表现为周期性呼吸（如潮式呼吸、间歇呼吸等），其发生机制可能是由于呼吸中枢兴奋性过低而引起的呼吸暂停，从而使血中二氧化碳增多，增多到一定程度使呼吸中枢兴奋，出现呼吸运动，呼出二氧化碳使血中二氧化碳减少到一定程度又可导致呼吸暂停，如此形成周期性呼吸运动。

（二）循环系统变化

一定程度的缺氧可反射性兴奋心血管运动中枢和交感神经，使心率加快、心肌收缩力增强、心输出量增加，外周血管收缩、脑血管扩张，从而使心率加快，心输出量增加，皮肤及腹腔内脏血管收缩，因而发生血液重新分布和血压轻度升高。此外，缺氧时也可间接地因通气加强，胸腔负压增大，回心血量增加而影响循环功能。这种变化在急性呼吸衰竭时较为明显，且有代偿意义。严重低氧血症时，因循环中枢与心血管受损，可发生低血压，心收缩力降低，心律失常等后果。缺氧尤其是肺泡气氧分压降低可使肺小动脉收缩，这是呼吸衰竭时引起肺动脉高压与右心衰竭的主要原因。

（三）中枢神经系统变化

呼吸衰竭时，常出现中枢神经系统功能障碍。开始表现淡漠、恍惚、记忆力下降、失眠、头痛、性格改变等，继而出现精神错乱、动作离奇、定向障碍，最后发生昏迷、抽搐和反射消失。通常把由呼吸衰竭引起的脑功能障碍称为肺性脑病。

肺性脑病常见于慢性Ⅱ型呼吸衰竭的患者。其发病机制尚未完全阐明，一般认为是由缺氧、二氧化碳潴留及酸碱平衡紊乱等共同作用的结果。

（四）肾功能变化

呼吸衰竭时，肾功能常遭损害，轻者仅尿中出现蛋白、红细胞、白细胞及管型等，严重时可发生急性肾衰竭，出现少尿、氮质血症与代谢性酸中毒等相应变化。此时常为功能性肾衰竭，肾脏结构无明显改变。只要呼吸功能改善，肾功能可较快恢复。肾衰竭的发病机制是：由缺氧与高碳酸血症反射性地通过交感神经兴奋使肾血管收缩、肾血流量严重减少所致。

（五）胃肠变化

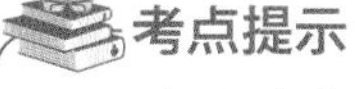

考点提示

呼吸功能不全时功能代谢变化。

呼吸衰竭时，常出现消化道功能障碍，表现为食欲不振，消化不良等。这主要是消化道缺氧所致。严重时可引起上消化道出血，这是因为严重缺氧可使胃壁血管收缩，降低胃黏膜的屏障作用。二氧化碳潴留可增强胃壁细胞碳酸酐酶活性，使胃酸分泌增多，以致出现胃黏膜糜烂、坏死、出血与溃疡形成等改变。

本章小结

呼吸功能不全是指由外呼吸功能障碍导致肺功能储备力下降，以致在静息状态下出现 PaO_2 低于正常范围或伴有 $PaCO_2$ 高于正常范围的情况。当外呼吸功能严重障碍，以致患者在海平面、静息状态吸入空气的条件下，PaO_2 降低，伴有或不伴有 $PaCO_2$ 升高，并有一系列临床症状的病理生理过程，称为呼吸衰竭。呼吸功能不全涵盖了外呼吸功能障碍的全过程，而呼吸衰竭是呼吸功能不全的严重阶段。呼吸衰竭有多种分类方法，根据血气变化特点可分为Ⅰ型呼吸衰竭和Ⅱ型呼吸衰竭。呼吸衰竭的病因和发病机制主要有肺通气功能障碍、气体弥散障碍和肺泡通气/血流比例失调等，其中肺泡通气/血流比例失调是最常见和最重要的机制。呼吸衰竭时引起机体各系统代谢与功能变化的最根本原因是低氧血症、高碳酸血症以及由此引起的酸碱平衡紊乱，它们对机体的影响程度取决于其发生的速度、程度、持续时间以及机体原有的功能代谢状况。慢性呼吸衰竭患者常出现一定代偿反应，一般不会出现明显的代谢异常，而急性呼吸衰竭发病较急，机体无法代偿时会出现酸碱平衡紊乱、电解质紊乱以及呼吸、循环和中枢神经等系统功能障碍。

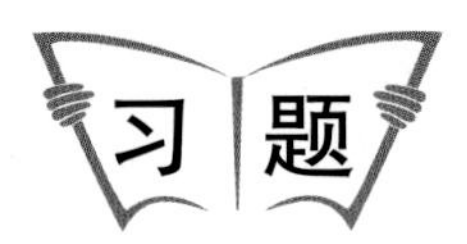

一、选择题

【A1/A2 型题】

1. Ⅱ型呼吸衰竭的血气特点是
   A. PaO_2<8kPa（60mmHg）
   B. $PaO_2\geqslant$6.67kPa（50mmHg）
   C. PaO_2<8kPa（60mmHg）和$PaCO_2\geqslant$6.67 kPa（50mmHg）
   D. PaO_2<5kPa（37.5mmHg）
   E. $PaO_2\geqslant$10kPa（75mmHg）
2. 慢性阻塞性肺部疾病引起呼吸衰竭发生的重要机制是
   A. 部分肺不张引起呼吸面积减少
   B. 气道阻力增加引起阻塞性呼气障碍
   C. 肺泡膜增厚引起弥散障碍
   D. 通气障碍引起肺泡V/Q比例失调
   E. 气道管径减小引起的吸气障碍
3. 呼吸衰竭的病因中，下列哪项错误
   A. 呼吸中枢抑制　B. 气道阻塞
   C. 煤气中毒　D. 胸膜病变
   E. 肺部病变
4. 下列哪项不是阻塞性通气障碍的原因
   A. 支气管黏膜充血水肿　B. 支气管黏膜黏液分泌亢进
   C. 支气管瘢痕形成　D. 多发性肋骨骨折
   E. 支气管异物
5. 呼吸衰竭时出现肾功能不全的主要原因是
   A. 缺氧　B. 高血压
   C. CO_2潴留　D. 缺氧和CO_2潴留
   E. 淤血
6. 目前认为肺性脑病的发生机制主要与下列哪项关系密切
   A. PaO_2过低　B. $PaCO_2$过高
   C. 酸中毒　D. 高钾血症
   E. PaO_2过低和$PaCO_2$过高
7. 呼吸衰竭时出现肺动脉高压的主要机制是
   A. 肺血管收缩
   B. 红细胞增多，血黏滞性增高
   C. 呼吸深快，静脉回流↓，肺血流量↑
   D. 呼吸加深加快，心输出量↑，肺血流量↑
   E. 肺血管扩张

8．呼吸衰竭的发生主要是由于

A．外呼吸功能严重障碍引起　　B．内呼吸功能严重障碍引起

C．肺弥散功能障碍引起　　D．V/Q 比例失调引起

E．血液对氧的运输障碍引起

9．呼吸衰竭时血气指标的变化标准是

A．$PaO_2 \geqslant$ 8kPa（60mmHg）

B．$PaCO_2$<6.67kPa（50mmHg）

C．PaO_2<8kPa（60mmHg），$PaCO_2$>6.67kPa（50mmHg）

D．PaO_2<8kPa（60mmHg），$PaCO_2$<6.67kPa（50mmHg）

E．$PaCO_2$=6.67 kPa（50mmHg）

10．呼吸衰竭时引起机体功能代谢变化的根本原因是

A．肺的通气功能障碍

B．肺泡通气与血流比例失调

C．由于静脉血掺杂入动脉

D．低氧血症和高碳酸血症以及酸碱平衡紊乱所致

E．代谢性酸中毒所致

二、思考题

1．真性分流和功能分流有何不同？如何鉴别它们？

2．肺泡 V/Q 比例失调为什么会引起换气功能障碍？

扫码“练一练”

（侯菊花）

扫码"学一学"

第二十一章 肝功能不全

学习目标

1. **掌握** 肝功能不全、肝性脑病的概念；肝性脑病的发病机制。
2. 熟悉 肝功能不全时机体功能、代谢的变化；肝性脑病的诱因、防治原则。
3. 了解 肝功能不全的原因及分型；肝性脑病的分期。

案例讨论

［**案例**］男，55岁，3个月来自觉全身乏力，恶心，呕吐，食欲不振，腹胀，常有鼻出血。因近半月来腹胀加剧而入院。既往有慢性肝炎史。查体：营养差，面色萎黄，巩膜轻度黄染，面部及上胸部可见蜘蛛痣，腹部胀满，有明显移动性浊音，下肢轻度凹陷性水肿。实验室检查：红细胞 3×10^{12}/L，血红蛋白100g/L，血小板 61×10^{9}/L，血清凡登白试验呈双相阳性反应，胆红素51μmol/L，血钾3.2mmol/L，血浆白蛋白25g/L，球蛋白40g/L。入院后给予腹腔放液及大量呋塞米等治疗，次日陷入昏迷状态。经用谷氨酸钾治疗，神志一度清醒。以后突然大量呕血，输库存血1000ml，抢救无效死亡。

［**讨论**］

1．该患者的原发病是什么？
2．试分析该患者出现昏迷的发生机制及诱发因素。
3．该患者为何出现呕血？呕血可能会导致哪些不利后果？

第一节 概 述

肝脏是人体内最大的消化腺，具有合成、分泌、代谢、解毒、免疫等多种功能。各种病因作用于肝脏，引起肝脏功能障碍，机体出现黄疸、出血、继发感染和多种器官功能紊乱的病理生理过程称为肝功能不全。肝衰竭是指肝功能不全的晚期阶段，临床上主要表现为肝–肾综合征和肝性脑病。

根据病情经过可将肝功能不全分为急性肝功能不全和慢性肝功能不全两种类型。急性肝功能不全起病急、进展快、死亡率高，发病数小时之后出现黄疸，很快进入昏迷状态，有明显的出血倾向且常常伴有肾衰竭。慢性肝功能不全病程较长、进展缓慢，临床上常因各种诱因使得病情突然恶化，进而发展为肝性脑病。

第二节　肝功能不全的病因和主要功能代谢变化

一、病因

（一）生物性因素

肝炎病毒感染是引起肝功能不全最常见的原因。我国是病毒性肝炎的高发区，尤其是乙型病毒性肝炎。肝细胞被肝炎病毒感染后，可引起机体的细胞免疫和体液免疫反应，杀灭肝炎病毒的同时也导致肝细胞发生损伤。此外，某些寄生虫（如华支睾吸虫、阿米巴、血吸虫等）、细菌的感染也可引起肝脏损害。

（二）理化性因素

毒性物质或药物摄入体内后，经由肝脏进行解毒。毒性物质如四氯化碳、氯仿、砷剂等，可破坏肝细胞的酶系统，导致肝细胞变性坏死。某些药物本身及代谢产物可对肝脏会造成损害，当药物使用剂量不当或多种药物合用时，可能引起肝脏病变。乙醇及其衍生物也可导致肝脏损伤，尤其是乙醛对肝细胞有很强的毒性作用。

（三）免疫性因素

肝细胞自分泌和旁分泌的许多炎症因子可激活T淋巴细胞介导的细胞免疫，导致肝细胞发生损伤，在肝功能不全的发生发展中起重要作用。如原发性胆汁性肝硬化、慢性活动性肝炎等。

（四）遗传性因素

遗传性酶缺陷导致物质代谢紊乱可引起肝脏病变，称为遗传代谢障碍性肝病，主要表现为肝脏结构和功能的改变，常伴有其他器官的损害。如肝豆状核变性时，过量的铜沉积在肝脏，可导致肝硬化的发生。遗传代谢障碍引起的肝功能不全常见于儿童。

（五）营养性因素

单纯的营养缺乏极少引起肝损伤，但可以促进肝脏疾病的发生和发展。如胆碱、蛋氨酸缺乏可引起肝脂肪变性；饥饿时由于肝糖原、谷胱甘肽减少，肝脏解毒功能减弱，其他毒物更容易引起肝脏损害。

二、肝功能不全时机体的功能、代谢变化

（一）物质代谢障碍

1. 糖代谢障碍　肝脏可合成、贮备及分解糖原，对维持血糖浓度的相对稳定起重要作用。肝功能不全时，由于糖原合成障碍、糖异生能力下降、胰岛素灭活减少，同时肝细胞大量坏死使肝糖原储备减少，患者空腹时容易发生低血糖。此外，由于糖原合成障碍，患者饱餐后可出现持续时间较长的血糖升高，即糖耐量降低。

2. 脂类代谢障碍　肝脏是脂类代谢的重要场所。肝功能不全时，胆汁分泌减少可引起脂类消化和吸收障碍；由于磷脂及脂蛋白的合成减少使肝内脂肪输出障碍引起脂肪肝；胆固醇脂化障碍且转化为胆汁酸的能力下降，使得血浆胆固醇升高。

3. 蛋白质代谢障碍　肝脏是合成蛋白质的主要场所。当肝功能不全时，由于蛋白合成障碍，血浆白蛋白减少，引起低蛋白血症，可导致腹腔积液发生；凝血因子合成减少，造成出血倾向。

（二）水、电解质代谢及酸碱平衡紊乱

1. 肝性水肿 严重肝功能不全者常出现体液的异常积聚，称为肝性水肿。早期主要表现为腹腔积液，随着病情的加重可出现少尿、下肢水肿等临床表现。肝性水肿的发生机制主要与下列因素有关。

（1）门静脉高压 肝硬化时，假小叶形成使肝静脉回流受阻，肝窦内压力升高，导致门脉高压的发生。门静脉压增高使肠系膜毛细血管压增高，液体漏入腹腔形成腹腔积液。

（2）血浆胶体渗透压降低 低蛋白血症使血浆胶体渗透压降低，导致组织液生成增多。

（3）钠水潴留 醛固酮和抗利尿激素增多，引起钠水潴留。严重肝功能不全者可能出现肝肾综合征，则钠水潴留加重。

2. 电解质代谢紊乱

（1）低钾血症 肝功能不全者由于醛固酮灭活减少，肾排钾增多，可出现低钾血症。低血钾引起代谢性碱中毒，促进氨在肠道的吸收，可诱发肝性脑病。

（2）低钠血症 抗利尿激素分泌增加和灭活减少，使得肾小管重吸收水增多，可引起低钠血症。低钠血症引起细胞内水肿，尤其是脑细胞水肿可导致中枢神经系统功能障碍。

3. 酸碱平衡紊乱

（1）呼吸性碱中毒 肝功能不全患者常合并低氧血症、贫血及高血氨，这些因素可导致过度通气，从而引起呼吸性碱中毒。

（2）代谢性碱中毒 主要与尿素合成障碍使得血氨升高以及利尿药应用不当、低钾血症没有得到及时纠正等因素有关。

（三）胆汁分泌和排泄障碍

胆汁由肝细胞不断生成和分泌入肠道，肝功能不全时，可发生高胆红素血症和肝内胆汁淤积。

胆红素是一种脂溶性物质，是血红蛋白、肌红蛋白、细胞色素等体内铁卟啉化合物的主要分解产物。肝细胞对胆红素有摄取、运载、酯化、排泄的功能，当肝功能不全时，可引起高胆红素血症。血中以酯性胆红素增多为主，患者出现皮肤、巩膜、黏膜及其他组织被黄染的临床表现，称为黄疸。

肝内胆汁淤积是指肝细胞对胆汁酸的摄取、转运和排泄能力障碍，导致胆汁成分在血液中潴留。

（四）凝血功能障碍

肝脏合成体内大部分凝血因子及蛋白C、抗凝血酶-Ⅲ等抗凝物质、纤溶酶原和抗纤溶酶等，同时也可以清除活化的凝血因子和纤溶酶原激活物。肝功能不全可引起机体出现凝血功能障碍，临床上常表现为自发性出血，如鼻出血、皮下出血等。

（五）生物转化功能障碍

肝脏是体内生物转化过程的主要场所。肝功能不全时，由于生物转化功能障碍，体内生物活性物质（激素、神经递质等）及代谢中生成或进入体内的毒性物质（代谢产物、毒素、药物等）可在体内蓄积，影响机体的正常生理功能。如醛固酮、抗利尿激素的灭活减少，在肝性水肿的发病中有重要作用；雌激素灭活减少引起女性月经失调及男性乳房发育、睾丸萎缩等变化；从肠道吸收的氨、胺类、γ-氨基丁酸等蓄积，则会引起中枢神经系统功能障碍，甚至引起肝性脑病。

（六）免疫功能障碍

Kupffer细胞是存在于肝窦内的巨噬细胞，是全身单核-吞噬细胞系统的重要组成部分，可吞噬、清除来自肠道的异物、细菌等抗原性物质，同时还参与机体的免疫防御，维持内环境的稳定。肝功能不全时，患者常伴有免疫功能低下，易发生肠道细菌移位、内毒素血症及感染等。

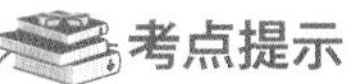
考点提示

肝功能不全时机体功能与代谢的变化。

知识拓展

肝肾综合征是指肝硬化失代偿期或急性重症肝炎时，继发于严重肝功能障碍的肾衰竭，表现为自发性少尿或无尿、氮质血症等。根据肾损害和功能障碍的特点可分为功能性肝肾综合征和器质性肝肾综合征。肝肾综合征的发病机制较为复杂，近年来的研究发现主要与有效循环血量减少及血管活性物质使肾血管收缩有关。肝衰竭患者常伴有门脉高压、消化道出血、腹腔积液等症状，使有效循环血量减少，引起交感神经兴奋，肾血液灌流不足。一方面导致肾小球滤过降低，同时由于肾内血流重分配使得肾小球滤过分数增加，对水、钠的重吸收增多；另一方面可以激活肾素-血管紧张素-醛固酮系统，加之肝脏灭活醛固酮减少，机体水钠潴留加重。此外，缓激肽、前列腺素（PGs）等扩血管物质的缺乏也会加重肾脏缺血。肝肾综合征是肝衰竭的严重并发症，一旦发生，预后较差。

第三节　肝性脑病

一、概念、分类与分期

（一）概念

肝性脑病（hepatic encephalopathy，HE）是指在排除其他已知脑病的前提下，继发于严重肝功能障碍的一系列神经精神综合征。临床表现为行为异常、意识障碍等一系列神经精神症状，早期有性格改变（欣快或沉默少言，烦躁或淡漠）；进一步发展，可发生精神错乱、行为异常、定向障碍、扑翼样震颤等；晚期出现肝昏迷甚至死亡。

（二）分类

按照肝脏功能失调或障碍的性质将肝性脑病分为A、B、C三种类型。

A（Acute 急性）型肝性脑病：急性肝衰竭相关肝性脑病。起病急，常于起病2周内出现肝性脑病。患者病情发展快，常迅速出现昏迷，预后差。

B（Bypass 旁路）型肝性脑病：单纯门体旁路所引起的肝性脑病。少见，无明确的肝细胞损害，见于先天性血管畸形或血栓性疾病、肿瘤等引起的门静脉高压造成门体旁路。

C（Cirrhosis肝硬化）型肝性脑病：肝性脑病伴肝硬化和门脉高压和（或）门体分流。是肝性脑病中最常见的类型。患者通常已经进展到肝硬化期，并已建立了较为完备的门体侧支循环。又可分为发作性肝性脑病、持续性肝性脑病和轻微性肝性脑病三个亚型。

（三）分期

临床根据患者神经精神症状的轻重程度，可将肝性脑病分为四期。

一期（前驱期）：有轻微的性格及行为改变、昼夜颠倒，轻微的扑翼样震颤。

二期（昏迷前期）：出现语言和书写障碍、嗜睡、行为异常和明显的扑翼样震颤。

三期（昏睡期）：有明显的精神错乱、语无伦次，表现为昏睡但能唤醒。

四期（昏迷期）：完全昏迷，不能唤醒，对疼痛刺激无反应。

二、发病机制

肝性脑病发生时，脑组织大多无特殊的病理变化，很难以脑的形态变化来解释肝性脑病的发生机制，脑的形态变化和功能变化之间的关系，也有待进一步的研究。目前普遍认为严重肝功能障碍和门-体静脉之间侧支循环形成和（或）手术分流是肝性脑病发生的病理生理基础。各种病因导致严重肝功能障碍，代谢毒物不能被有效清除，导致中枢神经系统功能紊乱。此外，肝内外的门-体静脉之间存在分流，从肠道吸收入门静脉系统的毒性物质，绕过肝脏进入体循环而对脑组织造成损害。肝性脑病的发生是多种发病因素综合作用的结果，其发病机制至今尚未完全阐明。目前提出了氨中毒学说、假性神经递质学说、γ-氨基丁酸学说等多种学说用于解释发病机制。

（一）氨中毒学说

血液中的氨主要有以下来源：①组织代谢过程中形成的氨，包括氨基酸脱氨基过程中产生以及肾小管上皮细胞内的谷氨酰胺经谷氨酰胺酶水解产生。由肾小管上皮细胞产生的NH_3，除了扩散到肾小管与H^+结合形成NH_4^+，起着排NH_4^+保碱的作用外，也有部分弥散入血。②肠道内形成的氨。未被吸收的氨基酸以及经肠壁渗入肠腔的尿素，在肠内经细菌产生的氨基酸氧化酶和尿素酶作用而产生氨，经肠道吸收入血。正常情况下，绝大部分氨在肝脏通过鸟氨酸循环形成尿素，再从肾脏排出，或经肠壁渗入肠腔，部分氨与谷氨酸合成谷氨酰胺。

临床上60%~80%的肝性脑病患者可检测到血氨浓度升高，有时还可看到血氨增高与神经精神症状严重程度相平行，经过降血氨治疗后，其肝性脑病的症状得到明显缓解，说明血氨升高与肝性脑病的发生发展密切相关。正常人体内氨的生成和清除之间呈动态平衡，严重肝功能障碍时，由于氨的生成增多而清除不足，导致血氨水平升高引起氨中毒。过多的血氨可通过血-脑屏障进入脑内，干扰脑细胞的代谢和功能，引起肝性脑病。

1. 血氨升高的原因

（1）氨清除不足　机体清除氨的主要代谢途径是通过肝脏鸟氨酸循环合成尿素（图21-1），每生成1分子尿素能清除2分子氨，消耗4分子ATP。当肝功能严重障碍时，由于肝细胞能量代谢障碍，ATP不足，同时催化鸟氨酸循环的相关酶类活性降低，以及经肠道吸收的氨经门-体分流直接进入体循环，导致氨清除不足，血氨水平升高。

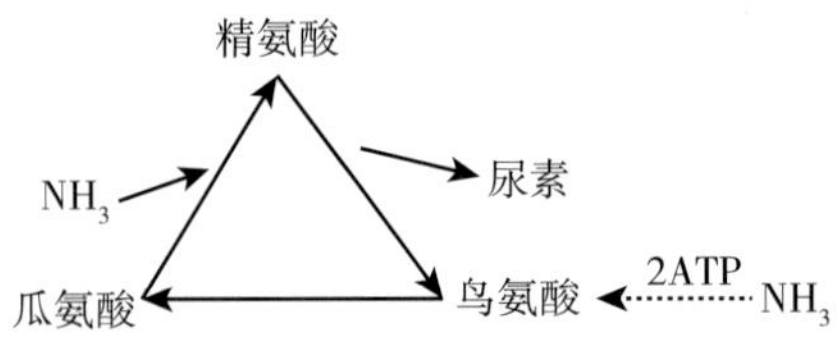

图21-1　肝脏合成尿素的鸟氨酸循环

（2）氨生成增多　肠道产氨是血氨的主要来源。肠道内蛋白质消化形成的氨基酸，以及经肠-肝循环弥散入肠道的尿素，在肠道细菌分泌的氨基酸氧化酶和尿素酶的作用下产生氨。

当肝功能严重障碍时，门静脉高压导致肠黏膜淤血水肿，食物的消化、吸收、排空功能发生障碍；同时胆汁分泌减少使胆汁酸盐的抑菌作用降低，造成细菌繁殖旺盛，释放大量的氨基酸氧化酶和尿素酶作用于肠道中的蛋白质和尿素，产氨增多。尤其是高蛋白饮食或上消化道出血后，氨的生成增多更加明显。

临床上肝性脑病患者可出现躁动不安、震颤等表现，此时肌肉活动增强，肌肉中的腺苷酸分解代谢增强，肌肉产氨增多，这也是患者血氨生成增多的原因之一。

肠道和尿液中pH的变化也是影响血氨水平的重要因素。肠道内pH较低时，NH_3与H^+结合成不易吸收的NH_4^+被排出；当尿液中pH偏低时，进入肾小管腔内的NH_3与H^+结合形成NH_4^+被排出。当肠道内和尿液中的pH增高时，NH_3弥散入血增加，也使得血氨升高。

2. 氨对脑的毒性作用　正常时血氨水平很低，主要以NH_4^+的形式存在。NH_4^+不易通过血－脑屏障，但是NH_3可以自由通过屏障进入脑。因此当血液pH升高时，氨进入脑增多。此外肝功能障碍时体内产生的大量细胞因子和自由基使血－脑屏障通透性增高，也使得氨入脑增多。

目前已经发现氨可以通过多种途径干扰脑细胞的功能、代谢，并产生神经毒性作用。

（1）干扰脑的能量代谢　脑组织的能量供应主要靠脑细胞葡萄糖的有氧代谢过程。血氨增多时，通过血－脑屏障进入脑组织的氨增多，可以干扰脑细胞的能量代谢，导致脑组织功能障碍，其干扰机制可能与以下环节有关：①氨可以与三羧酸循环的中间产物α－酮戊二酸结合，在谷氨酸脱氢酶的作用下形成谷氨酸，同时又使得还原型辅酶Ⅰ（NADH）转变为NAD^+。由于消耗了大量的α－酮戊二酸和还原型辅酶Ⅰ（NADH），造成ATP生成减少。②氨可以抑制丙酮酸脱羧酶的活性，乙酰辅酶A的生成减少，从而影响三羧酸循环的正常进行，使ATP生成减少。③氨与谷氨酸结合生成谷氨酰胺的过程消耗大量ATP（图21－2）。

（2）使脑内神经递质发生改变　正常状态下，脑内兴奋性神经递质与抑制性神经递质保持平衡。大量实验证实，脑内氨水平的升高可直接影响脑内神经递质的含量与神经传递。

谷氨酸是脑内主要的兴奋性神经递质。在肝性脑病的早期，进入脑内的氨可抑制α－酮戊二酸脱氢酶的活性，使得α－酮戊二酸在其他氨基酸提供氨基的前提下转氨基作用生成谷氨酸。脑内谷氨酸在谷氨酰胺合成酶的作用下与氨结合生成谷氨酰胺，谷氨酸的减少和谷氨酰胺的增多可导致神经传递障碍。此外，肝性脑病患者体内抑制性神经递质γ－氨基丁酸生成也增多。

肝性脑病晚期，脑内极高水平的氨使得丙酮酸脱氢酶的活性也受到抑制，丙酮酸的氧化脱羧障碍，乙酰辅酶A生成减少，进而使得中枢兴奋性神经递质乙酰胆碱生成减少，同时影响脑内三羧酸循环。

综上所述，血氨升高使脑内谷氨酸、乙酰胆碱等兴奋性神经递质减少，而谷氨酰胺、γ－氨基丁酸等抑制性神经递质增多，造成中枢神经系统功能障碍（图21－2）。此外，氨还可以增加γ－氨基丁酸的神经作用，使中枢抑制作用增强。

（3）对神经细胞膜的抑制作用　氨能干扰神经细胞膜上Na^+,K^+－ATP酶的活性，影响细胞内外Na^+、K^+的分布，导致膜电位改变和兴奋性异常。NH_4^+与K^+可竞争进入细胞，且细胞膜对NH_4^+的选择性通透比K^+强，因此可造成细胞外K^+浓度升高，影响细胞膜电位，干扰神经传导活动。

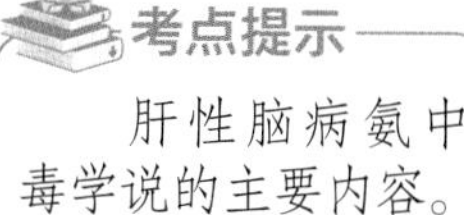

肝性脑病氨中毒学说的主要内容。

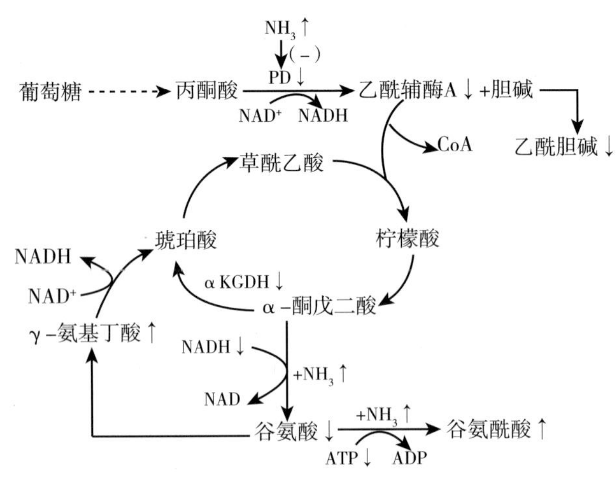

图 21-2　血氨升高对脑内神经递质及能量代谢的影响

PD：丙酮酸脱羧酶；αKGDH：α-酮戊二酸脱氢酶；（-）抑制作用；↑生成增多；↓生成减少

知识拓展

氨中毒细胞水肿

氨中毒时星形胶质细胞发生细胞水肿，其机制尚未完全阐明，可能与谷氨酰胺机制、氧化应激作用、线粒体通透性增加、水通道蛋白（aquaporin，AQP）4上调等有关。星形胶质细胞是脑内唯一能合成谷氨酰胺的细胞，进入细胞的氨在谷氨酰胺合成酶的作用下与谷氨酸合成谷氨酰胺。细胞内谷氨酰胺增多使得细胞内渗透压增高，造成细胞水肿。也有部分学者提出了特洛伊效应，认为在氨与谷氨酸合成谷氨酰胺后，进入线粒体，在谷氨酰胺酶的作用下释放出氨，进一步造成氧化和硝基化应激，氧化应激使得线粒体膜的通透性增加，最终导致星形胶质细胞发生细胞水肿。有研究发现，大量氨可以引起星形胶质细胞水通道AQP4表达，AQP4可能与星形胶质细胞发生细胞水肿有关。还有学者认为，氨中毒造成细胞水肿可能与α-酮戊二酸脱氢酶的活性受抑制和乳酸大量产生导致的能量代谢障碍有关。

（二）假性神经递质学说

部分肝性脑病的患者血氨水平正常，或经过治疗后血氨虽已下降，但患者的神经精神症状并未得到改善。因此有人对氨中毒学说提出了怀疑，并认为肝性脑病的发生可能与中枢神经系统中正常的神经递质被假性神经递质取代有关，主要有两个依据：第一，肝性脑病患者脑内多巴胺、去甲肾上腺素等神经递质减少；第二，应用左旋多巴后肝性脑病患者的状况得到明显改善。20世纪70年代Fischer等提出了假性神经递质学说。

1. 假性神经递质的形成　食物中的蛋白质包含一些芳香族氨基酸（如苯丙氨酸、酪氨酸），经肠内细菌脱羧酶的作用，分解形成苯乙胺及酪胺。正常情况下，苯乙胺和酪胺从肠道吸收后经门静脉到达肝脏，在肝脏单胺氧化酶的作用氧化分解而被清除。

肝功能不全时，由于肝脏单胺氧化酶活性降低，这些胺类不能被有效分解；或是经门-体分流绕过肝脏直接进入体循环，使血液中的苯乙胺及酪胺水平升高，并随体循环进入脑组织，在脑细胞内经非特异性的β-羟化酶的作用，经羟化分别形成苯乙醇胺和羟苯乙醇胺。苯乙醇胺和羟苯乙醇胺的化学结构与脑干网状结构中的正常神经递质去甲肾上腺素和多巴胺很相似，但生理作用却远不如正常递质强，不能产生正常的效应。因此将苯乙醇胺和羟苯乙醇胺称为假性神经递质（图21-3）。

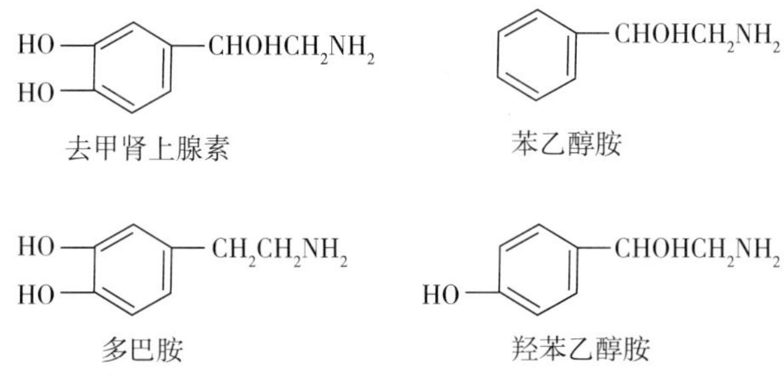

图 21-3　正常及假性神经递质

2. 假性神经递质的致病作用　去甲肾上腺素和多巴胺是脑干网状结构中上行激动系统的重要神经递质，对维持大脑皮质的兴奋性有十分重要的作用。当脑干网状结构中的假性神经递质增多时，苯乙醇胺及对羟苯乙醇胺会竞争性的取代正常神经递质，被儿茶酚胺能神经元摄取、贮存，并作为神经递质释放出来，但却不能产生正常神经递质的生理作用，导致网状结构上行激动系统的功能障碍，使得机体处于昏睡甚至昏迷状态。

> **考点提示**
> 肝性脑病假性神经递质学说的主要内容。

脑内的多巴胺主要由黑质产生，是锥体外系的主要神经递质，用于调节肢体的精细运动。当多巴胺被假性神经递质取代后，肢体运动的协调发生障碍，患者可出现扑翼样震颤（图21-4）。

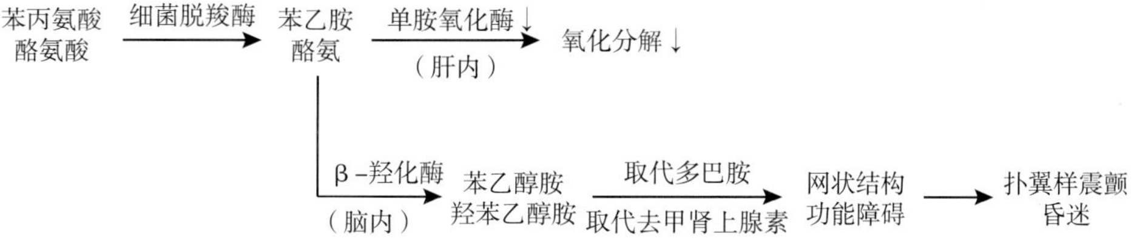

图 21-4　假性神经递质的形成和致病作用

（三）氨基酸失衡学说

氨基酸失衡学说，是假性神经递质学说的补充和发展。正常情况下，血浆中的支链氨基酸（branched-chain amino acids，BCAA）和芳香族氨基酸（aromatic amino acids，AAA）的比值接近3~3.5。当肝功能障碍时，芳香族氨基酸（苯丙氨酸、酪氨酸、色氨酸）增多，而支链氨基酸（缬氨酸、亮氨酸、异亮氨酸）减少，BCAA/AAA比值可下降至0.6~1.2。

1. 血浆氨基酸失衡的原因　肝功能障碍时，肝脏灭活胰岛素和胰高血糖素的能力降低，导致体内两种激素水平升高，尤其是胰高血糖素水平升高更加明显。胰高血糖素使肌肉和肝脏分解代谢增强，蛋白质分解后大量芳香族氨基酸释放入血。肝功能障碍时，肝脏对芳香族氨基酸的降解能力降低，导致血中芳香族氨基酸水平升高。胰岛素能促进肌肉和脂肪组织对支链氨基酸的摄取和利用，使血中支链氨基酸水平降低。此外，血氨升高也可使得骨骼肌和脑组织中支链氨基酸的代谢增强。当血氨水平升高时，支链氨基酸可与α-酮戊二酸结合生成谷氨酸，进而生成谷氨酰胺，也使得血中支链氨基酸水平降低。因此，血中BCAA/AAA比值下降。

2. 芳香族氨基酸增多使假性神经递质生成增多　芳香族氨基酸和支链氨基酸均为电中性，二者借助同一种载体通过血-脑屏障并被脑组织摄取。随着血中芳香族氨基酸的增多和支链氨基酸的减少，进入脑组织的芳香族氨基酸增多，其中以苯丙氨酸、酪氨酸和色氨酸增多为主。

生理情况下正常神经递质的生成过程是：苯丙氨酸在苯丙氨酸羟化酶的作用下可生成酪氨酸，酪氨酸在酪氨酸羟化酶的作用下生成多巴，多巴在多巴脱羧酶作用下生成多巴胺，多巴胺在多巴胺β-羟化酶的作用下生成去甲肾上腺素。

当进入脑组织的苯丙氨酸和酪氨酸增多，酪氨酸羟化酶的活性受抑，使得正常神经递质的生成减少。苯丙氨酸、酪氨酸在脑组织内经脱羧酶和β-羟化酶的作用分别生成苯乙醇胺和羟苯乙醇胺，造成脑内假性神经递质明显增多。同时，色氨酸在羟化酶和脱羧酶的作用下，生成大量的5-羟色胺（5-HT）和5-羟吲哚乙酸。5-羟色胺是中枢神经系统重要的抑制性神经递质，是去甲肾上腺素的拮抗物，同时可以抑制酪氨酸转变为多巴胺，也可作为假性神经递质被肾上腺素能神经元摄取、贮存、释放。

综上所述，血中氨基酸的失衡使脑内产生大量神经递质，使正常神经递质的产生受到抑制，影响脑的正常生理功能。但是，也有人提出BCAA/AAA比值的降低可能只是肝脏损害或血氨升高导致的结果，同时补充支链氨基酸只能缓解部分肝性脑病患者的症状，并不能改善患者的存活率，因此假性神经递质学说和氨基酸失衡学说还待进一步研究和验证。

考点提示

肝性脑病氨基酸失衡学说的主要内容。

（四）γ-氨基丁酸学说

γ-氨基丁酸（γ-aminobutyric，GABA）是一种中枢抑制性神经递质。血中GABA主要来源于肠道，由谷氨酸经肠道细菌谷氨酸脱羧酶作用脱羧催化形成，被肠壁吸收后经门静脉入肝，被肝脏摄取并清除。肝功能障碍时，肝脏清除GABA的能力降低，导致血中GABA水平升高；同时机体内环境的紊乱使得血-脑屏障对GABA的通透性明显增高，导致进入脑内的GABA增多。

肝性脑病时，不仅有GABA水平的升高，中枢神经系统中GABA受体数量也明显增加。GABA进入中枢后，可与突触后神经元的特异性受体结合。GABA-A受体是亲离子型受体，由两个α亚单位和两个β亚单位组成，其中β亚单位含GABA受体，α亚单位包含苯二氮䓬（Bz）受体、巴比妥类受体和氯离子转运通道。当GABA、巴比妥类和Bz（如地西泮）与相应受体结合时，可引起氯离子通道开放，氯离子内流增加。三种配体相互之间彼此有协同性竞争性结合位点，因此临床上应用地西泮和巴比妥类药物时可能会诱发肝性脑病。当脑内GABA增多时，与突触后神经元的特异性受体结合，引起氯离子通道开放，氯离子进入神经细胞内增多，使得神经细胞细胞膜处于超极化状态，从而引起突触后的抑制作用，引起肝性脑病。GABA也具有突触前抑制作用，当GABA作用于突触前轴突末梢时，也可使轴突膜对氯离子的通透性增高，由于轴浆内离子浓度较高，氯离子流向轴突外，产生去极化，使轴突末梢释放神经递质量减少。

（五）其他

除了上述因素在肝性脑病的发生中起重要作用外，许多蛋白质和脂肪的代谢产物如硫醇、短链脂肪酸、酚类等对肝性脑病的发生发展也有一定的作用。

肝功能障碍患者的血及脑脊液中，短链脂肪酸（指4~10碳原子的低级脂肪酸）含量较高；在肝性脑病患者的血液中，其浓度特别高。正常从肠道吸收的短链脂肪酸在肝内进行氧化分解，肝功能严重损害及门-体分流存在时，血中短链脂肪酸水平升高，并进入脑组织中，抑制脑的能量代谢及氨的分解代谢。

硫醇可抑制尿素的合成反应，引起血氨升高，同时可抑制线粒体的有氧氧化和脑内 Na^+,K^+-ATP 酶的活性。肝功能障碍时，血锰升高，锰中毒可导致星形胶质细胞变性，影响谷氨酸的摄取和能量代谢。

因此，肝性脑病的发生并非单一因素所致，目前还没有一种机制能够完全解释临床上所有肝性脑病的发生机制。一般认为氨中毒学说是解释肝性脑病发病机制的中心环节，与其他学说紧密联系。

三、影响肝性脑病发生发展的因素

凡能增加体内毒性物质生成和（或）加重脑代谢、功能障碍的因素，都会促进肝性脑病的发生与发展。

（一）氮负荷增加

氮负荷增加是诱发肝性脑病最常见的原因。肝硬化患者由于食管和胃底静脉曲张，易发生上消化道出血，这是肝性脑病发生的重要诱因。上消化道出血患者在大量呕血的同时还会有很多血液进入胃肠道，每100ml血液含有15~20g蛋白质，经肠道细菌分解后可产生大量氨，患者血氨升高。同时，由于大量出血造成低血容量、低血压、低血氧，会加重肝脏和脑组织的损伤，从而诱发肝性脑病。此外，过量蛋白饮食、输血等外源性氮负荷增加，也可使得血氨升高，诱发肝性脑病。感染、氮质血症、碱中毒、便秘等内源性氮负荷增加，也常会诱发肝性脑病。

（二）血-脑屏障通透性增加

正常情况下神经毒性物质一般不能透过血-脑屏障，当脑内能量代谢障碍、严重肝病、饮酒等情况下，血-脑屏障的通透性增加，神经毒性物质穿透血-脑屏障进入脑增多，促使肝性脑病的发生。

（三）脑敏感性增高

严重肝病患者，体内各种毒性物质增多，脑组织对药物或氨等毒性物质的敏感性增高。因此，当使用氯化铵、止痛药、麻醉剂、镇静剂等药物时，易诱发肝性脑病。感染、缺氧、电解质紊乱时，脑组织对毒性物质的敏感性增强，也容易诱发肝性脑病。

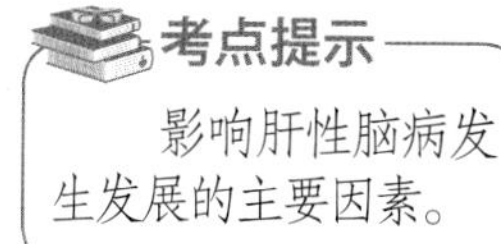

影响肝性脑病发生发展的主要因素。

四、肝性脑病防治的病理生理基础

（一）积极治疗原发病

肝性脑病患者肝功能严重障碍，首先应对原发病如病毒性肝炎、肝硬化等进行积极有效的治疗。

（二）消除和预防诱因

消除和预防诱因，避免肝性脑病的发生和进一步发展，是防治肝性脑病的重要措施。

1. **减少氮负荷**　控制和调整饮食中的蛋白质的摄入量，减少组织蛋白质的分解，昏迷时须进无蛋白流质饮食。

2. **预防上消化道出血**　避免进食粗糙质硬或刺激性的食物，预防上消化道出血。一旦出血应及时止血，同时给予泻药或清洁灌肠，使积血排出。

3. **防治便秘**　减少肠道有毒物质吸收入血。

4. **预防水、电解质和酸碱平衡紊乱**　预防因放腹腔积液、利尿、低血钾、碱中毒等情况诱发的肝性脑病。

5. 谨慎用药 由于患者血-脑屏障通透性增加，脑组织敏感性增高，肝性脑病患者在使用止痛药、镇静剂和麻醉剂等药物时须谨慎，防止诱发肝性脑病。

（三）降低血氨

口服乳果糖等酸性物质，使肠道pH降低，减少肠道产氨并促进氨的排出。应用谷氨酸、精氨酸等制剂降低血氨浓度。口服新霉素、卡那霉素等抑制肠道菌群的繁殖，减少氨的产生。纠正水、电解质和酸碱平衡紊乱，尤其是纠正碱中毒。

（四）纠正神经递质

临床上常用左旋多巴补充正常的神经递质。因左旋多巴能透过血-脑屏障，经脱羧酶作用生成多巴胺，使脑内正常神经递质增多，与假性神经递质竞争，恢复神经系统功能。

（五）其他

口服或注射支链氨基酸为主的氨基酸混合液，纠正氨基酸失衡。同时采取措施保护脑细胞功能、防止脑水肿、维持呼吸道的通畅等。

对于严重肝脏疾病后期的患者，尤其是对亚急性、爆发性肝衰竭患者，肝移植是有效的治疗手段。

本章小结

各种致病因素作用于肝脏，导致肝脏结构发生改变，同时引起肝脏的合成、分泌、排泄、生物转化和免疫等多种功能障碍，机体出现黄疸、出血、继发感染和多种器官功能紊乱的病理生理过程称为肝功能不全。肝功能不全晚期称为肝衰竭，临床上主要表现为肝肾综合征和肝性脑病。肝性脑病是肝功能不全患者死亡的常见原因，患者表现为一系列神经精神症状。其发病机制迄今尚未完全阐明，目前提出了氨中毒学说、假性神经递质学说、血浆氨基酸失衡学说、γ-氨基丁酸学说等多种学说。凡能增加体内毒性物质生成和（或）加重脑代谢、功能障碍的因素，都会促进肝性脑病的发生与发展。因此，临床在防治肝性脑病时除了要积极治疗原发病以外，还要消除和预防诱因，进行降低血氨、纠正神经递质、纠正体内氨基酸失衡等治疗。

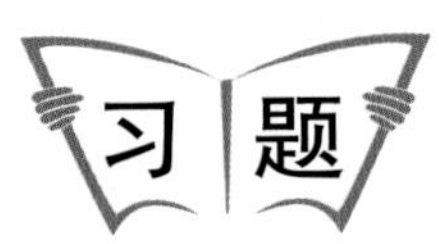

一、选择题

【A1/A2 型题】

1．血氨升高引起肝性脑病主要机制

A．影响大脑皮层的兴奋性递质　　B．干扰脑细胞能量代谢

C．使脑干网状结构不能正常活动　　D．使去甲肾上腺素作用减弱

E．使脑内抑制性神经递质增多

2．上消化道出血诱发肝性脑病的主要机制

A．引起失血性休克　　B．在肠道细菌作用下产生氨

C．脑组织缺血缺氧
D．使血中苯乙胺和酪氨增加
E．使肝脏缺血缺氧

3．假性神经递质是指
A．去甲肾上腺素和多巴胺
B．苯丙氨酸和酪氨酸
C．苯乙胺和酪胺
D．苯乙醇胺和羟苯乙醇胺
E．谷氨酰胺和乙酰胆碱

4．下列哪种物质是假性神经递质
A．谷氨酰胺
B．5-羟色胺
C．苯乙醇胺
D．多巴胺
E．乙酰胆碱

5．血浆氨基酸失衡时进入脑内增多的氨基酸是
A．谷氨酸
B．缬氨酸
C．异亮氨酸
D．亮氨酸
E．酪氨酸

6．肝性脑病患者血氨升高的最主要原因
A．肠道产氨增多
B．肌肉产氨增多
C．氨的清除不足
D．血中NH_4^+向NH_3转化增多
E．肾小管内向血液弥散的氨增多

7．肝性脑病的常见诱因
A．胃肠蠕动增强
B．脂肪摄入过多
C．糖类摄入过多
D．上消化道出血
E．抗生素使用不当

8．下列哪项是肝性脑病的主要临床表现
A．黄疸
B．肝掌、蜘蛛痣
C．肝区疼痛
D．昏迷
E．一系列神经精神症状

9．氨对脑的毒性作用不包括
A．使脑的敏感性增高
B．干扰脑的能量代谢
C．使脑内抑制性神经递质增多
D．使脑内抑制性神经递质减少
E．抑制脑细胞膜的功能

10．肝性脑病患者氨清除不足的原因主要
A．三羧酸循环障碍
B．谷氨酸合成障碍
C．谷氨酰胺合成障碍
D．鸟氨酸循环障碍
E．肾小管泌氨减少

11．肝性脑病早期，患者可出现
A．睡眠障碍
B．表情淡漠
C．昏睡
D．昏迷
E．严重的精神错乱

12．肝性脑病的正确概念
A．肝功能障碍所致的昏迷

B. 肝脏疾病并发上消化道出血导致的脑出血

C. 继发于严重肝脏疾病的神经精神综合征

D. 继发于严重肝脏疾病的精神紊乱性疾病

E. 肝脏功能障碍引起的脑功能衰竭

13. 下列哪项因素会妨碍肠道内氨的吸收

A. 血尿素浓度升高

B. 肠腔内pH小于5

C. 肠道细菌

D. 肠腔内pH大于5

E. α-酮戊二酸合成障碍

14. 肝性脑病时血浆氨基酸失衡的表现

A. 芳香族氨基酸↑，支链氨基酸↓

B. 芳香族氨基酸↓，支链氨基酸↓

C. 芳香族氨基酸↑，支链氨基酸↑

D. 芳香族氨基酸↓，支链氨基酸↑

E. 芳香族氨基酸↑，支链氨基酸正常

15. 肝功能不全是指

A. 肝脏分泌功能障碍所致的病理生理过程

B. 肝脏解毒功能障碍所致的病理生理过程

C. 肝脏合成功能障碍所致的病理生理过程

D. 肝脏各种细胞功能障碍所致的病理生理过程

E. 肝脏代谢功能障碍所致的病理生理过程

16. 某昏迷患者，轻度黄疸，双侧肌张力对称性增高，瞳孔等大，尿蛋白及糖定性均阴性，血浆白蛋白下降，A/G倒置，该患者最有可能发生

A. 肝性脑病

B. 脑血管意外

C. 尿毒症

D. 糖尿病酮症酸中毒

E. 安眠药中毒

17. 患者，男，因肝硬化伴腹腔积液入院。下列哪项措施不妥

A. 保持大便通畅

B. 维持水、电解质平衡

C. 给予高蛋白饮食增强营养

D. 注意观察患者神志改变

E. 慎用镇静、麻醉剂

18. 重型肝炎患者，3日未排便，出现嗜睡、幻觉等症状，下列哪项治疗措施不当

A. 弱酸性液体灌肠

B. 口服新霉素

C. 禁食蛋白质

D. 输入复方氨基酸溶液

E. 肥皂水灌肠

【X型题】

19. 关于肝性脑病的发病机制学说有

A. 氨中毒学说

B. 矫枉失衡学说

C. 假性神经递质学说

D. GABA学说

E. 血浆氨基酸失衡学说

20. 下列哪些是肝性脑病常见的诱因

A. 酗酒

B. 上消化道出血

C. 镇静剂使用不当　　D. 便秘
E. 输入大量库存血

二、思考题

1. 简述肝功能不全、肝性脑病的概念。
2. 简述氨中毒对中枢神经的影响。

（周颖婷）

扫码“练一练”

扫码“学一学”

第二十二章　肾功能不全

学习目标

1. **掌握**　急性肾功能不全、慢性肾功能不全、尿毒症的概念；少尿型急性肾功能不全的发病机制、分期及少尿期临床表现；慢性肾功能不全的发展过程和临床表现。

2. 熟悉　急性肾功能不全的病因；慢性肾功能不全的病因和发病机制；尿毒症的主要床表现。

案例讨论

[案例] 患者，女，48 岁，因浮肿、少尿入院。入院前一周反复感冒咳嗽，多次服用庆大霉素、复方新诺明。一周后，感冒好转，却全身浮肿，进行性尿量减少。入院检查：急性病容，眼睑、面部浮肿，双下肢水肿。尿常规：24 小时尿量 450ml，比重 1.012，尿蛋白（++）。血常规：RBC 2.54×10^{12}/L，尿钠 620mmol/L，血肌酐 845μmol/L，尿素氮 16.2 mmol/L。

[讨论]

1. 患者发生少尿、无尿和水肿原因是什么？
2. 患者为什么发生少尿、无尿？
3. 少尿、无尿对机体有什么影响？

肾脏在保持机体内环境稳定中起着十分重要的作用。肾脏的主要功能是泌尿，通过泌尿排出体内的代谢产物、药物和毒性物质，维持水、电解质和酸碱的平衡。同时肾脏还具有内分泌功能，可分泌肾素（调节血压）、促红细胞生成素（调节红细胞生成）、1，25-二羟维生素 D_3（调节钙吸收）和前列腺素。此外，肾脏还可灭活某些肽类激素和内源性活性物质如甲状旁腺激素、胃泌素、胰岛素等。当各种病因引起肾功能严重障碍时，会出现多种代谢产物在体内蓄积，水、电解质和酸碱平衡紊乱，以及肾脏内分泌功能障碍等一系列临床表现，这一病理过程称为肾功能不全。

肾功能不全与肾衰竭没有本质的区别，只是程度上的差异。肾功能不全是指肾功能障碍由轻到重的全过程，而肾衰竭是肾功能不全的晚期阶段。在临床上，二者往往通用。根据发病急缓和病程长短分为急性和慢性两类。尿毒症则是急、慢性肾功能不全发展到最严重阶段的表现。

第一节　急性肾功能不全

急性肾功能不全（acute renal insufficiency，ARI）是指各种原因引起肾脏泌尿功能在短期内急剧降低，从而引起水、电解质和酸碱平衡紊乱以及代谢产物蓄积等严重内环境紊乱的病理过程。临床主要表现为少尿或无尿、氮质血症、高钾血症和代谢性酸中毒。急性肾功能不全是一种临床常见的危急重症，死亡率为30%~80%。如能及时诊治，大多数患者肾脏功能可以恢复，预后较好。

一、病因与分类

正常肾功能有赖于充足的有效循环血量、肾脏结构与功能的完整和尿路的畅通。根据发病环节可将其分为肾前性、肾性和肾后性三大类。

（一）肾前性急性肾功能不全

由于各种原因引起的肾血液灌流量急剧减少而导致的以泌尿功能障碍为主的急性肾功能不全。此时肾无器质性病变，如肾灌流量及时恢复，则肾功能也随即恢复正常，又称为功能性急性肾功能不全。若肾缺血持续过久可引起肾小管坏死，则会发展为器质性急性肾功能不全。常见的原因有①有效循环血量减少，如各种原因的大出血，剧烈的呕吐、腹泻、胃肠引流等胃肠液丢失，烧伤、严重缺水等导致的细胞外液大量丢失；②心输出量减少，如严重心力衰竭、心肌梗死、严重心律失常、心包填塞等；休克早期是引起肾前性急性肾功能不全的最主要因素。

> **考点提示**
> 急性肾功能不全的病因。

（二）肾性急性肾功能不全

由于各种原因引起肾实质病变而发生的急性肾功能不全，又称器质性急性肾功能不全。常见的原因有：①肾前性因素未能及时消除导致的肾持续缺血引起急性肾小管坏死；②肾毒性物质如重金属、细菌内毒素、抗生素、某些有机化合物（四氯化碳、氯仿、甲醇等）、生物毒素（毒蕈、蛇毒、生鱼胆等）等引起的急性肾中毒导致肾小管坏死；③肾脏本身的病变；如急性肾炎、急进性肾炎、急性肾盂肾炎、恶性高血压、肾动脉硬化等。

（三）肾后性急性肾功能不全

由于肾以下尿路（从肾盏到尿道口任何部位）梗阻引起的急性肾功能不全，称为肾后性急性肾功能不全，较少见。多见于双侧尿路结石、盆腔肿瘤压迫双侧输尿管、前列腺肥大等引起尿路梗阻。如能及时解除梗阻，肾脏功能可以很快恢复。

二、发病机制

不同原因引起的急性肾功能不全，其发生机制有所不同，但中心环节是肾小球滤过率（glomerular filtration rate，GFR）降低。下面主要阐述因肾缺血和肾毒物引起急性肾功能不全的发生机制。

（一）肾缺血

肾缺血是ARI初期的主要发病机制。造成肾缺血的原因如下。

1. 肾灌注压下降　各种原因引起有效循环血量减少，肾血流量减少，肾血流灌注压下降，GFR下降导致少尿或无尿。当动脉血压在80~180mmHg范围内变动时，肾血管可通过自身调节，使肾血流量和GFR保持稳定。当动脉血压低于80mmHg时，超过了肾血管自身调节的范围，肾血流量明显减少，GFR下降。

2. 肾血管收缩　肾血管收缩，肾血流量减少，GFR下降导致少尿或无尿。其机制如下。

（1）交感-肾上腺髓质系统兴奋　休克或创伤引起的急性肾功能不全时，由于有效循环血量减少，交感-肾上腺髓质系统兴奋，血中儿茶酚胺增多，肾皮质入球小动脉对儿茶酚胺敏感而发生强烈收缩，引起肾皮质血流量减少，GFR降低。

（2）肾素-血管紧张素系统激活　缺血时肾灌注压降低，刺激近球细胞分泌肾素；肾缺血或肾中毒时，近曲小管上皮细胞受损，对Na^+重吸收减少，到达远曲小管尿液中的Na^+浓度升高，刺激致近球细胞分泌肾素；有效循环血量降低，交感神经兴奋的直接刺激等均可引起肾素分泌增加，继而血管紧张素Ⅱ增加，使肾血管收缩，从而导致GFR降低。

考点提示

急性肾功能不全少尿的发生机制。

（3）前列腺素生成减少　肾缺血、肾中毒时，肾髓质间质细胞合成舒张血管的PGE_2减少，收缩血管的TXA_2相对增加，结果导致肾血管痉挛、收缩，从而导致GFR降低。

3. 肾血管内皮细胞肿胀　肾缺血ATP生成减少和肾中毒时，细胞膜上Na^+,K^+-ATP酶活性减弱，细胞内钠、水潴留，细胞水肿。肿胀的内皮细胞使血管腔狭窄，肾血流量减少。

4. 肾血管阻塞　ARI时，血中纤维蛋白原增多，红细胞聚集及变形能力下降，白细胞变形能力降低，黏附血管壁能力增高，血小板聚集等可在肾毛细血管中形成微血栓，阻塞肾血管，导致肾血流量减少，GFR下降。

（二）肾小球损伤

肾小球自身的病变如急性肾炎、狼疮性肾炎等可使肾小球滤过膜受损，滤过面积减少而导致GFR降低。

（三）肾小管损伤

1. 肾小管阻塞　肾缺血、肾毒物引起急性肾小管坏死后脱落的细胞及其碎片可阻塞肾小管。溶血性疾患或挤压综合征使大量血红蛋白、肌红蛋白在肾小管内形成管型，磺胺等药物结晶，均可沉积在肾小管管腔内，造成广泛的肾小管阻塞，使原尿不易通过，形成少尿；同时，由于管腔内压升高，使有效滤过压降低，导致GFR降低。管型阻塞是ARI持续期导致GFR减少的重要因素。

2. 肾小管原尿反流　持续肾缺血、肾毒物使肾小管上皮细胞广泛坏死，基底膜断裂，原尿经断裂的基底膜扩散到肾间质，直接造成尿量减少，而且回漏的原尿能引起肾间质水肿。间质水肿压迫肾小管和管周毛细血管，从而加重肾小管阻塞和肾缺血，使GFR进一步降低，导致肾损伤加重，形成恶性循环。

总之，急性肾功能不全的发病机制可能是多种因素共同或先后作用的结果（图22-1）。

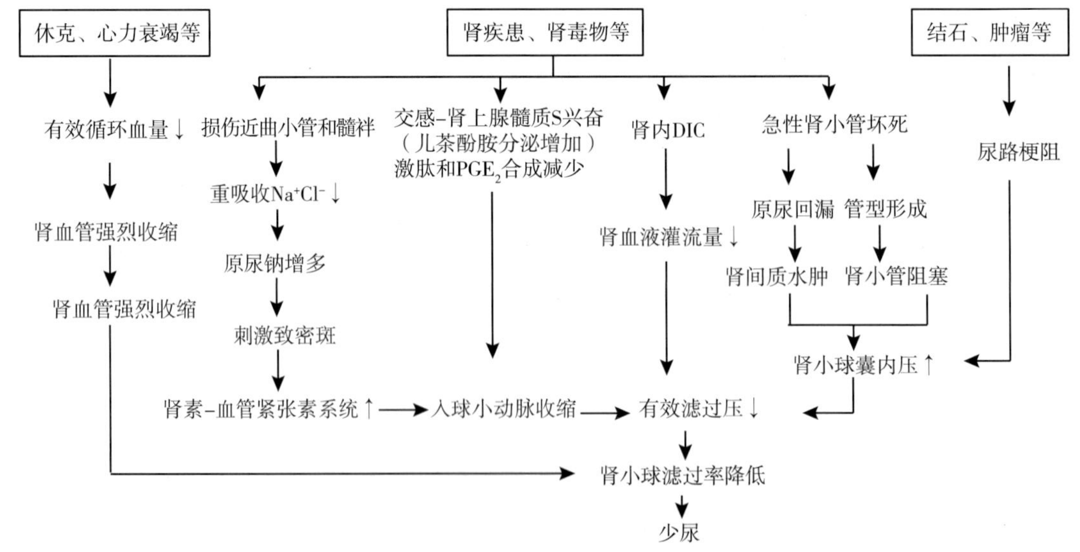

图22-1　急性肾功能不全发病机制示意图

三、临床表现及病理生理学基础

急性肾功能不全根据患者尿量减少与否，分为少尿型和非少尿型两类，以少尿型多见。24小时尿量少于400ml为少尿型，多于400 ml为非少尿型。两者可相互转化，少尿型经利尿或缺水治疗可转化为非少尿型；非少尿型如漏诊或治疗不当可转化为少尿型。

（一）少尿型急性肾功能不全

少尿型急性肾功能不全的发生发展可分为三个阶段，即少尿期、多尿期和恢复期。

1. 少尿期　此期是病情最危重的阶段，可持续1~2周。持续时间越长，预后越差。此期除尿量显著减少外，还伴有严重的内环境紊乱，表现如下。

（1）尿的变化　①尿量的变化：多数ARI患者由于GFR下降，尿量迅速减少，表现为少尿或无尿；②尿渗透压的变化：肾小管损伤使肾脏的浓缩和稀释功能障碍，尿比重较低，常固定于1.010~1.015；③尿液成分的变化：由于肾小管对钠的重吸收障碍，尿钠含量增高；肾小球毛细血管通透性增加和肾小管的损伤使尿中出现红细胞、白细胞、蛋白质以及各种管型。

临床上，ARI有功能性和器质性两种，虽然两者都表现出少尿，但在少尿发生机制及尿液成分上均有区别。功能性ARI的少尿主要由GFR显著降低及远曲小管和集合管重吸收钠水增加引起。器质性ARI则同时有肾小球和肾小管的功能障碍。鉴别ARI是功能性还是器质性（表22–1），对于指导临床治疗和估计预后都有重要意义。

表22–1　两种急性肾功能不全的主要区别

	功能性急性肾功能不全	器质性急性肾功能不全
常见原因	低血容量	急性肾小管坏死
尿比重	>1.020	<1.015
尿渗透压	>700mmol/L	<250mmol/L
尿钠含量	<20mmol/L	>40mmol/L
尿肌酐 / 血肌酐	>40：1	<20：1
尿蛋白	阴性	+~++++
主要治疗措施	补充血容量	严格控制补液量，量出而入

（2）水中毒　水中毒的原因：①少尿或无尿使水排出减少；②机体分解代谢增强，内生水增加；③摄入或输入液体过多等。水中毒使细胞外液呈低渗状态，水分还可向细胞内转移引起细胞内水肿，严重时患者可出现心功能衰竭、脑水肿和肺水肿，是ARI常见死亡原因之一。因此，对ARI患者要密切观察并记录出入水量，严格控制补液速度和补液量。

> **考点提示**
> 急性肾功能不全少尿期最危险的并发症。

（3）高钾血症　高钾血症是ARI患者在少尿期最危险的并发症，是少尿期一周内患者死亡的主要原因。导致高钾血症的原因有：①少尿或无尿使排钾减少；②组织损伤和分解代谢增强、酸中毒使钾从细胞内释出到细胞外；③摄入含钾过多的药物、食物或输入库存血等。高钾血症可引起心脏传导阻滞，诱发心律失常，严重时可出现心室颤动或心搏骤停而死亡。

（4）代谢性酸中毒　具有进行性、不易纠正的特点。其发生原因有：①GFR降低使酸性代谢产物排出减少；②肾小管泌H^+及泌NH_3能力降低，使$NaHCO_3$重吸收障碍；③机体分解代谢增强使固定酸产生增加。酸中毒可抑制心血管系统和神经系统的功能，影响多种酶的活性，并加重高钾血症。

（5）氮质血症　由于GRF下降，含氮的代谢产物如尿素、肌酐、尿酸等在体内堆积，使血中非蛋白质氮（NPN）的含量显著升高（>28.6mmol/L），称为氮质血症。ARI少尿期初始，血中NPN即明显增高，如合并感染、中毒、烧伤、创伤或摄入过多高蛋白时，可加重氮质血症。轻度氮质血症，对机体影响不大。中、重度氮质血症时，患者可出现恶心、呕吐、腹泻、意识障碍甚至昏迷。

2. 多尿期　当患者尿量逐渐增加并超过每天400ml时，标志已进入多尿期。此期患者尿量逐渐增多，每天尿量可达3000~6000ml或更多，说明病情趋向好转。多尿的机制是：①肾血流量和肾小球滤过功能逐渐恢复；②肾小管上皮细胞虽已开始再生修复，但其重吸收功能尚不完善，原尿不能充分浓缩；③肾间质水肿消退，肾小管因管型被冲走而解除阻塞；④少尿期滞留的尿素等代谢产物经肾小球滤过增多，引起渗透性利尿；⑤少尿期大量水分在体内潴留，当肾功能逐渐恢复时，肾代偿性排出体内多余水分。

知识拓展

察尿识病——尿量异常与疾病

正常成人每昼夜尿量为1000~1500ml，外观透明呈淡黄色，具有特殊微弱的臊味，呈弱碱性，pH约为6.5，尿比重为1.015~1.025。人体内一些功能代谢改变和疾病病变有时表现为尿量异常。

①少尿：24小时尿量少于400ml称为少尿。少于100ml称无尿。见于各种原因所致的休克，严重缺水或水、电解质紊乱，心力衰竭，肾动脉栓塞及肿瘤压迫等肾前性因素；急慢性肾炎，急性肾功能不全少尿期，慢性肾功能不全等肾性因素；各种原因的尿路梗阻等肾后性因素。

②多尿：24小时尿量超过2500ml者称为多尿。暂时性多尿见于饮水过多或应用利尿剂后。病理性多尿见于慢性肾盂肾炎、慢性肾炎后期、急性肾衰竭多尿期等肾脏疾病导致的肾小管浓缩功能障碍；也可见于尿崩症、糖尿病等内分泌功能障碍。

应注意的是在多尿期早期，尿量虽有所增加，但氮质血症、高钾血症和代谢性酸中毒等仍然存在，一直到多尿期后期，这些变化才能逐渐纠正，但此时多尿又可引起缺水、低钾、低钠血症等新的水、电解质紊乱，因此，在多尿期仍需控制和调整摄入水和电解质的量。多尿期一般持续1~2周，即可进入恢复期。

3. 恢复期　一般在发病后1个月进入恢复期，此期肾功能已显著改善，尿量逐渐恢复正常，血尿素氮、肌酐也接近正常水平。但肾功能恢复到正常还需3个月至1年或更长时间。一般而言，少尿期越长，肾功能恢复需要的时间也越长。少数患者由于肾小管上皮细胞破坏严重和修复不全，发展为慢性肾功能不全。

（二）非少尿型急性肾衰竭

非少尿型ARI患者临床表现一般较轻，病程较短，并发症少，病死率低，预后较好。其主要特点是：① 无明显少尿；② 尿比重低，尿钠含量低；③ 有氮质血症；④ 多无高钾血症。机制为：非少尿型ARI的病理损害较轻，GFR下降不如少尿型严重，但足以引起氮质血症；肾小管损伤也较轻，主要表现为尿浓缩功能障碍，所以尿量相对较多。

第二节　慢性肾功能不全

任何疾病（包括肾脏及某些全身性疾病），如能使肾单位发生进行性破坏，则在数月、数年或更长的时间后，残存的肾单位不能充分排出代谢废物和维持内环境稳定，因而体内出现代谢废物的潴留和水、电解质与酸碱平衡紊乱以及肾内分泌功能障碍，这种情况称之为慢性肾功能不全（Chronic renal insufficiency，CRI）。CRI病程迁延并呈渐进性发展，最后可因尿毒症而死亡。近年来，由于透析疗法的广泛应用和肾移植的开展，可明显延长患者的生命。

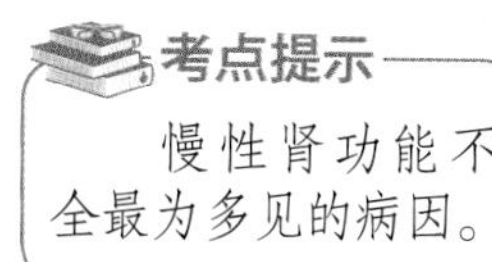

慢性肾功能不全最为多见的病因。

一、病因

凡能引起慢性肾实质破坏的疾病都可导致CRI，其中以慢性肾小球肾炎最为多见。慢性肾功能不全的病因分类如下。

1. **肾实质病变**　慢性肾小球肾炎、慢性肾盂肾炎、系统性红斑狼疮、多囊肾、肾结核、肾肿瘤等。其中慢性肾小球肾炎占CRI的50%~60%。

2. **肾血管疾患**　如高血压性肾小动脉硬化、结节性动脉周围炎、糖尿病性肾小动脉硬化症等。

3. **慢性尿路梗阻**　如尿路结石、前列腺肥大、肿瘤、尿道狭窄等。

二、发病机制

慢性肾功能不全的病程是进行性加重的，其发生机制十分复杂，至今尚未完全明了。目前主要有以下几种学说加以阐述。

（一）健存肾单位学说

该学说认为，慢性肾脏疾病导致肾单位进行性破坏，残余健存的肾单位则发生代偿性肥大，肾小球滤过功能和肾小管重吸收分泌功能增强，以进行代偿。但随着病情的加重，破坏肾单位越来越多，健存肾单位日趋减少，即使加倍工作也难以排出代谢废物和维持内环境恒定，最终发生肾功能不全。

（二）矫枉失衡学说

此学说是健存肾单位学说的补充。是指矫正过度而出现新的失衡。即机体对肾小球滤过率降低的适应过程中发生新的失衡，这种新的失衡使机体进一步受到损害，内环境进一步紊乱失衡。例如慢性肾功能不全时，因GFR下降使尿磷排出减少，血磷升高又使血钙降低，后者导致甲状旁腺激素（PTH）分泌增多，PTH适应性分泌增多能促进肾排磷增加，血磷可恢复正常。因此，CRI患者在很长一段时间里血磷是正常的（即PTH的“矫正”作用）。但是，随着病程的进展和GFR严重减少，使血磷再次升高、血钙进一步降低，导致继发性甲状旁腺功能亢进，PTH持续分泌增加，长期超量的PTH可动员骨钙入血，以纠正低钙血症，结果却造成骨质疏松、骨软化，引起肾性骨营养不良（机体出现新的失衡）。

（三）肾小球过度滤过学说

部分肾单位功能丧失后，健存肾单位的肾小球毛细血管血压和血流量增加，从而导致单个健存肾单位的肾小球滤过率增加。长期负荷过重会导致肾小球发生纤维化和硬化，因而促进肾功能不全的发生。

三、发展过程

由于肾脏具有强大的代偿储备能力，使得慢性肾功能不全呈现一个缓慢而渐进的过程，进行性加重。根据病变发展和肾损害程度，可将CRI分为以下四期（表22–2）。

表 22–2　慢性肾功能不全分期及临床症状

分期	内生肌酐清除率	血液生化指标	临床症状
肾储备功能降低期	正常值的 30% 以上	无氮质血症	无任何症状
肾功能不全期	正常的 25%~30%	轻或中度氮质血症	多尿、夜尿、乏力、轻度贫血
肾衰竭期	正常的 20%~25%	明显的氮质血症	酸中毒、夜尿、多尿、高磷血症、低钙血症、贫血
尿毒症期	正常的 20% 以下	严重的氮质血症	明显的水、电解质、酸碱平衡紊乱以及多系统功能障碍，出现中毒症状

（一）肾储备功能降低期（代偿期）

在慢性肾脏疾病的开始阶段，肾实质破坏较轻，未受损的肾单位发挥代偿功能，因此，肾泌尿功能基本正常，尚能维持内环境的稳定，无临床症状。此期肾单位减少25%~50%，内生肌酐清除率在正常值的30%以上，血液生化指标无异常。但肾脏储备能力降低，在突然增加肾脏调节负荷（如感染和水、钠、钾负荷突然增加时），则发生内环境紊乱。

（二）肾功能不全期

此期肾实质破坏加重，肾单位减少50%~70%，内生肌酐清除率降至正常的25%~30%。肾脏已不能维持内环境稳定，出现夜尿和多尿，轻度氮质血症，贫血等临床症状。

（三）肾衰竭期

肾实质破坏严重，肾单位减少75%~90%，肾功能显著恶化，内生肌酐清除率降至正常的20%~25%。临床表现除上述症状加重外，还出现较重的氮质血症，代谢性酸中毒，高磷、低钙血症，并伴有部分尿毒症中毒症状，临床上又称为氮质血症期。

> **考点提示**
> 临床上常用血尿素氮和血肌酐浓度作为氮质血症的指标。

（四）尿毒症期

肾单位减少90%以上，肾功能障碍的最严重阶段，内生肌酐清除率降至正常的20%以下，全身性严重中毒症状，明显的水、电解质和酸碱平衡紊乱，继发性甲状旁腺功能亢进。

四、临床表现

（一）尿的变化

1. 尿量的变化　CRI患者早、中期突出的表现是夜尿、多尿，晚期发展为少尿。

（1）夜尿　正常成年人每日尿量约为1500ml，白天尿量约占总尿量的2/3，夜间尿量占1/3。在CRI早期，可出现夜间尿量与白天尿量相接近，甚至超过白天的现象，称为夜尿。其发生机制目前尚不清楚。可能于平卧后肾血流量增加导致原尿生成增多及肾小管对水的重吸收减少有关。

（2）多尿 24小时尿量超过2000ml称为多尿。慢性肾功能不全早期，24小时尿量一般为2000~3000ml。尿量增多的机制：①肾血流量集中在健存肾单位，使其GFR增高，原尿生成增多，肾小管内流速相应增大而来不及充分重吸收；②健存肾单位滤出的原尿中溶质增多，产生渗透性利尿；③肾髓质因炎症、损伤等对Na^+和Cl^-重吸收减少，渗透浓度梯度难以形成，使肾浓缩功能障碍，出现多尿。

（3）少尿 CRI晚期，健存肾单位极度减少，使24小时尿量少于400ml。

2. 尿渗透压的变化 正常人尿比重为1.002~1.035。在早期CRI患者，肾浓缩能力减退而稀释功能正常，因而出现低渗尿（尿比重<1.20）。随着病情发展，肾浓缩和稀释功能均丧失，终尿的渗透压接近血浆晶体渗透压，尿比重固定在1.008~1.012，尿渗透压为266~300mmol/L，称为等渗尿。

3. 尿液成分的变化 很多肾疾患可使肾小球滤过膜通透性增强，或肾小管上皮细胞受损致使患者出现蛋白尿、血尿、管型尿等。

（二）氮质血症

CRI患者可出现不同程度的氮质血症，主要表现有血浆尿素氮、肌酐和尿酸氮等非蛋白氮含量增高。其发生机制主要是肾小球滤过率降下降，含氮的代谢终产物如尿素、肌酐、尿酸等排泄障碍。氮质血症可反映肾衰竭的严重程度。临床上常用血尿素氮和血肌酐浓度作为氮质血症的指标。

在CRI早期，当肾小球滤过率减少到正常值的40%以前，血浆尿素氮（BUN）仍在正常范围内。当肾小球滤过率减少到正常值的20%以下时，血中BUN可高达71.4mmol/L。由此可见，BUN浓度的变化并不是反映肾功能改变的敏感指标。因此临床上常同时测定血浆肌酐浓度和尿肌酐排泄率，根据计算的内生肌酐清除率来判断肾单位损害的程度。

（三）水、电解质及酸碱平衡紊乱

1. 水代谢障碍 CRI时由于肾脏的浓缩、稀释功能障碍，对水的调节适应能力减退。当水摄入不足或丢失过多时，因肾不能减少水的排泄，易致缺水和血容量减少。当水摄入过多时，又因肾不能增加水的排出，引起水潴留和水肿。因此，对CRI患者，必须严格观察和调整水的出入量。

2. 钠代谢障碍 CRI时，肾脏对钠的调节功能减弱。若长期限制钠盐的摄入，则易发生低钠血症。其原因有：①渗透性利尿：慢性肾衰竭伴有氮质血症，流经健存肾单位的原尿中溶质（主要为尿素）浓度较高，水、钠重吸收减少，大量的钠随尿排出；②CRI时体内甲基胍蓄积，可抑制肾小管对钠的重吸收；③呕吐、腹泻可经肠道丢失钠。低钠引起细胞外液和血容量减少，使肾小球滤过率进一步降低，加重肾衰竭。CRI晚期肾小管排钠受损，如钠摄入过多，可致血钠升高。钠水的潴留又可导致血容量增加，水肿、高血压和心衰等。

3. 钾代谢障碍 CRI早期，由于尿量不减少，且醛固酮代偿性增多调节肾小管泌钾，肠道代偿性排钾，血钾可长期维持正常水平。但机体对钾代谢平衡的调节适应能力降低，当有下列情况时可出现低钾血症：①厌食而摄入钾不足；②呕吐、腹泻等丢失钾过多；③长期使用排钾利尿剂。

CRI患者一般不易出现高钾血症，但晚期由于肾小球滤过率下降可发生高钾血症，其机制是：①尿少而排钾减少；②长期使用保钾利尿剂；③细胞内钾释放到细胞外如感染，酸中毒，溶血；④含钾食物或药物摄入过多。

高钾血症和低钾血症均可影响神经肌肉和心脏活动，严重时可危及生命。

4. 镁代谢障碍 镁主要由肾排出，当GFR明显降低时，镁排出减少，引起高镁血症。若同时使用硫酸镁治疗高血压或导泻，更易导致血镁升高。高镁血症可出现恶心、呕吐、血管扩张、中枢神经系统抑制等，若血清镁进一步升高至>3mmol/L时可使反射消失、呼吸麻痹、昏迷甚至心跳停止等。

5. 钙磷代谢障碍

（1）高磷血症 在CRI早期，由于GFR下降，血磷一过性上升，由于钙磷乘积为常数，血钙降低，刺激甲状旁腺分泌甲状旁腺激素（PTH）。PTH通过抑制肾小管对磷的重吸收，使磷排出增多，使血磷在较长时间内保持正常水平。CRI晚期，由于GFR极度下降，继发性PTH分泌增多不能使蓄积在体内的磷充分排出，血磷水平显著升高。同时，PTH的增多又加强溶骨活动，骨磷释放增多而使血磷进一步升高，形成恶性循环。

（2）低钙血症 血钙降低的机制：①血浆［Ca］×［P］为一常数，血磷升高，必然会导致血钙下降；②血磷增高，磷从肠道排泄增多，并与肠道内钙结合成难溶解的磷酸钙排出，妨碍钙的吸收；③肾实质破坏，1, 25-（OH）$_2$-D_3生成减少，影响肠道对钙的吸收；④某些毒性物质的潴留，可使小肠黏膜受损，影响钙的吸收。

6. 代谢性酸中毒 CRI时产生代谢性酸中毒的主要机制是：①H^+排出减少：肾小管上皮细胞NH_3生成减少使NH^+_4分泌减少，H^+排出障碍；②固定酸增多：当GFR降至正常人的20%以下时，血浆中固定酸不能由尿中排出而在体内积蓄，如硫酸、磷酸等；③HCO_3^-重吸收减少：由于泌H^+减少，Na^+-H^+交换也减少，故HCO_3^-重吸收减少。

（四）肾性骨营养不良

肾性骨营养不良是指在慢性肾功能不全时，由于钙磷代谢障碍、继发性甲状腺旁功能亢进、维生素D代谢障碍、酸中毒等所引起的骨病，包括儿童的肾性佝偻病和成人的纤维性骨炎、骨质疏松、骨软化和骨囊性纤维化等。

发生机制是：①继发性甲状旁腺功能亢进：高磷血症和低钙血症刺激甲状旁腺分泌PTH，PTH溶骨使骨质脱钙，导致骨质疏松。低血钙还可致骨质钙化障碍。②维生素D代谢障碍：1, 25-（OH）$_2$-D_3可促进肠钙吸收和骨盐沉积。CRI时，25-（OH）-D_3羟化为1, 25-（OH）$_2$-D_3发生障碍，活性维生素D_3生成减少，使骨盐沉积障碍而导致骨软化。③酸中毒：H^+浓度升高，机体动员骨盐进行缓冲而促进了骨盐的溶解；酸中毒还可干扰1, 25-（OH）$_2$-D_3合成，干扰肠吸收钙（图22-2）。

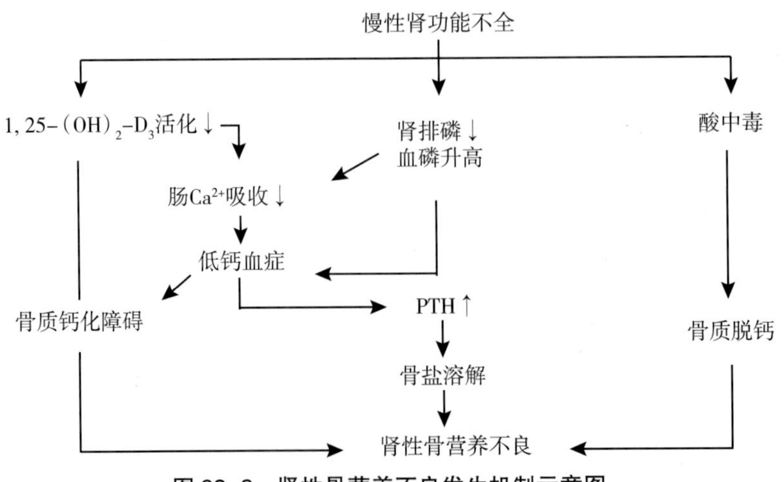

图22-2 肾性骨营养不良发生机制示意图

（五）肾性高血压

因肾实质病变引起的血压升高称为肾性高血压，是继发性高血压最常见的类型。其发生机制与下列因素有关。

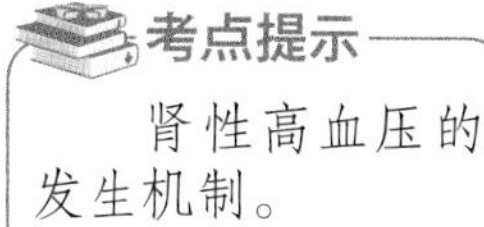

肾性高血压的发生机制。

1. 肾素–血管紧张素系统的活动增强　部分肾疾病（如慢性肾小球肾炎、肾动脉硬化等）患者，由于肾相对缺血，激活肾素–血管紧张素系统，使血管紧张素Ⅱ增多，收缩小动脉引起高血压，称为肾素依赖性高血压。

2. 钠水潴留　CRI时，肾泌尿功能降低导致钠、水在体内潴留，血容量和心输出量增加，产生高血压，此种高血压称为钠依赖性高血压。

3. 肾分泌的降压物质减少　CRI时，由于肾单位大量破坏，致使肾脏合成前列腺素PGA_2和PGE_2、激肽等降压物质减少，导致血压升高。

（六）肾性贫血

CRI患者经常伴有贫血，其发生机制是：①红细胞生成减少：由于肾实质破坏，促红细胞生成素产生减少，或血液中毒性物质蓄积（如甲基胍）抑制骨髓造血功能；②红细胞破坏增多：大量毒性物质潴留，红细胞膜上钠泵活性受到抑制，导致钠不能排出，红细胞处于高渗状态，细胞膜脆性增加，易于溶血；③铁的缺乏：肠道对铁吸收减少以及胃肠道出血造成铁的丢失；④出血：CRI患者常有出血倾向，经常出血可加重贫血。

案例讨论

［案例］ 患者，女，45岁。患慢性肾小球肾炎8年。近年来，尿量增多，夜间尤甚。4天前突然出现恶心、呕吐、食欲减退，活动后感到心慌、胸闷而急诊入院。查体：BP 180/90mmHg，贫血貌，眼睑浮肿，心界向左侧扩大，HR 108次/分，心律齐，未闻及杂音。肺部、腹部查体无异常。双下肢中度凹陷性水肿。实验室检查：血红蛋白65g/L，尿蛋白（++++），血肌酐1138 μmol/L，血钙1.85mmol/L，血磷1.86 mmol/L，甲状旁腺素392.7pg/ml。B超提示双肾缩小，皮髓质分界不清晰。

［讨论］

1. 该患者有无肾功能不全?

2. 患者有哪些功能代谢变化?

（七）出血倾向

20%的慢性肾衰竭患者，在疾病过程中存在出血现象，其中以鼻出血和胃肠道出血最为常见。目前认为，出血是由于血小板质的变化而非数量减少所引起。其原因可能与某些毒性物质抑制血小板第3因子释放有关。

第三节　尿毒症

急性和慢性肾功能不全发展到最严重的阶段，除了水、电解质和酸碱平衡紊乱以及肾脏内分泌功能失调外，代谢终产物和内源性毒性物质在体内蓄积引起的一系列自体中毒症状，称为尿毒症。尿毒症患者需靠透析或肾移植维持生命，其发生率逐年增多。

一、尿毒症的主要临床表现

尿毒症时，除了水、电解质、酸碱平衡紊乱，氮质血症，贫血，出血倾向，高血压等症状进一步加重外，还出现全身各系统的功能、代谢障碍。

（一）神经系统

神经系统症状是尿毒症的主要表现，发生率高达80%。包括尿毒症性脑病和周围神经病变。

1. 尿毒症性脑病 中枢神经系统早期常有疲劳、乏力、头痛、头晕、表情淡漠、理解能力和记忆力减退等。严重时可出现烦躁不安、肌肉颤动、肌张力增加、抽搐，最后发生嗜睡、昏迷，称为尿毒症性脑病。其发生机制可能与下列因素有关：①某些毒性物质蓄积，使Na^+,K^+-ATP酶活性降低，造成脑细胞内钠含量增加，导致脑水肿形成；②肾性高血压所致脑血管痉挛，缺氧和毛细血管通透性增高，可引起脑神经细胞变性和脑水肿。③电解质和酸碱平衡紊乱。

2. 周围神经病变 表现为下肢乏力、麻木、刺痛及灼痛，运动无力，腱反射减弱，最终引起运动障碍。其原因是尿毒症患者体内胍基琥珀酸增多，抑制了神经中的转酮醇酶，故髓鞘发生变性而表现为外周神经症状。

（二）心血管系统

约有50%慢性肾功能不全和尿毒症患者死于充血性心力衰竭和心律紊乱。晚期可出现尿毒症性心包炎，多为纤维蛋白性心包炎，可能是尿毒症毒性物质直接刺激心包所致。

（三）呼吸系统

尿毒症时的酸中毒使呼吸加深加快，严重时由于呼吸中枢兴奋性降低，可出现潮式呼吸或深而慢的Kussmaul呼吸。患者呼出气体有氨味，这是由于尿素经唾液酶分解成氨所致。尿素刺激胸膜形成纤维素性胸膜炎，严重患者由于心力衰竭、低蛋白血症、钠水严重潴留等可以导致肺水肿。

知识拓展

透析疗法

透析是指溶质通过半透膜，从高浓度溶液向低浓度溶液运动。透析疗法是利用此原理，使体液内的成分（溶质或水分）通过半透膜排出体外的临床治疗方法，一般可分为血液透析和腹膜透析两种。血液透析是将尿毒症患者的血液与含有一定化学成分的透析液同时引入透析机内，在人工透析膜两侧流过，膜两侧可透过半透膜的分子按照浓度梯度进行跨膜移动，达到动态平衡，从而使尿毒症患者体内蓄积的毒素清除到体外，同时机体所需物质也从透析液得到补充。腹膜透析是利用腹膜作为半透膜，将透析液注入腹膜腔内，使腹腔毛细血管内的血液与透析液进行广泛的物质交换，并定时更新透析液，即可达到清除体内过多水分和毒素的目的。

（四）消化系统

消化系统的症状是尿毒症患者最早出现和最突出的症状。早期表现为厌食，以后出现恶心、呕吐、腹泻、口腔黏膜溃疡以及消化道出血等症状。其发生可能与消化道排出尿素增多，受尿素酶分解生成氨，刺激胃黏膜产生炎症以至溃疡发生。

（五）内分泌紊乱

除肾脏内分泌功能发生障碍外，性激素常发生紊乱，性功能障碍。女性患者可出现月经不调，受孕后自然流产；男性患者则常有阳痿、精子生成减少或活力下降等表现。其他内分泌功能也常发生障碍。

（六）免疫功能降低

临床上有60%的尿毒症患者常有严重感染，这可能是免疫功能低下所致，主要表现为细胞免疫反应明显受到抑制，而体液免疫反应正常或稍减弱。其机制可能是尿毒症时毒性物质潴留，抑制了淋巴细胞分化和成熟，减弱了中性粒细胞的吞噬和杀菌能力。

（七）皮肤变化

患者常感皮肤瘙痒，可能与毒性物质刺激或甲状旁腺功能亢进导致皮肤钙沉积有关。此外，尿毒症患者皮肤干燥、脱屑并呈黄褐色。尿素随汗液排出后可在汗腺开口处形成白色结晶，称为尿素霜。

（八）代谢紊乱

1. 糖耐量降低　50%~70%患者常有糖耐量降低，可能与患者血中存在胰岛素拮抗物，使外周组织对胰岛素反应降低有关。

2. 蛋白质代谢障碍　尿毒症患者食欲低下和饮食限制，同时毒性物质使肝脏蛋白合成减少而分解增加，造成低白蛋白血症。

3. 脂肪代谢障碍　患者常有高脂血症，主要是血清甘油三酯增高，这是由于胰岛素拮抗物质使肝合成甘油三酯增加，也可能与脂蛋白酶活性降低致使甘油三酯清除率降低有关。

二、尿毒症的发病机制

尿毒症时，患者血浆中有200多种代谢产物或毒性物质高于正常人，其中很多可引起中毒症状，这类物质称为尿毒症毒素。常见毒素如下。

1. 甲状旁腺激素　尿毒症时出现的许多症状和体征均与PTH含量增加密切相关。PTH能引起尿毒症的大部分症状和体征：①PTH可引起肾性骨营养不良；②PTH增多可引起皮肤瘙痒；③PTH增多可刺激胃酸分泌，促使溃疡发生；④血浆PTH持久异常增高，可引起周围神经和中枢神经系统的损害；⑤PTH可增加蛋白质的分解，使含氮物质在血内大量蓄积；⑥PTH可引起高脂血症与贫血。甲状旁腺切除可解除或缓解上述症状。

2. 胍类化合物　胍类化合物是体内精氨酸的代谢产物，主要有甲基胍和胍基琥珀酸。甲基胍是毒性最强的小分子物质，可导致呕吐、腹泻、肌肉痉挛、嗜睡、溶血、心室传导阻滞等症状。胍基琥珀酸能抑制脑组织的转酮醇酶的活性，影响脑功能；抑制血小板的功能促进溶血等。

3. 尿素　尿素的分解产物氰酸盐可使蛋白质发生氨基甲酰化，从而破坏细胞并降低酶的活性，产生疲乏、头痛、嗜睡、厌食、恶心、呕吐等症状。

4. 胺类　包括脂肪族胺、芳香族胺和多胺。这些胺通过抑制某些酶（如Na^+,K^+-ATP酶）的活性、增加微血管通透性等，引起恶心、呕吐、蛋白尿和溶血，促进肺水肿和脑水肿的发生。

5. 中分子物质　是指分子量在500~5000KD的一类物质，其化学结构不明。这些物质可引起中枢神经及周围神经病变，降低细胞免疫功能，使红细胞生成减少等。

综上所述，尿毒症的临床症状和体征繁多，难以用单一毒性物质去解释，因此，尿毒症是各种毒性物质和代谢障碍等综合作用的结果。

本章小结

肾脏通过泌尿排出体内的代谢产物、药物和毒性物质，维持水、电解质和酸碱平衡。同时分泌多种生物活性物质功能，参与机体许多重要的代谢活动。当各种病因引起肾功能严重障碍时，会出现多种代谢产物在体内蓄积，水、电解质和酸碱平衡紊乱，以及肾脏内分泌功能障碍等一系列临床表现，这一病理过程称为肾功能不全。根据发病急缓和病程长短分为急性和慢性两类。尿毒症则是急、慢性肾功能不全发展到最严重阶段的表现。

急性肾功能不全按病因不同分为肾前性、肾后性和肾性三种，其机制涉及肾血流的减少，肾小球和肾小管的损伤。根据患者尿量的变化分为少尿型和非少尿型两种。以少尿型多见。少尿型急性肾功能不全的发病过程包括少尿期、多尿期和恢复期。高钾血症是ARI患者在少尿期最危险的并发症，是患者死亡的主要原因。

慢性肾功能不全是肾单位发生进行性破坏，肾功能进行性下降而出现的体内代谢废物的潴留和水、电解质与酸碱平衡紊乱以及肾内分泌功能障碍。以慢性肾小球肾炎为最常见的原因。慢性肾功能不全的发病机制主要以三种学说进行解释，其发展过程分为四个阶段，除尿的变化，氮质血症，水、电解质和酸碱平衡的紊乱之外，还出现肾性高血压、肾性骨营养不良和肾性贫血等临床表现。

尿毒症是急、慢性肾衰竭的最严重阶段，除了水、电解质、酸碱平衡紊乱、氮质血症、贫血、出血倾向、高血压等症状进一步加重外，还出现全身各系统的功能、代谢障碍。透析疗法的广泛应用和肾移植的开展，可明显延长患者的生命。

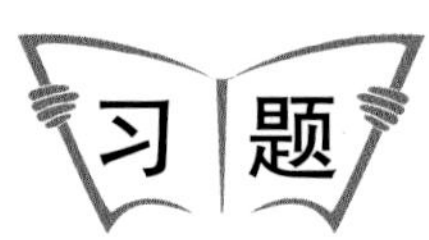

一、选择题

【A1/A2 型题】

1. 判断慢性肾功能不全的最佳指标
   A．高血压　　B．贫血程度
   C．血液pH　　D．血清NPN
   E．内生肌酐清除率
2. 急性肾功能不全发生的主要机制
   A．原尿回漏入间质　　B．肾小球滤过功能障碍
   C．肾小管阻塞　　D．肾细胞肿胀
   E．DIC
3. 肾功能不全时易引起出血的主要原因
   A．凝血因子大量消耗　　B．血小板减少和功能障碍
   C．继发性纤溶功能增强　　D．抗凝血因子增多
   E．以上都不对

4. 急性肾功能不全少尿期一周内导致患者死亡最重要的原因

A. 高磷血症　　B. 低钠血症

C. 低钾血症　　D. 高钾血症

E. 高钠血症

5. 肾小球滤过膜面积减少可见于

A. 急性肾小球肾炎　　B. 肾病综合征

C. 肾盂积水　　D. 肾中毒

E. 以上都不是

6. 尿毒症患者最早出现和最突出的症状

A. 尿毒症心包炎　　B. 外周神经感觉异常

C. 消化道症状　　D. 心力衰竭

E. 尿毒症肺炎

7. 慢性肾功能不全患者较早出现的症状

A. 少尿　　B. 夜尿

C. 高钾血症　　D. 尿毒症

E. 肾性骨营养不良

8. 引起肾前性急性肾功能不全的病因

A. 急性肾炎　　B. 肾血栓形成

C. 休克　　D. 汞中毒

E. 尿路梗阻

9. 急性肾功能不全少尿期，水平衡紊乱的主要表现

A. 高渗性缺水　　B. 低渗性缺水

C. 等渗性缺水　　D. 水肿

E. 水中毒

10. 慢性肾功能不全患者常出现

A. 血磷升高，血钙升高　　B. 血磷升高，血钙降低

C. 血磷降低，血钙升高　　D. 血磷降低，血钙降低

E. 血磷正常，血钙升高

11. 一产妇，产后大出血出现失血性休克，患者尿量减少，该产妇肾功能改变为

A. 肾前性肾功能不全　　B. 肾性肾功能不全

C. 肾后性肾功能不全　　D. 慢性肾功能不全

E. 尿毒症

12. 患者，女，48岁，因浮肿、少尿入院。入院前一周反复感冒咳嗽，多次服用庆大霉素、复方新诺明。一周后，感冒好转，却全身浮肿，进行性尿量减少。入院检查：急性病容，眼睑、面部浮肿，双下肢水肿。血清K^+3.6 mmol/L，内生肌酐消除率为正常值的24%，pH 7.39，$PaCO_2$ 5.9 kPa（43.8 mmHg），HCO_3^- 26.3 mmol/L，Na^+ 142 mmol/L，Cl^- 96.5 mmol/L。该患者可能发生的肾功能不全是

A. 肾前性肾功能不全　　B. 肾性肾功能不全

C. 肾后性肾功能不全　　D. 慢性肾功能不全

E. 尿毒症

【A3/A4 型题】

（13~14题共用题干）

患者，李某，女，30岁，患慢性肾小球肾炎8年。近年来，尿量增多，夜间尤甚。本次因妊娠反应严重，呕吐频繁，进食困难而急诊入院。入院检查，血清K^+3.6 mmol/L，内生肌酐清除率为正常值的24%，pH 7.39，$PaCO_2$ 5.9 kPa（43.8 mmHg），HCO_3^- 26.3 mmol/L，Na^+ 142 mmol/L，Cl^- 96.5 mmol/L。

13．该患者肾脏可能发生了

A．肾盂积水　　B．尿毒症

C．肾中毒　　D．慢性肾功能不全

E．急性肾功能不全

14．该患者发生的主要水、电解质、酸碱平衡紊乱是

A．高钾血症　　B．氮质血症

C．低钠血症　　D．代谢性酸中毒

E．水中毒

二、问答题

扫码“练一练”

1．试述急性肾功能不全少尿期时体内变化。

2．试述肾性骨营养不良的发生机制。

（邢国荣）

参考答案

第一章

1. B　2. B　3. E　4. E　5. C　6. E　7. D　8. C　9. C　10. C
11. B　12. C　13. C　14. C　15. D　16. E　17. B　18. A　19. D　20. C

第二章

1. D　2. D　3. B　4. B　5. B　6. B　7. E　8. C　9. D　10. E
11. A　12. B　13. D　14. C　15. D　16. E　17. B　18. B　19. C　20. D

第三章

1. D　2. B　3. D　4. A　5. A　6. C　7. A　8. D　9. E　10. B
11. D　12. C　13. D　14. B　15. A　16. C　17. A　18. C　19. D　20. B

第四章

1. A　2. A　3. C　4. A　5. D　6. D　7. C　8. B　9. D　10. C
11. C　12. B　13. D　14. D　15. C　16. C　17. B　18. B　19. B　20. C

第五章

1. B　2. C　3. A　4. D　5. E　6. D　7. D　8. D　9. E　10. C
11. D　12. C　13. B　14. E　15. A　16. D　17. A　18. C　19. B　20. B

第六章

1. B　2. C　3. C　4. C　5. A　6. C　7. C　8. B　9. C　10. A
11. E　12. A　13. C　14. A　15. D　16. A　17. B　18. C　19. C　20. B

第七章

1. E　2. E　3. E　4. D　5. C　6. E　7. B　8. A　9. B　10. B
11. C　12. B　13. C　14. D　15. E　16. A　17. E　18. C　19. A　20. C

第八章

1. C　2. C　3. B　4. A　5. B　6. E　7. B　8. E　9. E　10. B
11. C　12. D　13. A

第九章

1. D　2. C　3. B　4. A　5. D　6. C　7. C　8. D　9. B　10. A
11. B　12. A　13. D　14. A　15. B　16. D　17. B　18. D　19. C　20. C

第十章

1. B　2. E　3. B　4. D　5. C　6. D　7. A

第十一章

1. E　2. C　3. D　4. A　5. A　6. D　7. D　8. E　9. B　10. B
11. E　12. D　13. D　14. D　15. B　16. A　17. E　18. B　19. B　20. C

第十二章

1. B　2. D　3. E　4. D　5. B　6. B7. A　8. ABCDE
9. ABCD　10. ABCD　11. ABCD　12. CD　13. ABCD　14. BDE　15. ACE

第十三章

1. B　2. D　3. E　4. D　5. B　6. A　7. D　8. B　9. E　10. B
11. A　12. B　13. A　14. D　15. D　16. ABCE　17. ACDE

第十四章

1. E　2. B　3. C　4. E　5. B　6. E　7. D　8. C　9. A　10. A
11. A　12. B

第十五章

1. E　2. E　3. D　4. D　5. A　6. E　7. A　8. B　9. B　10. A

第十六章

1. D　2. B　3. C　4. A　5. D　6. E　7. E　8. E　9. B　10. C
11. B　12. A　13. B　14. B　15. A

第十七章

1. B　2. A　3. C　4. E　5. A　6. D　7. C　8. C　9. D　10. C
11. B　12. B　13. D　14. C　15. E　16. A　17. E　18. C　19. D　20. A

第十八章

1. B　2. A　3. A　4. B　5. D　6. C　7. B　8. C　9. E　10. D

第十九章

1. E　2. E　3. A　4. A　5. E　6. B　7. A　8. A　9. D　10. D
11. E　12. A　13. D　14. B　15. D

第二十章

1. C　2. B　3. C　4. D　5. D　6. E　7. A　8. A　9. C　10. D

第二十一章

1. B　2. B　3. D　4. C　5. E　6. C　7. D　8. E　9. A　10. D
11. A　12. C　13. B　14. A　15. D　16. A　17. C　18. E
19. ACDE　20. ABCDE

第二十二章

1. E　2. B　3. B　4. D　5. A　6. C　7. B　8. C　9. E　10. B
11. D　12. B　13. D　14. D

参考文献

［1］王斌．病理学与病理生理学［M］.6 版．北京：人民卫生出版社，2010.

［2］柳雅玲，王金胜．病理学［M］.北京：中国医药科技出版社，2016.

［3］李玉林．病理学［M］.8 版．北京：人民卫生出版社，2013.

［4］徐军全，王蓬文．病理学与病理生理学［M］.2 版．北京：高等教育出版社，2015.

［5］鲜于丽，周春明．病理学与病理生理学［M］.北京：人民卫生出版社，2014.

［6］苏鸣，刘立新，胡志红．病理学［M］.2 版．武汉：华中科技大学出版社，2014.

［7］丁运良，涂开峰，谢新民．病理学与病理生理学［M］.北京：中国科学技术出版社，2014.

［8］许煜和．病理学基础［M］.北京：科学出版社，2011.

［9］王建枝，殷莲华．病理生理学［M］．8 版．北京：人民卫生出版社，2013.

［10］陈命家，丁运良．病理学与病理生理学［M］．北京：人民卫生出版社，2014．

［11］黄晓红，裴喜萍．病理学［M］．北京：中国医药科技出版社，2013.

［12］李维华，纪小龙．呼吸系统病理学［M］.北京：人民军医出版社，2011.

［13］钱睿哲，何志巍．病理生理学［M］.北京：中国医药科技出版社，2016.

［14］王斌，陈命家．病理学与病理生理学［M］.7 版．北京：人民卫生出版社，2014.

［15］盖晓东，李伟．病理学［M］.南京：江苏科学技术出版社，2013.

［16］唐朝枢，刘志跃．病理生理学［M］.3 版．北京：北京大学医学出版社，2013.

［17］王学江，姜志胜．病理生理学［M］.2 版．北京：人民卫生出版社，2013.

［18］商战平，王万铁．病理生理学［M］.南京：江苏科学技术出版社，2013.

［19］石增立，张建龙．病理生理学（案例版）［M］.2 版．北京：科学出版社，2011.

［20］吴丽玲．病理生理学［M］.2 版．北京：北京大学医学出版社，2011.

［21］商战平．病理生理学［M］．北京：北京大学医学出版社，2015.

［22］商战平，卢彦珍．病理生理学［M］．北京：中国医药科技出版社，2016.

［23］金惠铭，王建枝．病理生理学［M］.8 版．北京：人民卫生出版社，2015.

［24］李桂源．病理生理学［M］.3 版．北京：人民卫生出版社，2015.

［25］美丽班·哈盼．医学机能学基础［M］．北京：高等教育出版社，2013.

［26］许建新．病理学［M］．北京：中国医药科技出版社，2012.

［27］游晓功．病理学［M］.北京：中国医药科技出版社，2013.